谢晶日教授

临证验案精选

王海强　主编

全国百佳图书出版单位
中国中医药出版社
·北　京·

图书在版编目（CIP）数据

谢晶日教授临证验案精选 / 王海强主编 . —北京：
中国中医药出版社，2023.8
ISBN 978–7–5132–8340–3

Ⅰ . ①谢… Ⅱ . ①王… Ⅲ . ①肝病（中医）—中医临床
—经验—中国—现代②脾（中医）—中医临床—经验—中国
—现代 Ⅳ . ① R256.4 ② R256.3

中国国家版本馆 CIP 数据核字（2023）第 153567 号

中国中医药出版社出版
北京经济技术开发区科创十三街 31 号院二区 8 号楼
邮政编码　100176
传真　010-64405721
河北品睿印刷有限公司印刷
各地新华书店经销

开本 787 × 1092　1/16　印张 22.5　彩插 0.25　字数 465 千字
2023 年 8 月第 1 版　2023 年 8 月第 1 次印刷
书号　ISBN 978 – 7 – 5132 – 8340 – 3

定价　80.00 元
网址　www.cptcm.com

服务热线　010–64405510
购书热线　010–89535836
维权打假　010–64405753

微信服务号　zgzyycbs
微商城网址　https://kdt.im/LIdUGr
官方微博　http://e.weibo.com/cptcm
天猫旗舰店网址　https://zgzyycbs.tmall.com

如有印装质量问题请与本社出版部联系（010–64405510）

谢晶日教授简介

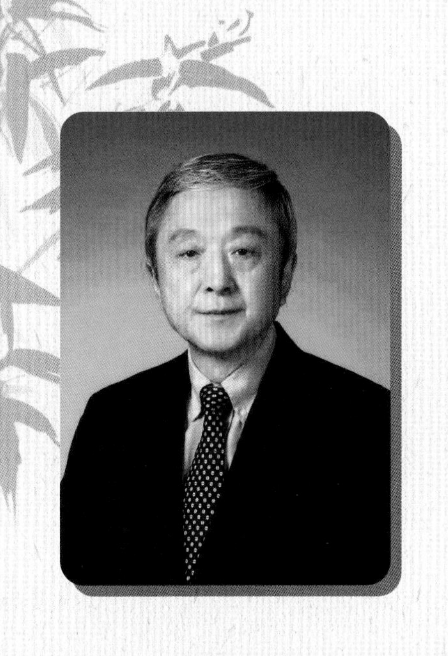

主任医师、二级教授、博士生导师、全国名老中医学术经验指导教师、国家级名老中医传承工作室导师、国务院政府特殊津贴专家、国家中医药管理局脾胃病重点学科带头人、国家自然科学基金评审专家、国家中药品种保护评审委员、黑龙江省名中医。兼任中国中西医结合学会消化系统疾病专业委员会常务委员、中华中医药学会脾胃病分会常务委员等职务。主持国家基金3项、教育部及省级重点科研项目17项。出版著作15部，发表国家级核心论文260篇。培养硕士、博士、博士后及留学生280余人。

王海强教授简介

主任医师、硕士研究生导师、黑龙江中医药大学附属第一医院消化二科主任、感染性疾病科主任、黑龙江省首批青年名中医、第五批全国中医临床优秀人才、第六批全国名老中医药专家学术经验继承人、国家中医药管理局脾胃病重点专科学术继承人、国家中医药管理局龙江医派工作室传承人、黑龙江省抗击新冠肺炎疫情先进个人、黑龙江省第三届“最美医生”、全国中医药行业高等教育“十四五”规划教材《中医内科学》编委、国家卫生健康委员会“十四五”规划教材《中西医结合内科学》编委。兼任黑龙江省中西医结合学会第六届消化分会会长，世界中医药学会联合会消化病专业委员会副秘书长，中华中医药学会脾胃病分会委员、中华中医药学会肝胆病分会委员等职。

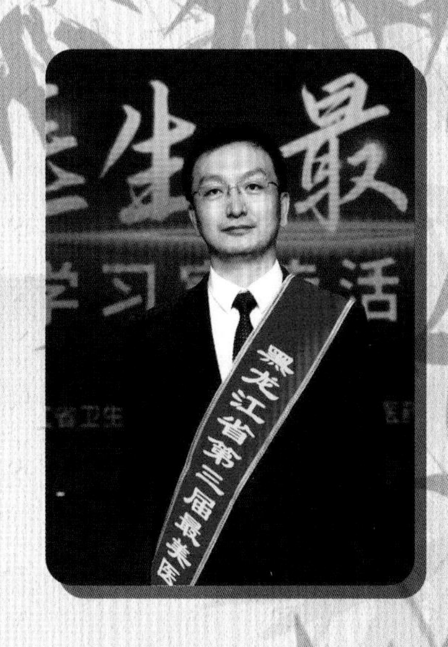

《谢晶日教授临证验案精选》
编　委　会

主　审　谢晶日

主　编　王海强（黑龙江中医药大学附属第一医院）

副主编　（按姓氏笔画排序）

付　琳（黑龙江中医药大学附属第一医院）

沈林艳（桂林市中西医结合医院）

张　永（山东省聊城市中医医院）

陆振华（黑龙江省中医药科学院）

陈晓明（香港养正堂中医药有限公司）

贾艮林（黑龙江中医药大学）

编　委　（按姓氏笔画排序）

于小凡　于春华　马晨曦　王　晗

王　瑶　王思颖　石　璠　田家华

刘金迪　孙大沙　孙鹏帅　李冰琪

吴　楠　吴思雨　张　萌　张月涛

周千瑶　周文辉　郑淑丹　赵　梅

钟　源　索小涛　崔馨月　熊　丽

谢 序

大医精诚，造福病患。中医学历史悠久，历久弥坚，其最重要的原因是临床疗效和继承发展。我自幼受父亲影响，喜爱治病救人，扶危济困，立志学习中医，护佑百姓健康。转眼间，我在行医执教的道路上已经走了48年。我在参加工作后主要从事消化系统疾病的中医药治疗，在内科相关疾病上也积累了一定的经验，探索出了自己独到的经验和方法，领悟出了中医思路。

在临床工作中，我重视肝脾在疾病中的作用，立足肝脾的相关性，善以“肝脾论”为指导，从调肝理脾入手，肝脾兼顾，在治疗中善用“调畅气机”“调补后天”“以调代补”等方法和思路，结合“三因制宜”，辨证论治诸多疾病，方法灵活，治疗效果独到。

在临床过程中，我一直承担教学任务，带教各级学员，有博士研究生、硕士研究生、国家师承学生、省级师承学生、留学生等。其中有很多人在各自的工作岗位上已经是科室主任或业务骨干。我的学生王海强，也是其中的佼佼者，他随诊近二十年，中医悟性好，深谙我的临证诊疗思路。他在临床跟诊中，重视辨证施治，不拘泥于方药，在我的治疗的基础上又继续提高，而且他比较重视传承工作，重视我医案的收集、整理和发扬工作。

海强同学从我的医案中挑选整理若干病例，加以按语体会，比较准确地分析了我的理论经验，经过4年多的努力，终于可以出版了。在此之际向所有编者表示感谢，也希望海强同学继续努力，将中医消化病的工作做实做好。此书可作为同道临床证治的参考，不足之处亦请同道海涵。

谢晶日

2023年8月

自序

我的导师谢晶日教授是东北三省首位中医消化学专业博士研究生导师，享受国务院政府特殊津贴，是黑龙江省中医药消化学科的开拓者和奠基人，是黑龙江省中医消化疾病诊疗的领军人物。

我与谢师渊源颇深，他是我的授业恩师，从学习到工作，至今对我传道授业解惑，不辞辛劳。

2001年，我大学二年级，家中亲属生病求诊于恩师，这是我与谢师的第一次见面，他几副中药将患者顽疾祛除大半，他对待顽疾举重若轻的感觉令我深感钦佩。

2003年，我本科毕业实习，正值学校本科教学评估，我很幸运地选择了消化内科，谢师亲临指导，临床带教，倾囊相授，如沐春风，并鼓励我报考他的硕士研究生。当时我也是受宠若惊，考研过程虽几经波折，最终如愿以偿地成为谢师第五届研究生。

2007年，我毕业留校。当时留校名额甚少，谢师又几经辗转将我的成绩和优势与主管领导一一汇报，爱才的导师也获得了领导的认可，我也幸运地成为消化内科的一员。

从研究生3年到工作后6年近9年的时间，我一直随导师出诊，所见患者众多，遍布全国各地，亦有海外患者求诊，均有显效。从读研至今，见导师诸多方药，看似平淡之方，却有不凡疗效。谢师宗东垣补土医派，博采众家，善于融合经方、时方、验方、效方，临床切入方法大道至简，经常以脾胃为中心，注重情志因素，善于调畅气机，创立“肝脾论”学术思想，并将其广泛运用于临床，典型有效病例不胜枚举。有一胰腺癌伴转移患者被告知准备后事，却在谢师这里坚持中药治疗又存活13年；萎缩性胃炎重度的患者李某，经谢师治疗半年后于同一家权威医院复查胃镜，病理示重度不典型增生消失；肝硬化腹水的女性患者，治疗后近20年未复发；双手皲裂严重的皮肤病患者用调脾和胃法后痊愈；在医大会诊卧床不起难以进食的患者，鼻饲中药后又续活多年……谢师是我从事中医的领路人，我跟谢师临床多年，也逐步建立了中医临床的信心。有时谢师出差或开会，我也会在门诊替谢师复诊患者。相比其他同学，我能有机会早早地临证处方也让我的中医水平得到提高。

2018年，我成为谢师的第六批全国名老中医学术经验继承人；2022年，我又考取了第五批全国中医临床优秀人才。我在谢师的指引下，中医之路更加宽广。谢师医德高尚、医师精湛，一路走来，他经常告诫我要“戒骄戒躁”，要做有梦想、有激情、有思想、有思考、有努力、有学识、有担当、有作为的好医生。

本书构思于2018年，当时承诺谢师一年后出版，结果种种原因推迟至今。本书精选谢师临床病例进行整理，以期为谢师经验薪火传承做些努力，仅以个人体会，管窥谢师经验于一隅，不足之处，请各位读者批评指正。

本书编写和校对过程中得到了我的研究生张萌、熊丽、马晨曦、石璠、郑淑丹、索小涛、周千瑶、李冰琪、吴思雨、王思颖、赵梅、周文辉、崔馨月、吴楠、田家华、孙鹏帅、王晗、孙大沙的帮助，衷心感谢他们对本书出版的辛苦付出。

王海强

2023年7月

目 录

一、胃 痛

胃痛案一

郝某，女，72 岁。

首诊时间：2021 年 4 月 4 日。

主诉：胃脘胀痛 3 个月，加重 3 天。

现病史：患者自述 3 个月前因饮食不节出现胃脘胀痛，未予以重视。3 天前因情绪激动后症状加重，为求中西医结合系统治疗，遂来黑龙江中医药大学附属第一医院门诊就诊。患者现症状：胃脘胀痛，伴反酸、烧心，呃逆尤甚，右胁胀痛，纳差，不欲食，身体消瘦，口干，急躁易怒，乏力，心悸，寐差严重，大便干结，3 日 1 行，小便可。舌紫暗，苔黄腻，有齿痕，脉滑。

既往史：① 2021 年 1 月于哈尔滨医科大学附属第四医院行胆囊切除术；②高血压病史 20 年；③糖尿病病史 17 年；④冠状动脉粥样硬化性心脏病病史 3 年。

辅助检查：①胃镜示浅表性胃炎；②肠镜未见异常（哈尔滨医科大学附属第四医院，2020-12-05）；③腹部平片示部分肠管少许气液平面；④心电图示窦性心律，T 波异常（Ⅰ、V4、V5、V6）（哈尔滨医科大学附属第四医院，2021-04-11）；⑤生化示天门冬氨酸氨基转移酶 36U/L，肌酸激酶 27U/L（哈尔滨医科大学附属第四医院，2021-04-11）。

中医诊断：胃痛—肝胃郁热。

西医诊断：①浅表性胃炎；②高血压；③ 2 型糖尿病；④冠状动脉粥样硬化性心脏病；⑤肠梗阻。

治法：解郁清热，和胃止痛。

方药：柴　胡 15 克　生白术 20 克　佛　手 15 克　紫苏子 10 克
海螵蛸 20 克（先煎）　延胡索 10 克　香　橼 15 克　煅石决明 20 克（先煎）
香　附 15 克　玄　参 15 克　枳　实 15 克　厚　朴 10 克
天花粉 15 克　金钱草 25 克　郁　金 15 克　黄　连 12 克
大　黄 6 克　吴茱萸 3 克

7 剂，日 1 剂，水煎 300 毫升，早晚分服

二诊：患者服上药后，未明显好转，寐差严重。舌紫暗，苔黄腻，脉滑。于上方加以煅龙骨20克，煅牡蛎20克，磁石20克，重镇安神助眠，瓦楞子20克制酸止痛，太子参15克，石斛10克，牡丹皮10克，增全方滋阴之效，防止用药过燥伤阴，去柴胡、紫苏子、煅石决明、香橼、吴茱萸。

方药：

生白术20克	佛　手15克	海螵蛸20克（先煎）	瓦楞子20克（先煎）
黄　连12克	金钱草25克	郁　金15克	太子参15克
煅龙骨20克（先煎）	煅牡蛎20克（先煎）	磁　石20克（先煎）	玄　参15克
天花粉10克	石　斛10克	延胡索10克	香　附15克
牡丹皮10克	枳　实15克	厚　朴15克	大　黄6克

14剂，日1剂，水煎300毫升，早晚分服

三诊：患者服上药后，口干口苦缓解，大便2日1次。舌暗，苔白，脉沉。于上方去牡丹皮、黄连、大黄以减轻通下之效。加神曲10克以健胃气。

方药：

生白术20克	海螵蛸25克（先煎）	瓦楞子25克（先煎）	金钱草30克
煅龙骨20克（先煎）	煅牡蛎20克（先煎）	磁　石20克（先煎）	威灵仙15克
首乌藤25克	合欢花10克	郁　金15克	香　附15克
玄　参15克	枳　实15克	厚　朴15克	太子参15克
神　曲10克	天花粉10克	石　斛10克	延胡索10克

14剂，日1剂，水煎300毫升，早晚分服

四诊：患者服上药后，胃痛基本缓解。

后对患者定期随访半年，未再复发。

【按语】

《临证指南医案·木乘土》云："肝病必犯土，是侮其所胜也，克脾则腹胀，便或溏，或不爽。"谢教授认为本案患者肝失疏泄，气机运行不畅，不通则痛而致胃痛。该患者平素急躁易怒，肝气不舒，故感两胁胀痛；肝郁日久化热，见反酸烧心、口干、大便干结、舌紫暗、苔黄腻等郁热之象。肝气升发太过，胃气上逆，则致呃逆；肝气乘脾，则致脾胃功能减弱，运化无力，患者表现为纳差、身体消瘦、乏力。气血不足，则有心悸、寐差等。

谢教授治疗以解郁清热、和胃止痛为基本原则。以柴胡为疏肝引经药，配伍佛手、香附、厚朴、枳实，旨在疏通气机，恢复胃腑和顺通降之性，通则不痛，从而达到止痛的目的。若有胃阴不足之证，加天花粉、石斛、玄参滋阴生津；反酸、烧心者则重用海螵蛸、瓦楞子制酸止痛；患者自述心悸，且舌紫暗，似有血瘀之象，乃用延胡索；寐差者多用煅龙骨、煅牡蛎、首乌藤、合欢花等镇静安神；该患者急躁易怒，苔黄腻，已有郁而化热之象，用金钱草、郁金、黄连等疏肝解郁，利湿清热。

该患者发病主要由于肝气乘胃，致胃气郁滞，不通则痛。因此，谢教授将理气解郁

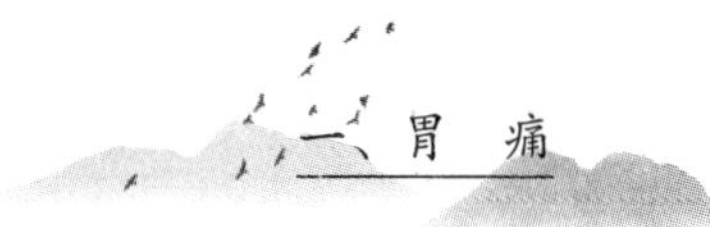

作为基本治法贯穿始终，以柴胡为肝引经药，善用佛手、香橼、郁金等行气解郁药使得肝气疏泄，脏腑调达，达到止痛的目的。若有日久郁而化热者，则需重用解郁清热之品；脾胃不和再加以神曲、鸡内金健脾和胃。

胃痛案二

武某，女，25岁。

首诊时间：2021年5月22日。

主诉：胃痛1个月，加重3天。

现病史：患者自述1个月前因心情不快后出现胃部隐痛，情绪舒畅后疼痛消失，当时未予重视。3天前胃痛加重，为寻求中西医系统治疗，遂来黑龙江中医药大学附属第一医院门诊就诊。患者现症见：胃痛，遇凉加重，烧心，腹胀，畏寒，时有心悸，大便3～4日1行，略干，矢气多，痛经，月经有血块，末次月经2021年4月26日。舌暗苔白腻，有齿痕，脉细数无力。

既往史：过敏性鼻炎病史10年。

辅助检查：胃镜示慢性浅表性胃炎（黑龙江中医药大学附属第一医院，2021-05-07）。

中医诊断：胃痛—气滞血瘀。

西医诊断：①慢性浅表性胃炎；②过敏性鼻炎。

治法：疏肝健脾，散瘀止痛。

方药：柴　胡10克　枳　实15克　生白术20克　炒白芍30克
甘　草10克　煅海螵蛸25克（先煎）　煅瓦楞子25克（先煎）　厚　朴10克
小茴香15克　乌　药10克　白豆蔻10克（后下）　草豆蔻10克（后下）
当　归10克　川　芎10克　黄　芪15克　苍　术10克
薏苡仁10克　生大黄6克

7剂，日1剂，水煎300毫升，早晚分服

二诊：患者服上述药后胃痛有所减轻，现大便1日1行。舌暗红苔白腻，脉细数。于上方加入石斛10克，百合10克，焦山楂、焦神曲、炒麦芽、陈皮各15克，滋阴健脾，行气不伤正，顾护胃气。

方药：柴　胡10克　生白术20克　小茴香15克　乌　药10克
煅海螵蛸30克（先煎）　煅瓦楞子10克（先煎）　当　归10克　川　芎10克
白豆蔻10克（后下）　草豆蔻10克（后下）　枳　实15克　厚　朴10克
黄　芪15克　石　斛10克　百　合10克　焦山楂15克
焦神曲15克　炒麦芽15克　陈　皮15克

14剂，日1剂，水煎300毫升，早晚分服

三诊：患者服药后胃痛明显减轻，反酸、烧心明显好转。短期治疗，病情好转较快，患者大喜。嘱以再守原法，服用7剂巩固疗效。

【按语】

患者平素常郁郁寡欢，易怒易躁，抑郁恼怒，情志失畅，则伤肝气，肝疏泄不能，气机郁滞，气机郁滞日久，血行不畅，血脉凝滞，瘀血内结，而成胃痛。正如《临证指南医案·胃脘痛》中所说："胃痛久而屡发，必有凝痰聚瘀。"肝胃气痛，痛久则有气血瘀凝。内有瘀血，阻滞经脉，经血不行，出现痛经，月经出现血块。气机郁滞，内热暗生，反酸、烧心随之而来。舌暗、苔白腻有齿痕，脉细数无力，为脾虚气滞兼有瘀滞之象。

谢教授治疗时以疏肝行气、健脾和胃、散瘀止痛为基本治法。柴胡主散能升，善于疏肝解郁。枳实行气导滞，与柴胡配伍，升降相宜，疏肝和胃。甘味药能和能缓，故用生白术、白芍与甘草同用健脾和胃，缓急止痛。煅海螵蛸与煅瓦楞子同用抑酸和胃止痛。当归甘温质润，为补血要药，又可活血调经；川芎辛散温通，既能活血，又可行气，为"血中气药"，能"下调经血，中开郁结"；二者同用，辛散不伤阴，其意在于行血而不伤正，能疏肝郁，补肝血，活血化瘀止痛之力大为增强。厚朴、小茴香、乌药、白豆蔻、草豆蔻同用芳香化湿，行气降逆。大黄攻下通便，腑气通则气机自调。二诊时胃脘痛有所缓解，在行气药多时加入滋阴药，以防行气太过伤阴。患者症状有所改善后加入焦三仙、陈皮消食导滞，理气和胃，以养脾胃之气。谢教授认为在治疗本案胃脘痛时应适当加入健脾与疏肝之品，脾胃互为表里，健脾可以更好护胃，如方中生白术、炒白芍等；疏肝以助脾，进而安胃，如方中柴胡、枳实、炒白芍等药物。

胃痛案三

汪某，男，63岁。

首诊时间：2021年4月18日。

主诉：胃脘部疼痛2年，加重半个月。

现病史：患者于2年前因食辛辣后出现胃脘疼痛，自行口服六味安消胶囊、雷贝拉唑、果胶铋、熊去氧胆酸片、消炎利胆片等，症状反复，未予系统诊治。半个月前于饥饿后出现胃脘部疼痛症状加重，未予治疗。今为求中医诊治，遂来黑龙江中医药大学附属第一医院门诊就诊。现患者症见：胃脘部疼痛，嗳气，口干舌燥，偶有胃胀，全身瘙痒，睡眠不佳，多梦，排尿费力，大便不成形，3日1行。舌质紫暗、少津，剥脱苔，脉弦。

辅助检查：①胃镜示食管炎（D级），胃黏膜病变，急性十二指肠炎；②肠镜示结肠多发息肉；③消化彩超示腹腔胀气，肝内稍高回声（考虑血管瘤可能），胆囊壁不光滑，胆囊结石（黑龙江中医药大学附属第一医院，2021-03-31）。

中医诊断：胃痛—气滞血瘀，阴津不足。

西医诊断：①食管炎（D级）；②急性十二指肠炎；③结肠息肉；④胆囊结石。

治法：清热养阴，行气活血。

方药：生白术20克　炒白芍30克　甘　草10克　延胡索15克
乌　药20克　金钱草25克　郁　金15克　枳　实15克
鸡内金10克　丹　参15克　天　冬10克　厚　朴10克
麦　冬10克　玄　参15克　石　斛15克（先煎）　大　黄6克（后下）
半枝莲15克　白花蛇舌草25克

7剂，日1剂，水煎300毫升，早晚分服

二诊：患者服上方后，胃脘部疼痛未见明显好转，仍有口干舌燥、全身瘙痒、睡眠不佳、排尿费力，大便2日1行。舌质紫暗，少津，剥脱苔，脉弦。于上方去延胡索，加天花粉20克，百合10克，北沙参15克。

方药：生白术20克　炒白芍30克　甘　草10克　乌　药20克
金钱草25克　郁　金15克　枳　实15克　天　冬10克
厚　朴10克　麦　冬10克　玄　参15克　石　斛15克（先煎）
大　黄6克（后下）　半枝莲15克　白花蛇舌草25克　天花粉20克
百　合10克　北沙参15克　鸡内金10克　丹　参15克

14剂，日1剂，水煎300毫升，早晚分服

三诊：服上方后，患者饥饿时胃脘疼痛几近消失，睡眠缓解，大便改善，仍有口干舌燥、排尿费力。于上方去白花蛇舌草、半枝莲，加车前子10克，萹蓄10克。

方药：生白术20克　炒白芍30克　甘　草10克　乌　药20克
金钱草25克　郁　金15克　枳　实15克　天　冬10克
厚　朴10克　麦　冬10克　玄　参15克　石　斛15克（先煎）
大　黄6克（后下）　鸡内金10克　丹　参15克　天花粉20克
百　合10克　北沙参15克　车前子10克（包煎）　萹　蓄10克

14剂，日1剂，水煎300毫升，早晚分服

四诊：服上方后，患者小便有所改善，口干舌燥缓解，睡眠一般，大便稀。于上方去枳实、厚朴、大黄，加牛膝15克，佛手15克，香橼15克。

方药：生白术20克　炒白芍30克　甘　草10克　乌　药20克
金钱草25克　郁　金15克　天　冬10克　麦　冬10克
玄　参15克　石　斛15克（先煎）　鸡内金10克　丹　参15克
天花粉20克　百　合10克　北沙参15克　车前子10克（包煎）
萹　蓄10克　牛　膝15克　佛　手15克　香　橼15克

14剂，日1剂，水煎300毫升，早晚分服

五诊：患者服上方后，诸症均明显改善。嘱患者平常注意清淡饮食，保持乐观心情，忌食辛辣油腻。

【按语】

该患者已属八八之年，阴津渐亏，阳气渐衰，气血运化无力，气滞血瘀，停于中焦，胃脘气血不通而发疼痛。肝为一身气机调畅之要脏，肝气不畅，横犯于胃，则见嗳气、胃胀。辛辣之品易耗气伤阴，津液亏虚，不能上荣于口舌而见口干舌燥，不能润泽肌肤而见身痒。子病及母，且《素问·逆调论》言："不得卧而息有音者，是阳明之逆也……阳明者，胃脉也……阳明逆不得从其道，故不得卧也。"心神受扰而见寐差、多梦；阳气虚弱而小便费力，肠道无阳以运化而见大便不成形，3日1行；舌质紫暗、少津，剥脱苔，脉弦，均是气滞血瘀、阴津不足的表现。

谢教授在治疗本案患者时，遵《临证指南医案·胃脘痛》中："夫痛则不通，通字须究气血阴阳，便是看诊要旨矣。"讲求气血阴阳之调和。方中用延胡索行气止痛，合郁金行气活血，配枳实、厚朴理中焦气机，且玄参、丹参养阴清热活血，诸药合用，行气活血，使气血通畅，气血调畅则运化有道。同时，由于阴虚及津亏易生热，而气滞血瘀日久也易化热，故加少量半枝莲、白花蛇舌草清热解毒。肝胆为气机调畅之要，故加金钱草疏利肝胆，清热利水，合大黄给邪气以出路，且大黄用量较少，恐大量苦寒而伤正。加甘草和大量白芍，取小建中汤之义，缓急止痛。配生白术，健脾同时且不助热。加鸡内金，醒运脾胃。配天冬、麦冬及石斛，养阴生津。加乌药，一方面补中下焦之阳气，另一方面也可防止过多的养阴清热之品过凉而损伤脾胃正气。

二诊时，患者症状未见改善，去延胡索，考虑到燥性可能会加重阴津的亏虚；加天花粉20克，百合10克，北沙参15克，加重养阴生津之力。

三诊时，患者症状明显改善，仍有阴津不足的表现，且小便费力，故谢教授去掉白花蛇舌草、半枝莲两味清热解毒之品，认为清热解毒药物属苦寒之品，运用时间过长会损伤阳气及津液；加车前子10克，萹蓄10克，利尿通淋。

四诊时，患者诸症已得到明显改善，谢教授去枳实、厚朴，二者行气力道强，性辛温，长时间服用也可耗气伤津；去大黄，更是恐其苦寒伤正；加香橼、佛手，疏肝解郁，增强行气之力，取"治胃病不理气非其治也"之义；考虑到患者已属年老之人，肾阴阳开始亏损，故加牛膝，从肾论补。

五诊时，患者症状已有极大缓解，嘱其在生活中注意饮食清淡，胃病重点在养护。

"治痛之要，但察其果属实邪者，皆当以理气为主。""初病在经，久病入络，以经主气，络主血。"该患者胃脘疼痛已有2年，病情日久，其舌质紫暗，表明病情已入血分，有气滞血瘀之实邪。故谢教授在治疗本案中，以调畅气血为要，佐以清热养阴。在其诊疗中，尤注重邪气出入，如本方中妙用大黄，给邪气以出路。同时，大黄配伍枳实、厚朴，共通中焦腑气；后期去大黄后，加车前子、萹蓄，通利小便同时也是给邪气以出路。

胃痛案四

韩某，女，50岁。

首诊时间：2020年8月17日。

主诉：胃脘部疼痛不适3年，加重3个月。

现病史：患者于3年前自觉胃底部疼痛不适，时有发作，于哈尔滨医科大学附属第四医院门诊治疗，给予奥美拉唑，每次20mg，每日3次口服，症状有所缓解。后每于发作之时，自行口服上述药物，症状皆有改善。3个月前自觉胃脘不适明显，于黑龙江省医院南岗分院消化内科行胃镜检查，结果示糜烂性胃炎，住院治疗后，症状无明显改善。今为求中西医结合系统治疗，遂来黑龙江中医药大学附属第一医院门诊就诊。患者现症见：胃脘灼痛、胀满感，反酸明显，饮食后尤甚，嗳气频繁，每因情志不畅时发作，自觉口干口苦，渴而不欲饮，时有恶心、泛泛欲吐，身体困重，乏力倦怠，月经不规律，近日纳呆食少，大便干，2日1行，多梦。舌质暗红，体略胖，边有齿痕，苔黄腻，脉弦滑。

辅助检查：胃镜示糜烂性胃炎（黑龙江省医院南岗分院，2020-05-03）。

中医诊断：胃脘痛—脾胃湿热兼肝郁。

西医诊断：糜烂性胃炎。

治法：疏肝健脾，清热化湿。

方药：柴　胡10克　茯　苓10克　焦白术15克　佛　手10克
紫苏子10克　草豆蔻10克（后下）　白豆蔻12克（后下）　厚　朴10克
黄　连15克　吴茱萸5克　乌　药10克　大　黄5克

7剂，日1剂，水煎300毫升，早晚分服

二诊：患者服药后胃脘部疼痛症状好转，灼痛缓解，胀痛明显缓解，仍时有反酸，饮食可，大便正常，1日1行。舌质暗红，舌体略胖大，边有齿痕，苔黄腻，脉弦滑。于上方加海螵蛸10克，抑酸和胃。

方药：柴　胡10克　茯　苓10克　焦白术15克　佛　手10克
紫苏子10克　草豆蔻10克（后下）　白豆蔻12克（后下）　厚　朴10克
黄　连15克　吴茱萸5克　乌　药10克　大　黄5克
海螵蛸10克（先煎）

10剂，日1剂，水煎300毫升，早晚分服

三诊：患者服药后，胀痛消失，反酸缓解，大便通畅，饮食可，体力恢复，但自述口干口苦。舌质暗红，舌体略胖，边有齿痕，舌苔稍黄腻，脉弦滑。于上方去大黄、乌药，加天花粉10克，清热生津。

方药：柴　胡10克　　茯　苓10克　　焦白术15克　　佛　手10克
紫苏子10克　　草豆蔻10克（后下）　　白豆蔻12克（后下）　　厚　朴10克
黄　连15克　　吴茱萸5克　　海螵蛸10克（后下）　　天花粉10克

10剂，日1剂，水煎300毫升，早晚分服

四诊：患者服上药后诸症明显好转，为巩固治疗，效方不变，继服15剂。

随诊1年，病情稳定，症状未见反复发作。

【按语】

患者为中老年女性，面色尚可，形体略盛，平素情绪不稳定，易激易怒，喜食肥甘厚腻。该患者素体脾胃虚弱，又喜食肥甘厚腻之品，加重肠胃负担，易致湿热形成，四诊合参，中医辨证为胃脘痛，脾胃湿热兼肝郁证。饮食不节，伤及脾胃，脾失健运，久生湿热，气机阻滞，不通则痛，脾胃为后天之本，气血生化之源，脾胃虚弱，生化乏源，不荣则痛。情志失畅，致肝失疏泄，横逆犯胃，气机阻滞，亦成本病。

谢教授认为本案治疗以"疏肝健脾，清热化湿"为法。方中柴胡疏解肝郁，焦白术健脾燥湿，茯苓健脾渗湿，草豆蔻、白豆蔻、厚朴性味芳香，化湿和胃，佛手、紫苏子行气散郁，通畅气机。脾体阴而用阳，以升为健；胃体阳而用阴，宜降则和。正如叶天士《临证指南医案·脾胃》曰："太阴湿土，得阳始运，阳明燥土，得阴自安。"脾胃同居中焦，是气机升降的枢纽，脾主升清，胃主降浊，彼此协调平衡，才能发挥正常运化功能。胃之通降赖脾之运化，脾之运化升清又赖胃之受纳和降，升降有序，气机调畅，则水谷精微得以输布，水谷之糟粕得以下行，从而维持"清阳出上窍，浊阴出下窍"之正常生理功能。左金丸中黄连、吴茱萸，谢教授常按3∶1为伍，主治肝火犯胃证，具有清肝热、泻胃火、降逆之功效。方中黄连主清热燥湿，如《内经》中云"脾苦湿，急食苦以燥之"；吴茱萸反佐，开肝郁，降逆气；大黄攻下通便，亦使湿热由大便出；乌药温中行气，亦可防苦寒伤胃。二诊中患者症状好转，反酸未有明显改善，效方不变，加海螵蛸抑酸和胃止痛。三诊中患者胀满不适缓解，大便通畅，唯口干苦明显，去乌药、大黄，加天花粉以清热生津止渴。

谢教授认为脾胃与肝关系极为密切。脾胃得肝之疏泄，则运化健旺，升清降浊。脾胃病多因饮食伤脾胃，或情志伤肝，脾虚失运则生湿，湿邪阻滞气机，可影响肝的疏泄功能，造成肝郁气滞。肝主疏泄，可助脾胃运化，一旦肝失疏泄，可导致脾胃升降失常，即所谓肝脾失调或肝胃不和等证。根据肝、脾、胃之间的辨证关系，治胃病必须紧密联

系肝脏。根据吴鞠通《温病条辨》中提出“治中焦如衡，非平不安”的法则，谢教授认为治胃当责于肝、脾，疏肝健脾是治疗慢性胃炎的关键所在。

胃痛案五

刘某，女，49岁。

首诊时间：2021年4月11日。

主诉：胃脘部胀痛反复发作4年余，加重4个月。

现病史：患者自诉4年前因情志不畅出现胃脘部胀痛，伴反酸、烧心，自行间断口服奥美拉唑肠溶胶囊，每次20mg，每日3次，胃脘部胀痛症状未见明显好转，反复发作。4个月前胃脘部胀痛症状加重，遂至肇东市人民医院行胃镜检查，结果示浅表萎缩性胃炎伴糜烂、食道炎，今为求中西医结合系统治疗，遂至黑龙江中医药大学附属第一医院门诊就诊。患者现症见：胃脘部胀痛，伴反酸、烧心、嗳气，右侧胁肋部胀痛，情志易怒，口干口苦，胸闷气短，纳、寐尚可，小便黄，大便黏滞，1～2日1行。舌质暗，苔白腻，脉弦。

辅助检查：①胃镜示浅表萎缩性胃炎伴糜烂、食道炎；②消化超声示肝脏弥漫性病变、胆囊受累、胆囊炎（肇东市人民医院，2020-12-30）。

中医诊断：胃脘痛—肝气犯胃。

西医诊断：①浅表萎缩性胃炎伴糜烂；②食道炎；③胆囊炎。

治法：疏肝理气，和胃止痛。

方药：柴　胡10克　生白术15克　石决明30克（先煎）　海螵蛸30克（先煎）
金钱草30克　郁　金15克　白　芷15克　威灵仙15克
黄　芩10克　栀　子10克　草豆蔻15克（后下）　乌　药15克
佛　手15克　紫苏子15克　炒黄芪10克　太子参10克

7剂，日1剂，水煎300毫升，早晚分服

二诊：患者服上药后胃脘部胀痛症状好转，反酸减轻，眼干眼涩，饮食、睡眠尚可，大便正常。舌质暗，苔白腻，脉微弦。遂于上方减炒黄芪、太子参，加夏枯草15克，密蒙花10克，以清肝明目。

方药：柴　胡10克　生白术15克　石决明30克（先煎）　海螵蛸30克（先煎）
金钱草30克　郁　金15克　白　芷15克　威灵仙15克
黄　芩10克　栀　子10克　草豆蔻15克（后下）　乌　药15克
佛　手15克　紫苏子15克　夏枯草15克　密蒙花10克

10剂，日1剂，水煎300毫升，早晚分服

三诊：患者服上药后诸症明显好转，为巩固治疗，效方不变，继服15剂。

随诊1年，病情稳定，症状未见反复发作。

【按语】

叶天士《临证指南医案·脾胃》中，对于脾胃病的治疗强调“脾胃之病，虚实寒热，宜燥宜润，固当详辨，其于升降二字，尤为紧要”。故谢教授对于胃脘痛的治疗以调节脾胃气机升降有序为本，以温胃散寒、清利湿热、疏肝理气、消食导滞、活血化瘀等法祛除阻滞于胃腑而影响气机运化的实邪；以辛开苦降、健脾益气、养阴和中等法健运疏调中焦气机壅塞。

肝脾气机升降相互影响。脾主升清，胃主降浊，上下通达，生机蓬勃；肝主升发，胆气主降，升降相宜，气机调畅。肝胆脾胃升降相因，运转气机，生机不息。谢教授认为临证不可仅注重肝疏脾土作用，还需重视气机调畅的作用，脾气升则肝气自升，胃气下降则胆火随行。

本例胃痛患者因情绪不佳而致肝失疏泄，肝胃不和，气机郁而不畅而发痛。肝气横逆克于脾土，胃肠之气郁滞于中而见胃脘部胀痛；肝郁日久而化火，胃气随肝胆之火上逆而见反酸、烧心、嗳气。患者舌质暗，苔白腻，脉弦。四诊合参，为肝气犯胃之象，故以疏肝理气、和胃止痛为基本治法，以柴胡、郁金、佛手、紫苏子疏肝理气；加金钱草、龙胆草、黄芩、栀子、白芷、威灵仙以清降胆热，和降胃气；以海螵蛸、石决明制酸止痛；以白术、草豆蔻、乌药、黄芪、太子参通降郁滞的中焦气机。二诊时，主症已基本缓解，复现眼干、眼涩之症，遂予夏枯草、密蒙花以清肝明目。

煅海螵蛸、煅海蛤壳、煅瓦楞子、浙贝母，谢教授命其名曰“四石”，均具有制酸止痛之功。海螵蛸还可收敛固涩，海蛤壳还长于软坚散结，瓦楞子又具祛瘀散结之效，浙贝母还可化痰止咳。四药合用，各取所长以制酸和胃。

胃痛案六

赵某，女，67岁。

首诊时间：2021年5月16日。

主诉：胃脘部胀痛10个月，加重2天。

现病史：患者自诉10个月前因情志不畅出现胃脘部胀痛，伴反酸、烧心，遂于哈尔滨市医院行胃肠镜检查，结果示胃底息肉样隆起，慢性萎缩性胃炎，结、直肠多发息肉。遂行胃息肉切除术，结、直肠息肉切除术，术后症状稍有缓解。2天前，患者因饮食不洁，胃脘部胀痛症状加重，遂至黑龙江中医药大学附属第一医院门诊就诊。患者现症见：胃脘部胀痛，伴反酸、烧心，左侧胁肋部疼痛，头晕，耳鸣，纳、寐尚可，小便可，大

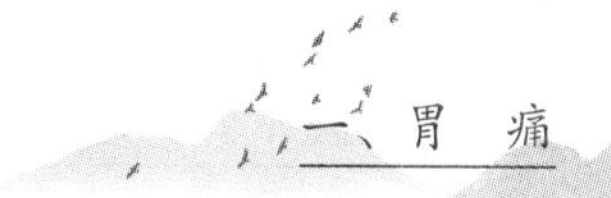

便稀溏，2 ～ 3 次 / 日。舌质暗，苔薄白，脉弦。

辅助检查：消化内镜示胃底息肉样隆起，慢性萎缩性胃炎，结、直肠多发息肉。（哈尔滨市医院，2020–08–23）

中医诊断：胃脘痛—肝气犯胃。

西医诊断：①慢性萎缩性胃炎；②胃息肉切除术后；③结肠息肉切除术后；④直肠息肉切除术后。

治法：疏肝和胃，降气止痛。

方药：焦白术 15 克　炒白芍 25 克　海螵蛸 25 克（先煎）　浙贝母 25 克（先煎）
瓦楞子 25 克（先煎）　煅龙骨 20 克（先煎）　煅牡蛎 20 克（先煎）　川　芎 15 克
黄　芪 15 克　夏枯草 10 克　延胡索 10 克　太子参 10 克
草豆蔻 10 克（后下）　炙甘草 10 克

7 剂，日 1 剂，水煎 300 毫升，早晚分服

二诊：患者服上药后胃脘部胀痛症状好转，反酸、烧心加重。舌质暗，苔薄白，脉弦。于原方加黄连 10 克，吴茱萸 3 克。

方药：焦白术 15 克　炒白芍 25 克　海螵蛸 25 克（先煎）　浙贝母 25 克（先煎）
瓦楞子 25 克（先煎）　煅龙骨 20 克（先煎）　煅牡蛎 20 克（先煎）　川　芎 15 克
黄　芪 15 克　夏枯草 10 克　延胡索 10 克　太子参 10 克
草豆蔻 10 克　炙甘草 10 克　黄　连 10 克　吴茱萸 3 克

7 剂，日 1 剂，水煎 300 毫升，早晚分服

三诊：患者服上药后诸症明显好转，为巩固治疗，效方不变，继服 7 剂。

随诊 1 年，病情稳定，症状未见反复发作。

【按语】

《医学正传》说："古方九种心痛……详其所由，皆在胃脘，而实不在于心也。"谢教授认为肝主疏泄，负责全身气机的条达、血液的畅通和津液的畅达。肝的功能正常，能调节脾胃气机升降，以及通过促进胆汁分泌、排泄来助脾运化，使饮食物及水液及时输布全身而不滞留；若肝职失守，木郁不达，脾胃虚弱，则气滞、血瘀、痰饮、湿浊、食积等病理产物丛生，进一步化热成毒，留结于胃，引发胃脘痛。肝气横逆克伐中土，胃肠之气郁滞而见胃脘部胀痛；肝郁日久而化火，胃气随肝胆之火上逆而见反酸。患者舌质暗，苔薄白，脉弦，四诊合参，为肝气犯胃之象，故以疏肝补脾健胃为大法，能收标本兼治之效。且总以疏肝为要，这亦是谢教授"以调代补"学术思想的体现。

本案治疗当以疏肝和胃，降气止痛。焦白术、炒白芍、草豆蔻、黄芪、太子参共奏疏肝健脾之功；海螵蛸、浙贝母、瓦楞子、煅龙骨、煅牡蛎制酸止痛，重镇降逆；川芎、夏枯草、延胡索、调气和血止痛；炙甘草调和诸药。诸药合用，直达病位，疏肝健脾，

降气止痛。二诊患者服上药后胃脘部胀痛症状好转，反酸、烧心加重，于原方加黄连10克，吴茱萸3克，合左金丸之意。

谢教授认为，凡见肝郁之证，必以辛味行之散之，正所谓“肝欲散，急食辛以散之”。肝郁易从火化，肝属木，心属火，木能生火，心为肝之子，所谓“实则泻其子”，故肝火旺应治以泻心。五味各有所入，苦能入心，且苦性能泄，故辛苦二味合用，行气疏肝，清热解郁。甘味入脾，擅补土培中，缓解止痛，对胃痛喜温喜按之疼痛疗效尤佳，且兼调和药性之用。

胃痛案七

王某，女，43岁。

首诊时间：2020年5月2日。

主诉：胃痛10年，加重6天。

现病史：患者自述10年前于情志不畅后出现胃脘部疼痛时作时止，因症状尚不明显，未给予重视，之后症状反复，一直未予系统治疗。6天前胃痛加重，为寻求中西医结合系统治疗，遂来黑龙江中医药大学附属第一医院门诊就诊。患者现症见：胃脘部疼痛，饥饿及遇寒后加重，反酸、烧心，严重时口吐酸水、心悸、两胁肋部疼痛，纳差，寐可，大便正常，小便尚可。舌淡红，苔薄有裂纹，脉细。

既往史：巨结肠手术史10年。

过敏史：青霉素过敏史。

辅助检查：胃镜示浅表性胃炎，反流性食管炎，十二指肠溃疡（哈尔滨医科大学附属第一医院，2011-03-06）。

中医诊断：胃痛—肝胃不和。

西医诊断：①浅表性胃炎；②反流性食管炎；③十二指肠溃疡。

治法：疏肝解郁，和胃止痛。

方药：

柴　胡15克	生白术15克	炒白芍30克	煅石决明30克（先煎）
延胡索10克	煅海螵蛸30克（先煎）	甘　草10克	煅瓦楞子30克（先煎）
陈　皮10克	神　曲10克	炒莱菔子15克	郁　金10克
威灵仙15克	白　芷15克	鸡内金10克	炒黄芪15克
太子参10克	煅龙骨20克（先煎）	煅牡蛎20克（先煎）	

7剂，日1剂，水煎300毫升，早晚分服

二诊：患者服上述药后，疼痛减轻，大便出现溏结不调，1日1行，四肢无力伴酸胀，自觉味觉、嗅觉稍减退，口气重，记忆力差。舌质暗，苔腻，脉细。故于上方中加

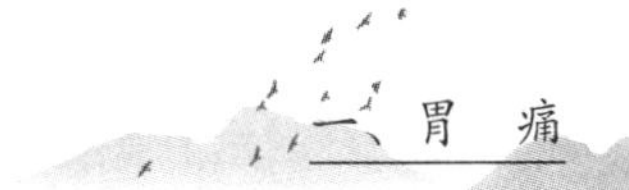

入藿香、佩兰各10克以芳香祛秽，醒脾燥湿，加入牡丹皮、川芎、当归各10克行气活血。

方药：柴　胡10克　生白术15克　炒白芍30克　煅海螵蛸30克（先煎）
煅瓦楞子30克（先煎）　陈　皮10克　神　曲10克　煅石决明30克（先煎）
郁　金10克　威灵仙15克　白　芷15克　鸡内金10克
炒莱菔子15克　炒黄芪15克　太子参10克　藿　香10克
佩　兰10克　牡丹皮10克　川　芎10克　当　归10克

14剂，日1剂，水煎300毫升，早晚分服

三诊：患者自述服药后胃痛剧烈，心悸，手抖，两胁肋部疼痛伴有憋闷感。剩余11剂未服。舌淡红，苔薄有裂纹，脉弦细。对一诊方进行加减，加香橼10克，香附10克，紫苏子10克，乌药15克行气止痛。

方药：柴　胡10克　生白术15克　炒白芍25克　煅石决明30克（先煎）
延胡索15克　煅海螵蛸30克（先煎）　煅瓦楞子30克（先煎）　陈　皮10克
神　曲10克　甘　草10克　威灵仙15克　白　芷15克
鸡内金10克　炒莱菔子15克　香　橼10克　香　附10克
磁　石20克　紫苏子10克　乌　药15克

14剂，日1剂，水煎300毫升，早晚分服

四诊：患者服上药后诸症明显好转。

后对患者随诊1年，病情稳定，症状未见反复发作。

【按语】

谢教授认为本案患者素有胃痛，多年未愈，病程日久，故影响脾胃正常功能。中焦脾胃乃气机升降之枢纽，脾胃功能异常，脾土不健运，肝木不得濡养，失于疏泄，气机郁结，胃络阻滞，加之气血生化乏源，胃络不得濡养，则发为胃痛。《素问·至真要大论》曰："少阳之胜，热客于胃，烦心心痛，目赤欲呕，呕酸善饥。"肝胃不和，气郁而化热，肝胃郁热，发为反酸、烧心。脾胃为后天之本，患者病久不愈，伤及根本，气血生化乏源，正气不足，无以抵抗病邪，故而胃痛于饥饿及寒冷后加重。脾虚则纳差、生湿，水气凌心则心悸。

谢教授治疗本案时以疏肝解郁、和胃止痛为主要治法，强调注意肝脾之间的关系。正如《医碥·五脏生克说》所说："木能疏土而脾滞以行。"即所谓"补脾必以疏肝，疏肝必以补脾"。方中柴胡条达肝气而疏肝解郁，佐以郁金、威灵仙行气活络止痛。生白术，《景岳全书》谓："其性温燥，故能益气和中，补阳生血，暖胃消谷。"可健脾燥湿，益气和中。白芍、甘草与延胡索健脾柔肝，缓急止痛。煅海螵蛸、煅瓦楞子与煅石决明同用，在清郁热同时抑酸制酸止痛。陈皮、炒莱菔子、神曲与鸡内金行气健脾，脾土健

运，肝木自得疏泄。二诊时患者出现溏结不调、四肢酸胀、口气重等湿气过重之象，故而加入藿香、佩兰以芳香化湿祛浊。患者服药后，产生剧烈胃痛，原因有二,一为减少了白芍、甘草及延胡索的用量，三者除为健脾养胃药外，白芍与甘草还可缓急止痛，减少其用量则止痛之功大大降低；二为加入行血活血药物太过。三诊时患者胃痛加剧并有两胁肋的憋闷感，因而加大行气之力；理气药多有辛散之性，易伤阴津，故选用理气不伤正之香橼、香附、紫苏子及乌药。

谢教授认为在治疗因情志不畅所致胃脘痛时，当注意从调和肝脾入手。脾胃互为表里，故调脾为治疗胃痛之关键所在。调脾包括健脾及悦脾，健脾药如方中白术，悦脾即给予芳香行气、醒脾快膈之药，如陈皮、砂仁等药。疏肝以助脾，在脾胃功能失调时，于健脾和胃中佐以疏肝理气之品，防止肝木克伐，如柴胡、香橼、香附等。

胃痛案八

汪某，男，63岁。

首诊时间：2021年4月25日。

主诉：胃痛2年，加重半个月。

现病史：患者于2年前情志不畅后出现胃脘疼痛，心情平复后疼痛缓解，亦常因饮食不节后引发胃脘疼痛，患者口服六味安消胶囊每次3粒，每日3次；雷贝拉唑每次20mg，每日2次；果胶铋每次2片，每日2次；消炎利胆片每次6片，每日3次。症状一直反复，半个月前胃痛加重，患者为寻求中西医结合系统治疗，遂来黑龙江中医药大学附属第一医院门诊就诊。患者现症见：胃脘疼痛，饥饿时加重，胃胀时作，嗳气，纳可，寐差，睡后多梦易醒，口干舌燥，头晕，身痒，大便不成形，3日1行。舌紫暗，少津，有裂纹，剥苔，脉弦。

辅助检查：①胃镜示食管炎（D级），胃黏膜病变，急性十二指肠炎；②肠镜示结肠多发息肉；③腹部彩超示腹腔胀气，肝内稍高回声，胆囊结石；④幽门螺杆菌（HP）（+）；⑤血常规示中性粒细胞百分比（HEUT）8%，淋巴细胞百分比（LYMPH）17.9%，红细胞比容（HCT）50.9%，血小板计数（PLT）124×10^9/L（哈尔滨嘉润医院，2021-03-31）。

中医诊断：胃痛—肝胃不和。

西医诊断：①食管炎（D级）；②急性十二指肠炎；③结肠息肉；④胆囊结石。

治法：疏肝健脾，和胃止痛。

方药：生白术20克　炒白芍30克　甘　草10克　延胡索15克
半枝莲15克　白花蛇舌草25克　金钱草25克　郁　金15克
白豆蔻15克（后下）　乌　药15克　煅海螵蛸30克（先煎）　煅瓦楞子30克（先煎）

海蛤壳 30 克（先煎）　丹　参 15 克　当　归 15 克　枳　实 15 克
佛　手 15 克　石　斛 15 克　玄　参 15 克　生大黄 6 克

7 剂，日 1 剂，水煎 300 毫升，早晚分服

二诊：患者胃痛症状明显好转，腹胀嗳气症状有所好转，口干舌燥仍明显。舌质暗红，少津有裂纹，剥苔，脉弦。于上方加天花粉 10 克，百合 10 克，沙参 15 克，增加养阴生津之功。

方药：生白术 20 克　炒白芍 30 克　甘　草 10 克　乌　药 15 克
半枝莲 15 克　白花蛇舌草 25 克　金钱草 25 克　郁　金 15 克
煅海螵蛸 30 克（先煎）　煅瓦楞子 30 克（先煎）　厚　朴 10 克　枳　实 15 克
海蛤壳 30 克（先煎）　佛　手 15 克　石　斛 15 克　玄　参 15 克
生大黄 6 克　天花粉 10 克　百　合 10 克　沙　参 15 克

14 剂，日 1 剂，水煎 300 毫升，早晚分服

三诊：患者服药后胃痛明显减轻，尤其是饥饿时胃痛得到显著改善，大便 2 日 1 行且成形，小便困难。舌质暗红，少津有裂纹，苔薄，脉弦。于上方加车前子与萹蓄各 10 克利尿通淋。

方药：生白术 20 克　炒白芍 20 克　甘　草 10 克　乌　药 15 克
半枝莲 15 克　白花蛇舌草 25 克　金钱草 25 克　郁　金 15 克
煅海螵蛸 30 克（先煎）　煅瓦楞子 30 克（先煎）　石　斛 15 克　佛　手 15 克
海蛤壳 30 壳（先煎）　玄　参 15 克　生大黄 15 克　天花粉 10 克
百　合 10 克　沙　参 15 克　车前子 10 克（包煎）　萹　蓄 10 克

14 剂，日 1 剂，水煎 300 毫升，早晚分服

四诊：患者服上药后诸症明显好转。

后对患者随诊 1 年，病情稳定，症状未见反复发作。

【按语】

《三因极一病证方论·九痛叙论》中“若五脏内动，汩以七情，则其气痞结，聚于中脘，气与血搏，发为疼痛，属内所因”，言明胃痛的内因在于情志。

谢教授认为本案患者每因情志不畅及饮食不节发为胃痛，本脾胃虚弱，加之情志失调，脾胃乃气机升降之枢纽，脾胃气虚，中焦气机升降失调，情志失调、抑郁恼怒则伤肝，肝失疏泄，横逆乘脾犯胃，肝胃不和发为胃痛。本案患者胃痛日久，伤及胃阴，加之患者年龄稍大，“年四十而阴气自半”，更有胃阴不足，故口干舌燥少津有裂纹。气机升降失调，则胃胀、嗳气。舌质紫暗，脉弦，皆为肝郁血瘀之象。

谢教授以疏肝健脾、理气和胃止痛为治法，强调治疗脾胃病，应当健运脾胃使气血生化有源，胃气通和，气机升降有序，阴阳平衡。方用生白术、炒白芍与甘草健脾和胃，

同时配伍延胡索缓急止痛。谢教授治疗时强调审证求因，对肝郁所致病症，选用行气药疏解肝郁，方中枳实、白豆蔻、乌药和佛手疏肝解郁，理气和中，体现了谢教授肝脾同治的思想，同时配伍丹参与当归补血活血。半枝莲与白花蛇舌草为谢教授常用清热解毒对药，防毒邪留恋，故用此以清除毒邪。金钱草、郁金利湿行气解郁。石斛、玄参养阴生津润燥，亦有增水行舟，使大便通畅之意，佐以生大黄，联合通便。二诊时，患者舌质转红，有阴伤之象，故加入天花粉、百合、沙参，增大养阴生津之功。三诊时诸症缓解明显，减少行气之品，避免燥而伤阴，仅留佛手行气，使诸药补而不滞。全方合而治之，症状乃除。谢教授认为治胃当责于肝、脾，疏肝健脾是治疗胃病的关键所在，脾喜燥恶湿，胃喜润恶燥，治疗时不可过用温燥及滋腻，否则易影响脾胃功能，另外在治疗时当注重疏理气机，调和气血，通畅腑气。

胃痛案九

乔某，女，30岁。

首诊时间：2021年4月21日。

主诉：胃痛半年，加重20天。

现病史：患者于半年前因情志不畅后出现胃痛伴有反酸、烧心，20天前就诊于解放军医院后，在餐前服用雷贝拉唑，每次20mg，每日2次，餐后服用阿莫西林，每次1g，每日2次，以及克拉霉素，每次0.5g，每日2次。服药后病情有所好转但未彻底治愈，现为根除病因，寻求更佳治疗，遂来黑龙江中医药大学附属第一医院门诊就诊。患者现症见：胃痛，偶有反酸、烧心，自觉胃部收缩感，消瘦，寐差，乏力，畏寒肢冷，头晕，口干、口苦，大便尚可，痛经，月经量少有血块。舌暗红，根苔厚腻，脉弦细数。

家族史：患者祖父有胃癌史。

辅助检查：①胃镜示浅表性胃炎伴颗粒样增生；② HP（+）；③病理示慢性萎缩性胃炎伴中度肠上皮化生，小区腺体轻度异型增生（中国人民解放军第九二六医院，2021-03-30）。

中医诊断：胃痛—肝郁脾虚兼血瘀。

西医诊断：慢性萎缩性胃炎伴中度肠化。

治法：疏肝健脾，活血化瘀。

方药：柴　胡10克　焦白术15克　炒白芍25克　甘　草10克
煅海螵蛸25克（先煎）　煅瓦楞子25克（先煎）
神　曲10克　陈　皮10克　海蛤壳25克（先煎）　浙贝母25克（先煎）
半枝莲10克　白花蛇舌草25克　煅龙骨15克（先煎）　煅牡蛎20克（先煎）

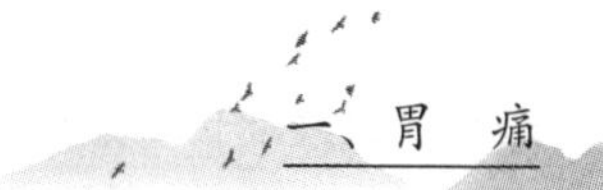

枳　壳15克　　厚　朴15克　　香　橼10克　　香　附10克
当　归15克　　鸡血藤15克

7剂，日1剂，水煎300毫升，早晚分服

二诊：患者服上述药后胃痛、反酸、烧心、乏力有所缓解，头晕、口干、口苦减轻，咽喉异物感，大便干，量少，1日1行，此次月经先期且经期由原7日延长为11日。舌暗红，根苔厚腻，脉弦细数。加黄连15克，吴茱萸5克，清肝热而不失疏达，疏肝郁而不助热，木蝴蝶10克清热利咽，乌药15克增加行气之功，同时温肾散寒。

方药：柴　胡10克　　焦白术15克　　炒白芍25克　　甘　草10克
煅海螵蛸25克（先煎）　　黄　连15克　　吴茱萸5克　　木蝴蝶10克
神　曲10克　　陈　皮10克　　半枝莲10克　　白花蛇舌草25克
厚　朴15克　　煅龙骨20克（先煎）　　煅牡蛎20克（先煎）　　延胡索10克
香　橼10克　　香　附10克　　当　归15克　　乌　药15克

14剂，日1剂，水煎300毫升，早晚分服

三诊：患者服上药后胃痛、咽痛好转，大便成形，便前腹痛，1日2～3次，痛经，少腹隐痛。舌质暗，苔白薄，脉弦细。于上方中加炒山药35克，炒黄芪15克，太子参15克，补气健脾。

方药：柴　胡10克　　焦白术15克　　炒白芍15克　　甘　草10克
海螵蛸35克（先煎）　　神　曲15克　　陈　皮10克　　半枝莲10克
白花蛇舌草25克　　煅龙骨20克（先煎）　　煅牡蛎20克（先煎）　　炒莱菔子15克
香　橼10克　　香　附10克　　当　归15克　　乌　药15克
延胡索10克　　炒山药35克　　炒黄芪15克　　太子参15克

14剂，日1剂，水煎300毫升，早晚分服

四诊：患者服用上药后胃痛及食欲不振缓解明显，大便次数减少，稍干，1日1行，肠鸣音重，矢气多。舌质暗，苔白薄，脉弦细。加厚朴10克，枳实15克，增加行气之功。

方药：柴　胡15克　　焦白术15克　　炒白芍30克　　甘　草10克
海螵蛸30克（先煎）　　陈　皮10克　　半枝莲10克　　白花蛇舌草25克
煅龙骨20克（先煎）　　煅牡蛎20克（先煎）　　炒莱菔子15克　　香　附15克
当　归15克　　乌　药15克　　延胡索15克　　枳　实15克
厚　朴10克　　炒山药15克　　炒黄芪20克　　太子参10克

14剂，日1剂，水煎300毫升，早晚分服

五诊：患者服上药后诸症明显好转。

后对患者随诊1年，病情稳定，症状未见反复发作。

【按语】

《景岳全书·心腹痛》中有言:“胃脘痛证，多有因食、因寒、因气不顺者，然因食因寒，亦无不皆关于气。”《临证指南医案·胃脘痛》中道:“胃痛久而屡发，必有凝痰聚瘀。”指出本病的发生与气、瘀有重要关系。

谢教授认为本案患者因情志不畅而出现胃痛，情志不舒，致肝气郁结，疏泄失职，发为胃痛。古有“气行则血行，气滞则血瘀”之说，肝气郁结，气机郁阻涩滞，血行不畅而致气滞血瘀之象。患者本有脾胃虚弱，加之肝气郁结，克伐脾土，故偶有反酸、烧心。脾胃失于健运，气血生化乏源，气血无以濡养形体，因而消瘦，上不养清窍，下不温四肢百骸，故而寐差、头晕、乏力、畏寒肢冷、月经先期加量少。痛经、月经有血块、舌质暗红、根苔厚腻、脉弦细数，皆为气滞血瘀之象。

谢教授治疗以疏肝健脾、制酸和胃、活血化瘀为治法。柴胡疏肝行气，解肝郁，行滞气，以柴胡疏肝理气，即所谓“治肝可以安胃”。脾为阴土，主升清而恶湿，故用焦白术健脾气，运脾湿。白芍、甘草，酸甘入肝，养血柔肝，和胃安中，二者同用，肝脾同调，缓急止痛。陈皮、神曲、枳壳、厚朴、香橼与香附疏肝健脾，行气止痛，同用可理气不伤阴。气行则血畅，同时加入当归和鸡血藤补血活血。半枝莲和白花蛇舌草同用清热解毒，活血化瘀。二诊时加入黄连、吴茱萸，黄连配吴茱萸能使黄连不过于苦寒败胃，又可以达到清肝泻火的作用。三诊时患者情况有所好转，故加入补脾益气之山药、黄芪及太子参，调脾以和胃。四诊时患者已有明显好转，便可顾本同时据症治之。谢教授主张治疗时应注意不可克伐胃气，正如吴鞠通所言“治中焦如衡，非平不安”，故而应注重顾护脾胃之气，以固根本。

胃痛案十

李某，女，76岁。

首诊时间：2021年5月26日。

主诉：胃痛5年，加重1个月。

现病史：患者于5年前因情志不遂出现胃痛，伴胃胀、反酸、烧心、嗳气，未经系统治疗。1个月前疼痛加剧，现为求中西医结合系统治疗，至黑龙江中医药大学附属第一医院门诊就诊。患者现症见：胃痛，伴胃胀、反酸、烧心，口干口苦，时胸闷气短，心悸，头晕头痛，乏力，畏寒，纳少，寐差，小便细，大便量少，日1次。舌质暗，苔白腻，少许裂纹，脉沉弦滑。

既往史：桥本甲状腺炎病史7年；颈椎病病史30年；高血压病史30年（140/80mmHg），口服硝苯地平控释片，每次30mg，每日1次；冠状动脉粥样硬化性心脏病病史20年。

辅助检查：①胃镜示慢性萎缩性胃炎伴糜烂，病理示（胃窦）黏膜慢性炎伴萎缩及肠化（轻）；② HP（+）；③颈部 CT 示颈椎血管狭窄。（哈尔滨医科大学附属第一医院，2020–07–10）。

中医诊断：胃痛—肝郁脾虚。

西医诊断：①慢性萎缩性胃炎；②肠息肉（已切除）；③高血压；④冠状动脉粥样硬化性心脏病；⑤颈椎病；⑥桥本甲状腺炎。

治法：疏肝健脾，理气止痛。

方药：柴　胡 10 克　生白术 20 克　炒白芍 25 克　香　橼 10 克
佛　手 10 克　枳　实 15 克　川厚朴 15 克　紫苏子 10 克
海螵蛸 20 克（先煎）　瓦楞子 20 克（先煎）　煅蛤壳 20 克（先煎）　浙贝母 20 克（先煎）
神　曲 10 克　炒莱菔子 10 克　煅龙骨 20 克（先煎）　煅牡蛎 20 克（先煎）
磁　石 20 克（先煎）　石　斛 15 克（先煎）　黄　芪 15 克　太子参 10 克
半枝莲 15 克　白花蛇舌草 25 克

7 剂，日 1 剂，水煎 300 毫升，早晚分服

二诊：患者服药后自觉胃疼、胃胀、反酸、烧心症状改善，畏寒时作，大便量少。舌质暗，苔白腻，脉沉弦滑。于上方加肉苁蓉 15 克温肾阳，通腑气。

方药：柴　胡 10 克　生白术 20 克　炒白芍 30 克　香　橼 10 克
佛　手 10 克　枳　实 15 克　川厚朴 15 克　紫苏子 10 克
海螵蛸 20 克（先煎）　瓦楞子 20 克（先煎）　煅蛤壳 20 克（先煎）　浙贝母 20 克（先煎）
神　曲 10 克　炒莱菔子 10 克　煅龙骨 20 克（先煎）　煅牡蛎 20 克（先煎）
磁　石 20 克（先煎）　石　斛 15 克（先煎）　黄　芪 20 克　太子参 10 克
半枝莲 15 克　白花蛇舌草 25 克　肉苁蓉 15 克

14 剂，日 1 剂，水煎 300 毫升，早晚分服

三诊：患者服上药后胃痛、胃胀、反酸、烧心明显好转，为巩固治疗，继服 14 剂。

【按语】

《沈氏尊生书・胃疼》云：“胃疼，邪干胃脘病也……惟肝气相乘为尤甚，以木性暴，且正克也。”“土得木而达。”患者年逾七旬，脾胃素虚，无力运化为虚；又因情志不遂，土虚则木乘，肝气郁滞失于疏泄，横逆犯脾或上犯于胃，中焦气机失调而发胃病，此为实。故该病患为虚实夹杂之证。中焦气机失调，气血运行不畅，不通则痛，故证见胃痛；“清气在下，则生飧泄，浊气在上，则生䐜胀。”脾胃运化失常，清气不升，浊气不降，阻于中焦，故胃胀；胃失和降、胃气上逆则反酸、烧心、嗳气；肝郁日久化火，故证见口干口苦；脾失健运，气血生化不足，无法濡养心脉，故见心悸乏力、胸闷气短；脾气虚弱，健运失职，故见纳少；脾阳不足，温煦失职，则见畏寒；脾阳亏虚，水液不化，

故见小便细。舌质偏暗，苔白腻，脉沉弦滑，俱为肝郁脾虚之证。

谢教授认为治疗本案患者当疏肝健脾，理气止痛。方中柴胡为君药，引诸药入肝经，配香橼、佛手行气疏肝解郁，共奏疏理肝气、调畅气机之功；柴胡配以白芍，取其柔肝敛阴、养血平肝之功，滋肝体而助肝用，使肝气得舒而又无劫阴之过。臣药白术健脾化湿，配黄芪、太子参益气健脾，脾气健旺可运化水液，使湿邪化生无源；胃气上逆配以枳实、川厚朴、紫苏子潜降胃气；睡眠欠佳配以龙骨、牡蛎、磁石重镇安神；配以海蛤壳、海螵蛸、瓦楞子、浙贝母，为其治疗反酸的常用组合，贝壳类药物具有良好的制酸止痛功能；纳呆加焦神曲、莱菔子健脾消食；加石斛顾护胃阴，滋阴清热，以防诸药温燥；黏膜萎缩及肠上皮化生加半枝莲、白花蛇舌草清热解毒。二诊时患者畏寒时作，大便量少，于上方加肉苁蓉15克温肾阳，通腑气。

谢教授认为肝郁脾虚型慢性萎缩性胃炎患者，常以脾胃虚弱失其健运为本，肝失疏泄气机不畅为标。针对此类患者，谢教授以疏肝健脾、调畅气机为原则，临床常用柴胡、香附、香橼、佛手等疏肝解郁，肝气调达，气机通畅则病易向愈，再配以党参、白术等健脾固本，从而标本兼治，攻补兼施。

胃痛案十一

于某，女，52岁。

首诊时间：2021年5月13日。

主诉：胃脘部疼痛半年。

现病史：患者自诉半年前因情志不遂出现胃脘部疼痛，伴面色晦暗，乏力体倦。于2021年5月12日于黑龙江中医药大学附属第一医院行胃镜检查，结果示胃黏膜脱垂，慢性非萎缩性胃炎伴糜烂。现为求中西医结合系统治疗，至黑龙江中医药大学附属第一医院门诊就诊。患者现症见：胃脘部隐痛，饥饿时加重，面色晦暗，后背痛，伴畏寒，胸闷气短，乏力，心烦，急躁易怒，纳可，寐差，小便短黄，大便不成形，黏滞不爽，日1次。舌紫暗，苔黄腻，有齿痕，脉沉弦滑。

既往史：慢性乙型病毒性肝炎病史20年。

辅助检查：①肝CT示肝内多发少血供结节；②消化系彩超示早期肝硬化声像改变，肝内异常回声，考虑结节形成，大者7mm×7mm，胆囊炎性声像并胆囊隆起样声像；③胃镜示胃黏膜脱垂，慢性非萎缩性胃炎伴糜烂（哈尔滨医科大学附属第二医院，2021-05-25）。

中医诊断：胃痛—肝郁脾虚，湿热蕴结。

西医诊断：①慢性非萎缩性胃炎伴糜烂；②肝硬化失代偿期；③肝内多发结节；④胆囊炎；⑤胆囊息肉。

治法：疏肝健脾，清利湿热。

方药：柴　胡 10 克　焦白术 15 克　香　橼 10 克　香　附 10 克
炒白芍 25 克　甘　草 10 克　煅龙骨 20 克（先煎）　煅牡蛎 20 克（先煎）
枳　壳 10 克　连　翘 10 克　板蓝根 10 克　夏枯草 15 克
金钱草 30 克　郁　金 10 克　威灵仙 15 克　垂盆草 10 克
鸡内金 15 克　三　棱 10 克　莪　术 10 克　紫苏子 10 克
焦神曲 10 克

7 剂，日 1 剂，水煎 300 毫升，早晚分服

二诊：患者服上药后自觉胃痛缓解，舌紫暗减轻，反酸时作，乏力不减，纳可，寐差，小便短黄，大便不成形，1 日 1 行。舌暗苔黄腻，有齿痕，脉沉弦滑。于上方去香橼、紫苏子、三棱、莪术，加入太子参 10 克，煅海螵蛸 30 克，半枝莲 15 克，白花蛇舌草 20 克。

方药：柴　胡 10 克　生白术 15 克　太子参 10 克　香　附 10 克
炒白芍 30 克　甘　草 10 克　煅龙骨 20 克（先煎）　煅牡蛎 20 克（先煎）
枳　壳 10 克　连　翘 10 克　板蓝根 10 克　夏枯草 15 克
金钱草 30 克　郁　金 10 克　威灵仙 15 克　垂盆草 10 克
鸡内金 15 克　焦神曲 10 克　半枝莲 15 克　白花蛇舌草 20 克
煅海螵蛸 30 克（先煎）

10 剂，日 1 剂，水煎 300 毫升，早晚分服

三诊：患者服上药后胃脘部疼痛好转，乏力倦怠缓解，反酸减轻，为巩固治疗，继服 15 剂。

【按语】

《沈氏女科辑要·卷下》云："至若厥阴肝脉，抵小腹，挟胃……其气易动，一关气恼，陡然脘腹大痛。"

该患多由情志不畅，肝气横逆犯胃而胃痛，胃痛日久不愈，脾胃受损，由实转虚而出现隐痛；脾阳不足，中焦虚寒，失于温养，故胃痛于饥饿后加重，畏寒；脾胃虚弱，无以运化水谷精微，气血生化乏源，则面色晦暗，胸闷气短，乏力；肝郁气滞日久化火则会出现心烦，急躁易怒，寐差；脾虚无法化湿，日久化热，湿热内蕴，下迫膀胱则小便短黄，蕴结肠道则大便黏腻不爽。舌紫暗苔黄腻，有齿痕，脉沉弦滑，提示该患为肝郁脾虚，湿热蕴结，兼有瘀血。该病患为虚实夹杂之证，就实证言，肝气犯胃引起胃疼，迁延不愈损伤脾胃，由实转虚，肝郁脾虚日久湿热蕴结，瘀血内生。

谢教授认为本案患者治疗当以疏肝健脾、清利湿热为主。用柴胡疏肝解郁，配以白芍养阴柔肝，滋肝体而助肝用，使肝气得舒而又无劫阴之过；白芍配甘草合用，有"酸

甘化阴”之效。白术、甘草益气健脾，脾气健旺方可运化水液，使湿邪化生无源；香橼、香附、枳壳、紫苏子调畅全身气机，谢教授认为“气血冲和，万病不生”，肝郁气血失和则犯脾，故疏肝解郁、调畅气机为恒，肝气调达，气机通畅则病去体安；连翘、板蓝根、夏枯草、垂盆草共奏清热解毒、泻肝胆火、清利湿热之功；配郁金清心利胆，清心火以泻肝火；金钱草清热利尿，导湿热之邪从小便出；瘥差配龙骨、牡蛎重镇安神；后背痛配威灵仙祛湿通络；配焦神曲、鸡内金以健脾消食，“健脾以开胃，胃降脾气升”；“胃痛久而屡发，必有痰凝聚瘀”，意在言明“久病必瘀”，配三棱、莪术破血消瘀。二诊时患者服上药后自觉胃痛，舌紫暗减轻，反酸时作，乏力不减，于上方去香橼、紫苏子、三棱、莪术，防止攻伐太过伤正，加入太子参10克健脾益气，固护正气，加煅海螵蛸30克抑制胃酸，加半枝莲15克，白花蛇舌草20克清热解毒。

从中医角度看，乙型病毒性肝炎主要是由于湿热疫毒侵袭人体所致。肝脾同属中焦，木赖土以培之，土得木而达之。因此，肝脾同治，清热利湿解毒应作为基本治法贯穿治疗的始终，常用柴胡、白术、香附、香橼等疏肝健脾，用垂盆草、连翘、板蓝根等利湿解毒。

胃痛案十二

王某，男，32岁。

首诊时间：2021年4月18日。

主诉：胃脘部胀痛1年，加重20天。

现病史：患者于1年前无明显诱因出现胃脘部胀痛，于哈尔滨医科大学附属第一医院行胃镜检查示慢性非萎缩性胃炎。患者自行间断服用麦滋林，每次0.67g，每日3次，症状有所缓解。1个月前患者行胆囊切除术，术后10天胃脘部胀痛加剧，今为求中西医结合系统治疗，遂至黑龙江中医药大学附属第一医院就诊。患者现症见：胃脘部胀痛，空腹明显，偶伴两胁疼痛，后背痛，紧张时手抖，口干口苦，食欲不振，睡眠尚可，矢气多，小便黄，大便稍黏，伴完谷不化，每日1次。舌质红，胖大，边有齿痕，苔黄腻，脉沉弦。

辅助检查：①胃镜示慢性非萎缩性胃炎；②消化超声示胆囊壁增厚，不光滑，胆囊息肉样病变（0.97cm×0.64cm，0.45cm×0.35cm）2枚；③磁共振胰胆管成像（MRCP）示胆囊炎，胆囊结石或息肉，胆汁淤积；④肺CT示右肺上叶泡性气肿，右肺中叶及上肺下叶小结节；⑤甲状腺超声示双侧颈部多发淋巴结（体积增大）；⑥胆囊息肉病理示淋巴细胞及浆细胞浸润，病理诊断为结石、胆固醇息肉，慢性炎；⑦肾功示血 β_2- 微球蛋白0.96mg/L（哈尔滨医科大学附属第一医院，2021-03-05）。

中医诊断：胃痛—肝郁脾虚，湿热内蕴。

西医诊断：①慢性非萎缩性胃炎；②肺结节；③甲状腺结节。

治法：疏肝健脾，行气止痛。

处方：

柴　胡 10 克	炒白术 15 克	薏苡仁 10 克	苍　术 10 克
草豆蔻 10 克（后下）	乌　药 15 克	枳　壳 10 克	川厚朴 15 克
炒白芍 25 克	甘　草 10 克	炒莱菔子 10 克	陈　皮 10 克
金钱草 25 克	石　斛 10 克		

7 剂，日 1 剂，水煎 300 毫升，早晚分服

二诊：患者服上药后自觉胃痛缓解，两胁疼痛、后背痛减轻，晨起口干、口苦症状有所改善，紧张时仍有手抖，症状未见好转，饮食尚可，睡眠欠佳，小便正常，大便不成形，每日 1 次。舌质红，胖大，边有齿痕，苔薄白，脉弦滑。于前方去枳壳、陈皮，加入川芎 10 克，防风 10 克，威灵仙 10 克，百合 10 克，煅龙骨 20 克，煅牡蛎 20 克，磁石 20 克，珍珠母 20 克。

处方：

柴　胡 10 克	炒白术 15 克	薏苡仁 10 克	苍　术 10 克
草豆蔻 10 克（后下）	乌　药 15 克	川厚朴 15 克	炒白芍 25 克
甘　草 10 克	炒莱菔子 10 克	金钱草 25 克	石　斛 10 克
百　合 10 克	煅龙骨 20 克（先煎）	煅牡蛎 20 克（先煎）	威灵仙 10 克
磁　石 20 克（先煎）	珍珠母 20 克（先煎）	防　风 10 克	川　芎 10 克

14 剂，日 1 剂，水煎 300 毫升，早晚分服

三诊：患者服上药后诸症明显好转，为巩固治疗，效方不变，继服 14 剂。

随诊 1 年，病情稳定，症状未见反复发作。

【按语】

脾胃为人体气机升降的枢纽，若气机升降失常，既可见胃脘部胀满，又可见大便完谷不化。该病患是因饮食不节或过食生冷，致脾胃气机不畅，中焦气滞，故胃脘胀满；脾阳受损，故胃痛症状在空腹时明显，且脾主运化，脾阳不足则水谷精微运化失常，故出现完谷不化；肝胆互为表里，肝经与胆经相互络属，患者胆囊切除术后，气血亏损，伤及肝络，肝气郁滞，故两胁疼痛时作；“肝在体合筋”，筋脉失于濡养，则出现手抖；肝郁日久化热，脾虚无以化湿，患者口干口苦、舌质红、苔黄腻、脉沉弦，皆为湿热内蕴之证。该病患证属本虚标实，以肝郁脾虚为本，湿热内蕴为标。

谢教授以疏肝健脾、清热利湿、行气止痛为原则治疗本案患者。以柴胡为引经药疏肝解郁，配以白芍养阴柔肝，白芍与甘草合用，又有“酸甘化阴”之能。炒白术、苍术、薏苡仁同用，健脾止泻；乌药、枳壳、川厚朴、陈皮等行气燥湿；金钱草清热利尿，导湿热之邪从小便出；石斛益胃生津，滋阴清热，共奏疏肝健脾、清热利湿、行气止痛之功，同时不忘顾护津液，以防药性温燥，耗伤阴津。本病以肝郁脾虚为本，谢教授治疗

时重在疏肝健脾，配伍多种行气药调畅气机。肝脾同属中焦，木赖土以培之，土得木而达之，故宜肝脾同治。脾气健旺方可运化水液，使湿邪化生无源；肝气条达，肝之疏泄功能恢复，可助脾运化。二诊时患者诉胃痛、胁痛均有所缓解，舌苔由黄腻转为薄白，脉弦滑，为里热已除大半，尚有湿邪留恋，疏肝健脾之法初见成效。然患者紧张时仍见手抖，故加入川芎、防风、威灵仙以祛风活血，疏经通络；又因患者近日睡眠欠佳，情绪焦虑，加入百合、煅龙骨、煅牡蛎、磁石、珍珠母以清心、镇惊、安神。

本案患者为肝郁脾虚之后化生湿热，而在方中未用芩、连等苦寒之药，体现了谢教授治疗时重视顾护脾胃的思想。患者脾胃素虚，若过用寒凉药清热，不仅不能达到预期疗效，反而更伤脾胃，或致病情迁延难愈。方中以疏肝解郁、健脾行气药佐以药性相对温和的金钱草、石斛清热，以治本为主，肝、脾功能恢复，诸症自除。

胃痛案十三

孟某，男，41岁。

首诊时间：2021年4月14日。

主诉：胃痛4年，加重10天。

现病史：患者自述4年前因饮食不节出现胃脘部疼痛，偶伴嗳气，在当地三甲医院治疗下，病情未见好转，反复发作。患者10天前因情绪激动后胃痛加重，遂来黑龙江中医药大学附属第一医院门诊就诊。患者现症见：胃痛，口干不欲饮，大便溏结不调，有不净感，偶见不消化食物，大便1日1～2行，小便黄，纳可，寐可。舌紫暗，苔白少津，脉数弦滑。

过敏史：青霉素过敏史。

辅助检查：①彩超示肝弥漫性改变；②心电图示窦性心律，不完全性右束支阻滞（佳木斯大学医院，2021-04-02）；③胃镜示萎缩性胃炎伴多发陈旧性出血点（哈尔滨医科大学肿瘤医院，2021-04-07）；④生化示血钠136.8mmol/L，甘油三酯（TG）2.21 mmol/L，高密度脂蛋白胆固醇（HDL-C）0.88mmol/L，血淀粉酶377U/L，降钙素原（PCT）0.31 ng/mL（佳木斯大学医院，2021-04-02）。

中医诊断：胃痛—肝郁脾虚。

西医诊断：萎缩性胃炎伴多发陈旧性出血点。

治法：疏肝健脾，滋阴和胃。

方药：柴　胡10克　焦白术20克　炒白芍30克　金钱草25克
延胡索10克　黄　芩15克　黄　连15克　代赭石20克（先煎）
石　斛15克　百　合15克　草豆蔻10克　旋覆花6克（包煎）
神　曲15克　鸡内金10克　郁　金10克　枳　实15克

厚　朴10克　　甘　草10克

7剂，日1剂，水煎300毫升，早晚分服

二诊：患者服上药后，胃痛缓解，嗳气缓解，大便不尽感减轻。舌暗，苔白少津，脉弦滑。上方去黄芩、黄连、旋覆花、代赭石、草豆蔻、郁金，加入紫苏子10克，佛手10克，乌药15克，增全方疏肝行气之力，加沙参10克，炒山药25克，天花粉10克以养阴液。

方药：柴　胡10克　　焦白术20克　　炒白芍30克　　金钱草25克
炒山药25克　　延胡索10克　　天花粉10克　　石　斛15克
百　合15克　　沙　参10克　　紫苏子10克　　佛　手10克
乌　药15克　　神　曲10克　　鸡内金10克　　枳　实15克
厚　朴10克　　甘　草10克

14剂，日1剂，水煎300毫升，早晚分服

三诊：患者服上药后，胃痛症状消失，大便仍干稀不调。舌暗，苔白，脉弦滑。于上方加陈皮15克健脾行气。

方药：柴　胡10克　　焦白术20克　　炒白芍30克　　金钱草25克
炒山药25克　　延胡索10克　　天花粉10克　　石　斛15克
百　合15克　　沙　参10克　　紫苏子10克　　佛　手10克
乌　药15克　　神　曲10克　　鸡内金10克　　枳　实15克
陈　皮15克　　厚　朴10克　　甘　草10克

14剂，日1剂，水煎300毫升，早晚分服

四诊：患者服上药后，胃痛等症状好转。

后定期随访半年，症状未再复发。

【按语】

谢教授认为本案患者肝失疏泄，导致气血运行不畅，而致胃痛。肝气横逆脾胃，不能腐熟受纳，则大便干稀不调，完谷不化；肝气犯胃，胃失和降，则致嗳气；口干不欲饮、少津、小便黄，脉数弦滑，为久病伤阴之象；舌紫暗提示有瘀血阻滞。

谢教授治疗本案患者以疏肝理气、滋阴和胃为基本原则。以柴胡为疏肝引经药，配以厚朴、枳实行气消痞，草豆蔻、乌药等理气化湿，旨在疏通气机，恢复胃腑和顺通降之性，通则不痛，从而达到止痛的目的。因肝气横逆犯胃致胃失和降，产生嗳气，用以旋覆花、代赭石降逆止呃；若日久阴伤，则加以天花粉、石斛、百合滋阴生津，神曲、鸡内金健脾和胃。

从中医学角度来看，肝郁之胃痛主要为因肝气阻滞，肝络瘀阻，气血运行不畅，不通则痛，胃失所养，不荣则痛。因此，谢教授将疏肝解郁、理气健脾作为基本治法贯穿

始终，善用柴胡、厚朴、枳实、郁金等行气解郁之品，旨在调畅气机，使肝气得以疏泄。若肝气太过，可横逆犯脾，致肝脾不和，治疗时应注意调肝健脾。若患者有阴伤之证，可加以滋补胃阴之品。

胃痛案十四

李某，女，66岁。

首诊时间：2021年4月14日。

主诉：胃痛伴胃胀5年，加重3天。

现病史：患者自述5年前因情绪激动后出现胃痛，常伴胃胀，餐后明显，未予以重视。3天前因饮食不节胃痛加重，遂来黑龙江中医药大学附属第一医院门诊就诊。患者现症见：胃痛，胃胀加重，伴反酸，烧心，纳差，畏寒，口干口苦，汗多，寐差，多梦易醒，夜寐2～3小时，胸闷气短，乏力，消瘦，心悸，心区疼痛，大便不成形，1日3～4次，有不尽感。舌紫暗，少苔，脉数。

既往史：①冠状动脉粥样硬化性心脏病病史1年；②腔隙性脑梗死病史10余年。

过敏史：青霉素、头孢过敏史。

家族史：母亲胃癌史。

辅助检查：①肠镜示直肠炎（哈尔滨医科大学肿瘤医院，2018-04-04）；②彩超示脂肪肝、肝囊肿、胆囊壁不光滑（哈尔滨医科大学肿瘤医院，2018-07-19）；③胃镜示食管炎、浅表性胃炎伴糜烂、胃溃疡（瘢痕2期）、十二指肠球部溃疡（瘢痕2期）；④病理示胃窦黏膜间质严重（3+）、活动度（3+）、肠上皮化生（1+）；⑤ HP（3+）（杀菌失败）；⑥ MRI示脑内多发腔梗、脑动脉硬化（哈尔滨医科大学附属第二医院，2020-10-14）；⑦胃镜示萎缩性胃炎、十二指肠球炎（哈尔滨医科大学肿瘤医院，2021-03-10）。

中医诊断：胃痛—气阴两虚。

西医诊断：①食管炎；②浅表性胃炎伴糜烂伴肠上皮化生（1+）；③胃溃疡（瘢痕2期）；④十二指肠球炎；⑤腔隙性脑梗死。

治法：益气养阴，和胃止痛。

方药：焦白术15克　炙黄芪20克　乌　药15克　枳　壳10克
炒白芍25克　海螵蛸25克（先煎）　瓦楞子25克（先煎）　浙贝母25克（先煎）
首乌藤15克　厚　朴15克　石　斛10克　沙　参10克
百　合15克　香　橼10克　神　曲10克　陈　皮10克
炒莱菔子10克　甘　草10克　煅龙骨20克（先煎）　煅牡蛎20克（先煎）

7剂，日1剂，水煎300毫升，早晚分服

二诊：患者服药后胃痛未明显缓解，腹泻6～7次。舌暗，少苔，脉沉数。于上方

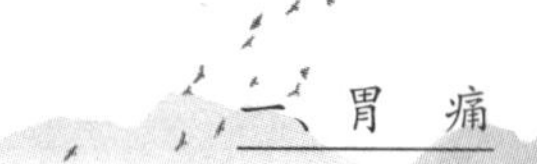

去瓦楞子、浙贝母、沙参、百合、石斛、厚朴，加入草豆蔻10克，紫苏梗10克，延胡索15克，以达行气止痛之效，加诃子10克，肉豆蔻10克，补骨脂10克，共奏涩肠止泻之功。

方药：			
焦白术15克	炙黄芪20克	炒白芍25克	煅龙骨20克（先煎）
煅牡蛎20克（先煎）	首乌藤15克	海螵蛸30克（先煎）	乌　药15克
枳　壳15克	草豆蔻10克	紫苏梗10克	太子参10克
延胡索15克	诃　子10克	肉豆蔻10克	补骨脂10克
神　曲10克	炒莱菔子10克	甘　草10克	

14剂，日1剂，水煎300毫升，早晚分服

三诊：患者服上药后，胃痛缓解，腹泻次数减少，1日3次。舌淡，苔白，脉沉。于上方加入枳实10克，陈皮15克，行气健脾，以复脾胃之气。

方药：			
焦白术15克	炙黄芪20克	炒白芍25克	煅龙骨20克（先煎）
煅牡蛎20克（先煎）	首乌藤15克	海螵蛸30克（先煎）	乌　药15克
枳　壳15克	草豆蔻10克	紫苏梗10克	太子参10克
延胡索15克	诃　子10克	肉豆蔻10克	补骨脂10克
陈　皮15克	枳　实10克	神　曲10克	炒莱菔子10克
甘　草10克			

14剂，日1剂，水煎300毫升，早晚分服

四诊：患者服上药后，胃痛症状消失。

后对患者定期随访半年，未再复发。

【按语】

《医学正传·胃脘痛》曰："初致病之由，多因纵恣口腹，喜好辛酸，恣饮热酒煎煿，复餐寒凉生冷，朝伤暮损，日积月深……故胃脘疼痛。"该患者为久病致虚，胃失濡养，不荣则痛，故致胃痛。因胃阴亏虚，阴津不能上滋，则有反酸、烧心、口干、口苦、少苔。脾胃虚弱，运化无力，则致胃胀、纳差、消瘦、大便不成形。畏寒、乏力、汗多，为气阴两虚之象。患者心悸、心区疼痛、舌紫暗，为气血不足，致瘀血阻络，不通则痛。

谢教授治疗本案患者以益气养阴、和胃止痛为原则。方中用焦白术、黄芪以补气健脾，配伍石斛、沙参、百合等滋阴之品，养胃阴之不足；用枳壳、厚朴理气宽中，延胡索、乌药以行气止痛，旨在疏通气机，恢复胃腑和顺通降之性，通则不痛。反酸、烧心严重者，重用海螵蛸、瓦楞子等制酸止痛，再佐以陈皮、神曲健脾和胃；寐差者，则重用煅龙骨、煅牡蛎、首乌藤以镇静安神。

谢教授将益气养阴之法贯穿治疗始终。在滋补气阴的同时，加理气之品，以防滋补太过，阻碍脾胃正常运化功能。若伴见气机升降失常者，多用枳壳、厚朴、乌药等理气

之品调理气机；见反酸者，用浙贝母、海螵蛸、瓦楞子以收敛制酸；若见胃阴不足者，再加沙参、麦冬以滋补胃阴等。本案患者在首诊服药后腹泻稍缓解，但仍较重，故二诊中加以诃子、肉豆蔻、补骨脂等温中涩肠止泻，防止津液丢失过多，更伤脾胃。

胃痛案十五

王某，男，45岁。

首诊时间：2021年4月4日。

主诉：胃部疼痛3个月，加重10天。

现病史：患者自述3个月前饮食不当后胃脘部出现胀痛，未经系统治疗。10天前因情绪激动胃痛加重，为求中西医结合系统治疗，遂来黑龙江中医药大学附属第一医院门诊就诊。患者现症见：胃部胀满，时有嗳气，乏力，食欲可，大便成形，1日1～3行，黏腻不爽，胸闷气短，心悸，潮热。舌暗红，少苔，脉沉滑，右脉稍弦。

辅助检查：①心电图示窦性心动过缓，ST段压低，心肌功能降低，心肌供血不足；②胃镜示慢性萎缩性胃炎；③ HP（－）（黑龙江中医药大学附属第一医院，2021-03--13）。

中医诊断：胃痛—气阴两虚。

西医诊断：①慢性萎缩性胃炎；②胃食管反流病。

治法：益气养阴，和胃止痛。

方药：			
炒白芍30克	炒黄芪15克	白豆蔻15克（后下）	紫苏子15克
草豆蔻15克	乌　药15克	延胡索10克	柴　胡10克
佛　手15克	煅龙骨20克（先煎）	煅牡蛎20克（先煎）	石　斛15克
焦山楂15克	麦　芽15克	神　曲15克	炒莱菔子15克
太子参10克	甘　草10克		

7剂，日1剂，水煎300毫升，早晚分服

二诊：患者服上药后胃部胀痛未明显缓解，有反酸、烧心。舌暗红，少苔，脉弦缓。于上方加海螵蛸25克，煅石决明25克以制酸止痛，丹参15克活血通络，焦白术20克，枳壳10克，厚朴10克以健脾行气，消胀除满。

方药：			
炒白芍30克	炙甘草25克	白豆蔻15克（后下）	紫苏子15克
乌　药15克	焦白术20克	石　斛15克	炒黄芪15克
太子参10克	煅龙骨20克（先煎）	煅牡蛎20克（先煎）	海螵蛸25克（先煎）
神　曲15克	丹　参15克	延胡索10克	柴　胡10克
佛　手15克	枳　壳10克	厚　朴10克	煅石决明25克（先煎）

14剂，日1剂，水煎300毫升，早晚分服

三诊：患者服上药后胃痛未明显缓解，反酸、烧心反复发作。舌暗，苔白，脉沉滑。

于上方加大海螵蛸、煅石决明用量。

方药：炒白芍 30 克　炙甘草 15 克　紫苏子 15 克　乌　药 15 克
延胡索 10 克　柴　胡 10 克　佛　手 15 克　煅龙骨 20 克（先煎）
煅牡蛎 20 克（先煎）　石　斛 15 克　炒黄芪 15 克　太子参 10 克
海螵蛸 30 克（先煎）　神　曲 15 克　丹　参 15 克　焦白术 20 克
枳　壳 10 克　草豆蔻 15 克　木　香 10 克　煅石决明 30 克（先煎）

14 剂，日 1 剂，水煎 300 毫升，早晚分服

四诊：患者服上药后反酸、烧心发作稍缓解，但仍嗳气、矢气。舌暗，苔白，脉沉。于上方加炒莱菔子 10 克，陈皮 10 克，增全方行气之力。

方药：炒白芍 30 克　炙甘草 15 克　紫苏子 10 克　乌　药 15 克
延胡索 15 克　柴　胡 10 克　佛　手 15 克　煅龙骨 20 克（先煎）
煅牡蛎 20 克（先煎）　石　斛 15 克　炒黄芪 15 克　太子参 10 克
海螵蛸 30 克（先煎）　神　曲 15 克　焦白术 20 克　枳　壳 15 克
草豆蔻 10 克　炒莱菔子 10 克　陈　皮 10 克　煅石决明 30 克（先煎）

14 剂，日 1 剂，水煎 300 毫升，早晚分服

五诊：患者服上药后胃痛，胃胀稍缓解，反酸、烧心反复发作消失，矢气减轻，但易疲乏，困倦，嗳气，餐前加重。舌暗，苔白，脉沉缓。上方去草豆蔻、煅石决明，加旋覆花 10 克，代赭石 20 克，通降胃气。

方药：炒白芍 30 克　炙甘草 10 克　紫苏子 10 克　乌　药 15 克
延胡索 10 克　柴　胡 10 克　佛　手 15 克　煅龙骨 20 克（先煎）
煅牡蛎 20 克（先煎）　石　斛 15 克　炒黄芪 15 克　太子参 10 克
海螵蛸 30 克（先煎）　焦白术 20 克　枳　壳 15 克　旋覆花 10 克（包煎）
神　曲 15 克　炒莱菔子 10 克　陈　皮 10 克　代赭石 20 克（先煎）

14 剂，日 1 剂，水煎 300 毫升，早晚分服

六诊：患者服上药后，胃痛等症状明显好转。

后对患者定期随访半年，未再复发。

【按语】

《临证指南医案·胃脘痛》云："夫痛则不通，通字须究气血阴阳，便是看诊要旨矣。"谢教授认为本案患者为慢性萎缩性胃炎，脾胃功能失司，气血阴阳亏虚，胃失濡养，不荣则痛，故致胃痛。若胃失和降，则生胃胀、嗳气。因脾胃虚弱，气血生化乏源，则致胸闷气短、易困、乏力；胃阴亏虚，阴津不能上滋，则有反酸、烧心、少苔等。

从中医学角度来看，该患者胃痛的主要病机为气阴两虚，同时伴有肝郁之象。因此谢教授将益气养阴之法贯穿治疗始终，方药中善用黄芪、石斛、太子参等滋补气阴之品；

同时用柴胡、佛手、乌药入肝经，奏疏肝解郁、调畅气机之效，肝气条达，通则不痛；枳壳、陈皮理气健脾，可防止滋补太过，阻碍脾胃；反酸、烧心者，用炒白芍、海螵蛸、煅石决明、延胡索以制酸止痛；且该病患嗳气、矢气较重，以旋覆花、代赭石降逆止呃；寐差用煅龙骨、煅牡蛎重镇安神。

谢教授治疗本案患者以益气养阴、和胃止痛为原则。治疗胃痛，首应辨其疼痛的虚、实、寒、热性质及病在气在血，然后审证求因，给予恰当的治疗。该患者以气阴两虚为重，当先用补气养阴之品，滋补脾胃；又配伍理气之品，旨在疏通气机，恢复胃腑和顺通降之性，通则不痛。二诊、三诊中患者反酸、烧心较重，则重用煅石决明、海螵蛸等制酸止痛。患者胃气不降，上逆动膈则反复嗳气，可妙用旋覆花、代赭石，降逆止呃。

二、吐（吞）酸

吐（吞）酸案一

贾某，男，48岁。

首诊时间：2021年2月21日。

主诉：反酸6个月，加重8天。

现病史：患者自述6个月前因饮食不洁出现反酸，伴胃脘部胀痛，未予系统治疗，8天前因饮食辛辣出现反酸加重，伴胃脘部胀痛，自行口服枳术宽中胶囊，每次1.29g，每日3次，症状未见明显缓解，今为求中西医结合系统治疗，遂至黑龙江中医药大学附属第一医院门诊就诊。患者现症见：反酸，胃脘部胀痛，餐后加重，纳少，寐可，小便黄，大便稀溏，1日1～2行。舌质暗，苔黄腻，脉滑。

辅助检查：胃镜示胃食管反流、慢性非萎缩性胃炎伴糜烂（哈尔滨医科大学附属第一医院，2020-08-20）。

中医诊断：吞酸—肝胃郁热。

西医诊断：①胃食管反流病；②慢性非萎缩性胃炎。

治法：清肝泻胃，制酸止痛。

方药：柴　胡10克　海螵蛸25克（先煎）　浙贝母25克（先煎）　瓦楞子25克（先煎）
煅龙骨20克（先煎）　煅牡蛎20克（先煎）　黄　连12克　吴茱萸3克
焦白术15克　炒白芍25克　珍珠母25克（先煎）　柿　蒂10克
香　附10克　香　橼15克　枳　实10克　黄　芩10克

5剂，日1剂，水煎300毫升，早晚分服

二诊：患者服上药后反酸减轻。舌质暗，苔黄腻，脉滑。遂于上方去吴茱萸，加黄芩12克，以清胃火之力。

方药：柴　胡10克　海螵蛸25克（先煎）　浙贝母25克（先煎）　瓦楞子25克（先煎）
煅龙骨20克（先煎）　煅牡蛎20克（先煎）　黄　连12克　黄　芩12克
焦白术15克　炒白芍25克　珍珠母25克（先煎）　柿　蒂10克

香　附10克　　香　橼15克　　枳　实10克　　黄　芩10克

7剂，日1剂，水煎300毫升，早晚分服

三诊：患者服上药后诸症明显好转，为巩固治疗，效方不变，继服7剂。

随诊1年，患者病情稳定，症状未见反复发作。

【按语】

《张氏医通·不能食》曰："脾挟肝热，则吞酸吐酸。"热为阳邪，其性炎上，若肝郁化热，热结脾胃，可使胃气上逆，加重反酸。正如谢教授所言："热扰则气逆，郁久则酸生。"临床常见反酸、烧心症状重，胸骨后灼热感等，多见于反流性食管炎患者。

谢教授认为中焦气机不利、胃气上逆是本病的病机关键，病位在胃和食管，与肝、脾、肺密切相关。病性无外乎虚实两端：情志不遂，肝气郁结，失于疏泄，胃失和降，多属实证；日久正气耗损，渐及脾胃，或素体脾胃虚弱，多为虚证。肝胃不和、肝胃郁热、脾胃湿热、脾胃虚弱、胃阴不足是本病常见的病因病机。肝胃郁热证多由肝胃不和发展而来，七情内伤，气机郁滞，则易化热、蕴湿、生痰、瘀血、成积，均可导致胃酸增多。

本案患者治宜清肝泄胃，制酸止痛。肝胃不和迁延日久，则见肝胃郁热诸证，治疗上以左金丸、化肝煎为基础方进行加减。方中黄连、吴茱萸疏肝泄胃；香附、香橼疏肝解郁而不伤胃阴；柴胡、黄芩、枳实清肝胃郁热；珍珠母重镇降逆；重用海螵蛸、浙贝母、瓦楞子、煅龙骨、煅牡蛎，和胃制酸以治其标；焦白术、柿蒂合用健脾止呃。诸药合用，共奏清肝泄胃、和胃制酸之效。二诊中患者服上药后胃反酸减轻，舌质暗，苔黄腻，脉滑，遂于上方去吴茱萸，加黄芩12克，加强原方清胃火之力。

谢教授认为反酸之为病，脾胃虚弱为其本，气机逆乱为其标，在治疗时应着重补益脾胃，调畅气机。肝主疏泄，畅达周身气机，调控一身精、气、津、血的运行，肝气调达，有利于气行、热清、湿化，更能促进胃之受纳和脾之转输，故调肝气是本病治疗的中心环节。

吐（吞）酸案二

刘某，女，47岁。

首诊时间：2020年9月23日。

主诉：烧心2年，加重3日。

现病史：患者2年前因工作压力和饮食不规律等诱因出现烧心，伴有泛吐酸水，未予重视，未经系统诊疗。3日前患者烧心及泛吐酸水加重，为求进一步中西医结合诊疗，遂就诊于黑龙江中医药大学附属第一医院门诊。患者现症见：烧心，泛吐酸水，眼干眼涩，胸闷气短，心慌，纳可，寐差易醒，小便正常，大便干，每1～2日1次，月经量少且周期延长。舌质红，苔黄腻，脉弦数。

月经史：14岁初潮，末次月经2020年9月5日，既往月经量少，周期延长，无痛经，无白带，经量尚可。

辅助检查：①胃镜示慢性浅表萎缩性胃炎；②甲状腺彩超示甲状腺左叶囊肿，甲状腺右叶囊肿伴胶质形成；③消化系统彩超示肝内钙化灶；④妇科彩超示宫颈囊肿（多发），盆腔积液；⑤乳腺彩超示双侧乳腺小叶增生，右侧乳腺导管扩张；⑥心脏彩超示心动过缓（黑龙江中医药大学附属第一医院，2021-12-16）；⑦ C^{13} 尿素呼气实验示HP（-）（黑龙江省医院，2021-12-27）。

中医诊断：吐酸—肝胃郁热。

西医诊断：①慢性浅表性萎缩性胃炎；②胃食管反流病；③甲状腺囊肿；④宫颈囊肿（多发）；⑤乳腺增生。

治法：舒肝和胃，理气泄热。

方药：柴　胡10克　生白术20克　香　附15克　香　橼15克
枳　实15克　玄　参15克　川　芎15克　丹　参15克
黄　连10克　吴茱萸5克　炒白芍30克　甘　草10克
延胡索10克　煅海螵蛸30克（先煎）　煅瓦楞子30克（先煎）　煅蛤壳30克（先煎）
磁　石20克（先煎）　煅龙骨20克（先煎）　煅牡蛎20克（先煎）

7剂，日1剂，水煎300毫升，早晚分服

二诊：服药后患者烧心及泛吐酸水症状缓解，但仍有眼干涩、胸闷气短、嗳气、便干、心慌。舌红，苔黄腻，边齿痕，脉弦滑数。于上方去丹参、延胡索、煅瓦楞子、煅蛤壳，加鸡内金10克，焦神曲15克，厚朴10克，陈皮15克，黄芪15克，太子参10克，百合10克，石斛15克，当归15克。

处方：柴　胡10克　生白术20克　香　附15克　香　橼15克
枳　实15克　厚　朴10克　玄　参15克　黄　连10克
吴茱萸5克　川　芎15克　炒白芍30克　甘　草10克
焦神曲15克　陈　皮15克　鸡内金10克　黄　芪15克
太子参10克　当　归15克　石　斛15克　百　合10克
煅海螵蛸30克（先煎）　煅龙骨20克（先煎）　煅牡蛎20克（先煎）

14剂，日1剂，水煎300毫升，早晚分服

三诊：服药后患者诸症均大幅度好转，偶有轻度泛吐酸水、便干。舌淡红，苔薄黄，脉弦。于上方去石斛、鸡内金。嘱咐患者注重调护，要规律饮食，少食多餐，避免甜食、高脂肪食物、咖啡、烟酒等；平日多与人沟通，保持心情愉悦，身心同治。

处方：柴　胡10克　生白术20克　香　附15克　香　橼15克

枳　实15克	厚　朴10克	玄　参15克	黄　连10克
吴茱萸5克	川　芎15克	炒白芍30克	甘　草10克
焦神曲15克	陈　皮15克	黄　芪15克	太子参10克
当　归15克	百　合10克	煅海螵蛸30克（先煎）	煅龙骨20克（先煎）
煅牡蛎20克（先煎）			

14剂，日1剂，水煎300毫升，早晚分服

【按语】

《中医临证备要·吞酸》曰："胃中泛酸，嘈杂有烧灼感，多因于肝气犯胃。"故谢教授认为本病多由中焦枢机不利，升降失司，胃气夹邪上逆所致。其中"气郁"为诸郁之首，可致痰郁、火郁、食郁、湿滞、血瘀等病理状态。正如《医学入门·内伤》中所云："然气郁则生湿，湿郁则成热，热郁则成痰，痰郁则血不行，血郁则食不消，而成癥瘩，六者皆相因为病。"诸般郁滞，壅滞中焦，脾不升清，胃挟浊气上犯于食道而见胃中酸水上泛、烧心。患者平素因情志压抑及饮食不节等导致肝气失于调达，气机不畅而有胸闷气短；胃失和降而见嗳气频作；气机阻滞中焦化火灼伤阴津，故有眼干眼涩、便干；郁热上扰心神，故寐差易醒；病久入络，且气不行则血阻，而有月经周期过长，月经量过少；舌红苔黄腻亦是郁热水湿互结之象，脉弦而数更是郁滞化热之脉象。

谢教授认为本案可采用舒肝和胃、理气泄热法治疗。谢教授擅从肝脾论治，以调畅气机和降胃气，"开郁通腑法"是其治疗本病的一大特色。方中左金丸之黄连、吴茱萸相配抑酸，其中黄连入肝经，清肝火、清胃热、泻心火，防其苦寒直折，伤及中阳，加吴茱萸辛开苦降，佐以煅海螵蛸、煅瓦楞子、煅蛤壳收敛固涩止酸，治疗其反酸、灼热症状；再用四逆散加川芎、香橼、香附等以疏肝解郁、调畅气机；方中柴胡、香附、枳实、香橼共同理肝气，疏郁结；炒白芍合用理气药养肝之体、利肝之用，防止辛香之品耗伤气血；生白术健运脾气而燥湿；玄参一味清热凉血、滋阴降火润肠；因患者病程较久，气滞而血阻，故加川芎、丹参、延胡索理气活血之品，不但可以活血化瘀，还可开畅气郁；再用煅龙骨、煅牡蛎、磁石，不但引气下行，又可重镇安神，体现谢教授处处考虑身心同治的思想。二诊患者泛酸、烧心减轻，防止过于抑酸关门留寇，故于上方减去煅瓦楞子、煅蛤壳；患者热象依旧明显，故去丹参、延胡索防止耗伤阴津；患者脾运渐复，容易饥饿，但正气尚不足，故加黄芪、太子参、石斛、百合及时补气养阴，加鸡内金、焦神曲健脾消食；加厚朴、陈皮理气通腑；当归补血活血、润肠通便。三诊患者诸症好转，故在原方减去石斛和鸡内金继续服用，并注重情志和饮食等方面的调护。

谢教授认为本病多因饮食不节、恼怒多思、劳倦体弱等导致。病位在食管属胃，与肝、脾、肺相关，尤与肝最为密切。治疗当以辛开苦降、降气安中为主旨来调节气机升降之枢纽。

吐（吞）酸案三

张某，男，52岁。

首诊时间：2021年2月21日。

主诉：反酸2年，加重3天。

现病史：患者2年前因长期工作压力及不规律饮食作息出现阵发性反酸，未予重视，未经系统治疗，反酸反复发作。3天前患者反酸加重，今为求进一步中西医结合诊疗，遂就诊于黑龙江中医药大学附属第一医院门诊。患者现症见：吐酸，伴有烧心，嗳气，胃痛，胃胀，失气频繁，胸闷，气短，心慌，口干口苦，体倦乏力，畏寒，汗多，纳可，寐差，入睡困难且多梦易醒，尿频尿急，大便不成形，质黏，每日2～3次。舌质红，苔黄腻，脉沉滑。

辅助检查：①胃镜示浅表性胃炎伴糜烂，胃多发广基息肉0.2～0.3 cm（黑龙江省医院，2021-01-01）；②电子喉镜示舌根及咽后壁可见散在增生淋巴滤泡，喉腔黏膜充血，双侧声带充血，右侧声带中后段可见白色膜状新生物，左侧声带对位黏膜光滑水肿（哈尔滨医科大学附属第一医院，2021-03-15）。

中医诊断：吐酸—肝郁气滞，湿热内阻。

西医诊断：①胃食管反流病；②浅表性胃炎伴糜烂；③胃息肉。

治法：疏肝理气，和胃降逆。

方药：			
柴　胡10克	焦白术20克	香　附15克	香　橼15克
枳　实15克	厚　朴10克	薏苡仁15克	苍　术15克
黄　连10克	吴茱萸5克	炒白芍30克	白豆蔻10克（后下）
乌　药15克	煅龙骨20克（先煎）	煅牡蛎20克（先煎）	磁　石20克（先煎）
煅海螵蛸30克（先煎）	煅瓦楞子30克（先煎）	煅蛤壳30克（先煎）	炙甘草20克

7剂，日1剂，水煎300毫升，早晚分服

二诊：患者服上药后自觉反酸次数减少，烧心、胃痛、胃胀、嗳气、矢气缓解，但仍伴有口干口苦、寐差、体倦乏力、大便质黏、尿频尿急。舌红，苔黄腻，脉滑数。于上方减香橼，加代赭石20克，旋覆花10克，煅石决明20克。

处方：			
柴　胡10克	焦白术20克	香　附15克	枳　实15克
厚　朴10克	薏苡仁15克	苍　术15克	白豆蔻10克（后下）
黄　连10克	吴茱萸5克	炒白芍30克	乌　药15克
旋覆花10克（包煎）	代赭石20克（先煎）	煅龙骨20克（先煎）	煅石决明20克（先煎）
煅牡蛎20克（先煎）	磁　石20克（先煎）	煅海螵蛸30克（先煎）	煅瓦楞子30克（先煎）

煅蛤壳30克（先煎） 炙甘草20克

7剂，日1剂，水煎300毫升，早晚分服

四诊：患者服上药后诸症明显好转，为巩固治疗，效方不变，续服7剂。

后对患者随诊1年，病情稳定，症状未见复发。

【按语】

《素问玄机原病式·吐酸》云："酸者，肝木之味也，由火盛制金，不能平木，则肝木自甚，故为酸也。如饮食热，则易于酸矣。"肝郁日久，化热克伐脾胃而生酸，脾胃升降失司，胃气挟酸上逆而致吐酸。由此谢教授认为吐酸病的主要病机为胃失和降，气机上逆；病位虽在食管，但属胃气所主，与肝、脾两脏密切相关。其中阳明胃主受纳腐熟、通降；太阴脾主运化、升清；肝主疏泄、畅达气机。三脏协调则气机顺畅，反之，若饮食不节则伤胃滞脾，导致中焦气机升降失常，浊气上逆发为本病。情志失调郁怒伤肝，则肝失条达，横逆犯胃；久病耗伤中气，脾虚不能运化水谷，土虚木乘，亦有肝胃不和，因此肝脾胃三脏在该病中一荣俱荣，一伤俱伤，生理上互相促进，病理上互相影响。

肝主疏泄调达。该患者平素工作压力大，情志不舒，肝气郁结日久，加之长期不规律的饮食作息使得脾胃虚损，运化失司，水湿内阻，日久郁而化热，熏灼胃腑，浊气上逆，涌动胃中浊气，胃与食管相连，故见反酸、烧心、口苦；气机阻滞中焦，不通而胃胀、胃痛、胸闷气短；中气得势上冲则嗳气，下逆则矢气；湿热下注膀胱，则尿频、尿急；湿热下滞肠腑而见大便质黏、不成形，一日数行；湿热内蒸，腠理开泄而多汗；浊气上扰于心，而有心慌、寐差（入睡困难，多梦易醒）；湿气重着，阻脾碍胃，精微不化，气血不生，年过半百，当体倦乏力、畏寒、口干；舌红，苔黄腻，脉沉滑，均是气滞湿阻之证。

治疗当以疏肝理气，和胃降逆。谢教授以逍遥散为底方疏肝以调畅气机，调理脾胃之升降。方中柴胡入肝胆经，擅调肝气疏解郁结；枳实下气消积除满，与柴胡相伍一升一降，恢复中焦气机；配以香附、当归行气活血止痛；白芍养血柔肝、缓急止痛，与柴胡相伍养肝之体，利肝之用，又可防辛香之品劫阴；厚朴下气化痰，合枳实行气导滞，通降腑气；白术、苍术、薏苡仁、白豆蔻健脾燥湿理气，合香橼、乌药加强行气之功；黄连、吴茱萸取左金丸之义，辛开苦降，佐金以平木，其中黄连清心肝之火，平胃腑之热，吴茱萸引药入肝经，其辛温之性又可防黄连苦寒折中伤阳之弊；煅龙骨、煅牡蛎、磁石重镇降逆，养心安神；煅海螵蛸、煅瓦楞子、煅蛤壳重镇降逆，抑酸止痛，是谢教授治疗反酸的常用药对、疗效甚佳；炙甘草调和诸药，与白芍相合缓急止痛、合化阴气。

二诊患者服上药后自觉反酸次数减少，烧心、胃痛、胃胀、嗳气、矢气缓解，但是仍然伴有口干口苦、寐差、体倦乏力、大便质黏、尿频尿急等不适感，是体内的气滞湿阻仍在，故在原方的基础上减去香橼，加旋覆花、代赭石下气消痰降逆；为缓解患者紧张、焦虑的情绪加煅石决明以平肝潜阳。

临床中对于此类患者，谢教授主张将疏肝健脾贯穿疾病治疗的始终，在健脾和胃、疏肝理气的基础上，施以祛湿化浊之法。在处方中多以柴胡、香附、枳实、厚朴等疏肝理气，合以麸炒白术、苍术、薏苡仁、白豆蔻等健脾燥湿，再加少量黄芩、黄连、黄柏、栀子等清热燥湿，并随证加减。

吐（吞）酸案四

丁某，女，68岁。

首诊时间：2021年5月19日。

主诉：反酸、烧心反复发作10年。

现病史：患者10年前因饮食不当后出现反酸、烧心症状，就诊于黑龙江省医院，遵医嘱口服奥美拉唑，20mg/次，日2次，症状有所缓解。此后症状反复发作。今为求中西医结合系统治疗，来黑龙江中医药大学附属第一医院门诊就诊。患者现症见：反酸、烧心，伴嗳气，口干口苦，嗓中痰多，色白，质黏，偶有两胁肋部疼痛，小便尚可，大便干，1～2日1行。舌红，少苔，有裂纹，脉细滑。

既往史：冠状动脉粥样硬化性心脏病病史10年；高血压病史15年（口服替米沙坦片，40mg/次，日1次，血压控制尚可）。

辅助检查：①消化彩超示肝脏弥漫性回声改变（脂肪肝）、肝囊肿（黑龙江省医院，2020-04-16）；②腹部CT示右肾盂及右侧输尿管中上段略扩张、肝实质内可见低密度影，结肠区可见高密度影（黑龙江中医药大学附属第一医院，2020-09-18）；③胃镜示慢性萎缩性胃炎伴疣状增生（黑龙江省医院，2020-11-25）；④生化示总胆固醇5.86mmol/L（黑龙江中医药大学附属第一医院，2020-11-05）。

中医诊断：吞酸—肝气郁结，胃中郁热。

西医诊断：①慢性萎缩性胃炎伴疣状增生；②胃食管反流病；③脂肪肝；④冠状动脉粥样硬化性心脏病；⑤高血压病3级。

治法：疏肝和胃，清解郁热。

方药：海蛤壳25克（先煎）　煅海螵蛸25克（先煎）　煅瓦楞子25克（先煎）
浙贝母25克（先煎）　佛　手15克　紫苏子10克　炒白芍30克
甘　草10克　枳　实15克　厚　朴10克　姜　黄10克
决明子10克　生白术20克　玄　参10克　沙　参10克
石　斛15克（先煎）　白豆蔻15克（后下）　天　冬10克　麦　冬10克
天花粉15克

7剂，日1剂，水煎300毫升，早晚分服

二诊：服用上方后，患者嗳气及胁痛症状有所缓解，反酸、烧心、口干、口苦、咽中痰多症状未见明显缓解，小便正常，大便干，1～2日1行。舌红，少苔，有裂纹，脉细滑。于上方去炒白芍、甘草。

方药：海蛤壳25克（先煎）　煅海螵蛸25克（先煎）　煅瓦楞子25克（先煎）

浙贝母25克（先煎）　佛　手15克　紫苏子10克　麦　冬10克

天花粉15克　枳　实15克　厚　朴10克　姜　黄10克

决明子10克　生白术20克　玄　参10克　沙　参10克

石　斛15克（先煎）　白豆蔻15克（后下）　天　冬10克

7剂，日1剂，水煎300毫升，早晚分服

三诊：患者服上方后，诸症均有缓解，但仍偶有反酸、烧心，口干、口苦，纳、寐可，二便正常。于上方去天冬、麦冬，加黄连15克，吴茱萸5克，莱菔子10克，神曲10克。

方药：海蛤壳25克（先煎）　煅海螵蛸25克（先煎）　煅瓦楞子25克（先煎）

浙贝母25克（先煎）　佛　手15克　紫苏子10克　天花粉15克

白豆蔻15克（后下）　枳　实15克　厚　朴10克　姜　黄10克

决明子10克　生白术20克　玄　参10克　沙　参10克

石　斛15克（先煎）　黄　连15克　吴茱萸5克　莱菔子10克

神　曲10克

14剂，日1剂，水煎300毫升，早晚分服

四诊：服上方后，患者来电，诉诸症均得到明显改善，特道谢。嘱其平素注意调节情志，放松心情。

【按语】

《素问·至真要大论》中言："少阳之胜，热客于胃，烦心心痛，目赤欲呕，呕酸善饥。"指出吞酸的病机为少阳胆及胃之郁热。该患者为老年女性，平素情绪不畅，致肝气郁滞；加之病久，年老体弱，各脏腑正气衰退，肝郁及脾胃，日久气郁化热，致肝胃郁热，胃气夹热上逆，致反酸、烧心；气机不畅则嗳气；火热上炎则口干口苦；气机不畅导致津液输布失常，炼聚成痰，痰色白说明痰阻未化热，未到痰热交阻；两胁为肝经所循，肝气不畅，不通则痛，而会出现两胁肋部疼痛；胃热津亏，则大便干；舌红，少苔，有裂纹，脉细滑，四诊合参，病位在肝胃，证属肝胃郁热证。治以疏肝和胃，清解郁热。

首诊中，运用海蛤壳、煅海螵蛸、煅瓦楞子、浙贝母，这四味药为谢教授治疗反酸症状的经验用药，四石共用，制酸止痛，用于治疗实证、热证之反酸；加佛手，疏理肝胃之气；加紫苏子，理肺、大肠之气；枳实、厚朴理中焦气机；佛手、紫苏子、枳实、厚朴，四药共用，同调肝、肺、脾、胃气机，调整气机升降平衡；佐以姜黄，行气又行

血，使气血调畅；炒白芍与甘草合用，一方面柔肝缓急，另一方面酸甘化阴；加决明子，清肝热，且润肠通便；加生白术、白豆蔻，健脾胃而行气温中；加玄参、沙参、天冬、麦冬、天花粉，养阴清热；加石斛，益胃生津，滋阴清热。全方总以疏肝和胃、养阴清热为要。

二诊中，患者嗳气、胁痛症状减轻，为气机得疏之表现；仍有反酸、烧心、咽中痰多、大便干症状，结合舌脉，病位仍在肝胃，以郁热为要。于上方去炒白芍、甘草，考虑到患者服药后，反酸症状未见改善，恐白芍、甘草二药合用，味酸，而会加重反酸，遂去掉二药。

三诊时，患者诸症均有缓解，但仍偶有反酸、烧心、口干、口苦，病理因素在热。于上方去天冬、麦冬，减轻养阴之力，以防过于滋腻；加黄连15克，吴茱萸5克，为左金丸之意，泻肝火，行气结；加莱菔子、神曲，行气化痰，健运脾胃。

四诊时，患者诸症均得到明显改善。嘱患者平素注意调节自己情绪，放松心情。肝气舒畅，脾胃调和，则本病自除。

谢教授在治疗本案时，先以海蛤壳、煅海螵蛸、煅瓦楞子、浙贝母四药为首，治反酸之标。核心在于调理气机，用佛手、紫苏子、枳实、厚朴四药，同调肝、肺、脾、胃的气机升降。因反酸之病，根在胃气上逆，故治本应调畅气机循环，再佐以养阴清热，邪去，气机复，本病即愈。

吐（吞）酸案五

杨某，女，68岁。

首诊时间：2021年3月31日。

主诉：反酸、烧心30余年，加重1个月。

现病史：患者30余年前出现反酸、烧心，食后尤甚，于当地医院就诊予口服药物治疗，但病情反复，1个月前患者因饮食不节反酸、烧心症状加重，食后尤甚，偶有胃胀，现为求中西医结合治疗，遂于黑龙江中医药大学附属第一医院门诊就诊，患者现症见：面色少华，反酸、烧心，食后尤甚，偶有胃胀，呃逆，偶口干口苦，偶腰痛，手脚发麻，平素对寒热感觉明显，纳、寐差，小便黄，大便偶不成形，每日1行。舌质暗，边有齿痕，中有裂纹，苔白黄相间而腻，脉沉细无力。

既往史：高血压病史8年。

辅助检查：①胃镜示浅表性胃炎伴糜烂；②肠镜示直肠息肉（已切除）（哈尔滨医科大学附属第一医院，2021-03-16）。

中医诊断：吞酸—寒热错杂。

西医诊断：①浅表性胃炎伴糜烂；②高血压。

治法：疏肝健脾，泄热和胃。

处方：柴　胡 10 克　佛　手 15 克　陈　皮 15 克　白豆蔻 15 克（后下）
焦神曲 15 克　生白术 15 克　紫苏子 15 克　炒莱菔子 15 克
黄　芩 10 克　厚　朴 15 克　枳　实 10 克　海螵蛸 30 克（先煎）
石　斛 15 克　栀　子 10 克　石决明 25 克（先煎）　瓦楞子 30 克（先煎）
旋覆花 10 克（包煎）　代赭石 20 克（先煎）　磁　石 20 克（先煎）

14 剂，日 1 剂，水煎 300 毫升，早晚分服

二诊：患者自诉口服上方后呃逆减轻，偶口干口苦，大便排出不畅。舌质暗，边有齿痕，中有裂纹，苔黄腻，脉沉细无力。于上方去白豆蔻、旋覆花、代赭石、瓦楞子；加乌药 15 克以行气通滞；加黄连 15 克，吴茱萸 5 克，清肝和胃；加玄参 15 克，火麻仁 10 克，通腑下气。

处方：柴　胡 10 克　生白术 15 克　乌　药 15 克　陈　皮 15 克
焦神曲 15 克　佛　手 15 克　紫苏子 15 克　石决明 25 克（先煎）
炒莱菔子 15 克　黄　芩 10 克　栀　子 10 克　海螵蛸 30 克（先煎）
枳　实 10 克　石　斛 15 克　厚　朴 15 克　磁　石 20 克（先煎）
黄　连 15 克　吴茱萸 5 克　玄　参 15 克　火麻仁 10 克

14 剂，日 1 剂，水煎 300 毫升，早晚分服

三诊：患者自诉口服上方后诸症有明显好转，为巩固治疗，效方不变，继服 15 剂。随诊半年，病情稳定，症状未见反复发作。

【按语】

《素问·至真要大论》中有“诸逆冲上，皆属于火”“诸呕吐酸……皆属于热”，从本病的发生发展来看，谢教授认为中焦枢机不利，升降失司，胃气夹邪上逆是其关键病机。其病位在食管，属胃，而与肝最为关系密切，如《临证备要·吞酸》中言：“胃中泛酸，嘈杂有烧灼感，多因于肝气犯胃。”谢教授分析，患者平素生活压抑，郁怒伤肝，肝失疏泄或疏泄太过，而横逆犯脾，导致脾胃升降失司，或饮食不节，劳倦太过，可直接耗伤脾胃，而致中气虚损，胃失降浊发为本病。如《景岳全书·吞酸》云：“脾胃气虚及中年渐弱，而饮食减少，时见吞酸、吐酸者……”中焦气机失畅，胃气上逆为呃，脾不升清则精微下泻，故大便不成形；进食后胃中壅塞，中焦枢纽转运受阻，故见食后更甚；肝郁化火灼津，则口干口苦；脾虚生湿，湿热互结，上犯胸咽，则见烧灼感，上扰心神则见寐差；患者年老，病程日久，伤及肾脏，肾阳虚损，偶见腰酸。舌暗，边有齿痕，中有裂纹，苔白黄相间而腻，脉沉细无力为典型寒热错杂之征。

谢教授认为本案脾虚与湿热共存，而现中焦气机失调为主要病机，在治疗上以疏肝健脾理脾为主，兼以清热除湿，降逆和胃。首先处以柴胡、佛手轻清疏肝之品以理气和

胃；陈皮、生白术燥湿健脾；白豆蔻温中化湿行气；湿热相交，热熬津液，易凝为痰，陈皮、紫苏子化痰降逆又理脾胃；焦神曲、炒莱菔子健脾消食和胃，助脾胃运化；旋覆花降气宽胸；海螵蛸、石决明、瓦楞子、代赭石重镇坠下，能清解胃热，降逆胃气，制酸理胃；黄芩、栀子清热燥湿，透达肝经郁热；厚朴、枳实苦泄辛散，可行气消积；郁热久耗津液，且湿热蕴结中焦最耗胃阴，则加石斛以益胃生津，防病之变；并予磁石以重镇安神。全方寒热平调，补中寓疏，标本兼治。二诊患者热象较前加重，故去温燥之白豆蔻；旋覆花、代赭石易为左金丸之黄连、吴茱萸以疏泄肝经郁火，和胃制酸，两者用量比为 3：1；加火麻仁下气通腑降逆；玄参苦泄滑肠而通便，清热泻火而养阴；乌药行中焦气滞，助气机运转，通利大便。本案呈虚实夹杂、寒热错杂之证，用药之寒热温凉稍有偏颇则易致病邪转化，故用药时还须慎审慎笃，从整体出发，详辨病机，以复阴阳平衡。

谢教授认为，吞酸之为病，重在“郁”，“无郁不成酸”，在临床应善用“开郁通腑法”，如此案中，从肝郁、食郁、痰郁皆有论治。“开郁”之法常不离越鞠丸、柴胡疏肝散、半夏厚朴汤辈。腑气通则胃气降，胃浊降则脾气升，中焦枢转得利，“通腑”之法除通利二便外，消食导滞也是谢教授常用治法。

三、嘈　杂

嘈杂案

王某，男，49岁。

首诊时间：2020年9月27日。

主诉：胃脘部嘈杂3年，加重3个月。

现病史：患者3年前因饮食不节后开始出现胃脘部时作时止的空虚、似饥非饥、似辣非辣、似痛非痛，难以名状的嘈杂不适感，多在进食后加重，伴有阵发性的反酸、烧心，未予重视，未经系统治疗，症状反复发作。3个月前上述症状加重，今为求进一步中西医结合诊疗，遂就诊于黑龙江中医药大学附属第一医院门诊。患者现症见：胃中嘈杂，反酸、烧心，嗳气，胸闷气短，心慌烦躁，痰色黄，纳差，寐可，小便正常，大便不成形。舌质暗红，边有齿痕，苔黄白相间，脉弦滑。

既往史：胆囊切除术史后3年。

家族史：父亲患结肠癌。

辅助检查：①结肠镜示回肠末淋巴组织增生，直肠多发息肉，0.1～0.2cm，病理示增生性息肉，淋巴组织增生；②胃镜示慢性浅表性胃炎，十二指肠球炎（黑龙江省医院，2020-01-06）。

中医诊断：嘈杂—肝郁脾虚，湿热血瘀。

西医诊断：①慢性浅表性胃炎；②十二指肠球炎；③直肠多发息肉；④胆囊切除术后。

治法：疏肝解郁，清热化湿。

方药：柴　胡10克　焦白术15克　陈　皮15克　紫苏子15克
香　橼15克　佛　手15克　薏苡仁15克　白豆蔻10克（后下）
焦神曲15克　鸡内金10克　三　棱10克　莪　术10克
乌　药15克　黄　连10克　吴茱萸6克　诃　子10克
煅海螵蛸30克（先煎）　煅瓦楞子20克（先煎）

7剂，日1剂，水煎300毫升，早晚分服

二诊：患者服上药后自觉胃脘嘈杂不舒感缓解，反酸、烧心改善，痰色转白，但不易咳出，现饮食尚可，大便成形，偶有嗳气、胸闷气短、烦躁等不适感。舌质暗红，边有齿痕，苔焦黄，脉弦滑。于前方基础上加瓜蒌10克，皂角刺10克，玄参15克，天冬15克，麦冬15克。

处方：	柴　胡10克	焦白术15克	陈　皮15克	紫苏子15克
	香　橼15克	佛　手15克	薏苡仁15克	白豆蔻10克（后下）
	焦神曲15克	鸡内金10克	三　棱10克	莪　术10克
	乌　药15克	黄　连10克	吴茱萸6克	瓜　蒌10克
	皂角刺10克	玄　参15克	天　冬15克	麦　冬15克
	煅海螵蛸30克（先煎）		煅瓦楞子20克（先煎）	

7剂，日1剂，水煎300毫升，早晚分服

三诊：患者服上药后诸症好转，为巩固治疗，继服14剂。

随诊半年，病情稳定，症状未见反复发作。

【按语】

中焦作为人体气机升降之枢纽，调控着一身之气的运行和气血津液的输布，若脾胃升降相因，肝气调达，则无病可生；若中焦枢机不利，则脾胃升降失司，肝胃不和而发嘈杂。“嘈杂”正式提出首见于元代的《丹溪心法·嘈杂》，其云：“嘈杂，是痰因火动，治痰为先。”《景岳全书·嘈杂》详细记载了嘈杂的临床表现；《临证指南医案·嘈》曰：“嘈有虚实真伪，其病总在于胃。”由此谢教授提出本病多伤及中焦，病位在胃，乃本虚标实之证，与肝脾两脏密切相关。

谢教授认为，患者年至六八，本就脾胃虚弱运化无力，再加饮食不节、过食寒凉等更损脾阳，以致胃虚气逆，扰乱中宫，故见胃中嘈杂、纳差，且进食后脾胃负担更重，难以及时运化，阻滞中焦，进而加重胃脘不适感；肝主疏泄，患者长期的焦虑、烦躁情绪使肝气失于调达，横逆犯胃，肝胃不和，气失顺降，浊气上逆，而见阵发性的反酸、烧心；气机升降失调阻滞体内，而见胸闷气短，随势上冲而有嗳气；脾虚不运，水湿不化，日久聚湿成痰，气滞湿阻相合日久郁而化热，故有痰多色黄、大便不成形、舌边齿痕；病久湿热熏蒸，上扰于心，则出现心慌、烦躁；嘈杂日久，入络聚瘀，则有舌质暗红；舌苔黄白相间，脉弦滑，是气滞与湿热内阻之象。

谢教授治以疏肝解郁，清热化湿。方中柴胡性平，禀天中正之气，味苦无毒，得地炎上之火味，入肝胆经，乃疏肝解郁之要药；焦白术补气健脾，合以陈皮、紫苏子、香橼、佛手共奏疏肝解郁、理气宽中、燥湿化痰之功；薏苡仁、白豆蔻淡渗中下二焦之湿，给邪以出路；三棱、莪术相合，破血行气之力甚佳，祛除久病之瘀；乌药、吴茱萸温阳散寒行气止痛，合黄连清热燥湿，取左金丸之意清热泻火降逆，佐金以平木；煅海螵蛸、煅瓦楞子收涩抑酸止痛；患者便溏兼湿热，用诃子涩而不敛邪。二诊患者服药后脾胃升降之机得复，热气已清，故嘈杂不适、反酸、烧心均有缓解，且痰色转白，但是久病之后阴液已亏，再加辛温之品难免耗伤，故痰不易咳出；气滞湿阻尚在，故仍有嗳气、胸闷气短、烦躁，故于前方基础上加瓜蒌、皂角刺清热涤痰宽胸，帮助痰液咳出；合玄参、天冬、麦冬养阴生津，补充机体津液。

谢教授认为，胃气宜通、宜降、宜和，通则腑气降，降则气机调，和则纳运有度，纳运和则嘈杂自愈，故谢教授以为治疗嘈杂当抓牢通、降、和三法，并注意活血、祛湿等药物的合理应用。在治疗本病的过程中，应时时注意顾护胃气，以免失治误治导致病情恶化，如《医学心悟·嘈杂》记载："若治失其宜，可变为噎膈。"言其嘈杂失治误治的后果，医者当谨记于心。

四、痞　满

痞满案一

王某，女，67岁。

首诊时间：2020年11月29日。

主诉：胃脘部胀满3年，加重5天。

现病史：患者3年前情绪激动后出现胃脘部胀满，未予以系统治疗，反复发作。5天前胀满加重，为求中西医结合治疗，遂来黑龙江中医药大学附属第一医院门诊就诊。患者现症见：胃部胀满，食后加重，伴有反酸、烧心、胸闷、气短，痰多，色白质稀，口干、口苦，矢气多，偶感头晕乏力，心悸，不欲饮食，睡眠不安，大便困难，1～2周1次。舌淡暗，边尖红，齿痕，脉沉滑。

既往史：①高血压病史30年；②冠状动脉粥样硬化性心脏病病史20年。

辅助检查：①甲状腺超声示甲状腺双侧叶结节；②消化超声示脂肪肝，胆囊结石（哈尔滨工程大学医院，2020-10-06）。

中医诊断：痞满—肝郁气滞。

西医诊断：①慢性胃炎；②甲状腺结节；③脂肪肝；④胆囊结石。

治法：疏肝解郁，行气通便。

方药：柴　胡10克　香　橼15克　香　附15克　生白术20克
佛　手15克　紫苏子15克　厚　朴15克　煅海螵蛸30克（先煎）
枳　实10克　火麻仁12克　郁李仁12克　决明子20克
乌　药15克　神　曲15克　大　黄10克　白豆蔻10克（后下）
莱菔子15克

7剂，日1剂，水煎300毫升，早晚分服

二诊：患者服上述药物后胃脘部胀满缓解，其余诸症明显好转。舌暗，边尖红，齿痕，脉沉滑。原方基础上去大黄，继服7剂。

方药：柴　胡10克　香　橼15克　香　附15克　生白术20克
佛　手15克　紫苏子15克　厚　朴15克　煅海螵蛸30克（先煎）

枳　实 10 克	火麻仁 12 克	郁李仁 12 克	决明子 20 克
乌　药 15 克	神　曲 15 克	莱菔子 15 克	白豆蔻 10 克（后下）

7 剂，日 1 剂，水煎 300 毫升，早晚分服

三诊：患者服用上方后诸症明显缓解，为巩固疗效，继服 14 剂，随诊半年，病情稳定，症状未见复发。

【按语】

“痞满”一词最早见于张仲景《伤寒论》中，“若心下……但满而不痛者，此为痞”准确地概述了痞满的典型表现。患者素来情志不畅，肝气郁滞，失于疏泄，横逆犯脾，气机升降失常，发为痞满。正如《景岳全书·痞满》所云：“怒气暴伤，肝气未平而痞。”实痞日久，正气日渐消耗，故偶感头晕乏力。痞满的基本病机是中焦气机壅滞，故可见胸闷、气短、矢气多等气机运行不畅等表现。脾虚气血生化无源，心神失养，睡眠不安，患者年岁已高，脏腑精气不足，偶感头晕乏力。肝郁化火，灼伤津液，加之气机运行不畅，故大便困难。

本案患者治疗当以疏肝解郁，行气通便。谢教授善用辛行苦泄的肝经引经药柴胡以疏肝解郁，并配甘温白术以健脾，标本兼顾。患者为老年女性，情志不畅，给予香附、香橼、佛手等行气药调达气机以消痞除满。同时配伍《伤寒论》中名方小承气，“大黄荡涤热结，枳实开幽门不通，厚朴泻中宫之实满”，以攻积通便。二诊患者热象减轻，故减去苦寒大黄，做到中病即止，顾护正气。

谢教授认为治疗痞满应从调理气机入手，根据寒热虚实，辨证施治，正如《临证医案指南·脾胃》所云：“总之脾胃之病……其于升降二字，尤为紧要。”治疗胃痞，勿忘调达肝气。该病临床常反复发作，容易出现变证，故治疗时要谨守病机，标本兼顾。

痞满案二

陈某，女，54 岁。

首诊时间：2021 年 5 月 30 日。

主诉：胃脘部胀满 1 个月。

现病史：患者 1 个月前因饮食不节出现胃脘部胀满，食后加重，不欲饮食，伴胃脘隐痛时作，口苦、口酸，反酸、烧心，呃逆，右胁部胀痛放射至后背，多梦易醒，大便干结，排便困难，3 ～ 4 日 1 行。舌红，苔黄厚，脉弦滑。

辅助检查：①甲状腺病理示乳头状微小癌，累及被膜，慢性淋巴细胞性甲状腺炎；②双肺 CT 示双肺钙化点，左肺纤维条索；③心脏彩超示二尖瓣、三尖瓣轻度反流，左室舒张功能减低；④胃镜示浅表性胃炎；⑤颈部彩超示左颈部多发淋巴结；⑥生化示

γ－谷氨酰转肽酶（GGT）47U/L，低密度脂蛋白胆固醇（LDL–C）3.89 mmol/L（哈尔滨医科大学第三医院，2021–05–14）。

中医诊断：痞满—肝郁气滞。

西医诊断：①浅表性胃炎；②甲状腺癌术后；③二尖瓣反流；④胃食管反流病；⑥胆囊炎。

治法：疏肝解郁，和胃消痞。

方药：柴　胡 10 克　生白术 20 克　枳　实 15 克　厚　朴 15 克
草豆蔻 10 克　乌　药 15 克　紫苏子 10 克　槟　榔 10 克
海螵蛸 20 克（先煎）　焦神曲 15 克　瓦楞子 20 克（先煎）　煅蛤壳 20 克（先煎）
黄　连 15 克　吴茱萸 5 克　金钱草 25 克　威灵仙 15 克
决明子 10 克　藿　香 10 克　佩　兰 10 克　丹　参 15 克

10 剂，日 1 剂，水煎 300 毫升，早晚分服

二诊：患者胃脘部胀满、右胁胀痛有所缓解，但仍有反酸、烧心，发作频繁。舌质红，苔黄厚，脉弦滑。故加大海螵蛸、瓦楞子、煅蛤壳用量制酸止痛。且患者便质干，排便困难，故于上方中加入火麻仁 15 克，郁李仁 10 克，润肠通便。

方药：柴　胡 10 克　生白术 20 克　枳　实 15 克　厚　朴 15 克
草豆蔻 10 克　乌　药 15 克　紫苏子 10 克　海螵蛸 30 克（先煎）
焦神曲 15 克　瓦楞子 30 克（先煎）　煅蛤壳 30 克（先煎）　黄　连 15 克
金钱草 25 克　藿　香 10 克　佩　兰 10 克　丹　参 15 克
郁李仁 10 克　火麻仁 15 克

10 剂，日 1 剂，水煎 300 毫升，早晚分服

三诊：诸症有所缓解，胃脘部胀满及隐痛减轻，右胁部胀痛放射后背缓解，口苦、反酸、烧心、呃逆减轻，排便困难减轻，大便 1 日 1 行。舌质红，苔黄，脉弦滑。仍有肝经郁火，故上方加夏枯草 15 克清肝泻火，再服 15 剂巩固。

方药：柴　胡 10 克　生白术 20 克　枳　实 15 克　厚　朴 15 克
草豆蔻 10 克　乌　药 15 克　紫苏子 10 克　海螵蛸 30 克（先煎）
焦神曲 15 克　瓦楞子 30 克（先煎）　煅蛤壳 30 克（先煎）　黄　连 15 克
金钱草 25 克　藿　香 10 克　佩　兰 10 克　丹　参 15 克
郁李仁 10 克　火麻仁 15 克　夏枯草 15 克

15 剂，日 1 剂，水煎 300 毫升，早晚分服

四诊：患者服上药后诸症明显好转，为巩固治疗，效方不变，继服 15 剂。

【按语】

《脾胃论·脾胃损在调饮食适寒温》记载：“饮食失节，寒温不适，所生之病，或溏

泄无度，或心下痞闷，腹胁膜胀……皆伤于脾胃所致而然也。”李中梓《证治汇补·痞满》认为：“有湿热太甚，土来心下为痞者，分消上下，与湿同治。”

情志不畅，肝失疏泄，气机郁滞，故该患者胁肋胀满，甚牵引后背部；肝气横逆乘脾犯胃，脾胃升降失常，运化不利，故患者自觉中焦痞满；浊气不往下行，胃腑失和，故排便困难；气郁日久，蕴生肝经伏火，故见反酸、烧心。该患为虚实夹杂之证，肝气郁滞为实邪，肝气克脾，致使脾胃虚弱，出现运化失常之虚象，虚实夹杂，气机不利，壅塞中焦发为痞满。脾虚若不及时调治，日久易生痰湿，湿阻中焦，则脾虚益甚，痞满之状日趋严重，该患疾病源头在肝气不畅，故应及时疏理肝气，肝气畅，气机通，升降相宜，故痞满消。

谢教授治疗此患者以疏肝解郁、和胃消痞为原则。“木之性主于疏泄，食气入胃，全赖肝木之气以疏泄之，而水谷乃化”，用肝经引经药柴胡以疏肝行气，槟榔、乌药、枳实取五磨饮子之意解郁降气；黄连、吴茱萸治肝经火郁嘈杂吞酸；枳实和白术配伍为枳术丸，以消补兼施，健脾消痞；患者大便干结，故用郁李仁、麻子仁、决明子润肠通便；脾虚易生湿，配以佩兰、藿香芳香化湿健脾气。诸药合用，调理脾胃升降，行气除痞消满。

谢教授认为本病发病率高，病位在胃，并与肝、脾关系密切，受邪后易相互影响，本案患者肝气不舒，郁而克伐中焦，致脾虚湿困，成虚实夹杂之证。此外，“气为血之帅”，气滞日久，血行不畅则见血瘀，血瘀又可变发他症，故应辨明寒热虚实，及时治疗，以防传变。痞满之疾总在脾胃，治疗当注重调和脾胃气机升降。

痞满案三

李某，男，58岁。

首诊时间：2021年4月18日。

主诉：脘腹满闷反复发作3年，加重1个月。

现病史：患者于3年前因饮食不节出现脘腹满闷，空腹明显，于哈尔滨医科大学附属第一医院行胃镜检查，结果示糜烂性胃炎，HP（+）。自行口服健胃消食片，每次2g，每日3次，症状略见好转。3年间脘腹满闷症状反复发作，1个月前患者过量饮酒后病情加重，今为求中西医结合系统治疗，遂至黑龙江中医药大学附属第一医院门诊就诊。患者现症见：脘腹满闷不舒，空腹明显，偶伴胃痛，反酸、烧心，口干、口苦，胸闷气短，时有心慌，头晕头痛，纳可，寐差，易疲劳，小便尚可，大便不成形，质黏，每日2～3次，易腹泻。舌质紫暗，有瘀斑，苔黄厚腻，脉弦。

既往史：①高血压病史10年；②2型糖尿病病史10年。

辅助检查：①胃镜示糜烂性胃炎；②HP（+）（哈尔滨医科大学附属第一医院，2019-05-16）。

中医诊断：痞满—肝胃郁热。

西医诊断：①糜烂性胃炎；②高血压；③ 2 型糖尿病。

治法：疏肝清胃，理气消痞。

处方：柴　胡 10 克　　炒白术 10 克　　薏苡仁 15 克　　苍　术 10 克
草豆蔻 10 克（后下）　　乌　药 15 克　　枳　壳 10 克　　佛　手 10 克
沙　参 10 克　　丹　参 15 克　　石　斛 10 克　　黄　连 15 克
吴茱萸 5 克　　炒莱菔子 10 克　　陈　皮 10 克　　煅海螵蛸 30 克（先煎）
煅龙骨 20 克（先煎）　　煅牡蛎 20 克（先煎）　　磁　石 25 克（先煎）　　煅瓦楞子 15 克（先煎）

7 剂，日 1 剂，水煎 300 毫升，早晚分服

二诊：患者服上药后自觉脘腹满闷症状缓解，反酸、烧心减轻，其余症状无明显变化。舌质紫暗，有瘀斑，苔黄腻，脉弦。于前方去薏苡仁、苍术、沙参、吴茱萸、黄连，加夏枯草 10 克，黄芩 10 克，栀子 10 克，天花粉 10 克，玄参 10 克。

处方：柴　胡 10 克　　炒白术 15 克　　草豆蔻 10 克（后下）　　乌　药 15 克
枳　壳 10 克　　佛　手 10 克　　玄　参 10 克　　丹　参 15 克
石　斛 10 克　　炒莱菔子 10 克　　陈　皮 10 克　　煅海螵蛸 30 克（先煎）
煅龙骨 20 克（先煎）　　煅牡蛎 20 克（先煎）　　磁石 25 克（先煎）　　煅瓦楞 15 克（先煎）
夏枯草 10 克　　黄　芩 10 克　　栀　子 10 克　　天花粉 10 克

10 剂，日 1 剂，水煎 300 毫升，早晚分服

三诊：患者服前方后脘腹满闷明显缓解，已无反酸、烧心，近日湿疹反复发作，大便成形，质黏，每日 1 ～ 2 次。舌质暗，苔薄黄而腻，脉弦滑。于前方去煅海螵蛸、煅龙牡、煅瓦楞子、夏枯草，加珍珠母 10 克，土茯苓 15 克，地肤子 10 克，白鲜皮 10 克，牡丹皮 10 克。

处方：柴　胡 10 克　　生白术 20 克　　草豆蔻 10 克（后下）　　乌　药 15 克
枳　实 15 克　　佛　手 10 克　　牡丹皮 10 克　　丹　参 15 克
石　斛 10 克　　炒莱菔子 10 克　　陈　皮 10 克　　磁　石 20 克（先煎）
黄　芩 10 克　　栀　子 10 克　　天花粉 10 克　　珍珠母 10 克（先煎）
槟榔片 10 克　　土茯苓 15 克　　地肤子 10 克　　白鲜皮 10 克

14 剂，日 1 剂，水煎 300 毫升，早晚分服

四诊：患者服上药后诸症明显好转，为巩固治疗，效方不变，继服 14 剂。

随诊 1 年，病情稳定，症状未见反复发作。

【按语】

《诸病源候论·诸痞候》曰：“诸痞者，荣卫不和，阴阳隔绝，脏腑痞塞而不宣，故谓之痞。”“其病之候，但腹纳气结胀满，闭塞不通。”该病患暴饮暴食、嗜酒无度，以致

伤及脾胃，纳运无权；肝郁气滞，横逆犯脾，则脾胃虚弱，中焦气机不利发为痞满，故症见脘腹满闷不舒，空腹明显。积滞中焦，久郁成热，肝郁化热犯胃，胃失和降，则胃中酸水上泛，出现反酸、烧心。脾胃运化失职，湿浊内生，湿与热相搏结，而湿热之邪又使脾胃更加虚弱，二者互为因果，致患者舌苔黄厚腻，且大便不成形、质黏，易腹泻。气滞、湿热长期困遏，导致气血运行不畅，脉络瘀滞，瘀血内阻，故舌质紫暗，有瘀斑。本案患者为本虚标实之证，气滞、湿热、血瘀为标，脾胃虚弱为本。

谢教授治疗以疏肝清胃、理气消痞为原则。方中用炒白术、薏苡仁、苍术益气健脾燥湿；柴胡疏肝解郁，配以草豆蔻、乌药、枳壳、佛手等理气化湿；沙参、石斛益胃生津；丹参凉血活血；煅龙骨、煅牡蛎、磁石为重镇安神之品，同时可以平肝潜阳，用治肝阳上亢之头晕头痛。谢教授认为本病重在调理脾胃气机升降，而对于湿热之邪，当以化湿为先。以大量行气燥湿之品配以益气健脾之药，使脾胃气机调畅，湿邪得化，而“湿去则热势孤矣”。同时以沙参、石斛滋养胃阴，以防诸药过燥耗伤阴津。二诊时患者症状缓解，舌苔也不似首诊时黄厚腻，可知湿热之邪已祛大半，故加入更多清热泻火药以使热邪尽去。三诊时因患者湿疹发作，又对症加入土茯苓、地肤子、白鲜皮等药清热燥湿、凉血止痒。

谢教授治疗痞证之时，效仿仲景泻心汤法，于配伍中体现了辛开苦降，以温补辛开健脾运脾，以苦降清泄清解郁热，使阴阳平衡、气机调畅，最终得以散结消痞。本例患者病情日久，气血同病，因调气能够和血，调血可以和气，谢教授在用药时加入少量入血分的丹参、牡丹皮清热凉血活血，既能化血中瘀滞，又有益于调理气机，达到气血同调的疗效。

痞满案四

陈某，女，54岁。

首诊时间：2021年5月30日。

主诉：胃脘胀满1个月，加重3天。

现病史：患者1个月前因饮食不节出现胃脘胀满，未予重视，未进行治疗。3天前因恼怒胃脘胀满逐渐加重，为求中西医结合系统治疗，遂来黑龙江中医药大学附属第一医院就诊。现症见胃脘胀满，食后加重，伴反酸、烧心，呃逆，口苦、口酸，畏寒，右胁胀痛放射至后背，纳差，寐差，便难，便质干结，2～3日1行，小便正常。舌质红胖大，苔黄厚，脉滑。

既往史：甲状腺切除术后2个月。

辅助检查：①胃镜示浅表性胃炎；②甲状腺病理示乳头状微小癌，累及被膜，慢性淋巴细胞性甲状腺炎；③心脏彩超示二尖瓣、三尖瓣轻度反流，左室舒张功能减低；左颈部多发淋巴结（哈尔滨医科大学附属第三医院，2021-03-12）。

中医诊断：痞满—肝经湿热兼气滞。

西医诊断：①浅表性胃炎；②胃食管反流病；③胆囊炎；④甲状腺癌术后；⑤二尖瓣反流。

治法：清热利湿，理气除满。

方药：				
方药：	黄　连 15 克	黄　芩 15 克	陈　皮 10 克	金钱草 25 克
	香　附 10 克	枳　实 15 克	佛　手 10 克	威灵仙 15 克
	乌　药 15 克	神　曲 15 克	厚　朴 15 克	夏枯草 15 克
	紫苏子 10 克	香　橼 10 克	柴　胡 10 克	炒莱菔子 10 克
	丹　参 15 克	槟　榔 10 克	生白术 20 克	吴茱萸 5 克

7 剂，日 1 剂，水煎 300 毫升，早晚分服

二诊：患者服上药后胃脘胀满减轻，反酸及呃逆减轻，便质仍干，2 日 1 行，小便可。舌质红胖大，苔黄厚，脉滑。于上方去乌药、丹参、威灵仙，加玄参 15 克，火麻仁 15 克，郁李仁 10 克。

方药：				
方药：	黄　连 15 克	黄　芩 15 克	夏枯草 15 克	金钱草 25 克
	香　附 10 克	枳　实 15 克	陈　皮 10 克	火麻仁 15 克
	紫苏子 10 克	香　橼 10 克	柴　胡 10 克	槟　榔 10 克
	神　曲 15 克	厚　朴 15 克	佛　手 10 克	炒莱菔子 10 克
	玄　参 15 克	生白术 20 克	郁李仁 10 克	吴茱萸 5 克

7 剂，日 1 剂，水煎 300 毫升，早晚分服

三诊：患者服上药后诸症明显好转，为巩固治疗，继服 14 剂。

随诊半年，病情稳定，症状未见反复发作。

【按语】

本病在《内经》中称为“痞”“满”“痞满”“痞塞”等，如《素问·异法方宜论》的“脏寒生满病”，《素问·五常政大论》的“备化之纪……其病痞”等都是有关于痞满的论述。刘完素认为痞满“或燥热太甚而肠胃郁结，饮冷过多而痞膈不通”，当胃肠燥热时，若进食冷饮或寒凉之品过多，则燥热易与寒邪互结于中焦，寒饮不能传化，燥热仍未解除，脾胃之气不畅，产生痞满。

谢教授认为痞证之为病，正如钱潢所言“阴阳参错，寒热分争，虚实更互，变见不测，病情至此，非唯治疗之难，而审察之尤不易也”，为虚实夹杂、寒热互结之证。痞证的发生，从脏腑看，不外脾胃，且往往由脾胃涉及他脏，脾主升，胃主降，脾胃为气机升降之枢纽。如本医案中的患者由于饮食不节，导致了脾胃功能受损，升降失司，气机疏泄失职，壅塞中焦，郁久化热，而成痞证。谢教授通过泄热、消食、理气、化痰、祛

瘀等法驱逐实邪，以恢复脾胃正常的运化和腐熟水谷功能。脾气升清，胃气通降，则气机调畅，生化有源，痞满自消。

首诊中谢教授用左金丸加减合枳术丸加味。左金丸出自《丹溪心法》，黄连和吴茱萸二药相须，有辛开苦降、反佐之妙用，可以清肝泻火、降逆止呕、制酸止痛。黄芩苦寒退热，柴胡也有退热之功，二者相佐，共解肝胆经之热；加夏枯草助清肝泻火。枳术丸药用枳实、白术，方中重用枳实，意在消痞除满，行气化滞；辅以香附、陈皮疏调肝脾之气机，助枳实化滞消痞之力；佐以白术健脾益胃，防理气伤正，同时白术与枳实相配，升清降浊，以使脾胃调和，再加以佛手、香橼，共助疏肝理气之功。神曲、莱菔子助脾健运；乌药温肾散寒，行气止痛；厚朴芳香化湿，消除脾胃湿滞；威灵仙有疏理一身之经络气机、止痛的疗效。痞满兼痛，宜调和气血，胃痞一般是先痞不痛，发展才痛，因初起络脉尚通，后则瘀滞不通，故加丹参以活血化瘀。二诊时，患者服上药后胃脘胀满减轻，反酸、烧心、呃逆减轻，便干，舌红胖大，苔黄厚，脉滑。畏寒减轻去乌药，络脉已通去丹参，腰膝部疼痛减轻去威灵仙，口干、咽干加玄参以滋阴生津，大便干结加火麻仁，郁李仁以助润下通便。三诊患者服药后痞满减轻，为巩固治疗，继服14剂。

痞满案五

刘某，女，77岁。

首诊时间：2021年5月23日。

主诉：间断性胃胀10年，加重3个月。

现病史：患者10年前出现胃部胀痛，餐后加重，伴消化不良、嗳气等症，未予重视，未经系统治疗，症状反复发作。3个月前上述症状加重，今为求系统治疗，遂就诊于黑龙江中医药大学附属第一医院门诊。患者现症见：胃部胀痛，餐后加重，体倦乏力，伴嗳气，厌食，偶有反酸、烧心，伴右侧胁肋部疼痛，口干、口苦，纳、寐差，大便干结，日1行。舌质淡红，苔薄白，脉弦。

既往史：①风湿性心脏病史30年；②2型糖尿病病史20年。

辅助检查：胃镜示慢性浅表性胃炎（哈尔滨医科大学附属第一医院，2021-04-09）。

中医诊断：痞满—肝郁脾虚。

西医诊断：①慢性浅表性胃炎；②胃食管反流病；③风湿性心脏病；④2型糖尿病。

治法：疏肝解郁，健脾益气。

处方：香　橼15克　香　附15克　白　术20克　佛　手15克
紫苏子10克　乌　药10克　白　芍30克　延胡索10克
煅海螵蛸25克（先煎）　神　曲10克　鸡内金10克　太子参10克
黄　芪15克　枳　实15克　厚　朴10克　天花粉10克

石　斛 10 克　　炙甘草 15 克　　知　母 10 克　　火麻仁 10 克
郁李仁 10 克　　肉苁蓉 15 克

7 剂，日 1 剂，水煎 300 毫升，早晚分服

二诊：患者服上述药物后消化不良、胃胀、嗳气等症缓解，体倦乏力，偶有反酸、烧心，夜寐差，大便不成形，日 3 ～ 4 次，头晕，咳嗽，口干口苦。舌质红，苔薄白，脉弦涩。于上方去火麻仁、天花粉、加大石斛用量，加入玄参、丹参、沙参各 15 克，紫菀 10 克。

处方：香　橼 15 克　　香　附 15 克　　白　术 20 克　　佛　手 15 克
紫苏子 10 克　　乌　药 10 克　　白　芍 30 克　　延胡索 10 克
煅海螵蛸 25 克（先煎）　　神　曲 10 克　　鸡内金 10 克　　太子参 10 克
黄　芪 15 克　　枳　实 10 克　　厚　朴 15 克　　石　斛 15 克
炙甘草 15 克　　玄　参 15 克　　丹　参 15 克　　沙　参 15 克
紫　菀 10 克

14 剂，日 1 剂，水煎 300 毫升，早晚分服

三诊：患者服上药后诸症好转，为巩固治疗，继服 14 剂。随诊半年，病情稳定，症状未见反复发作。

【按语】

痞满由感受外邪、内伤饮食、情志失调、久病体虚所致，分虚实两端。《医学纲目·痞》言实痞“其病腹内气结，胀满壮热是也”。治疗以通降疏导为主，而《秘传证治要诀·痞塞》云“邪气作痞，宜用疏剂，若气不顺，逆上为痞，此乃虚痞，愈疏而痞愈作”，则提示本病当明辨虚实，谨防误治而使症状加剧。

本案患者年老久病，体质虚弱，素体亏虚，脾胃运化失调，饮食入胃，停滞于胃，中气痞塞，胃胀不通，故见胃部胀痛、胸闷痞满、食后嗳气。脾胃为气血生化之源，脾不运化，气血生化乏源，气血亏虚，则全身倦怠乏力。脾胃运化失常，“胃不和，则卧不安”，出现失眠、寐差。胃病日久，伤阴耗气，阴津亏损，出现口干、口苦、舌红少苔等阴液不足的表现。

治疗当注意疏肝健脾，调畅气机。谢教授在临证中配伍香橼、香附、佛手等药以疏肝解郁，正如《景岳全书·痞满》所言“肝气未平而痞”。配以芍药、甘草养阴柔肝，体现肝之体阴用阳。配以黄芪、太子参、炙甘草等益气健脾助运。脾胃气机调畅，则气血生化有源，倦怠乏力，纳、寐差等症缓解。大便干结加入火麻仁、郁李仁等润肠通便，配伍神曲、鸡内金等助力脾胃运化。二诊时患者症状缓解，疏肝健脾效果初显，患者现大便不成形，去火麻仁、天花粉等通便之品。加入石斛、玄参、太子参、丹参、沙参共奏养阴清热生津之效。

谢教授认为在本证治疗过程中，遵循《素问·宝命全形论》云："土得木而达。"时刻重视调理肝脾功能的失调，治疗中用白术、炙甘草、黄芪、太子参等健脾；香橼、香附、佛手等疏肝。通过疏肝法与运脾法联合运用，使肝木升发条达，脾土得运，气血生化有源，灵活加减配伍以恢复土木调和，达到平衡。

痞满案六

王某，男，64岁。

首诊时间：2019年12月15日。

主诉：胃胀3个月，加重1周。

现病史：患者3个月前因情志不遂出现胃胀，餐前餐后均胀，偶有胃痛，未予重视，1周前患者因劳累胃胀症状加重，伴有呃逆反酸，乏力倦怠，自汗，纳差，寐可，二便可。舌质暗，舌体胖大，边有齿痕，苔白腻，脉沉弦细。

既往史：①慢性萎缩性胃炎病史9年；②胆囊炎病史9年；③胃息肉、肠息肉切除史5个月。

辅助检查：胃镜示胃体息肉，慢性萎缩性胃炎，轻度十二指肠球炎（黑龙江省医院，2019-12-03）。

中医诊断：痞满—肝郁脾虚湿蕴。

西医诊断：①慢性萎缩性胃炎；②十二指肠球炎；③肝损伤；④胆囊炎；⑤自主神经功能紊乱。

治法：疏肝解郁，健脾祛湿。

方药：				
	柴　胡15克	党　参15克	炒白术20克	山　药30克
	陈　皮20克	乌　药15克	紫苏子10克	焦山楂15克
	焦神曲15克	炒麦芽15克	防　风10克	薏苡仁30克
	桂　枝15克	黄　芪15克	太子参15克	麻黄根15克
	浮小麦30克	山茱萸10克		

14剂，日1剂，水煎300毫升，早晚分服

二诊：胃胀症状缓解，呃逆、反酸减轻，乏力倦怠减轻，自汗缓解不明显，纳差，寐可，二便可。舌质暗，舌体胖大，边有齿痕，苔稍白腻，脉沉弦细。于上方去乌药、紫苏子，加芡实15克，五味子15克，加重收涩力度。

方药：				
	柴　胡15克	党　参15克	炒白术20克	山　药30克
	陈　皮20克	焦山楂15克	焦神曲15克	炒麦芽15克
	防　风10克	薏苡仁30克	桂　枝15克	黄　芪15克

太子参 15 克　　麻黄根 15 克　　浮小麦 30 克　　山茱萸 10 克
芡　实 15 克　　五味子 15 克

14 剂，日 1 剂，水煎 300 毫升，早晚分服

三诊：患者胃胀、呃逆、反酸、乏力倦怠症状均减轻，自汗缓解。舌体胖大，边有齿痕，苔稍白腻，脉沉滑。湿邪难以速去，加草豆蔻 15 克祛湿。

方药：柴　胡 15 克　　党　参 15 克　　炒白术 20 克　　山　药 30 克
陈　皮 20 克　　焦山楂 15 克　　焦神曲 15 克　　炒麦芽 15 克
防　风 10 克　　薏苡仁 30 克　　桂　枝 15 克　　黄　芪 15 克
太子参 15 克　　麻黄根 15 克　　浮小麦 30 克　　山茱萸 10 克
芡　实 15 克　　五味子 15 克　　草豆蔻 15 克（后下）

7 剂，日 1 剂，水煎 300 毫升，早晚分服

四诊：患者上述症状均缓解，现体力、精神良好。舌质红，苔薄白，脉沉缓。原方再服 7 剂巩固。

【按语】

《证治汇补·痞满》："大抵心下痞闷，必是脾胃受亏，浊气夹痰，不能运化为患。"患者为老年男性，因情志不遂而发病，肝气郁结致使肝疏泄功能失常，不能调畅气机，久则克伐脾土，脾胃为中焦气机升降枢纽，脾胃失和，气机升降不利，中焦气机阻塞，故发为痞满；脾虚日久则不能运化水谷精微，寒湿内生，聚于中焦，更加影响气机的升降，痞满更甚。患者舌体胖大，边有齿痕，苔白腻，脉沉弦细，均是肝郁脾虚湿盛之象。"营出于中焦"，中焦化生的水谷精微不能充养营气，营卫失和，故患者自汗出。本患虚实夹杂，本虚标实，脾胃虚弱为本，肝气郁结、痰湿中阻为标，故治疗应标本兼治。

谢教授认为治疗当疏肝解郁，健脾祛湿。方以柴胡为君药，疏肝解郁，条达肝气，陈皮健脾行气，乌药温中行气，共同调理气机，气机条达，升降相宜，痞满则消；党参、白术同用取四君子汤之义，并配伍山药、焦三仙以助健脾益气，脾健则运化如常，恢复中焦气机升降；方中加入大量薏苡仁祛湿，风能散湿，湿得风则去，故又加防风，以助祛湿；患者自汗、盗汗，营卫失和，故加桂枝调和营卫，黄芪、太子参补气固表养阴，麻黄根、浮小麦、山茱萸收敛固涩。二诊自汗缓解不明显，故加芡实、五味子加重收涩力度。三诊诸症好转，舌体胖大，苔白腻，可知仍有湿邪，难以速去，故加草豆蔻，化湿行气。

痞满是临床常见病，病性多为虚实夹杂，谢教授认为在治疗过程中应重视调理中焦脾胃，因脾胃为气机枢纽，心火下济、肾水上蒸，肺气下降、肝气升发都需中焦脾胃承接，且脾胃为人体后天之本，气血生化之源，脾胃失和，易变生他病，因此在本患治疗当中，着重补益脾气，调理气机，恢复脾胃功能。

痞满案七

刘某，女，51岁。

首诊时间：2021年5月16日。

主诉：胃脘部胀满2年，加重3天。

现病史：患者2年前因饮食不节出现胃脘部胀满，未予以重视，反复发作。3天前情绪激动后胀满加重，为求中西医结合系统治疗，遂来黑龙江中医药大学附属第一医院门诊就诊。患者现症见：胃脘部胀满，伴有隐痛，反酸、烧心，恶心、呕吐，口干、口苦，乏力、气短，心悸，头晕，眼睑、手部轻度浮肿，纳可，寐可，大便不成形，日1次，小便可。舌质暗，边有齿痕，苔白腻，脉沉弦。

辅助检查：①胃镜示慢性浅表性胃炎伴糜烂；②肝炎系列示乙型肝炎e抗体（HBeAb）（+），乙型肝炎核心抗体（HBcAb）（+）；③生化示丙氨酸氨基转移酶（ALT）43U/L，GGT64U/L，胆碱酯酶11986U/L（黑龙江省医院，2021-03-09）。

中医诊断：痞满—肝郁脾虚兼痰湿。

西医诊断：①慢性浅表性胃炎伴糜烂；②胃食管反流病；③高脂血症；④慢性乙型病毒性肝炎。

治法：疏肝解郁，化湿健脾。

方药：

柴胡15克	炒白芍25克	枳壳15克	厚朴10克
炒白术15克	茯苓10克	黄芪15克	焦神曲10克
佛手10克	川芎15克	乌药15克	瓦楞子25克（先煎）
海螵蛸25克（先煎）	煅蛤壳25克（先煎）	秦艽10克	甘草10克

10剂，日1剂，水煎300毫升，早晚分服

二诊：患者服上方后胃脘部胀满症状有所减轻，胃脘部隐痛、反酸、烧心有所缓解，因而去瓦楞子、煅蛤壳；时有气逆，故加旋覆花10克，代赭石20克；眼睑、手部浮肿缓解较少，舌质暗，边有齿痕，苔白腻，脉沉弦，仍有脾虚湿胜表现，故加藿香10克，佩兰10克，芳香化湿醒脾。

方药：

柴胡15克	炒白芍25克	枳壳15克	厚朴10克
炒白术15克	茯苓10克	黄芪15克	焦神曲10克
佛手10克	川芎15克	乌药15克	海螵蛸25克（先煎）
秦艽10克	甘草10克	旋覆花10克（包煎）	代赭石20克（先煎）
藿香10克	佩兰10克		

10剂，日1剂，水煎300毫升，早晚分服

三诊：患者服上药后诸症明显好转，胃脘胀满缓解，反酸、烧心减轻，眼睑、手部浮肿缓解，大便成形，日1次。舌苔薄白，脉弦。为巩固治疗，效方不变，继服15剂，随诊1年，病情稳定，症状未见反复发作。

【按语】

《素问·太阴阳明论》曰："饮食不节，起居不时者，阴受之……阴受之则入五脏……入五脏则䐜满闭塞。"隋代巢元方《诸病源候论·诸痞候》曰："其病之候，但腹内气结胀满，闭塞不通。"

患者由于情志不舒，肝气郁结，气机疏泄失常，气机不畅，肝郁克脾，导致脾胃受纳和腐熟水谷功能减退。脾胃为气机转运枢纽，脾胃气机升降失司，故表现为胃脘胀满，痞塞不适；患者脾虚之后运化失健，无力运化水湿，聚湿生痰，上蒙清窍，故头晕昏沉、眼睑浮肿。舌边有齿痕，苔白腻，均为痰湿之象；脾胃虚弱，腐熟水谷功能下降，水谷不化，故患者大便不成形。谢教授认为此患者胃痞病证复杂，虚实兼夹，发病部位虽在上腹胃脘部，但与肝、脾密切相关。

治疗当以疏肝解郁，化湿健脾。谢教授以枳壳、厚朴、川芎、佛手、乌药疏肝理气，气行则条达恢复，升降相因，则痰郁自解；炒白芍养血柔肝，配合甘草，补肝体，缓肝急，调和气血；白术、茯苓、甘草取四君子汤之意，补益脾气，配黄芪固表补虚；茯苓上安心神，中健脾土，下利水湿，上中下兼顾，实为佳药；秦艽为祛风胜湿药；旋覆花、代赭石降逆止呃；佩兰、藿香芳香化湿醒脾。诸药合用，虚则补之，实则泻之，理气和中，燥湿健脾，恢复脾胃气机升降。

谢教授认为本患为虚实夹杂之证，应以虚实同治为准则，不可过用攻伐之品而伤脾气，亦不能过投补益之品致壅补碍脾，应配伍理气药，使补而不滞。本病容易迁延反复，要嘱患者注意饮食，切忌暴饮暴食，嗜食辛辣生冷，醇酒厚味，当调畅情志，减少暴怒忧思，规律起居，适当进行体育锻炼，使正气存内，预后多佳。

痞满案八

李某，女，66岁。

首诊时间：2018年10月13日。

主诉：胃胀2个月。

现病史：患者自诉2个月前因情绪不畅出现胃胀，自行口服健脾丸，每次9g，每日2次，胃胀症状未见明显缓解，今为求中西医结合治疗，遂于黑龙江中医药大学附属第一医院门诊就诊。患者现症见：胃胀，食欲不振，情绪波动胃胀加重，进食后嗳气，自觉胃中凉，偶有反酸、烧心，口干，恶心，寐差，大便偏干，每2日1次，小便黄。舌质红，苔薄黄，脉弦滑。

既往史：胆囊炎病史5年。

辅助检查：①胃镜检查示慢性浅表－萎缩性胃炎；②病理报告示（胃窦）黏膜重度慢性萎缩性胃炎伴轻度肠上皮化生，局灶腺体结构紊乱伴轻度异型增生（哈尔滨医科大学附属第四医院，2018-08-14）。

中医诊断：痞满—肝郁脾虚。

西医诊断：①慢性萎缩性胃炎伴轻度肠化及轻度异型增生；②胆囊炎。

治法：疏肝理气，健脾和胃。

方药：柴　胡10克　炒白术20克　佛　手15克　香　橼10克
紫苏子15克　陈　皮15克　鸡内金15克　焦神曲10克
山　药20克　煅海螵蛸30克（先煎）　半枝莲15克　柿　蒂10克
白花蛇舌草15克　北沙参20克　麦　冬20克　郁李仁15克
火麻仁15克　磁　石20克（先煎）

7剂，日1剂，水煎300毫升，早晚分服

二诊：患者服药后胃胀缓解，食欲增加，进食后嗳气稍缓解，口干、恶心缓解，仍觉反酸、烧心，寐差，大便成形，每1～2日1次，小便可。舌质偏红，苔薄黄，脉弦滑。故去郁李仁、火麻仁，加入煅龙骨15克，煅牡蛎15克，既能重镇安神缓解寐差，又能制酸止痛，缓解反酸、烧心之症。

方药：柴　胡10克　炒白术20克　佛　手15克　香　橼10克
紫苏子15克　陈　皮15克　鸡内金15克　焦神曲10克
山　药20克　煅海螵蛸30克（先煎）　半枝莲15克　柿　蒂10克
白花蛇舌草15克　北沙参20克　麦　冬20克　磁　石20克（先煎）
煅龙骨15克（先煎）　煅牡蛎15克（先煎）

7剂，日1剂，水煎300毫升，早晚分服

三诊：患者服药后胃胀好转，食欲可，进食后打嗝好转，恶心好转，反酸、烧心缓解，寐差缓解，大便成形，每日1次，小便可。舌质淡红，苔薄白，脉弦滑。故去柿蒂。为巩固治疗，继服10剂，随诊6月，病情稳定，胃胀症状未见反复发作。

方药：柴　胡10克　炒白术20克　佛　手15克　香　橼10克
紫苏子15克　陈　皮15克　鸡内金15克　焦神曲10克
山　药20克　煅海螵蛸30克（先煎）　半枝莲15克　麦　冬20克
白花蛇舌草15克　北沙参20克　磁　石20克（先煎）　煅牡蛎15克（先煎）
煅龙骨15克（先煎）

10剂，日1剂，水煎300毫升，早晚分服

【按语】

《证治汇补·气症》云："脾虚正气不行，邪着为病，当调理中州，复健运之职，则浊气降而痞消除。"人体气机升降失调，肝脾之气不升，胆胃之气不降，犹如天气不降，地气不升，既无升降，则生胀满。脾主运化，在窍为口，脾土不足，则食欲欠佳；情绪波动后胃胀加重、嗳气、烧心、呃逆，均为肝郁之征，脾虚失健，土壅木郁，肝失条达，反过来影响脾胃正常功能；久之肝气郁而化火，胃阴受损，阴津不能上滋，则口干、小便黄、大便偏干、舌苔薄黄。脾虚气血生化乏源，无力滋养心神，则寐差。舌淡红，苔薄黄，脉弦滑，均为肝郁脾虚之象。

谢教授指出本案患者的基本病机是肝脾不调，气机升降失宜，故治疗以疏肝健脾、调畅气机为基本法则。谢教授治疗时注重升降相宜，调畅气机，以柴胡为君药疏肝理气，配以佛手、香橼、紫苏子疏肝解郁，理气宽中，以恢复气机升降功能；陈皮、鸡内金、焦神曲理气降逆，健脾消食，以助胃气和降；同时不忘顾护胃阴，加山药益气养阴健脾，北沙参、麦冬养阴益胃生津、促津液上承，缓解口干；磁石重镇安神；海螵蛸制酸止痛以缓解反酸、烧心之感；半枝莲、白花蛇舌草清热解毒以治肝郁所化之火；柿蒂功善降胃气而止呃；郁李仁、火麻仁滋阴润燥通便，助腑气通降。诸药合用，肝气畅达，脾胃健运之功。

谢教授治疗胃痞时重视肝脾同调，以恢复中焦气机之升降。故在治疗时常用理气之品，强调"治胃病不理气非其治也"，但治疗中也应注意理气不可过用辛香温燥，以免耗津伤液。痞满之证或因虚而致实，或因实而致虚，虚实兼夹，要权衡轻重、分清缓急、灵活施治。

痞满案九

马某，男，19岁。

首诊时间：2018年11月17日。

主诉：食欲不振1个月。

现病史：患者1个月前因饮食不节出现食欲不振，自行口服健胃消食片，每次2.4g，每日3次，症状未见明显缓解。后病情反复，口服健胃消食片后，纳差症状未见明显缓解，遂于黑龙江中医药大学附属第一医院门诊就诊。患者现症见：食欲不振，进食减少，胃脘部胀满，嗳气，体倦乏力，寐可，大便不成形，小便可。舌质淡，苔薄黄，脉沉细。

既往史：湿疹病史6年。

中医诊断：痞满—脾虚食积。

西医诊断：①功能性消化不良；②湿疹。

治法：健脾消食，理气和胃。

方药：			
炒白术 20 克	茯　苓 15 克	太子参 10 克	枳　实 15 克
陈　皮 10 克	厚　朴 10 克	连　翘 10 克	柴　胡 10 克
炙甘草 15 克	黄　芪 20 克	山　药 15 克	焦山楂 15 克
炒麦芽 15 克	焦神曲 15 克	土茯苓 10 克	白鲜皮 10 克
蛇床子 10 克			

7 剂，日 1 剂，水煎 300 毫升，早晚分服

二诊：患者自诉进食增多，食欲增加，嗳气改善，胃脘部胀满减轻，大便可，每日 1 次，小便可，舌质淡，苔稍白腻，脉细。于上方加白豆蔻 15 克，芳香化湿醒脾，调和脾胃。

方药：			
炒白术 20 克	茯　苓 15 克	太子参 10 克	枳　实 15 克
陈　皮 10 克	厚　朴 10 克	连　翘 10 克	柴　胡 10 克
炙甘草 15 克	黄　芪 20 克	山　药 15 克	焦山楂 15 克
炒麦芽 15 克	焦神曲 15 克	土茯苓 10 克	白鲜皮 10 克
蛇床子 10 克	白豆蔻 15 克（后下）		

7 剂，日 1 剂，水煎 300 毫升，早晚分服

三诊：患者自诉食欲良好，无胃脘部胀满，大小便可。舌质淡，苔薄白，脉缓。为巩固治疗，继服 10 剂，随诊 6 个月，病情稳定，纳差症状未见反复发作。

【按语】

本案患者因饮食不节，过食辛辣油腻之物，脾胃运化不及，使胃气受伤。胃气不能主腐熟、纳消之能，则食欲不佳，进食减少。饮食积滞内停，中焦气机受阻，故见脘腹胀满、呃逆。脾胃受损，中焦升降无力，脾虚水谷失于运化，故见大便不成形。气血生化乏源，机体失于濡养，则体倦乏力。舌质淡，苔薄黄，脉沉细，均为脾虚食积之象。

谢教授治以健脾消食，理气和胃。患者因饮食不节而出现纳差，故选用健脾丸化裁。炒白术、茯苓、太子参健脾益气运湿，以助脾胃运化，帮助患者恢复食欲，并可止泻。焦山楂、焦神曲、炒麦芽消食和胃，可除已停之积滞；黄芪益气补虚，脾气健运可缓解体倦乏力之症。山药可健脾止泻，助脾运化水湿以治大便不成形。枳实、陈皮、厚朴、柴胡健脾理气消痞，且使全方补而不滞。食积易于化热，故又佐以苦而微寒之连翘，既可散结以助消积，又可清解食积所生之热；炙甘草补中，调和诸药。全方共奏健脾消食、理气和胃清热之功。针对患者湿疹加土茯苓、白鲜皮、蛇床子以清热解毒除湿。

纳差之证，其本为脾胃虚弱。脾胃为后天之本、中运之轴。陈修园说："中央健，四旁如。"欲健脾胃，皆在运脾，故方中运用焦山楂、焦神曲、炒麦芽、白豆蔻、山药等调脾治胃，以助脾运；脾胃气旺则气血生化有源，水谷精气充养全身。但在治疗中切不可单纯使用补益之药，以防滋腻碍胃，导致脾胃更虚。

痞满案十

韩某，女，62岁。

首诊时间：2021年5月2日。

主诉：胃胀3个月，加重1周。

现病史：患者3个月前因饮食不节出现胃胀，食生冷食物加重，未予重视及治疗，此后胃胀反复发作。1周前因劳累胃胀症状加重，伴胃部下坠感，偶胃痛，恶心，口干口苦，纳差，寐差，大便秘结，3日1行，小便正常。舌质暗红，边有齿痕，苔黄少津，脉弦滑，尺脉弱。

既往史：高血压病史5年；多发性腔隙性脑梗死病史5个月。

辅助检查：①胃镜示慢性萎缩性胃炎伴糜烂；②生化示谷胱甘肽还原酶（GR）85U/L；总胆红素（TBIL）23.3mmol/L，乳酸脱氢酶（LHD）256U/L，总胆固醇（TC）6.03 mmol/L，甘油三酯（TG）2.34 mmol/L，LDL-C4.42 mmol/L；③血常规示白细胞计数 10.06×10^9 /L，红细胞计数（RBC）5.17×10^9 /L，血红蛋白（HGB）168 g/L，血小板分布宽度17.8%（哈尔滨医科大学附属第三医院，2021-03-09）。

中医诊断：痞满—气阴两虚。

西医诊断：①慢性萎缩性胃炎伴糜烂；②高血压病；③多发性腔隙性脑梗死；④高脂血症。

治法：理气健脾，养阴益胃。

方药：生白术20克　枳　实15克　厚　朴15克　炒白芍25克
陈　皮10克　炒莱菔子10克　乌　药15克　草豆蔻10克（后下）
焦神曲10克　火麻仁10克　郁李仁10克　煅龙骨20克（先煎）
石　斛10克　沙　参10克　海螵蛸20克（先煎）　甘　草10克

10剂，日1剂，水煎300毫升，早晚分服

二诊：患者胃胀缓解，伴有反酸、烧心，嘈杂不适，故于上方加黄连15克，清肝经郁火。大便困难，1日1行，便不尽感，眼干眼涩，舌质暗红，边有齿痕，苔黄少津，脉弦滑，尺脉弱，加玄参15克以滋阴降火。

方药：生白术20克　枳　实15克　厚　朴15克　炒白芍25克
陈　皮10克　炒莱菔子10克　乌　药15克　草豆蔻10克（后下）
焦神曲10克　火麻仁10克　郁李仁10克　煅龙骨20克（先煎）
石　斛10克　沙　参10克　海螵蛸20克（先煎）　甘　草10克
黄　连15克　玄　参15克

10剂，日1剂，水煎300毫升，早晚分服

三诊：患者胃胀减轻，反酸、烧心缓解，口干、眼干、排便困难减轻，1日1行，自觉时有嗳气，寐可，纳可。舌质暗红，舌苔薄黄，脉弦。于上方去火麻仁、郁李仁，加槟榔10克，郁金15克以行气。

方药：	生白术20克	枳　实15克	厚　朴15克	炒白芍25克
	陈　皮10克	炒莱菔10克	乌　药15克	草豆蔻10克（后下）
	焦神曲10克	石　斛10克	沙　参10克	甘　草10克
	黄　连15克	玄　参15克	槟　榔10克	郁　金15克

10剂，日1剂，水煎300毫升，早晚分服

四诊：患者胃胀减轻，反酸、烧心、口干口苦、眼干缓解，排便基本正常，便质不干，1日1行，反气减轻，情绪较差，容易忧虑。舌质暗红，舌苔薄黄，脉弦。于上方加柴胡15克疏解肝郁，再服15剂巩固。

方药：	生白术20克	枳　实15克	厚　朴15克	炒白芍25克
	陈　皮10克	炒莱菔子10克	乌　药15克	草豆蔻10克（后下）
	焦神曲10克	石　斛10克	沙　参10克	甘　草10克
	黄　连15克	玄　参15克	槟　榔10克	郁　金15克
	柴　胡15克			

15剂，日1剂，水煎300毫升，早晚分服

【按语】

《医学正传·痞满》云："胸中之气，因虚而下陷于心之分野，故心下痞，宜升胃气。"《兰室秘藏·中满腹胀论》曰："脾湿有余，腹满食不化。"

本案患者由于饮食不节化积，阻滞气机，气机不利而生痞满，此时为实证，但患者未经治疗，气机郁滞日久化火耗气伤阴，逐渐演变为虚证；耗伤脾胃之气，运化失健，调理气机升降功能失调，气机壅塞中焦，患者胃胀反复发作，脾气虚升举无力，故有胃下垂感。脾胃为仓廪之官，气虚影响运化功能，故患者纳谷不香；阴伤，肠燥津枯，故见大便秘结，排便困难；津不上承故口苦、口干，苔黄少津。该患者总体来属于虚实夹杂，实证为气滞生郁火，虚证为气阴两伤，若不及时治疗，久病入络，与瘀血相结，而成有形实邪，易成积聚等变证，故应及时治疗，以防传变。

谢教授治疗以理气健脾、养阴益胃为原则。此患者虽有气虚表现，却不可妄投补气之品，当理气健脾以防壅补碍胃。方中枳术丸健脾行气以消痞，并用厚朴、乌药、陈皮、豆蔻、莱菔子调理气机；大量炒白芍养血柔肝，配合甘草，补肝体，缓肝急，调和气血，补养肝阴；火麻仁、郁李仁润肠通便；海螵蛸制酸；煅龙骨安神；石斛、沙参滋阴。二诊患者部分症状缓解，自觉嘈杂、反酸，故取左金丸之意清肝经郁火。三诊患者气机仍不通畅，故加槟榔、郁金加重理气力度。四诊患者症状基本缓解，唯感觉情绪易忧郁，

故在上方中加一味柴胡，疏肝解郁。

此患者病情虚实夹杂，诊疗过程中可见疾病传变，首诊以气阴两虚表现为主，理气养阴之后，肝郁、伏火等实证表现又凸显出来。故谢教授强调，对于久痞虚实夹杂的患者，在治疗过程当中要重视调畅气机，温清并用，虚实兼顾。

痞满案十一

刘某，女，77岁。

首诊时间：2021年5月23日。

主诉：胃胀10年，加重3个月。

现病史：患者胃胀反复发作10年，未予重视及治疗。3个月前因劳累胃胀加重，伴有嗳气，反酸，烧心，口干，体倦乏力，胸闷气喘，咳嗽，畏寒，纳差，寐差，大便干结，1日1行（用开塞露后，开塞露1支/天），小便正常。舌质瘀暗，苔白，脉沉弱。

既往史：①青光眼术后1年；②白内障术后20年；③心脏换瓣术后10年；④风湿性心脏病史30年；⑤自述有浅表性胃炎病史。

辅助检查：凝血示凝血酶原时间（PT）21s，百分比活动度（PA）37%（黑龙江省医院，2021-04-09）。

中医诊断：痞满—脾胃虚弱。

西医诊断：①浅表性胃炎；②风湿性心脏病；③青光眼术后；④白内障术后；⑤心脏瓣膜术后。

治法：补气健脾，升清降浊。

方药：黄　芪20克　生白术20克　太子参10克　炙甘草15克
香　橼15克　佛　手15克　枳　实15克　厚　朴10克
白豆蔻15克（后下）　乌　药10克　炒白芍30克　海螵蛸25克（先煎）
焦神曲10克　鸡内金10克　天花粉10克　石　斛10克
知　母10克　火麻仁10克　郁李仁10克　肉苁蓉15克

10剂，日1剂，水煎300毫升，早晚分服

二诊：患者胃胀程度缓解，嗳气、反酸、烧心减轻，故去香橼、佛手、海螵蛸；体倦乏力减轻，患者自觉口干缓解不明显，于上方加玄参15克，沙参15克以滋阴；胸闷气喘缓解，仍偶有咳嗽，加紫菀10克润肺下气，化痰止咳；纳可，寐可，大便便质转为正常，日1次，小便正常，故去火麻仁、郁李仁、肉苁蓉；舌质郁暗，苔白，脉沉弱，加丹参15克活血祛瘀。

方药：黄　芪20克　生白术20克　太子参10克　炙甘草15克
枳　实15克　厚　朴10克　白豆蔻15克（后下）　乌　药10克

炒白芍30克	焦神曲10克	天花粉10克	石　斛10克
知　母10克	玄　参15克	沙　参15克	紫　菀10克
丹　参15克			

10剂，日1剂，水煎300毫升，早晚分服

三诊：患者胃胀缓解，嗳气、反酸、烧心、口干消失，胸闷气喘缓解，体力恢复，纳可，寐可，二便正常。舌质淡红，苔薄白，脉沉。效方不变，原方继服15剂，随诊1年，病情稳定，症状未见反复发作。

【按语】

《素问·六元正纪大论》云："太阴所至为积饮否隔。"脾失健运，中焦气机受困而作痞，即"脏寒生痞满"。

患者脾胃疾病10年失治，久病伤正导致脾虚。肝气左升，肺气右降，脾胃处于中焦，乃为气机升降之枢纽，气虚之后，升降无力，清阳不升，浊阴不降，气机痞塞中焦，故患者自觉胃部胀满。气机痞塞不通之后，导致肺气下降愈加不利，故表现为胸闷、气喘、咳嗽。肺与大肠相表里，肺气不利影响大肠传导功能，故患者大便干结，排便困难。患者胃胀反复发作10年，气虚日久，气行则血行，气虚致气血运行不畅，而成血瘀之象，故患者舌质瘀暗。患者舌苔白，脉沉弱，均是脾胃虚弱的表现。

谢教授治疗此患者以补气健脾、升清降浊为基本原则，意在恢复脾胃气机升降。由于患者脾胃虚弱，故不可用大量行气之品，寓通于补之中，补气健脾，脾健则运化正常。黄芪、生白术、太子参、炙甘草同用，取补中益气汤之意，升提脾气；香橼和佛手，枳实和厚朴均为谢教授常用的行气对药，可疏理气机；"顺其脏性者为补"，白芍量大补养肝血，炒神曲、鸡内金健胃消食，海螵蛸制酸，火麻仁、郁李仁、肉苁蓉润肠通便。患者二诊自觉口干缓解不明显，患者久病不愈，耗气伤阴，故加沙参、玄参，与知母、石斛共同滋阴；患者咳嗽气喘，故加紫菀润肺下气，化痰止咳；又恐久病致瘀，兼见舌质郁暗，故于二诊中加一味丹参，活血祛瘀。本患以虚证为主，日久不愈，气血运行不畅，易酿生气滞、血瘀、痰湿等实邪，治疗时应标本同调，虚实兼治。

谢教授认为治疗痞满重在恢复脾胃气机枢纽之职，具体潜方用药，需根据患者四诊进行辩证。此患以脾胃气虚，日久甚至脾阳虚为主，治疗时应以补虚为主，即所谓塞因塞用。同时谢教授强调，要注重脏腑之间相表里关系，肺与大肠相表里，此患者大便难下，胸闷气喘，二者相互加重，首诊用润肠通便药，二诊患者来时自述大便难缓解，大便一旦通畅，肺气得下，气喘胸闷也会得到一定程度的缓解。故在寻找病因及治疗时要注意到脏腑间的表里联系。

五、呕　吐

呕吐案一

张某，男，24 岁。

首诊时间：2011 年 10 月 23 日。

主诉：恶心欲呕 1 年。

现病史：患者 1 年前饮食不节后出现恶心、干呕，晨起明显，行相关检查。消化道彩超示脂肪肝；生化示 ALT82 U/L，白蛋白（ALB）51 U/L，白球比（A/G）2.68，球蛋白（GLB）19.00g/L，TG2.44 mmol/L。当时未予以相关对症治疗。后上述症状反复发作，患者自行服用奥美拉唑，每次 20mg，日 2 次，症状控制不佳，今为求中西医结合诊治于黑龙江中医药大学附属第一医院门诊就诊。患者现症见：面色晦暗，恶心欲呕，晨起明显，伴疲倦乏力，偶口干，纳可，寐差，大小便正常。舌质暗红，苔白腻，边有齿痕，脉沉滑。

辅助检查：①消化道彩超示脂肪肝（中国人民解放军第二一一医院，2011-10-02）；②生化示 ALT82 U/L，ALB51 U/L，A/G2.68，GLB19.00 g/L，TG2.44 mmol/L（哈尔滨市红十字医院，2011-10-06）。

中医诊断：呕吐—水饮内停，脾胃不和。

西医诊断：脂肪肝。

治疗原则：利水化饮，健脾和胃。

处方：猪　苓 20 克　　炒白术 20 克　　泽　泻 15 克　　茯　苓 20 克
　　　黄　芪 30 克　　薏苡仁 30 克　　苍　术 15 克　　砂　仁 10 克（后下）
　　　佛　手 15 克　　紫苏叶 10 克　　柴　胡 10 克　　决明子 30 克
　　　姜　黄 20 克　　天花粉 20 克　　五味子 10 克　　煅龙骨 30 克（先煎）
　　　首乌藤 20 克　　生甘草 10 克　　煅牡蛎 30 克（先煎）

10 剂，日 1 剂，水煎 300 毫升，早晚分服

二诊：患者自觉服上药后恶心欲呕减轻，睡眠改善，但大便略稀。舌质淡红，苔白腻，边有齿痕，脉沉缓。于上方减去决明子、姜黄。

处方：猪　苓20克	炒白术20克	泽　泻15克	茯　苓20克
黄　芪30克	薏苡仁30克	苍　术15克	砂　仁10克（后下）
佛　手15克	紫苏叶10克	柴　胡10克	天花粉20克
五味子10克	首乌藤20克	生甘草10克	煅龙骨30克（先煎）
煅牡蛎30克（先煎）			

15剂，日1剂，水煎300毫升，早晚分服

三诊：患者自诉服用上药后诸症明显好转，为巩固治疗，效方不变，继服14剂。

随诊半年，病情稳定，症状未见反复发作。

【按语】

本案之呕吐源于水饮内停、胃失降浊，因劳倦太过，耗伤中气，中焦气机升降失常，脾不升清，胃不降浊，则脾虚水谷精微失运，水液聚而成饮成痰，积于胃中，胃失和降，饮邪上犯，则发为恶心欲呕。正如《证治汇补·呕吐》云："有胃中停水，心下怔忡，口渴欲饮，水入即吐者。有胃中有痰，恶心头眩，中脘躁扰，食入即吐者。"脾虚运化乏力，精微不达头面四肢，故出现疲倦乏力、面色晦暗。饮停于内，津不上承，则口干、口渴。究其失眠原因有二：一为"胃不和则卧不安"，二为化源不足、心失所养。舌暗红，苔白腻，边有齿痕，脉沉滑，为水饮内停、脾胃不和之象。呕吐之病，初期多实，而该患病程日久，脾胃损伤，中气不足，病性已由实转虚，出现虚实夹杂的复杂病机，而致呕吐反复发作，脾胃更为衰败，化源不足，久则易生变证。

谢教授认为饮停中焦而致呕吐者，当利水化饮、健脾和胃，选用五苓散合香砂六君子汤为基础方加减，《伤寒论·辨太阳病脉证并治法中》："中风发热……渴欲饮水，水入即吐者，名曰水逆，五苓散主之。"方中泽泻甘淡，直达肾与膀胱，利水渗湿，猪苓、茯苓淡渗利水，炒白术健脾以运中州，四药合用，利水渗湿，使水湿之邪从小便而去；黄芪、生甘草建中州，培土以制水；薏苡仁、苍术健脾燥湿渗湿；佛手、砂仁、紫苏叶芳香行气，和胃宽中；柴胡疏肝解郁、升清阳之气；天花粉消痰生津；五味子益气养心，生津和胃；首乌藤养血安神；决明子消积滞、泻浊污；姜黄辛温，行气化瘀。诸药合用，健脾化饮以补虚泻实，和胃降逆使呕吐自止。二诊患者大便略稀，撤去滑肠之决明子及破血之姜黄。

谢教授认为胃主通降，肠主通泄，胃肠互相为用，故其治疗呕吐之病还善用"通腑法"，在临床上常用通腑降浊之法，以调和全身气机，纠正气血逆乱，腑气通则胃气降，常用杏仁、麻仁、郁李仁、厚朴、枳实等下气润肠之药，或配伍灌肠疗法以治疗胃气上逆之顽固性呕吐，颇见奇功。但运用"通腑法"必须辨明病情轻重缓急与标本虚实，掌握用药时机。

呕吐案二

李某，女，34岁。

首诊时间：2020年12月2日。

主诉：恶心呕吐1年，加重7天。

现病史：患者1年前因情志不畅出现恶心、呕吐，晨起明显，呕吐物为食物残渣，于哈尔滨医科大学附属第二医院行相关检查，胃镜示胃潴留，胃排空障碍；X线示胃炎，符合十二指肠淤滞症。予以补液、抑酸等住院治疗后症状缓解，但此后患者恶心、呕吐反复发作，发时自行口服藿香正气液，症状稍有缓解。7天前患者晨起后出现恶心、呕吐加重，伴心悸尤甚，现为求中西医结合系统治疗，经网上查询至黑龙江中医药大学附属第一医院门诊就诊。患者现症见：恶心、呕吐，呕吐物多为食物残渣，伴心悸，呃逆，纳差，寐可，小便正常，大便干结，每3～4日1行。舌质紫暗，苔黄腻，脉弦滑数。

既往史：2型糖尿病病史1年。

辅助检查：①胃镜示胃潴留，胃排空障碍；②X线示胃炎，符合十二指肠淤滞症（哈尔滨医科大学附属第二医院，2019-06-28）。

中医诊断：呕吐—肝胃不和，饮食停滞。

西医诊断：①胃潴留；②慢性胃炎；③2型糖尿病。

治法：疏肝和胃，消食化滞。

处方：柴　胡10克　香　附15克　香　橼15克　焦山楂15克
焦神曲15克　炒麦芽15克　藿　香10克　佩　兰10克
陈　皮15克　紫苏叶15克　大　黄10克　砂　仁10克（后下）
枳　实15克　厚　朴10克　火麻仁10克　生白术20克
玄　参15克　煅龙骨20克（先煎）　煅牡蛎20克（先煎）

10剂，日1剂，水煎300毫升，早晚分服

二诊：患者服上药后呕吐减轻，大便改善，每日1行，呃逆仍明显。舌质暗，边有齿痕，苔黄腻较前减轻，脉弦滑数。于上方枳实减为10克，去大黄，加炙甘草20克，旋覆花10克，代赭石20克，以降逆和胃。

处方：柴　胡10克　香　附15克　香　橼15克　焦山楂15克
焦神曲15克　炒麦芽15克　藿　香10克　佩　兰10克
陈　皮15克　紫苏叶15克　砂　仁10克（后下）　炙甘草20克
枳　实10克　厚　朴10克　火麻仁10克　生白术20克
玄　参15克　煅龙骨20克（先煎）　煅牡蛎20克（先煎）　旋覆花10克（包煎）
代赭石20克（先煎）

14剂，日1剂，水煎300毫升，早晚分服

三诊：患者服上药后恶心呕吐减轻，但见腹胀，食后明显，纳眠尚可，大小便正常。舌质暗，边有齿痕，苔黄薄腻，脉弦滑。于上方去玄参、煅龙骨、煅牡蛎、陈皮、炙甘草，厚朴加为15克，加白豆蔻10克，以行气和胃。

处方：柴　胡10克　香　附15克　香　橼15克　焦山楂15克
焦神曲15克　炒麦芽15克　藿　香10克　生白术20克
佩　兰10克　紫苏叶15克　枳　实10克　砂　仁10克（后下）
厚　朴15克　火麻仁10克　代赭石20克（先煎）　旋覆花10克（包煎）
白豆蔻10克（后下）

7剂，日1剂，水煎300毫升，早晚分服

四诊：患者服上药后诸症减轻，为巩固治疗，效方不变，继服10剂。

【按语】

胃为阳土，主受纳，腐熟水谷，为多气多血之腑。无论外感六淫或内伤饮食均可致胃腑受伤，气机壅滞，上逆为患。《景岳全书·呕吐》载“气逆作呕者，多因郁怒，致动肝气，胃受肝邪，所以作呕”，指出肝胆之气犯胃，胃气上逆可致呕。本案患者平素忧思恼怒，致肝气郁滞，肝失条达，横逆伤脾犯胃，脾失健运，食停难化，胃气上逆，发为恶心呕吐，且呕吐物多为食物残渣。肝气郁结，气结不畅，冲气上逆，则呃逆频频。中焦气机失运，则腑气不通，不能宣达，通降失常，传导失职，见大便干结。呕吐日久，伤津耗气，则心悸、乏力气短。宿食未消，新食难进，则纳差。食积化热，可见苔黄腻，脉滑数。呕吐一证，临床有标本缓急之不同，暴吐、剧烈呕吐者多偏于邪实，阴液易急剧耗伤，在明确诊断后，应及时对证治疗。虚者多因脾气阴亏虚所致，病情缓，病程长，可伴见心血亏虚、肺气不足等全身表现。本案患者病程日久成虚实夹杂之势，但又遇饮食不节，当下以实证为主。

谢教授认为治疗应以柴胡疏肝散、半夏厚朴汤、保和丸疏肝和胃，消食化滞，配合小承气汤通腑下气。柴胡、香附疏肝解郁，畅达木气；香橼散肝胃郁滞，和中止呕；焦三仙消食导滞，运脾开胃，固护胃气；藿香、佩兰、砂仁芳香化湿，醒脾开胃，和中理气；取二陈汤之陈皮，有燥湿化痰、理气和中止呕之意，如《太平惠民和剂局方》中言：“二陈汤治痰饮为患，或呕吐恶心，或头眩心悸……”小承气汤加火麻仁、玄参轻下热结，滋阴增液，疏通腑气，犹“釜底抽薪”，使下焦积滞得去，则中焦气自通矣；生白术健脾益气，助脾运化，还可燥湿利水以化浊畅中，助润肠通便；煅龙骨、煅牡蛎入心肝经，镇静安神以止悸。二诊患者呕吐减轻，大便改善，呃逆明显，故减轻枳实破气之力，并去大黄寒性药物，加旋覆代赭汤之旋覆花、代赭石、炙甘草，增加和胃降逆之功。三诊恐重镇、滋阴伤胃，故去煅龙骨、煅牡蛎及玄参，食后腹胀明显，考虑其中焦气机不畅，去炙甘草，加重厚朴之消食散结之力，并加白豆蔻增强行气和胃止呕之功。

呕吐一病，总由胃气上逆，有因于外者，亦有因于内者。临证时常需详辨寒热虚实，分别论治，实证以祛邪为主，虚证则宜标本兼顾。谢教授认为，诸多呕吐，脾胃升降为其首要，而肝与脾胃之气机最为密切。因此临床常两者同治，各司其职，效果颇佳，如常用柴胡疏肝散、逍遥散、四逆散、越鞠丸为基础方，加香橼、佛手、白豆蔻、砂仁、藿香、佩兰、焦三仙、紫苏叶等以疏肝理气，和胃化滞。

呕吐案三

王某，女，55岁。

首诊时间：2018年11月17日。

主诉：呕吐2年，加重半个月。

现病史：患者2年前因劳累后出现间断性晨起呕吐，呕吐物为清水痰涎，遂于当地医院就诊予保护胃黏膜、抗感染等相关对症治疗后好转。半个月前患者上述症状加重，伴口黏有痰，为求中西医结合治疗于黑龙江中医药大学附属第一医院门诊就诊。患者现症见：恶心、呕吐，伴口黏有痰，呃逆，口干，头昏沉，纳、寐可，小便正常，大便排出不畅，每1～3日1行。舌质紫暗，苔白腻，脉沉弱。

既往史：肾盂肾炎病史10年。

辅助检查：①胃镜示慢性非萎缩性胃炎；②肠镜示结肠息肉切除术后，回肠末端多发微小溃疡（黑河市人民医院，2018-11-08）；③尿常规示胆红素（+），隐血弱阳性，维生素C（+）（黑河市人民医院，2018-11-02）。

中医诊断：呕吐—脾胃虚弱，痰浊内阻。

西医诊断：①慢性非萎缩性胃炎；②慢性肾盂肾炎。

治法：益气健脾，和胃化痰。

处方：柴　胡10克　　生白术20克　　藿　香10克　　佩　兰10克
陈　皮10克　　香　橼15克　　佛　手15克　　砂　仁10克（后下）
香　附15克　　厚　朴15克　　枳　实15克　　莱菔子15克
柿　蒂10克　　大　黄10克　　紫苏子15克　　旋覆花10克（包煎）
石　斛15克　　代赭石30克（先煎）

14剂，日1剂，水煎300毫升，早晚分服

二诊：患者自述口服上方后呕吐明显减轻，大便基本通畅，余症同前。舌质紫暗，苔白，脉沉弱。于上方去大黄，加薏苡仁20克，茯苓20克，以燥湿健脾。

处方：柴　胡10克　　生白术20克　　藿　香10克　　佩　兰10克

陈　皮 10 克　　香　橼 15 克　　佛　手 15 克　　砂　仁 10 克（后下）
香　附 15 克　　厚　朴 15 克　　枳　实 15 克　　莱菔子 15 克
柿　蒂 10 克　　薏苡仁 20 克　　紫苏子 15 克　　旋覆花 10 克（包煎）
石　斛 15 克　　茯　苓 20 克　　代赭石 30 克（先煎）

14 剂，日 1 剂，水煎 300 毫升，早晚分服

三诊：患者自述口服上方后呕吐、呃逆明显减轻，大便通畅，睡眠、精神均见好转。舌质暗红，苔白，脉缓。续用前方加减，去柿蒂、旋覆花、代赭石、紫苏子、石斛，加炒山药 20 克以益气健脾和胃，巩固疗效。

处方：柴　胡 10 克　　生白术 20 克　　藿　香 10 克　　佩　兰 10 克
陈　皮 10 克　　香　橼 15 克　　佛　手 15 克　　砂　仁 10 克（后下）
香　附 15 克　　厚　朴 15 克　　枳　实 15 克　　莱菔子 15 克
薏苡仁 20 克　　茯　苓 20 克　　炒山药 20 克

10 剂，日 1 剂，水煎 300 毫升，早晚分服

四诊：患者服上药后诸症明显好转，随诊半年，病情稳定，症状未见反复发作。

【按语】

《症因脉治·痰饮呕吐》中言：“痰饮呕吐之症，呕而肠鸣，漉漉有声，眼黑眩晕，时时恶心。”呕吐多是由于脾虚津液不运而成痰浊，积于中脘，致中焦气机不畅，得热则上炎，遇寒则凝滞。患者中老年女性，素体脾胃虚弱，脾为生痰之源、主运化而升清阳，胃主受纳而降浊，今中焦虚弱，升降失职，水湿难化而停为痰浊，而致中焦气机升降失常，胃失和降则呕吐、呃逆。痰饮阻滞，津液不化，见口中黏腻，口干却饮水不多。痰饮上犯神明，则致头部昏蒙发沉。痰湿阻滞气机，气机不通，加之脾胃气虚，肠道传导失司，则可见大便排出不畅。舌紫暗，苔白腻，脉沉弱，为脾胃虚弱、痰浊内阻之证。该患呕吐与便秘并存，两者可相互影响，呕吐日久，脾胃失和，中焦运化失常，肠道传导力弱，而便秘则致肠道腑气不畅，浊物不去，使胃气上逆愈发严重。

谢教授认为临证当益气健脾、和胃化痰，方选柴胡疏解肝气，调和少阳枢机；白术补气健脾，燥湿利水；藿香、佩兰辛温散气，合砂仁芳香化湿，和中止呕；陈皮健脾理气调中，燥湿化痰；香附疏肝理气，合香橼、佛手疏肝和胃，理气宽中止呕；厚朴、枳实降逆下气，燥湿健脾化滞；莱菔子消食化积，降气化痰；紫苏子降气消痰，合大黄、厚朴、枳实以润肠下气；柿蒂苦温，降气止呃；旋覆花、代赭石降逆和中以止呕止呃；石斛清热益气养阴，可防诸药温燥太过，又可增加肠道津液以润肠通便。二诊患者大便基本通畅，遂去大黄泻热攻积之品，加薏苡仁、茯苓以继续健脾燥湿化痰。三诊患者呕吐、呃逆症状均明显减轻，则去降逆之品，加炒山药合原方以巩固中焦脾胃。本案属本

虚标实之证，本虚为脾胃虚弱，标实为痰浊阻滞，病机为胃气上逆，在用药时当攻补兼施，补而不滞，方用药得法，诸症渐除。

呕吐病因颇多，有外邪犯胃、饮食停滞、痰饮内停、肝气犯胃等实证，亦有脾胃虚寒、胃阴不足等虚证，临床分虚实论治。谢教授主张中焦受寒、升降失职是其主要病机，强调补中调气，以理中汤辛热去中焦之寒，若见虚实夹杂，急则治标以去邪为主，当邪去方才安正。

六、噎 膈

噎膈案一

修某，男，63岁。

首诊时间：2020年12月16日。

主诉：食管堵闷感4个月。

现病史：患者诉4个月前无明显诱因出现食管堵闷感，伴吞咽困难，亦有胃区堵胀感。于2020年11月19日就诊于哈尔滨医科大学附属第一医院，行胃镜检查示慢性萎缩性胃炎，未予系统治疗。今为求中西医结合系统治疗，至黑龙江中医药大学附属第一医院门诊就诊。患者现症见：食管堵闷感，吞咽困难，胃区堵胀感，偶有胃脘部隐痛，口干、口苦，反酸，口气重，手足心热，夜间右胁肋疼痛，纳可，寐差易醒，小便黄，夜尿频（4～5次/夜），大便干结，每日1次。舌质紫暗，苔白腻，脉弦数。

既往史：高血压病史3年（血压最高达170/80 mmHg，未曾服药）。

辅助检查：①胃镜示慢性萎缩性胃炎，胃窦病理示胃窦黏膜中度慢性炎，肠上皮化生（+），萎缩（+），间质局灶淋巴增生，个别腺体轻度不典型增生；②消化彩超示肝内脂肪沉积，肝回声增粗，胆囊炎，胆汁淤积（哈尔滨医科大学附属第一医院，2020-11-20）。

中医诊断：噎膈—肝胃郁热。

西医诊断：①慢性萎缩性胃炎伴肠上皮化生；②脂肪肝；③胆囊炎；④高血压病3级。

治法：清热泻火，疏肝和胃。

方药：柴　胡10克　炒白芍30克　甘　草20克　吴茱萸5克
金钱草30克　郁　金15克　姜　黄15克　决明子10克
半枝莲15克　白花蛇舌草20克　沙　参15克　石　斛15克（先煎）
白豆蔻15克（后下）　丹　参15克　川　芎15克　煅海螵蛸35克（先煎）
香　橼15克　香　附15克　玄　参15克　黄　连15克

7剂，日1剂，水煎300毫升，早晚分服

二诊：患者服上方后胃中、食管堵闷感及吞咽困难的症状有所减轻，口干、口苦、反酸、口气重的症状均有所缓解，仍有手足心热，寐差易醒，小便黄，夜尿频（4～5次/夜），大便干结，每日1次。舌质紫暗，苔白腻，脉弦数。上方去炒白芍、甘草，改沙参20克，丹参20克，川芎20克，煅海螵蛸25克，加枸杞子20克。

方药：				
	柴　胡10克	吴茱萸5克	枸杞子20克	黄　连15克
	金钱草30克	郁　金15克	姜　黄15克	决明子10克
	半枝莲15克	白花蛇舌草20克	沙　参20克	石　斛15克（先煎）
	白豆蔻15克（后下）	丹　参20克	川　芎20克	煅海螵蛸25克（先煎）
	香　橼15克	香　附15克	玄　参15克	

14剂，日1剂，水煎300毫升，早晚分服

三诊：患者服上方后，胃中、食管堵闷感及吞咽困难减轻，口干、口苦、反酸、口气重缓解，手足心热较前减轻，纳可，睡眠改善，小便黄，夜尿频（1～2次/夜），大便干结，每日1次。舌质紫暗，苔白腻较前减轻，脉弦数。上方去煅海螵蛸，改玄参为20克，加黄精20克。

方药：				
	柴　胡10克	吴茱萸5克	枸杞子20克	黄　连15克
	金钱草30克	郁　金15克	姜　黄15克	决明子10克
	半枝莲15克	白花蛇舌草20克	沙　参20克	石　斛15克（先煎）
	白豆蔻15克（后下）	丹　参20克	川　芎20克	黄　精20克
	香　橼15克	香　附15克	玄　参20克	

14剂，日1剂，水煎300毫升，早晚分服

四诊：服上方14剂后，患者诉诸症均明显减轻，未有不适感，嘱其调节情志，清淡饮食，将上方做水丸，继续巩固治疗，上次胃镜检查后6个月至1年内复查胃镜及病理，不适来诊。

【按语】

《诸病源候论·痞噎病诸候》曰："夫五噎，谓一曰气噎，二曰忧噎，三曰食噎，四曰劳噎，五曰思噎……"噎膈一病，总因气、痰、瘀交阻于食管和胃。本案患者平素情志不畅，致肝气郁结，肝郁及脾胃，致脾胃失通降，气机阻滞于食管及胃，则胃中、食管有堵闷感，吞咽困难；肝胃气机不畅，不通而痛，则见胁痛、胃痛；气郁化热则见口干、口苦，口气重，小便黄，大便干结；患者年老，肾气渐败，阴精不足，阴虚生热，则见手足心热；肝经气血瘀滞，则见夜间右胁肋部疼痛加重；舌质紫暗，苔白腻，脉弦数，均为肝胃郁热之象。

谢教授认为，该病患为虚实夹杂之证，实证表现在肝胃郁热，虚证为阴精不足。治疗当清热泻火，疏肝和胃。方中用柴胡、香橼、香附疏肝理气，川芎、姜黄、郁金、丹

参行气活血，肝气通达，气血调畅，则中焦运化得疏；炒白芍、甘草酸甘以养肝阴，且白芍、甘草相配伍，可柔肝缓急而止痛；沙参、石斛、玄参清热养阴，金钱草、半枝莲、白花蛇舌草、黄连清热解毒；用吴茱萸配伍黄连，取左金丸之方用，辛开苦降，肝胃同治；佐以决明子清肝泻火，润肠通便；加煅海螵蛸制酸止痛；加白豆蔻尚有化湿醒脾，以防滋腻碍胃之效。全方以治标为先，实邪祛而正气复。

二诊时，因其反酸减轻，故减煅海螵蛸为25克，留其制酸之用，减少用量使其收敛之性减少；去炒白芍、甘草以防用久滋腻阻碍脾胃运化；患者仍有口干、口苦、口气重、小便黄等热象及手足心热的阴虚生热之象，故改沙参20克，丹参20克，川芎20克，加枸杞子20克，以增强养阴活血清热之力，使实邪尽去，本虚渐复。

三诊，患者诸症均见缓解，去煅海螵蛸，防煅海螵蛸收敛固涩之用太过，敛邪而不易去；改玄参20克，加黄精20克，增加养阴活血之力。谢教授认为，慢性萎缩性胃炎多伴有阴虚血瘀之象，故在后期治疗中应佐以养阴活血。

四诊，患者诸症均见明显减轻，故建议其口服中药丸剂，健脾和胃，降逆通络。

谢教授在治疗本病时，以肝脾两脏为重要治疗脏腑，以标本虚实为纲，通过疏肝理气、恢复中焦气机枢纽而使噎膈一病无“气郁”之基础，然后佐以活血、清热治法来祛标实，以养阴而补虚，邪去正复，疾病则安。

噎膈案二

张某，男，65岁。

首诊时间：2021年4月14日。

主诉：吞咽不顺半年，加重1个月。

现病史：患者自诉半年前因饮食不节出现吞咽不顺，伴乏力、体倦，于2021年3月30日就诊于黑龙江省总工会医院，行胃镜检查示贲门癌，行相关病理检查，示食管活检鳞状细胞癌。1个月前患者吞咽不顺加剧，现为求中西医结合系统治疗，至黑龙江中医药大学附属第一医院门诊就诊。患者现症见：饮食物吞咽困难，伴体倦乏力，肠鸣，手足尖凉，时头晕，纳少，寐可。大便黏腻，日1～2次，时有黑便，小便正常。舌暗红，苔黄白腻，有裂纹，脉弦细数。

既往史：高血压病史20年，平素血压160/80 mmHg，口服施慧达，每次2.5mg，每日1次。

辅助检查：①胃镜示贲门癌，病理示食管活检鳞状细胞癌；②喉镜示舌根及咽后壁可见散在增生淋巴滤泡；③腹部CT示肝右叶占位；④喉部CT检查示下段食管（T9～T11水平）管壁增厚，伴糖代谢异常增高，考虑原发恶性病变（食管癌）（哈尔滨市第一医院，2021-03-31）。

中医诊断：噎膈—湿热内蕴，气阴两虚。

西医诊断：①食管癌；②肝囊肿；③高血压；④肝占位性病变。

治法：清热利湿，益气养阴。

方药：柴　胡 10 克　半枝莲 15 克　白花蛇舌草 30 克　蜂　房 6 克
重　楼 10 克　山慈菇 10 克　蛇　莓 10 克　佛　手 15 克
紫苏子 10 克　草豆蔻 15 克（后下）　乌　药 15 克　炒黄芪 15 克
太子参 10 克　焦山楂 15 克　焦神曲 15 克　炒麦芽 15 克
陈　皮 10 克　鸡内金 10 克　半　夏 10 克　厚　朴 10 克
黄　芩 10 克　黄　连 10 克　泽　泻 10 克　百　合 15 克

10 剂，日 1 剂，水煎 300 毫升，早晚分服

二诊：患者吞咽困难有所缓解，乏力加重，其余症状未见明显好转。大便黏腻，日 1 ～ 2 次，时有黑便，小便正常。舌质暗，苔黄白腻，有裂纹，脉弦细数。于上方加党参 15 克，黄芪 15 克以健脾益气。

方药：柴　胡 10 克　半枝莲 15 克　白花蛇舌草 30 克　蜂　房 6 克
重　楼 10 克　山慈菇 10 克　蛇　莓 10 克　佛　手 15 克
紫苏子 10 克　草豆蔻 15 克（后下）　乌　药 15 克　炒黄芪 15 克
太子参 10 克　焦山楂 15 克　焦神曲 15 克　炒麦芽 15 克
陈　皮 10 克　鸡内金 10 克　半　夏 10 克　厚　朴 10 克
黄　芩 10 克　黄　连 10 克　泽　泻 10 克　百　合 15 克
党　参 15 克　黄　芪 15 克

10 剂，日 1 剂，水煎 300 毫升，早晚分服

三诊：患者服上药后乏力好转，其余症状缓解，为巩固治疗，继服 15 剂。

【按语】

宋·严用和《济生方·五噎五膈论治》认为：“阳气先结，阴气后乱，阴阳不和，脏腑生病，结于胸膈，则成膈，气留于咽嗌，则成五噎。”该患者年老肾虚或他病日久耗伤精血，不能濡养咽嗌，则出现吞咽食物梗塞不顺，难以下入；若阴损及阳，肾阴亏虚累及肾阳，则出现手足尖冷；肾阳亏虚无以温运脾土，脾虚无以运化水谷精微，则出现体倦乏力、纳少、头晕；脾阳虚弱无以运化水湿，日久则湿热内生，湿热下迫大肠，则出现大便黏腻；病久瘀血内结，则大便黑，痰瘀生热，则伤阴耗液；舌暗红，苔黄白腻，有裂纹，脉弦细数，皆为湿热内蕴、气阴两虚的症状。

谢教授认为应以清热利湿、益气养阴为治则。该患病情迁延，日久瘀血入络，外联肢节，内络脏腑，与湿热胶结，蕴结成毒，引发癌变。本方用半枝莲、白花蛇舌草、蜂房、重楼、山慈菇、蛇莓共奏清热解毒、凉血化瘀之效。噎膈发病，为气、瘀、痰交结

食管所致，故应行气、燥湿、化瘀并用。柴胡、佛手疏肝行气，乌药温肾散寒行气，陈皮、半夏燥湿行气，黄芩、黄连清热燥湿，配泽泻渗湿泄热，相配伍共奏行气清热燥湿之功。脾胃为后天之本，四季脾旺不受邪，该患气阴两虚，故加黄芪、太子参益气健脾，焦山楂、焦神曲、炒麦芽、鸡内金健脾行气。疾病发展后期，患者多情绪不宁，配百合清心安神。全方以治标为主，邪气除则正气复，兼顾益气扶正。二诊中由于患者久病体衰，邪气虽除，但由于正气虚弱，乏力加重，其余症状未有好转，所以于上方基础上加党参 15 克，黄芪 15 克，补气健脾，固扶正气。

谢教授认为，噎膈一病，初起多为实证，久病多为本虚标实，虚实夹杂。初期重在治标，以理气、化痰、消瘀、降火为主，后期重在治本，宜滋阴润燥。

七、呃 逆

呃逆案一

齐某，女，83岁。

首诊时间：2021年1月13日。

主诉：呃逆20年，加重半年。

现病史：患者20年前因情志不畅出现呃逆，食后加重，伴胃胀，上腹部不适，情绪缓解后呃逆有所好转，之后症状反复，一直未予系统治疗。半年前呃逆加重，胃脘胀痛，体倦乏力，患者未予重视，今为求中西医结合系统治疗，遂来就诊。患者现症见：呃逆，胃脘胀痛，食后加重，伴上腹部不适，小腹胀痛，体倦乏力，口干、口苦，痔疮手术后声音嘶哑，纳差，寐差，二便可。舌红，少苔无津，脉弦滑数。

既往史：①肺结核病史40年；②贫血病史9年；③ 2020年10月于黑龙江省医院行痔疮手术。

辅助检查：①腹部彩超示肝硬化，脾大，腹水，肝囊肿，胆囊结石；②心脏彩超示主动脉硬化，左房轻大，左室心肌舒张功能不全（Ⅰ级），主动脉瓣轻度钙化伴反流（中量），二三尖瓣反流（少量）；③胸部CT示双肺间炎性病变，双肺条索结节、钙化，主动脉硬化，冠状动脉粥样硬化；（黑龙江省医院，2020–10–15）④乙肝六项示乙型肝炎病毒表面抗体（HBsAb）（+），HBcAb（+）；⑤生化示钙1.85 mmol/L，磷0.64 mmol/L，肌酐39.4 μmmol/L，葡萄糖6.64 mmol/L，AST56 U/L，腺苷脱氢酶27.9 U/L，总胆汁酸65.8 μmmol/L，前白蛋白11mg；⑥凝血功能示D2聚体：5.3mg/L；⑦血常规示白细胞计数3.23×10^9 /L，红细胞计数3.17×10^{12} /L，血红蛋白70 g/L（黑龙江省医院，2020–10–12）。

中医诊断：呃逆—肝郁脾虚。

西医诊断：①乙型肝炎后肝硬化失代偿期；②胆囊结石；③冠状动脉粥样硬化性心脏病；④贫血；⑤低钙血症。

治法：疏肝健脾，理气止呃。

方药：焦白术20克　　香　附25克　　香　橼15克　　枳　壳15克

厚　朴10克	炒白芍30克	陈　皮15克	煅龙骨20克（先煎）
煅牡蛎20克（先煎）	炙鳖甲15克（先煎）	黄　芪15克	太子参10克
代赭石20克（先煎）	旋覆花10克（包煎）	泽　泻15克	猪　苓10克
茯　苓15克	大腹皮15克	五加皮15克	甘　草10克

7剂，日1剂，水煎300毫升，早晚分服

二诊：患者呃逆、口干、口苦有所好转，仍有小腹胀痛，口渴欲饮水。舌红少苔，无津，脉弦滑数。上方去厚朴、猪苓，加入焦栀子15克，石斛10克，以清泻肝火。

方药：

焦白术20克	香　附25克	香　橼15克	枳　壳15克
炒白芍30克	陈　皮15克	煅龙骨20克（先煎）	煅牡蛎20克（先煎）
炙鳖甲15克（先煎）	黄　芪15克	太子参10克	代赭石20克（先煎）
旋覆花10克（包煎）	泽　泻15克	茯　苓15克	大腹皮15克
五加皮15克	甘　草10克	焦栀子15克	石　斛10克

14剂，日1剂，水煎300毫升，早晚分服

三诊：患者呃逆症状明显好转，复查彩超腹水已有减少，但依旧口苦、咽干、欲饮水，寐差。舌红少苔，少津，脉弦滑。上方去枳壳，加沙参20克益气养阴。

方药：

焦白术20克	香　附25克	香　橼15克	炒白芍30克
陈　皮15克	煅龙骨20克（先煎）	煅牡蛎20克（先煎）	炙鳖甲15克（先煎）
黄　芪15克	太子参10克	代赭石20克（先煎）	旋覆花10克（包煎）
泽　泻15克	茯　苓15克	大腹皮15克	五加皮15克
甘　草10克	焦栀子10克	石　斛10克	沙　参20克

14剂，日1剂，水煎300毫升，早晚分服

四诊：患者服上药后，呃逆等症状均明显好转，患者大喜。

后对患者定期随诊半年，未再复发。

【按语】

本案患者平素郁郁寡欢，急躁易怒，抑郁恼怒，易伤肝气，肝失疏泄，横逆乘脾，脾不健运，胃纳受阻，气机逆乱，上逆动膈发为呃逆，正如《素问·宣明五气》中"胃为气逆、为哕"，胃气上逆，则为呃逆。患者年老体虚，素有贫血，外加被病邪困扰多时，"邪之所凑，其气必虚"，患者正气愈发不足，则有体倦乏力。脾胃愈发虚弱，则水湿内生。肝郁则气滞，症见小腹胀痛。肝气郁而化火，上扰心神，心神不安则寐差。灼伤津液，则见声音嘶哑、口干、舌红、少苔、无津、脉弦数。

谢教授认为治疗时以疏肝健脾、理气止呃为主。沈金鳌在《杂病源流犀烛·肝病源流》中说："肝和则生气，发育万物，为诸脏之生化；若衰与亢，则能为诸脏之残贼。"其性喜调达恶抑郁，其病多气逆而郁，气逆则三焦受病，又必侵及脾。谢教授在治疗肝郁时

选用疏达肝气而不至攻伐之品，如方中香附、香橼、枳壳、厚朴在疏肝理气、行气散郁的同时不伤阴液。白芍、甘草养血柔肝，防止肝气升发太过。旋覆花、代赭石则为降逆止呃的代表药物，旋覆花其性主降，擅下气消痰，降逆止噫。代赭石其性重镇降逆，长于镇摄肺胃上逆之气。二者同用，共奏重镇降逆之功。脾胃虚弱，化源无力，易生痰湿，故加入焦白术、泽泻、猪苓、茯苓等药以健脾祛湿，茯苓走气分，健脾宁心，猪苓入血分，利水渗湿，泽泻渗湿泻热，三药同用，利水渗湿，同时兼顾扶正祛邪，同时佐以五加皮、大腹皮增加利水祛湿之效。煅龙骨、煅牡蛎可以重镇潜敛以安被扰之心神，加入鳖甲以滋阴清热。诸药配伍，以达疏肝健脾、理气止呃、利水祛湿之功。二诊时患者情况有所好转，但仍口干、口渴，似已有气郁化火征象，故而加入焦栀子与石斛，清肝泻火。气滞时行气易伤阴，利湿亦可伤阴，则去厚朴与猪苓。谢教授认为在治疗时宜谨守病机，以攻补兼施为原则。在疏肝健脾的同时辅以降逆止呃、利水祛湿之品，做到补虚不忘泻实，泻实兼顾扶正，切忌一味使用攻伐之品，伤及正气，正气不足，邪恋不去，疾病不愈。

呃逆案二

李某，女，65岁。

首诊时间：2020年11月29日。

主诉：呃逆频作1年。

现病史：患者1年前由于情绪不畅出现呃逆症状，喉间频发呃呃声响，不能自止，未予重视及治疗，1年来呃逆反复发作，伴有反酸、烧心，胃脘及两胁部胀痛，每于食后和情绪波动时症状加重，胸骨后闷痛，面色少华，咽痒，痰多色白，纳可，寐差易醒，二便尚可。舌质暗红苔白腻，边有齿痕，脉沉弦。

既往史：高血压病史5年（现口服依那普利片，每次1片，每日1次，血压控制在130/70 mmHg左右）。

辅助检查：①胃镜示慢性浅表性胃炎伴糜烂；②双肺CT示右肺下叶小结节；③肝胆胰脾CT示多发胆囊结石（哈尔滨医科大学附属第四医院，2020-08-06）。

中医诊断：呃逆—肝郁脾虚。

西医诊断：①慢性浅表性胃炎伴糜烂；②胆囊结石；③右肺下叶小结节。

治法：疏肝健脾，行气止痛。

方药：

柴 胡10克	炒白芍30克	枳 实15克	甘 草10克
炒白术15克	紫苏子15克	代赭石20克（先煎）	旋覆花10克（包煎）
香 橼15克	佛 手15克	煅龙骨20克（先煎）	煅牡蛎20克（先煎）
制半夏10克	金钱草20克	焦神曲15克	海螵蛸30克（先煎）

10剂，日1剂，水煎300毫升，早晚分服

二诊：呃逆稍缓解，但仍发作，伴有反酸、烧心，胃脘及两胁胀痛明显，患者面色少华，仍有咽痒，痰色白，量稍减少，纳可，寐差，二便尚可。舌质暗红，苔白腻，边有齿痕，脉沉弦。于上方加入三棱10克，莪术10克，木香10克，加重行气之力；加延胡索10克以止痛。

方药：柴　胡10克　炒白芍30克　枳　实15克　甘　草10克
炒白术15克　紫苏子15克　代赭石20克（先煎）　旋覆花10克（包煎）
香　橼15克　佛　手15克　煅龙骨20克（先煎）　煅牡蛎20克（先煎）
制半夏10克　金钱草20克　焦神曲15克　海螵蛸30克（先煎）
三　棱10克　莪　术10克　木　香10克　延胡索10克

10剂，日1剂，水煎300毫升，早晚分服

三诊：患者呃逆发作明显减轻，反酸、烧心、胸骨后疼痛均有所缓解，面色少华，自觉口干。舌质暗，苔薄白，脉弦。这可能是行气力度大损耗阴津，故去掉三棱、莪术，于上方去煅龙骨、煅牡蛎，加百合、石斛滋阴。

方药：柴　胡10克　炒白芍30克　枳　实15克　甘　草10克
炒白术15克　紫苏子15克　代赭石20克（先煎）　旋覆花10克（包煎）
香　橼15克　佛　手15克　制半夏10克　金钱草20克
焦神曲15克　海螵蛸30克（先煎）　木　香10克　延胡索10克
百　合10克　石　斛15克

10剂，日1剂，水煎300毫升，早晚分服

四诊：呃逆基本不发作，故去旋覆花、代赭石、制半夏，患者面色有光彩，胃脘及两胁胀痛明显缓解，去金钱草，胸骨后闷痛减轻，咽痒缓解，痰少。舌质暗，边有齿痕，苔薄白，脉弦。去代赭石、旋覆花，加入乳香10克，没药10克以理气活血，另加生大黄10克代茶饮。

方药：柴　胡10克　炒白芍30克　枳　实15克　甘　草10克
炒白术15克　紫苏子15克　香　橼15克　佛　手15克
焦神曲15克　木　香10克　延胡索10克　百　合10克
石　斛15克　乳　香10克　没　药10克　生大黄10克（代茶饮）

10剂，日1剂，水煎300毫升，早晚分服

五诊：呃逆不发作，胸骨后疼痛减轻，反酸、烧心症状消失，咽痒消失，痰减少。舌红苔薄白，脉弦。患者年老气虚，去生大黄，加黄芪，服15剂巩固。

方药：柴　胡10克　炒白芍30克　枳　实15克　甘　草10克
炒白术15克　紫苏子15克　香　橼15克　佛　手15克
焦神曲15克　木　香10克　延胡索10克　百　合10克
石　斛15克　乳　香10克　没　药10克　黄　芪20克

15 剂，日 1 剂，水煎 300 毫升，早晚分服

【按语】

《医部全录·呃门》曰："阳明所受谷气，欲从肺而达表，肺气逆还于胃，气并相逆，复出于胃，故为哕。"陈士铎在《辨证录》中提出了肝郁而肝气不舒，进而犯脾土，致胃气上逆而成呃逆，正如此患情志不畅，恼怒伤肝，肝气郁滞，克犯脾土，而成肝郁脾虚之证。情绪不调时肝气郁滞加重，故嗳气、胁肋胀痛频发；脾气虚，脾气不升，水谷精微不能上荣于面，故见面色少华；气行不畅日久则生瘀滞，不通则痛，故见舌质暗，胸骨后闷痛；脾虚日久则生湿浊，故见痰色白，苔白腻。故此证为肝郁脾虚日久酿生瘀滞、湿浊之邪，而成虚实夹杂之证。

谢教授治疗此患以疏肝健脾、行气止痛为原则，以四逆散为底方取疏肝解郁之意，再用旋覆花、代赭石降逆气止呃，煅龙牡重镇安神，金钱草化湿热，海螵蛸制酸止痛。服用 10 剂后，症状缓解不明显，肝郁脾虚日久，酿生瘀滞、痰浊，故二诊加三棱、莪术行气破血之品。患者三诊症状大为改善，但自述口干、口渴，温燥行气伤阴，故去三棱、莪术，加入百合、石斛滋养阴津。四诊诸症缓解，但舌质暗，有瘀之象，故用乳香、没药理气活血，并且谢教授用生大黄 10 克，非入煎剂，而是代茶饮。患者并无大便秘结之症，此处用大黄乃取逐瘀通络之功，大黄苦寒属于《内经》中所说"厚味"药，味厚则泄，故代茶饮，薄取其味，防止苦寒峻下肠胃。五诊患者基本好转，于上方去生大黄避免苦寒伤中，另加黄芪补气健脾，再服 15 剂巩固。

谢教授认为，此患者由于情志因素诱发呃逆，呃逆是由胃气上逆所致，故治疗中将降逆止呃贯彻始终，由于患者一年来未经治疗，日久酿生痰、瘀实邪，仅疏肝健脾，病必不瘥，当整体审查，明辨其变，辅以祛瘀、化痰、益气诸法，方得佳效。

呃逆案三

陈某，女，48 岁。

首诊时间：2020 年 11 月 22 日。

主诉：嗳气半年，加重 6 天。

现病史：患者自述半年前情绪激动后出现嗳气、胃胀，自行服用奥美拉唑后未缓解，未予对症治疗。6 天前因饮食不节，嗳气症状加重，今为求中西医结合治疗，遂来黑龙江中医药大学附属第一医院就诊。患者现症见：面色少华，嗳气频作，流涎，反酸、烧心，口苦、口臭，寐差，饮食尚可，肠鸣增多，大便成形，1 日 1 ～ 3 行，胸骨疼痛，后背痛畏寒。舌红，边有齿痕、点刺，苔黄白腻，脉沉滑。

过敏史：头孢类抗生素过敏史。

辅助检查：①肝 CT 示肝右叶结节，考虑肝血管瘤，肝内多发囊肿，肝右叶点状结石形成钙化（哈尔滨医科大学附属第一医院，2020–09–27）；②消化超声示肝囊肿，轻度胆囊炎（依兰人民医院，2020–10–10）；③胃镜示慢性非萎缩性胃炎伴糜烂；④ C_{14} 呼气试验示 30dpm，HP（–）（哈尔滨医科大学附属第一医院，2020–10–18）。

中医诊断：呃逆—肝火犯胃。

西医诊断：①慢性非萎缩性胃炎伴糜烂；②肝囊肿；③轻度胆囊炎。

治法：和胃降逆，制酸止痛。

方药：柴　胡 10 克　生白术 15 克　金钱草 35 克　海螵蛸 35 克（先煎）
乌　药 15 克　草豆蔻 15 克　代赭石 20 克（先煎）　紫苏子 15 克
陈　皮 15 克　鸡内金 15 克　神　曲 15 克　旋覆花 10 克（包煎）
香　附 15 克　郁　金 15 克　煅龙骨 20 克（先煎）　白豆蔻 10 克（后下）
煅牡蛎 20 克（先煎）

7 剂，日 1 剂，水煎 300 毫升，早晚分服

二诊：患者服上药后，寐可，胃痛加重，仍反酸、烧心。舌红，苔黄腻，脉沉滑。于上方去旋覆花、代赭石、煅龙骨、煅牡蛎，加入炒白芍 30 克，延胡索 15 克，香橼 15 克，疏肝并用柔肝，以奏缓急止痛之功，加煅瓦楞子 30 克，制酸止痛，缓解反酸、烧心。

方药：柴　胡 10 克　生白术 15 克　炒白芍 30 克　金钱草 30 克
海螵蛸 30 克（先煎）　延胡索 15 克　紫苏子 15 克　煅瓦楞子 30 克（先煎）
陈　皮 15 克　乌　药 15 克　威灵仙 15 克　姜　黄 15 克
神　曲 15 克　香　附 15 克　郁　金 15 克　白豆蔻 10 克（后下）
香　橼 15 克　甘　草 10 克

14 剂，日 1 剂，水煎 300 毫升，早晚分服

三诊：患者服上方后，胃痛明显缓解，反酸、烧心感减轻。舌淡，苔白腻，脉滑。于上方减少炒白芍、煅瓦楞子用量。

方药：柴　胡 10 克　生白术 15 克　炒白芍 15 克　金钱草 30 克
海螵蛸 30 克（先煎）　延胡索 15 克　紫苏子 15 克　煅瓦楞子 20 克（先煎）
陈　皮 15 克　乌　药 15 克　威灵仙 15 克　姜　黄 15 克
神　曲 15 克　香　附 15 克　郁　金 15 克　白豆蔻 10 克（后下）
香　橼 15 克　甘　草 10 克

14 剂，日 1 剂，水煎 300 毫升，早晚分服

四诊：患者服上药后，胃痛症状基本消失。

后定期随访半年，未再复发。

【按语】

《简明医彀》云:"胃中伏火，膈上停痰，令人嗳气。是证多因胃气不和，窒塞不通……肝盛脾虚。"嗳气为胃气上逆动膈所致，与肝气之调达亦有紧密联系。本案患者因情志不舒而发病，肝郁致使胃气不得和降，症见嗳气频作；肝郁日久，水谷化热生酸，随胃气上至咽膈则见反酸、烧心；中焦热盛，脾胃纳运失司，气血生化乏源，故面色少华；邪热上蒸，则口苦、口臭，舌红、点刺，苔黄白腻。本案患者总为本虚标实，以标实为主。

谢教授治疗以清热和胃、降逆止呃为法。常用肝经引经药柴胡以疏肝解郁，配伍旋覆花、代赭石以降逆止呃；因本患反酸、烧心、口臭等湿热症状较重，用大量海螵蛸制酸止痛、金钱草利湿清热，同时佐以白豆蔻、草豆蔻、乌药等理气化湿；郁金、香附主入肝经，与柴胡、延胡索相伍疏肝解郁，意在恢复肝之调达；生白术、陈皮、鸡内金、神曲可健脾和胃，恢复脾胃功能；煅龙骨、煅牡蛎则重镇安神。二诊时患者胃痛加重，仍反酸、烧心，则加瓦楞子、延胡索制酸止痛、白芍以柔肝缓急。

胃为水谷之海，无物不受，若因饮食不调，起居不时，致脾胃阴阳不和，脾之清阳不升，胃之浊阴不降，或脾胃虚衰，肝气不舒，横犯于胃，胃气上逆而为呃逆。因此，谢教授将理气和胃降逆作为基本治法贯穿始终。

呃逆案四

崔某，男，42岁。

首诊时间：2021年11月29日。

主诉：呃逆半个月，加重3天。

现病史：患者半个月前因饮食不节出现呃逆时作，不能自止，未予重视，3天前呃逆频繁，不能自止，为彻底治愈疾病，遂来就诊。患者现症见：呃逆，伴有脘腹部胀满不舒，纳呆，乏力，手脚凉，寐可，二便尚可。舌紫暗，边有齿痕，苔白腻，脉弦。

既往史：胆囊切除术后3年。

辅助检查：①胃镜示慢性浅表萎缩性胃炎伴疣状增生；②腹部彩超示脂肪肝（黑龙江省医院，2020-11-24）。

中医诊断：呃逆—脾虚兼气滞血瘀。

西医诊断：①慢性浅表萎缩性胃炎伴疣状增生；②脂肪肝；③胆囊切除术后。

治法：理气和胃，降逆止呃。

方药：				
	柴　胡10克	炒白术15克	代赭石20克	旋覆花10克（包煎）
	佛　手15克	香　橼15克	枳　壳15克	紫苏子15克
	三　棱10克	莪　术10克	桂　枝12克	白豆蔻10克（后下）

乌　药15克　　焦山楂10克　　焦神曲10克　　炒麦芽10克

7剂，日1剂，水煎300毫升，早晚分服

二诊：患者服上药后呃逆发作次数减少，脘腹部胀满减轻，饮食尚可。舌质暗，边有齿痕，苔白腻，脉弦。于上方加入柿蒂15克，制半夏10克以降逆平呃。

方药：柴　胡10克　　炒白术15克　　代赭石20克　　旋覆花10克（包煎）
佛　手15克　　香　橼15克　　枳　壳15克　　紫苏子15克
三　棱10克　　莪　术10克　　桂　枝12克　　白豆蔻10克（后下）
乌　药15克　　焦山楂10克　　焦神曲10克　　炒麦芽10克
柿　蒂15克　　制半夏10克

14剂，日1剂，水煎300毫升，早晚分服

三诊：患者呃逆、脘腹部胀满症状消失，纳可。舌质淡红，苔薄白，脉沉缓。原方继服10剂巩固。

【按语】

《景岳全书·呃逆》："然致呃之由，总由气逆。气逆于下，则直冲于上，无气则无呃，无阳亦无呃，此病呃之源所以必由气也。"胃居膈下，以降为顺，当胃气不降，反逆于上动膈则成呃逆。

胃之和降有赖于脾气健运，脾虚运化失司，气血不得上荣，故面色少华；脾虚生湿，见齿痕舌，白腻苔；气虚推动无力，阳气难达四末，则手足冰冷；舌紫暗，脉弦滑，均为气滞血瘀之象。该病患为本虚标实之证，脾气虚弱为本，气滞、血瘀实邪为标。脾气虚弱无法健运，无力推动运行，久而产生气滞、瘀血，气滞、瘀血等实邪产生后，气机阻滞，运化无权，日久则加重脾虚，虚实夹杂，致使胃失和降，气机不利，胃气上逆动膈致呃。

治疗当理气和胃，降逆止呃。首诊中谢教授用柴胡入肝经疏肝，旋覆花、代赭石重镇降逆，主降上逆之胃气；炒白术、焦三仙健脾和胃，补中气之虚；谢教授善于运用理气药，香橼、佛手更是常用的理气药对，加之紫苏子、枳壳恢复脾胃升降气机；另用三棱、莪术破血行气之药以去除瘀滞。标本同治，脾气健运，气机通利，则呃逆可止。服七剂药后，患者二诊来时呃逆症状减轻，在原方中加入柿蒂、半夏等降逆止呃之品，再服14剂巩固。

谢教授认为治疗呃逆，理气和胃，降逆止呃是其基本治法，更要视其病因，辨别虚实，辨证治疗。正如李用粹在《证治汇补·呃逆》提出："治当降气化痰和胃为主，随其所感而用药。气逆者，疏导之；食停者，消化之；痰滞者，涌吐之；热郁者，清下之；血瘀者，破导之；若汗吐下后，服凉药过多者，当温补；阴火上冲者，当平补；虚而挟热者，当凉补。"

八、腹　痛

腹痛案一

郝某，男，43 岁。

首诊时间：2020 年 11 月 4 日。

主诉：右上腹疼痛半年，加重 10 天。

现病史：患者半年前因情志不遂出现右上腹痛放射至右背部，伴胃脘部不适，反酸，烧心，在当地市级医院就诊服药，病情未见好转。10 天前腹部疼痛加剧，现为求中西医结合系统治疗，经网上查询至黑龙江中医药大学附属第一医院门诊就诊。患者现症见：右上腹痛放射至右背部，饭后胃胀，反酸，嗳气，伴口气重、口苦，乏力，时腰酸，纳可，寐可，大便黏腻，日 1 次，小便正常。舌质暗，苔黄腻，胖大有齿痕，脉沉滑数。

辅助检查：①肺 CT 示肺气肿、双肺陈旧性病灶；②腹部超声示肝轻度弥漫性改变，胆表体积增大，胆炎性改变，胆表多发结石，多发附壁结石；③泌尿彩超示双肾多发小结石，前列腺轻大伴多发钙化斑；④胃镜示糜烂性胃炎，病理示胃黏膜重度急慢性炎伴肠化（哈尔滨医科大学附属第二医院，2020-10-07）。

中医诊断：腹痛—肝胆湿热，湿邪困脾。

西医诊断：①胆囊炎；②多发性胆结石；③慢性糜烂性胃炎伴肠化；④肝损伤。

治法：疏肝利胆，健脾燥湿。

方药：柴　胡 10 克　　生白术 15 克　　白豆蔻 15 克（后下）　金钱草 30 克
　　　郁　金 15 克　　黄　连 10 克　　栀　子 10 克　　陈　皮 15 克
　　　焦神曲 15 克　　焦山楂 15 克　　炒麦芽 15 克　　川厚朴 15 克
　　　枳　壳 15 克　　白　芷 15 克　　威灵仙 15 克　　泽　泻 10 克
　　　猪　苓 10 克　　茯　苓 15 克

14 剂，日 1 剂，水煎 300 毫升，早晚分服

二诊：患者服上药后自觉右上腹部疼痛好转，胃胀反酸好转，但仍大便黏腻，口苦时作。舌暗苔黄腻，脉沉滑。于上方加入黄芩 10 克，苦参 10 克，清热燥湿；加半枝莲 15 克，白花蛇舌草 25 克，清热解毒。

方药：

柴　胡 10 克	生白术 15 克	白豆蔻 15 克（后下）	金钱草 30 克
郁　金 15 克	黄　连 10 克	栀　子 10 克	陈　皮 15 克
焦神曲 15 克	焦山楂 15 克	炒麦芽 15 克	川厚朴 15 克
枳　壳 15 克	白　芷 15 克	威灵仙 15 克	泽　泻 10 克
猪　苓 10 克	茯　苓 15 克	黄　芩 10 克	苦　参 10 克
半枝莲 15 克	白花蛇舌草 25 克	延胡索 10 克	

14 剂，日 1 剂，水煎 300 毫升，早晚分服

三诊：患者服上药后右上腹部疼痛好转，胃胀反酸明显好转，仍食多胃胀，右上腹痛放射至右背部午后加重，大便不成形，小便正常。舌暗苔黄腻，脉沉滑。于上方加入延胡索 10 克活血止痛。

方药：

柴　胡 10 克	生白术 15 克	白豆蔻 15 克（后下）	金钱草 30 克
郁　金 15 克	黄　连 10 克	栀　子 10 克	陈　皮 15 克
焦神曲 15 克	焦山楂 15 克	炒麦芽 15 克	川厚朴 15 克
枳　壳 15 克	白　芷 15 克	威灵仙 15 克	泽　泻 10 克
猪　苓 10 克	茯　苓 15 克	黄　芩 10 克	苦　参 10 克
半枝莲 15 克	白花蛇舌草 25 克		

14 剂，日 1 剂，水煎 300 毫升，早晚分服

四诊：患者服用上药后胃胀，反酸明显好转，右上腹疼痛放射至右背部，午后加重，右肋疼痛，深呼吸用力后加重。舌质紫，苔黄腻，脉滑数。在上方加入乳香、没药各 10 克，姜黄 15 克，活血止痛；鸡内金 10 克，健脾消食。

方药：

柴　胡 10 克	生白术 15 克	白豆蔻 15 克（后下）	金钱草 30 克
郁　金 15 克	黄　连 10 克	栀　子 10 克	陈　皮 15 克
焦神曲 15 克	焦山楂 15 克	炒麦芽 15 克	川厚朴 15 克
枳　壳 15 克	白　芷 15 克	威灵仙 15 克	泽　泻 10 克
猪　苓 10 克	茯　苓 15 克	黄　芩 10 克	苦　参 10 克
半枝莲 15 克	白花蛇舌草 25 克	姜　黄 15 克	乳　香 10 克
没　药 10 克	延胡索 10 克	鸡内金 10 克	

14 剂，日 1 剂，水煎 300 毫升，早晚分服

五诊：患者服上药后诸症明显好转，为巩固治疗，继服 15 剂。后病情稳定，症状未见反复发作。

【按语】

该患者为湿热内盛，蕴结肝胆，肝胆疏泄失职，气机郁滞，不通则痛，而腹痛；湿阻中焦，气机失畅而胃胀；脾失健运，胃失和降，则嗳气反酸；湿热日久化火，则口气

重、口苦，大便黏腻，乏力；舌暗苔黄腻，胖大有齿痕，脉沉滑数，皆为湿热阻滞之象。《丹溪心法·腹痛》云:“初得时，元气未虚，必推荡之，此通因通用之法。久必难，壮实与初病，宜下。虚弱衰与久病，宜升之消之。”该患者为虚实夹杂之证，实在肝胆，宜“通之”；虚在脾胃，宜“消之”。

谢教授认为治疗本案患者以疏肝利胆、健脾燥湿为原则，方药以柴胡疏肝散合枳实导滞丸加减。柴胡苦辛而入肝胆，功擅条达肝气而疏郁结；配陈皮理气行滞，枳壳行气止痛以疏理肝脾，二药共助柴胡疏肝解郁。白术健脾燥湿，湿去则脾运有权，脾健则湿邪自除；白豆蔻、厚朴燥湿行气，气行则湿化。谢教授认为，胆结石为湿热互结于胆，湿热去则瘀无所结，故金钱草、郁金利胆退湿；配以黄连、栀子清热燥湿；配以茯苓、泽泻甘淡渗湿，使湿热从小便分消。佐以焦三仙健脾消食；佐以威灵仙祛湿通络止痛。诸药相伍，共奏疏肝利胆、健脾燥湿、清热利湿之功。二诊患者服上药后自觉右上腹部疼痛好转，胃胀反酸好转，大便仍黏腻，口气重、口苦时作，于上方加黄芩10克，苦参10克，以加大清热燥湿之功；加半枝莲、白花蛇舌草清热解毒，抑制病毒的复制；加砂仁化湿行气、佛手疏肝理气和中，气机通畅则诸症自除。三诊患者服上药后右上腹部疼痛好转，胃胀反酸明显好转，仍食多胃胀，右上腹痛放射至右背部午后加重，于上方加入延胡索10克，活血行气止痛。四诊患者服用上药后胃胀，反酸明显好转，右上腹疼痛放射至右背部午后加重，右肋疼痛，深呼吸用力后加重，舌紫，是由于患者病久气滞血瘀，在上方加入乳香、没药各10克，姜黄15克，活血止痛；近日病情加重因饮食不节，在原方加鸡内金10克健脾消食。

该患腹痛属于中焦湿热，而致肝胆疏泄失常，肝胆气滞，胆汁郁结，久郁化火，熏蒸煎熬，形成结石，不通则腹痛。谢教授治疗既疏肝利胆调理气机，又重健脾燥湿，脾健则湿去，湿无所生，热无所依，湿热除，则肝胆和。

腹痛案二

张某，男，61岁。

首诊时间：2018年11月10日。

主诉：腹部胀满疼痛1年，加重4天。

现病史：患者1年前因情绪不畅出现脘腹胀满、疼痛于哈尔滨医科大学附属第二医院就诊，行相关检查，诊断为十二指肠乳头癌、梗阻性黄疸，经支架引流等对症治疗，患者脘腹疼痛症状好转后出院。4天前患者因情绪不畅再次出现脘腹胀满、疼痛，未经系统治疗，现为求中西医结合系统治疗，于黑龙江中医药大学附属第一医院门诊就诊。患者现症见：脘腹胀满疼痛，偶烧心，口干、口苦，形体消瘦，乏力，体重减轻，巩膜、皮肤黄染，纳差，寐可，大便成形，每2日1次，排便困难，小便黄。舌紫暗，苔黄厚腻，脉弦滑。

既往史：胆管支架手术术后 1 年。

辅助检查：①胃镜示浅表性胃炎，胃多发息肉，十二指肠乳头癌内镜下鼻胆管引流术（ENBD）后（哈尔滨医科大学附属第二医院，2018-06-13）；②生化示 ALT78 U/L，AST75 U/L，GGT885.9 U/L，碱性磷酸酶（AKP）719 U/L，ALB39.8 g/L，TBIL95.3μmol/L；直接胆红素（DBIL）83.4 μmol/L；③ MRI 示梗阻性胆管扩张术后未见金属支架梗阻平面，在胆总管下段性质考虑为胆总管末端癌，胆囊内异常信号（考虑实性病变，必要做 CT 排除结石）（海伦市人民医院，2018-11-06）；④血常规示白细胞（RBC）2.75×10^9 /L，血小板（PLT）472×10^9 /L，血红蛋白（HGB）87 g/L；⑤生化示 AST45 U/L，GGT743 U/L，AKP707 U/L，ALB26.7 g/L，TBIL148.7 μmol/L，DBIL146.5 μmol/L，血清胆碱酯酶（CHE）4245 U/L，尿酸（UA）124.1 μmol/L；⑥经内镜逆行胰胆管造影（ERCP）示十二指肠乳头占位胆总管狭窄，行胆管内支架植入术（EMBD）；⑦肝胆胰脾 CT 示腹腔及胸膜后多发淋巴结，肝内外胆总管扩张，胰腺头部增大密度均匀；⑧胸部 X 线示双肺纹理增强，主动脉硬化（哈尔滨医科大学附属第二医院，2018-11-14）。

中医诊断：腹痛—湿热壅盛，气机郁滞。

西医诊断：①十二指肠乳头癌（支架后）；②梗阻性黄疸；③浅表性胃炎；④胃息肉。

治法：清热利湿，行气止痛。

方药：柴　胡 10 克　生白术 20 克　佛　手 15 克　紫苏子 15 克
枳　实 15 克　黄　连 10 克　黄　芩 10 克　黄　柏 10 克
栀　子 15 克　茯　苓 10 克　藿　香 10 克　佩　兰 10 克
半枝莲 15 克　白花蛇舌草 15 克　蜂　房 6 克　重　楼 6 克
黄　芪 15 克　陈　皮 15 克　茵　陈 15 克　金钱草 15 克
白豆蔻 15 克（后下）

10 剂，日 1 剂，水煎 300 毫升，早晚分服

二诊：患者服上药后自诉脘腹胀满疼痛缓解，皮肤巩膜黄染减轻，口苦缓解，故去佛手、陈皮、栀子，大便成形，排便正常，小便黄，其余诸症无明显变化。舌质紫暗，舌苔薄黄，脉弦滑。故去藿香、佩兰，于上方中加炒白芍 30 克，甘草 15 克，五味子 15 克。

方药：柴　胡 10 克　生白术 20 克　紫苏子 15 克　枳　实 15 克
黄　连 10 克　黄　芩 10 克　黄　柏 10 克　茯　苓 10 克
甘　草 15 克　五味子 15 克　半枝莲 15 克　白花蛇舌草 15 克
蜂　房 6 克　重　楼 6 克　黄　芪 15 克　茵　陈 15 克
金钱草 15 克　炒白芍 30 克　白豆蔻 15 克（后下）

10 剂，日 1 剂，水煎 300 毫升，早晚分服

三诊：患者服上药后脘腹胀满疼痛明显好转，皮肤巩膜黄染消退，大、小便可。舌质暗，苔薄黄，脉弦滑。故减去金钱草、茵陈。

方药：柴　胡10克　生白术20克　紫苏子15克　枳　实15克
黄　连10克　黄　芩10克　黄　柏10克　茯　苓10克
甘　草15克　五味子15克　半枝莲15克　白花蛇舌草15克
蜂　房6克　重　楼6克　黄　芪15克　炒白芍30克
白豆蔻15克（后下）

10剂，日1剂，水煎300毫升，早晚分服

四诊：患者服用上药后诸症明显好转，为巩固治疗，继服14剂。

随诊6个月，患者病情稳定，未见脘腹胀满疼痛症状，建议定期复查。

【按语】

《寿世保元·腹痛》："治之皆当辨其寒热虚实。随其所得之证施治……热者清之，虚者补之，实者泻之……气则顺之……加以健理脾胃，调养气血，斯治之要也。"患者因情志不畅，肝失条达，气机不畅；或肝郁乘脾，肝脾不和，气机不利，使脏腑经络气血郁滞，则可引起腹痛、舌质紫暗，脉弦。如《证治汇补·腹痛》谓："暴触怒气，则两胁先痛而后入腹。"气机壅滞，可加重腹痛，气滞日久影响脾胃运化，致水湿内停，若与气滞日久所化之热相互交结，而成湿热之邪，耗伤津液，故口干、口苦，排便困难，舌苔黄腻；湿郁热蒸，不得泄越，可致巩膜及皮肤黄染。肝郁克脾，日久脾虚不运，脾失健运，不能化生水谷精微则致纳差、乏力、形体消瘦、体重减轻。

谢教授认为治当以清热利湿，行气止痛。谢教授抓住情志这一关键因素，重疏肝行气，调理气机，临床用药上善用柴胡，取其调肝气，疏肝郁，引诸药入肝经之功。加佛手、紫苏子、枳实助柴胡疏通肝气，推动气机，加金钱草、茵陈利胆退黄之品，诸药互相配合以利胆腑通畅，行气止痛。配以黄芩、黄连、黄柏、栀子清热利湿以助祛湿热，缓解口干、口苦、舌苔黄腻之症；加白豆蔻行气宽中，和降胃腑，使升中有降，降中寓升，一升一降，恢复脾胃升清降浊之功，同时协助肝胆以调畅气机；加藿香、佩兰芳香化湿醒脾以助脾运；生白术、陈皮、黄芪可行气健脾，以助脾气恢复。患者患有十二指肠乳头癌，故佐以半枝莲、白花蛇舌草、蜂房、重楼清热解毒。二诊中，患者自诉仍口干，故加入炒白芍、炙甘草、五味子以酸甘化阴，缓解口干之症；舌苔由厚腻转变为薄黄，体内湿气渐消，故减去藿香、佩兰。三诊患者皮肤、巩膜黄染消退，提示胆腑湿热渐消，故减去金钱草、茵陈以防伤正，正合中病即止之原则。

本案患者腹痛病机为脏腑气机不利，气血郁滞，故谢教授治疗时重在疏肝调脾，运用柴胡、佛手、紫苏子、枳壳等疏肝理气之品推动气机运行；运用生白术、陈皮、黄芪等补气健脾药以助脾胃运化，使水谷精微能充养全身，从而达到通则不痛、荣则不痛的治疗效果。

腹痛案三

邢某，女，81岁。

首诊时间：2021年4月18日。

主诉：腹痛10个月，加重10天。

现病史：患者10个月前因情志不畅出现腹痛，伴有恶心、干呕，未进行系统检查，自行口服奥美拉唑肠溶胶囊，每次20mg，每日1次，三九胃泰胶囊每次20 g，每日2次，症状稍缓解。患者10天前因恼怒出现腹部胀痛不适，便前加重明显，为求中西医结合治疗，遂来黑龙江中医药大学附属第一医院就诊。现症见：腹部胀痛，便前加重，伴有恶心、呕吐，嗳气，吞咽困难，心前区不适，心烦，乏力，纳差，寐差，大便不成形，每日1次，小便赤涩。舌暗红，苔黄少津，脉弦数。

既往史：腔隙性脑梗死病史20年。

辅助检查：①消化系统彩超示胆囊炎；② X线钡餐造影示膈疝，慢性胃炎；③心脏彩超示二尖瓣、三尖瓣、主动脉瓣反流（轻度），主动脉瓣纤维增厚，主动脉瓣弹性减低，室间隔舒张功能减低（哈尔滨医科大学附属第四医院，2020–10–20）；④生化示血糖（GLU）6.42 mmol/L，TC6.61 mmol/L，LDL–C3.82 mmol/L；⑤腹部CT示考虑食管裂孔疝，脾周结节，副脾可能（哈尔滨医科大学附属第四医院，2021–04–08）。

中医诊断：腹痛—肝气郁滞。

西医诊断：①慢性胃炎；②胆囊炎；③食管裂孔疝；④脾周结节；⑤腔隙性脑梗死。

治法：疏肝解郁，理气止痛。

方药：柴　胡10克　甘　草10克　香　橼15克　炒白芍30克
香　附15克　郁　金15克　佛　手15克　金钱草25克
紫苏子10克　陈　皮10克　石　斛15克　鸡内金10克
沙　参10克　桂　枝15克　黄　连15克　威灵仙15克
枳　实15克　太子参10克

7剂，日1剂，水煎300毫升，早晚分服

二诊：患者腹痛缓解，嗳气及恶心减轻，伴有两胁痛，心烦，乏力，吞咽仍困难，纳差缓解，寐可，二便正常。舌质暗红，苔黄，脉弦数。去鸡内金、桂枝、黄连、枳实，加枳壳15克，厚朴10克，藿香10克，佩兰10克，神曲10克，炒莱菔子10克。

方药：柴　胡10克　甘　草10克　香　橼15克　炒白芍30克
香　附15克　郁　金15克　佛　手15克　金钱草25克
紫苏子10克　陈　皮10克　石　斛15克　太子参10克
沙　参10克　枳　壳15克　厚　朴10克　威灵仙15克

藿　香10克	佩　兰10克	神　曲10克	炒莱菔子10克

7剂，日1剂，水煎300毫升，早晚分服

三诊：患者腹痛缓解，偶有嗳气，恶心，两胁痛减轻，纳可，寐可，二便正常。舌质暗红，苔黄，脉弦数。去柴胡、藿香、佩兰、枳壳，加木香10克，煅瓦楞子30克，煅海螵蛸30克，煅石决明30克。

方药：

甘　草10克	香　橼15克	香　附15克	炒白芍30克
郁　金15克	佛　手15克	紫苏子10克	金钱草25克
陈　皮10克	石　斛15克	沙　参10克	太子参10克
厚　朴15克	神　曲10克	威灵仙15克	煅海螵蛸30克（先煎）
木　香10克	煅瓦楞子30克（先煎）	炒莱菔子10克	煅石决明30克（先煎）

14剂，日1剂，水煎300毫升，早晚分服

四诊：患者服上药后诸症明显好转，为巩固治疗，继服7剂。

【按语】

《素问·脏气法时论》中提道："肝病者，两胁下痛引少腹，令人善怒。"谢教授认为在本医案中患者腹部胀满疼痛，胀痛在便前及恼怒之后会加重，情志失调为其病因，肝失条达，气机不畅引起脏腑经络气血郁滞，不通而痛是其病机。肝失疏泄，气机不畅，经络不通，故患者出现胁痛、精神抑郁或急躁易怒等肝失条达的表现。肝气郁滞，横逆犯脾，脾胃运化失司而出现纳呆、腹胀、便溏、全身乏力的症状；横逆克胃，胃失和降，气机上逆，出现恶心、干呕、嗳气的症状。痰气交阻于咽喉，出现吞咽困难。肝气郁结化火，邪火扰动心神，出现心烦、失眠等症状。郁火炼液成痰，可使血行不畅，脉络失利，引发心前区不适。肝气上冲则见头晕。脾虚不化湿邪，则见大便不成形。患者体内有郁火，其小便赤涩，其舌暗红，苔黄少津，脉弦数。综上，谢教授对于本案的治法是疏肝解郁，理气止痛。

谢教授治疗此类疾病时主张治以调脏腑、理气血，通则不痛。谢教授用柴胡疏肝散加减，方中柴胡疏肝解郁，香橼与佛手理肝胃气滞，香附疏肝解郁、理气调中，陈皮理气健脾，郁金行气解郁。诸药共同起到疏肝解郁的作用。郁金、甘草味甘，补气缓急；白芍酸收，养血柔肝。两药相合，缓急止痛力强，两药配伍更可缓解脾虚所致乏力、纳差及便溏，对心前区不适亦有疗效。桂枝有驱寒、宣通心阳的作用。威灵仙通一身之经络，消骨鲠，缓解患者吞咽不适的症状。石斛"专滋肺胃之气液，气液冲旺，肾水自生"，善于养阴生津，治疗阴虚津亏诸症。紫苏子降气，善于治疗嗳气之症。金钱草利水通淋。鸡内金、焦三仙健脾消食，助运化。枳实除胀、消积、导滞。太子参补气健脾，生津润肺。黄连泄热。沙参能养阴清热，润肺化痰，益胃生津。

二诊时患者腹痛缓解，小腹痛仍明显，嗳气，恶心干呕，伴有两胁痛，心烦，乏力，

吞咽仍困难，纳差缓解，寐差减轻。藿香和佩兰都有化湿、解暑的作用，二者相须为用来增强疗效，治疗嗳气、身体倦怠、神疲乏力、大便溏薄等。再加以厚朴行气消积、燥湿除满；加枳壳行气宽中、行痰消痞；加神曲、炒莱菔子增其健脾消积之力。

三诊患者腹痛缓解，偶有嗳气，恶心，两胁痛减轻，纳可，寐可，二便可。加木香增强行气之功，煅瓦楞子、煅海螵蛸、煅石决明三者煅用可起到制酸止痛之功。四诊腹痛减轻继服原方。

腹痛案四

乔某，女，69岁。

首诊时间：2021年4月25日。

主诉：下腹部疼痛反复发作1年，加重3天。

现病史：患者1年前因情志不畅出现下腹部疼痛，继而大便次数增多，每日3～4次，便质成形，便后腹部疼痛缓解，后4～5日不便，未予以系统治疗。3天前下腹部疼痛加重，伴有胃胀，反酸，偶感心悸，头晕，畏寒，足冷，喜温热，不欲饮食，小便正常。舌淡苔白而胖大，有裂纹，脉弦，尺脉弱。

既往史：慢性结肠炎病史10年；慢性浅表性胃炎病史2年。

中医诊断：腹痛—肝郁气滞，脾肾阳虚。

西医诊断：①肠易激综合征；②慢性结肠炎；③慢性浅表性胃炎。

治法：疏肝解郁，理气止痛。

方药：生白术15克　白芍25克　甘草10克　枳壳15克
白豆蔻10克（后下）　煅龙骨20克　煅牡蛎20克　神曲10克
陈皮10克　小茴香10克　石斛10克　乌药15克
香橼10克　香附10克　夏枯草20克　防风10克
延胡索10克　炮姜10克

7剂，日1剂，水煎300毫升，早晚分服

二诊：患者服上述药物后下腹部疼痛缓解，其余诸症明显好转。舌淡苔白而胖大，有裂纹，脉弦。前方基础上去煅龙骨、煅牡蛎、神曲，加入山药30克，补骨脂15克。

方药：生白术15克　白芍25克　甘草10克　枳壳15克
白豆蔻10克（后下）　陈皮10克　小茴香10克　山药30克
石斛10克　乌药15克　香橼10克　香附10克
夏枯草20克　防风10克　延胡索10克　炮姜10克
补骨脂15克

7剂，日1剂，水煎300毫升，早晚分服

三诊：患者服用上方后诸症缓解，为巩固疗效，继服 14 剂。

【按语】

患者情志不畅，肝失疏泄，气失条达，横逆犯脾，肝脾不和而引起气滞腹痛。《景岳全书·心腹痛》亦云："凡三焦痛证，惟食滞、寒滞、气滞者最多。"由此可见，情志不畅是腹痛的主要病因之一。《医方考》云："泻责之脾，痛责之肝；肝责之实，脾责之虚。脾虚肝实，故令痛泻。"患者泻必腹痛，泻后痛缓，正是肝脾不和之象。气行不畅，则伴有胃胀，不欲饮食。该病反复发作，病久及肾，伤及肾阳，故出现畏寒、足冷等典型虚寒表现。

本病治疗当以疏肝解郁，理气止痛。谢教授以《丹溪心法》名方痛泻要方为主方进行加减化裁。白术补脾燥湿以培土，白芍柔肝缓急以止痛，二药合用，可抑木扶土，加以脾经引经药防风以助术芍之力，正如李东桓所云："若补脾胃，非此引用不能行。"方中加入甘草又取仲景名方芍药甘草汤之意，以酸甘化阴，调和肝脾。煅龙骨、煅牡蛎相须为用，镇静安神，再配以乌药、小茴香、延胡索、炮姜等以达行气温中散寒之效。二诊时，患者腹痛症状明显缓解，配伍山药、补骨脂以温肾健脾。

谢教授认为治疗腹痛，要把握住核心病机，随证偏盛进行论治。对于出现"痛泻"表现，要抓住肝郁脾虚这一病机，调和肝脾。肠易激综合征的患者，多数从肝脾论治，因其易反复发作，病机在不断演变，故临证要动态观察。

腹痛案五

林某，女，72 岁。

首诊时间：2020 年 11 月 11 日。

主诉：脐周疼痛 10 个月，加重 3 个月。

现病史：10 个月前患者无明显诱因出现脐周疼痛，未予重视，未经治疗。3 个月前因进食油腻后脐周疼痛加重，未经诊治，症状持续存在。现为求中西医结合系统治疗，经网上查询至黑龙江中医药大学附属第一医院门诊就诊。现症见：脐周疼痛，伴胃脘堵闷感，嗳气，偶有反酸、烧心，进食油腻后加重，口苦，寐差易醒，小便尚可，大便干结，量少，日 2 ～ 3 次。舌质紫暗，苔薄白，脉滑。

既往史：①高血压病史 20 年（平素口服苯磺酸左氨氯地平片，2.5mg/ 次，日 1 次，血压控制尚可）；②胆囊炎病史 20 年；③腔隙性脑梗死病史 10 年。

辅助检查：①消化彩超示肝内钙化灶（0.4 cm），胆囊炎（呼伦贝尔第四人民医院，2020-08-03）；②病毒十项测定，巨细胞病毒抗体测定示 IgG 8.973（+），单纯疱疹病毒抗体测定示 IgM0.067（+），风疹病毒抗体测定示 IgG1.767（+）（黑龙江中医药大学附属第一医院，2020-09-25）；③血常规示血小板 27×10^{9} /L（呼伦贝尔第四人民医院，2020-11-04）。

中医诊断：腹痛—气机阻滞，脾胃虚弱。

西医诊断：①慢性肠炎；②胆囊炎；③高血压病 3 级；④血小板减少（原因待查）；⑤肝内钙化。

治法：疏肝理气，健脾和胃。

方药：柴　胡 10 克　炒白术 15 克　甘　草 15 克　延胡索 15 克
白豆蔻 10 克（后下）　乌　药 10 克　香　橼 10 克　香　附 10 克
金钱草 15 克　磁　石 20 克（先煎）　鸡内金 10 克　陈　皮 10 克
旋覆花 10 克（包煎）　代赭石 25 克（先煎）　煅海螵蛸 30 克（先煎）

7 剂，日 1 剂，水煎 300 毫升，早晚分服

二诊：患者服上方后反酸症状几近消失，脐周疼痛及胃脘部的堵闷感有所减轻，睡眠稍改善，食欲好转，仍有嗳气、口苦、大便干结，日 2～3 次。舌质紫暗，苔薄白，脉滑。上方去煅海螵蛸，增加炒白术、旋覆花、陈皮用量，加佛手 10 克，黄连 10 克，红花 10 克。

方药：柴　胡 10 克　炒白术 20 克　甘　草 15 克　延胡索 15 克
白豆蔻 10 克（后下）　乌　药 10 克　香　橼 10 克　香　附 10 克
金钱草 15 克　磁　石 20 克（先煎）　鸡内金 10 克　陈　皮 20 克
旋覆花 15 克（包煎）　代赭石 25 克（先煎）　佛　手 10 克　黄　连 10 克
红　花 10 克

7 剂，日 1 剂，水煎 300 毫升，早晚分服

三诊：患者来时即述诸症均见明显好转，嗳气、口苦、大便干结症状均较前改善，脐周疼痛消失，偶有胃脘部堵闷感，食多后明显。舌质紫暗，苔薄白，脉滑。上方去旋覆花、代赭石、磁石、延胡索，加合欢皮 30 克，桔梗 15 克，茯苓 15 克，牛膝 15 克。

方药：柴　胡 10 克　炒白术 20 克　甘　草 15 克　白豆蔻 10 克（后下）
乌　药 10 克　香　橼 10 克　香　附 10 克　金钱草 15 克
鸡内金 10 克　陈　皮 20 克　佛　手 10 克　黄　连 10 克
红　花 10 克　合欢皮 30 克　桔　梗 15 克　茯　苓 15 克
牛　膝 15 克

14 剂，日 1 剂，水煎 300 毫升，早晚分服

四诊：患者自述服完上方后，诸症均消失，无明显不适感，嘱其调节情志，清淡饮食，控制血压，定期复查血常规，建议就诊西医医院完善检查，明确血小板减少病因，及时治疗。

【按语】

该患因情绪不畅，致肝气郁滞，肝郁及脾胃，加之素体脾胃虚弱，致脾胃升降失常，

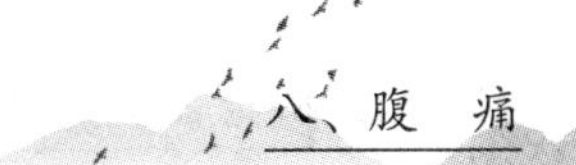

中焦腑气不通，则见脐周疼痛、胃脘堵闷感、右胁疼痛、嗳气、大便干结、量少；气机阻滞脾胃，郁而化火，胃火上逆，则见反酸、烧心、口苦诸症。苔薄白，脉滑，均为气机阻滞兼脾胃虚弱证，日久化瘀而见舌质紫暗。本案为虚实夹杂，实在气机阻滞，虚在脾胃。

《丹溪心法·腹痛》云："初得时，元气未虚，必推荡之，此通因通用之法。久必难，壮实与初病，宜下。虚弱衰与久病，宜升之消之。"患者年老体弱，故治以疏肝理气，健脾和胃。方中用柴胡、香橼、香附、金钱草、郁金疏肝理气，清解郁热；焦白术、白豆蔻、鸡内金、陈皮健脾和胃；旋覆花、代赭石配伍，取旋覆代赭汤之意，以降胃气；佐以乌药、延胡索行气止痛；炒白芍、甘草缓急止痛；磁石重镇降逆安神；煅海螵蛸制酸止痛。全方以"疏"为要，重在调理中焦脾胃气机，气机通畅则诸脏和安。

二诊时，患者反酸症状几近消失，故去煅海螵蛸；仍有口苦、大便干结之热象，少佐黄连10克以清中焦火热；增加炒白术用量，以强健脾胃，运化中焦；加旋覆花、陈皮适量，一理脾气，二降胃气，恢复中焦气机平衡；加佛手，疏肝理气和中；加红花，活血通经。整方更注重调衡气血，气血得畅，阴阳得调，诸症则安。

三诊，患者诸症均见改善，去代赭石、磁石重镇降逆之品及旋覆花，避免气机之过降，去延胡索避其燥，加合欢皮安神解郁；加桔梗，宣畅三焦气机；加茯苓，增强健脾之力；加牛膝，补肝肾而活血，合茯苓、焦白术、甘草，共补先后天之本，气血化生有源而五脏功能相安。整方除调和气血外，也注重安补本病之虚，同时也是"急则治其标，缓则治其本"的体现。前期主在治其标，后期则补其虚，标去虚补，五脏俱和，诸症则消。

四诊时，患者未觉不适，嘱其调情志，节饮食，正如《素问·上古天真论》云"上古之人，其知道者，法于阴阳，和于术数，食饮有节，起居有常，不妄作劳，故能形与神俱，而尽终其天年，度百岁乃去"，并建议其于西医医院就诊完善检查，明确血小板减少病因，及时治疗。

谢教授在治疗本病中，以"疏"为主要治疗手段，重点调畅中焦气机，气机畅达则中焦通，通则不痛。在其治疗中，常用柴胡、香橼、佛手、香附来疏肝理气；旋覆花、代赭石降胃气；善用延胡索来治疗因气机郁滞而致的疼痛，尤其是胁痛，疗效颇佳。

腹痛案六

姜某，男，72岁。

首诊时间：2021年4月21日。

主诉：上腹部疼痛2年，加重1周。

现病史：患者2年前无明显诱因出现上腹部疼痛，在当地医院就诊服药，此后病情反复，未经系统治疗。1周前患者症状加重，疼痛加剧，现为求中西医结合系统治疗，就诊于黑龙江中医药大学附属第一医院门诊。患者现症见：上腹部疼痛，伴呕吐，遇寒加重，夜间平卧时加重，面色少华，巩膜黄染，性情急躁易怒，口干、口苦，纳少寐差，小便色如浓茶，大便可。舌紫暗，苔白腻，脉弦滑。

辅助检查：①肝脏CT示肝脏弥漫性改变，胆囊炎；肝内小高密度灶，考虑胆管结石或钙化；肝内外胆管扩张，考虑低位胆道梗阻；胆总管下多发高密度结节，考虑结石；②消化系统彩超示低位胆道梗阻，胆总管及肝内外胆管扩张，胆总管胰腺段结石（1.5cm×1.5 cm），胆总管内低回声团（不除外胆泥团），肝弥漫性改变，肝内胆管结石，胆囊形体增大，胆囊壁水肿，胰管扩张；③血常规示白细胞计数18.8×10^9 /L，淋巴细胞百分比3.01 %，淋巴细胞计数0.56×10^9 /L；④生化示ALT206 U/L，AST174 U/L，GGT328U/L，碱性磷酸酶（ALP）418 U/L，血清前白蛋白（PA）95mg/L，间接胆红素（IBIL）148.9 μmol/L，DBIL90.0 μmol/L，UA149.8 μmol/L，GLU7.47 mmol/L，血钠132.6 mmol/L，血氯98.2 mmol/L（哈尔滨医科大学附属第二医院，2021-04-19）。

中医诊断：腹痛—湿热瘀滞，脾胃虚寒。

西医诊断：①低位胆道梗阻；②胆囊炎；③肝内胆管结石；④胆源性肝损伤。

治法：清热利湿，补脾益气。

处方：柴　胡10克　白　芍30克　甘　草10克　桂　枝15克
炙黄芪25克　金钱草35克　郁　金15克　太子参15克
泽　泻10克　猪　苓10克　茯　苓10克　鸡内金15克
茵　陈25克　栀　子10克　枳　实10克　厚　朴10克
神　曲10克　三　棱10克　莪　术10克　石　斛25克
黄　芩15克

7剂，日1剂，水煎300毫升，早晚分服

二诊：患者腹痛减轻，睡眠有所改善，食欲好转，服药后未见呕吐，小便色黄，大便可。舌紫暗，苔白，脉弦。于上方加炒白术15克，陈皮20克。

处方：柴　胡10克　白　芍30克　甘　草10克　桂　枝15克
炙黄芪25克　金钱草35克　郁　金15克　太子参15克
泽　泻10克　猪　苓10克　茯　苓10克　鸡内金15克
茵　陈25克　栀　子10克　枳　实10克　厚　朴10克
神　曲10克　三　棱10克　莪　术10克　石　斛25克
黄　芩15克　炒白术15克　陈　皮20克

7剂，日1剂，水煎300毫升，早晚分服

三诊：患者服上药后诸症明显好转，为巩固治疗，继服14剂。

随诊6个月，患者病情稳定，症状未见反复发作。

【按语】

患者因情绪不畅，致肝气郁滞，郁结日久，酿湿生热，肝失疏泄，横逆犯脾，损伤脾胃致脾胃运化失调，脾气虚弱，日久无力鼓动阳气，导致脾胃虚寒之象。肝气不舒，患者出现性情急躁易怒、巩膜黄染、小便黄等肝失条达之症。脾胃虚寒则腹部冷痛，喜温喜按，遇寒加重。脾虚气血生化无源，心神失养，出现纳少、寐差等症。肝胆湿热瘀滞兼有脾胃虚寒，其舌紫暗，苔白腻，脉弦滑，总为虚实夹杂之证。

因本案患者证型为湿热瘀阻兼有脾胃虚寒，故治以清热利湿，疏肝和胃，补脾益气，选用柴胡为引经药疏肝解郁；配以酸收之白芍，一舒一敛，使肝气不滞，阴血又能固守，相互为用，疏肝而不伤阴血，敛肝而不淤滞气机，恢复气机顺畅；白芍配伍甘草、桂枝取小建中汤之意，桂枝温阳气，驱寒邪；甘草益气和中；诸药合用，温中补虚，柔肝理脾；黄芪、太子参益气健脾，能够补益脾胃；金钱草、猪苓、茯苓、泽泻、茵陈清热利湿；枳实、厚朴破气消积，恢复中焦气机疏利；三棱、莪术破血行气，活血化瘀，血行则气行，通则不痛；黄芩、石斛清热益胃生津，清热的同时能够生津，缓解口干、口苦等症状。二诊时加白术、陈皮健运脾胃，运化中焦。

谢教授认为在本证治疗中，重视调理脾胃。该患脾胃虚寒，对于其肝胆湿热之证，恐患者体虚不能耐受，更伤其胃气，故未大剂量应用苦寒之品，而重在调理中焦脾胃，临证加减使肝脾调和，气血生化有源，诸脏调和。

腹痛案七

鞠某，男，28岁。

首诊时间：2020年12月30日。

主诉：上腹部疼痛半年，加重5天。

现病史：患者半年前因饮食不节出现上腹部疼痛不适，未予治疗。5天前因恼怒上腹部疼痛症状加重，今为求中西医结合治疗，遂来黑龙江中医药大学附属第一医院就诊。患者现症见：上腹部疼痛，偶有刺痛，伴颈部及后背部酸痛，头晕，口苦、口干，反酸，纳可，寐可，大便黏腻不成形，每日2～3次，小便正常。舌质暗红，苔白腻，脉弦滑。

辅助检查：①肝胆胰脾彩超示肝轻度弥漫性改变符合脂肪肝沉积声像改变、胆囊壁毛糙；②颈颅多普勒示异常，双侧中动脉血流速度降低，峰时后移，血流性质，频谱异常，方向正常，左侧椎动脉血流速度升高；③生化示TG2.73 mmol/L，ALT152.3 U/L，GGT71 U/L（黑龙江中医药大学附属第一医院，2020-12-10）。

中医诊断：腹痛—肝郁脾虚。

西医诊断：①慢性胆囊炎；②高脂血症。

治法：疏肝解郁，健脾止痛。

方药：

柴　胡15克	佛　手15克	紫苏子15克	厚　朴10克
黄　芩15克	栀　子10克	藿　香10克	佩　兰10克
枳　壳10克	葛　根15克	山　楂15克	生白术25克
乳　香10克	没　药10克	川楝子10克	鸡内金10克
青　皮10克	代赭石20克（先煎）	旋覆花10克（包煎）	

7剂，日1剂，水煎300毫升，早晚分服

二诊：患者上腹部疼痛减轻，口苦、口臭，呃逆，头晕，纳可，寐可，大便不成形，每日2～3次，小便正常。舌质暗红，苔白腻，脉弦滑。于上方去乳香、没药、山楂、川楝子，加猪苓10克，神曲20克，甘草10克，炒白芍30克。

方药：

柴　胡15克	佛　手15克	紫苏子15克	黄　芩15克
栀　子10克	藿　香10克	佩　兰10克	葛　根15克
猪　苓10克	枳　壳10克	厚　朴10克	神　曲20克
甘　草10克	鸡内金10克	生白术25克	金钱草20克
炒白芍30克	代赭石20克（先煎）	旋覆花10克（包煎）	

7剂，日1剂，水煎300毫升，早晚分服

三诊：患者上腹部疼痛明显减轻，偶有右上腹部疼痛，口干减轻，头晕，纳可，寐可，大便不成形，每日2次，小便正常。舌质暗红，苔白腻，脉弦。于上方去紫苏子，煨葛根克代替生葛根，加香附15克。

方药：

柴　胡15克	佛　手15克	香　附15克	猪　苓10克
黄　芩12克	栀　子10克	藿　香10克	佩　兰10克
枳　壳10克	厚　朴10克	金钱草20克	炒白芍30克
薏苡仁15克	煨葛根15克	鸡内金10克	旋覆花10克（包煎）
生白术25克	神　曲15克	甘　草10克	代赭石20克（先煎）

7剂，日1剂，水煎300毫升，早晚分服

四诊：患者服上药后诸症明显好转，为巩固治疗，继服14剂。

【按语】

《素问·举痛论》曰："寒气客于肠胃之间，膜原之下，血不得散，小络引急，故痛……热气流于小肠，肠中痛，瘅热焦渴，则坚干不得出，故痛而闭不通矣。"提出了寒热可致腹痛，也说明腹痛的发生与脾胃、大肠、小肠相关。从《素问·举痛论》中的"血不得散，小络引急，故痛"到《诸病源候论》中"结聚不散，正气与邪气交争相击，故痛"，可知"不通"是腹痛的病机，寒凝、热结、食滞、气郁、血瘀等均可为腹痛的病因。

谢教授认为患者因饮食不节出现上腹部疼痛不适，如《素问·痹论》所云："饮食自倍，肠胃乃伤。”饮食不节，超过了脾胃的运化之力，运化不及则食停脘中，阻滞气机，不通则痛。脾虚不化水湿，湿邪泛溢四肢躯干，则致颈部及后背部酸痛，若其上蒙清窍，可致头晕。肝在志为怒，怒则伤肝，肝伤则不能藏血，肝失疏泄，人体气机不畅，不通而痛。气郁日久则血瘀，可伴见刺痛。日久化火则口苦、口干，胃气上逆而反酸。脾虚不化湿，湿浊偏渗于肠间，则大便黏腻不成形，次数多。舌暗红，苔白腻，脉弦滑，为肝郁脾虚之象。

谢教授用柴胡和解少阳，疏肝理气；佛手理气和中；尤其是枳壳的理气作用，柳宝诒云：“湿热两感之病，必先通利气机，俾气水两畅，则湿从水化，热从气化，庶几湿热无所凝结。”白术健脾渗湿，湿祛脾气得复，则无生痰之虞；厚朴下气除满，消除脾胃湿滞；紫苏子行气止痛；青皮破气消积，川楝子行气止痛，为心腹痛要药；诸药共用助调理气机之效；藿香、佩兰，芳香化湿，去其头晕、头昏沉之症，两药还可醒脾开胃；黄芩得栀子清邪热并泻肺火，栀子得黄芩相助泻肝而利湿，二者相互促进，共奏清肺泻肝、泻火凉血之功；山楂、鸡内金健脾消食；乳香、没药活血调气止痛；葛根解肌，缓解颈项酸痛僵硬；旋覆花、代赭石降逆止呃。二诊时患者上腹部疼痛减轻，口苦、口臭，呃逆，大便黏腻不成形，去乳香、没药、山楂、川楝，加猪苓利水渗湿，神曲健脾消食，甘草合炒白芍酸甘化阴，滋补肝阴。三诊时患者上腹部疼痛明显减轻，偶有右上腹部疼痛，口干减轻，头晕，大便黏滞，1日2次，去紫苏子，煨葛根代替生葛根，取其升阳止泻之功，加香附增强疏肝解郁之效。四诊腹痛及诸症减轻继服原方。

腹痛案八

王某，女，75岁。

首诊时间：2021年5月16日。

主诉：上腹部疼痛1年，加重5天。

现病史：患者1年前摔倒后出现上腹部隐痛，未予重视。未进行治疗。5天前因恼怒出现上腹部疼痛，并逐渐加重，为求中西医结合治疗，遂来黑龙江中医药大学附属第一医院就诊。患者现症见：上腹部疼痛，偶为胀痛，饭后疼痛明显，伴呃逆，反酸，头晕，气短，乏力，急躁易怒，口干、口苦，纳差，寐可，大便不成形，每日2～3次，小便频数，每夜5～6次。舌质红，苔白有裂纹，脉弦滑。

既往史：高血压病史20年。

辅助检查：①胃镜示十二指肠溃疡；②腹部CT示胰头癌可能性大，伴低位胆道梗阻；③生化示ALT103 U/L，AST150 U/L，ALP222.4 U/L，球蛋白（GLOB）16 g/L（哈尔滨医科大学附属第一医院，2021-05-05）。

中医诊断：腹痛—肝郁脾虚。

西医诊断：①十二指肠溃疡；②胰头癌；③原发性高血压病。

治法：疏肝健脾，理气止痛。

方药：

焦白术15克	甘　草10克	佛　手10克	炒白芍25克
紫苏子10克	神　曲10克	香　橼10克	地榆炭15克
香　附10克	黄　连10克	郁　金15克	金钱草25克
陈　皮20克	石　斛15克	浙贝母25克	煅海螵蛸25克（先煎）
沙　参15克	五味子20克	海蛤壳25克（先煎）	瓦楞子25克（先煎）

7剂，日1剂，水煎300毫升，早晚分服

二诊：患者上腹痛减轻，呃逆明显缓解，烧心减轻，口干、口苦缓解，大便仍不成形，每日1次。舌红，苔黄有裂纹，脉弦滑。于上方去瓦楞子、黄连、郁金、海蛤壳、浙贝母，加天麻10克，钩藤10克，藿香10克，佩兰10克，珍珠母20克。

方药：

焦白术15克	甘　草10克	佛　手10克	炒白芍25克
紫苏子10克	神　曲10克	香　橼10克	地榆炭15克
香　附10克	沙　参15克	石　斛15克	金钱草25克
陈　皮10克	天　麻10克	佩　兰10克	五味子15克
藿　香10克	钩　藤10克	煅海螵蛸30克（先煎）	珍珠母20克（先煎）

14剂，日1剂，水煎300毫升，早晚分服

三诊：患者服上药后诸症明显好转，为巩固治疗，继服14剂。

随诊半年，患者病情稳定，症状未见反复发作。

【按语】

《金匮要略·腹满寒疝宿食病脉证治第十》有言：“病者腹满，按之不痛为虚，痛者为实，可下之。”以按之痛与不痛分腹痛之虚实。谢教授认为在本医案中，患者腹痛是由于脾胃运化失职，肝郁气滞所致，其腹痛病机是以气滞导致的“不通则痛”为主，当用疏肝健脾、理气止痛之法。

谢教授认为本患者腹痛是由于跌仆损伤，导致血络受损，形成腹中瘀血，经络不畅，不通则痛。久病不愈，患者急躁易怒，肝气失于疏泄，脾胃升降失调，脏腑气机不利，气血阻滞，经脉运行不畅，继而腹痛逐渐加重。肝气横逆犯胃，胃气上逆，故患者呕吐。患者年高体弱，久病劳倦，饮食衰少，气血生化乏源，脑窍失养，故患者头晕、气短、乏力。肾阳虚衰，温煦摄纳失司，则见夜尿频数，畏寒。脾胃不能正常运化，纳差。肝气郁久化热，口干、口苦，津液不足，则苔有裂纹，大便干结。脾虚不化水湿，苔白，脉弦滑。

谢教授在治疗时重在疏肝理气，运用甘味药补益气血，缓急止痛，运用辛温药物调畅气机。香附疏肝解郁，理气调中，可入血分，治疗气滞血瘀；佛手尤善降气，佐以紫

苏子降气之功更甚，治疗其呃逆、恶心；正如《医林纂要》中言香橼“治胃脘痛，宽中顾气，开郁”，香附、佛手、香橼三者相配，关键在于调养肝气；陈皮理气化痰，健脾和胃；焦白术健脾；神曲消食；甘草和白芍酸甘化阴，以补肝阴；沙参、石斛二药相伍，养胃阴，生津液，清虚热；郁金和黄连相须，有辛开苦降、反佐之妙用，起清肝泻火、降逆止呕之效；金钱草清利肝经湿热；地榆炭止血；五味子益气生津，补肾宁心。二诊时患者呃逆明显缓解，烧心减轻，口干、口苦缓解，头晕，大便不成形，舌红，苔黄有裂纹，脉弦滑，尺脉弱，加天麻、钩藤平肝潜阳，藿香、佩兰去湿，珍珠母宁心安神。三诊腹痛及诸症减轻继服原方。

九、泄　泻

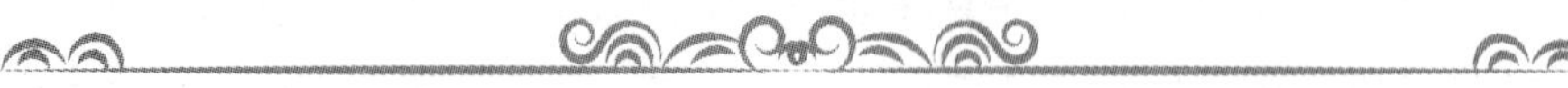

泄泻案一

肖某，男，51岁。

首诊时间：2021年5月2日。

主诉：腹泻3年，加重5天。

现病史：患者3年前出现大便稀，不成形，每日3次，未予以重视，症状反复发作。5天前因饮食不规律，大便次数增多，为求中西医结合治疗，遂来黑龙江中医药大学附属第一医院就诊。患者现症见：腹泻不止，日10次，排便费力、量少，肛门处酸胀感，寐差，睡后易醒，纳呆，晨起口苦，小便可。舌质淡紫，苔黄厚，少津，有裂纹，脉弦滑。

既往史：2017年因直肠肿瘤于胜华综合医院行腹腔镜切除直肠20 cm手术。

辅助检查：①胃镜示慢性浅表萎缩性胃炎，贲门黄色素瘤，病理示胃底腺息肉及胃黏膜呈慢性炎；② HP:（+）（胜华综合医院，2019-07-14）；③肠镜示结肠腺管状腺瘤（吻合口）有炎性渗出物，坏死物及结肠黏膜呈急性及慢性炎（北京协和医院，2021-04-20）。

中医诊断：泄泻—脾胃湿热，津液亏少。

西医诊断：①直肠切除术后；②结肠腺管状腺瘤；③慢性浅表萎缩性胃炎。

治法：燥湿清热，固涩止泻。

方药：				
	柴　胡10克	生白术15克	炒黄芪15克	太子参10克
	土茯苓15克	苦　参15克	玄　参15克	石　斛15克
	黄　连10克	黄　芩10克	黄　柏10克	厚　朴15克
	火麻仁15克	地榆炭15克	椿根皮10克	儿　茶10克
	白　及6克	煅龙骨20克（先煎）	煅牡蛎20克（先煎）	

7剂，日1剂，水煎300毫升，早晚分服

二诊：患者服上药后，寐差好转，但仍晨起口苦。舌质淡紫，苔黄厚，脉弦滑。原方去煅龙骨、煅牡蛎、地榆炭，加入半枝莲15克，白花蛇舌草20克以清热解毒，加仙鹤草15克收涩止泻。

方药：柴　胡10克　　生白术20克　　炒黄芪15克　　太子参10克
黄　连15克　　黄　芩15克　　黄　柏15克　　苦　参15克
土茯苓15克　　厚　朴15克　　石　斛15克　　玄　参15克
半枝莲15克　　白花蛇舌草20克　　仙鹤草15克　　火麻仁15克
椿根皮10克　　儿　茶6克　　白　及6克

14剂，日1剂，水煎300毫升，早晚分服

三诊：患者服上药后，排便次数未明显减少，仍排便费力，乏力。舌暗，苔白腻，脉弦滑。于上方去柴胡、厚朴、玄参、火麻仁、生白术，加香附10克行气以助肠腑通利；焦白术20克，炒山药30克益气健脾；肉豆蔻10克，诃子10克，补骨脂10克助阳止泻。

方药：炒黄芪15克　　焦白术20克　　炒山药30克　　黄　连15克
黄　芩15克　　黄　柏15克　　太子参10克　　苦　参15克
土茯苓15克　　石　斛15克　　半枝莲15克　　白花蛇舌草20克
仙鹤草15克　　肉豆蔻10克　　诃　子10克　　补骨脂10克
香　附10克　　椿根皮10克　　儿　茶6克　　白　及6克

14剂，日1剂，水煎300毫升，早晚分服

四诊：患者服上药后，仍腹泻不止，肛门有酸胀感。舌暗，苔白腻，脉滑。原方椿根皮10克更换为石榴皮10克。

方药：炒黄芪15克　　焦白术20克　　炒山药30克　　黄　连15克
黄　芩15克　　黄　柏15克　　太子参10克　　苦　参15克
土茯苓15克　　石　斛15克　　半枝莲15克　　白花蛇舌草20克
仙鹤草15克　　肉豆蔻10克　　诃　子10克　　补骨脂10克
香　附10克　　石榴皮10克　　儿　茶6克　　白　及6克

14剂，日1剂，水煎300毫升，早晚分服

五诊：患者服上药后，腹泻明显好转。舌淡，苔白微腻，脉滑。效方不变，继续服用上方14剂。

后对患者定期随访半年，未再复发。

【按语】

《幼幼集成·泄泻症治》云："泄泻之证，无不本于脾胃。脾胃强，则水谷腐熟，而化气化血。脾胃弱，则水谷不能运化，各随人之寒热虚实，而泄泻作矣。"泄泻乃湿邪停聚脾胃，脾胃失司所致，主要病机为脾虚湿盛。谢教授以健脾燥湿通腑为基本治法贯穿治疗始终，若患者久泻致气阴两虚，则需在燥湿健脾的同时，添加益气滋阴之品，以顾

护脾胃。

谢教授认为该患者术后体虚，脾失健运，湿热之邪乘虚侵及肠胃，郁遏中焦而发生泄泻。久泻伤气，则感排便无力，量少；久泻也可伤阴，故舌黄少津，有裂纹；晨起口苦，苔黄厚，脉弦滑，均为湿热之证，若湿热侵袭下注，肛门则有酸胀感；脾胃功能失常，则寐差、睡后易醒、纳呆。本病患为本虚标实之证，湿邪未除，困于中焦脾胃，损伤脾胃，脾虚可以及肾，或脾肾相互影响，以致脾肾同病，日久可发为五更泄泻。

谢教授治疗本案患者以健脾化湿、清热止泻为治则。方中用方中柴胡、生白术、黄芪相伍，取补中益气汤之意，补气健脾，增强脾胃运化之力。观其舌脉，知患者有湿郁化热之象，配以黄芩、黄连、黄柏、苦参清热燥湿。热久有阴伤之象，加以石斛、太子参、玄参等滋阴之品。因其泄泻不止，肉豆蔻配补骨脂，乃取四神丸之义，伍以诃子、赤石脂、地榆炭、白及等涩肠止泻。寐差者再佐以煅龙骨、煅牡蛎以镇惊安神。

泄泻案二

王某，男，31岁。

首诊时间：2020年10月4日。

主诉：大便稀溏10年，加重3天。

现病史：患者10年前因饮食不节出现大便稀溏，后反复发作。3天前晨起受凉后便溏加重，便质不成形，日2～3次，面色萎黄，四肢无力，倦怠，咳嗽，咽干，纳差，寐尚可。舌暗，舌边有齿痕，苔黄白厚腻，脉弦滑。

辅助检查：①血常规示血小板336×10^9 /L，血小板压积0.35 %；②尿常规示尿比重1.027，尿隐血（±）；③生化示AST45 U/L，尿酸458 μmol/L，总胆固醇6.61 mmol/L，甘油三酯2.41 mmol/L（哈尔滨医科大学附属第二医院，2020-06-23）。

中医诊断：泄泻—脾虚湿盛。

西医诊断：①肠易激综合征；②脂肪肝；③高尿酸血症；④高胆固醇血症。

治法：益气健脾，祛湿止泻。

方药：黄　芪20克　柴　胡10克　生白术15克　薏苡仁15克
太子参10克　苍　术10克　泽　泻15克　猪　苓10克
焦山楂15克　炒麦芽15克　焦神曲15克　鸡内金10克
陈　皮15克　桔　梗10克　白茅根15克　丹　参20克
大　蓟8克　小　蓟8克　木蝴蝶15克

7剂，日1剂，水煎300毫升，早晚分服

二诊：患者便溏症状缓解，眼干。舌暗，舌边有齿痕，苔白腻，脉弦滑。前方基础上加决明子15克，姜黄15克，去大蓟、小蓟。

方药：				
方药：	黄　芪 20 克	柴　胡 10 克	生白术 15 克	薏苡仁 15 克
	太子参 10 克	苍　术 10 克	泽　泻 15 克	猪　苓 10 克
	焦山楂 15 克	炒麦芽 15 克	焦神曲 15 克	鸡内金 10 克
	陈　皮 15 克	桔　梗 10 克	白茅根 15 克	丹　参 20 克
	木蝴蝶 15 克	姜　黄 15 克	决明子 15 克	

7 剂，日 1 剂，水煎 300 毫升，早晚分服

三诊：患者服药后排便成形，咳嗽缓解，嗜睡。舌暗，有齿痕，苔白腻，脉滑数。前方基础上加石菖蒲 15 克，去鸡内金、桔梗、白茅根、木蝴蝶。

方药：				
方药：	黄　芪 20 克	柴　胡 10 克	生白术 15 克	薏苡仁 15 克
	太子参 10 克	苍　术 10 克	泽　泻 15 克	猪　苓 10 克
	焦山楂 15 克	炒麦芽 15 克	焦神曲 15 克	决明子 15 克
	陈　皮 15 克	丹　参 20 克	姜　黄 15 克	石菖蒲 15 克

7 剂，日 1 剂，水煎 300 毫升，早晚分服

四诊：患者现大便成形，日 1 次，晨起有白痰，纳可，寐可。舌暗，有齿痕，苔白腻，脉弦滑。前方基础上去掉焦三仙，加入夏枯草 15 克，炙半夏、枳壳、厚朴各 10 克。

方药：				
方药：	黄　芪 20 克	柴　胡 10 克	生白术 15 克	薏苡仁 15 克
	太子参 10 克	苍　术 10 克	泽　泻 15 克	猪　苓 10 克
	决明子 15 克	丹　参 20 克	姜　黄 15 克	石菖蒲 15 克
	夏枯草 15 克	陈　皮 15 克	炙半夏 10 克	枳　壳 10 克
	厚　朴 10 克			

7 剂，日 1 剂，水煎 300 毫升，早晚分服

【按语】

《明医杂著》云："若元气素弱，饮食难化，食多即腹内不和，疼痛，泄泻。"患者先天脾胃不足，加之后天饮食不节，致使脾胃传导失司，水谷糟粕混杂而下，遂成泄泻。脾主四肢，脾虚肌肉乏养，故患者四肢无力，倦怠，面色萎黄。水湿不运，阻滞中焦，气机不畅而不欲饮食。脾为气血生化之源，脾虚日久导致患者肺宣发肃降失常，使得肺气不畅而出现咳嗽等症，正是母病及子的中医理论体现。气虚日久，血行无力，渐致血瘀，正如《医林改错》所云："泻肚日久，百方不效，是总提瘀血过多。"

治疗原则为益气健脾，祛湿止泻。谢教授将李杲名方补中益气汤加减化裁，重用黄芪为君，入脾、肺二经，既补中气、表气，又能升阳举陷，佐以药性平和的太子参益气健脾、生津润肺，柴胡助升阳举陷之力。白术味甘性缓，为"脾脏补气健脾第一要药"，苍术辛而燥烈，以燥湿化湿为主，二药合用，共奏益气健脾、燥湿利水之功，配以理气和胃之陈皮使诸药补而不滞。猪苓、泽泻等利水渗湿药物可以"利小便而实大便"。患者

肺气亦虚，佐以桔梗宣开肺气，通利水道，并能载药上行，以益肺气而助培土生金之功。焦三仙、鸡内金以行气消食，健脾开胃。血脉瘀阻，血不循经而尿血，故加善治下焦的大蓟、小蓟、白茅根等药物凉血止血。二诊时患者眼干，原方基础上加决明子以清肝明目。患者素来脾胃虚弱，不宜久用寒凉药物，去性凉之大蓟、小蓟加性温之姜黄，与丹参共奏行气活血之力。三诊患者服药后排便成形，嗜睡，加入石菖蒲15克以醒神益智，余症皆有缓解。四诊时患者大便成形，纳可，寐可，晨起有白痰，在原方基础上去掉焦三仙等消食药物，加入“治湿痰之主药”半夏10克，再加枳壳、厚朴各10克以行气燥湿消痰。

谢教授认为，久泄患者往往责之脾虚和湿盛两个方面，脾胃虚弱，水湿运化不利，导致湿盛困脾。而湿为阴邪，阻遏脾气的升发，进一步导致脾虚的加重，脾虚与水湿互为因果。因此，谢教授在治疗此类患者时，健脾益气是根本治法。脾健则运化自强，水液代谢输布无碍，则湿邪无机可乘，加利湿药物可做到标本兼顾，并在此基础上配伍少量升阳药、行气药，顺应脾性，以助运化。同时，要重视久病致瘀，辨证施治。

泄泻案三

张某，男，24岁。

首诊时间：2020年9月30日。

主诉：多食后便溏1周。

现病史：患者1周前因饮食不节出现大便稀溏，色淡黄，日2～3次，伴腹部胀满，偶感胁肋部刺痛，夜间加重，面色少华，矢气多，乏力，畏寒，手足凉，嗜睡，纳差。舌暗红，有齿痕，苔黄白腻，脉弦滑。

辅助检查：①消化超声示胆囊息肉（0.7cm×0.45 cm）；②生化示总胆红素29.2 μmol/L，间接胆红素22.92 μmol/L（哈尔滨医科大学附属第一医院，2020-09-11）。

中医诊断：泄泻—脾虚湿盛，气滞血瘀。

西医诊断：①功能性消化不良；②胆囊息肉。

治法：健脾祛湿，活血行气。

方药：柴　胡10克　生白术20克　白豆蔻15克（先煎）　草豆蔻15克
乌　药15克　黄　芪20克　太子参15克　焦山楂15克
焦神曲15克　炒麦芽15克　陈　皮15克　鸡内金10克
金钱草25克　姜　黄15克　白　芷10克　郁　金15克
三　棱10克　莪　术10克　薏苡仁15克　苦　参15克
黄　芩12克

7剂，日1剂，水煎300毫升，早晚分服

二诊：患者服用7剂后，大便稍有成形，矢气多减低，乏力减轻，纳差减轻，停药4～5天后，多食后便溏复发。舌暗红，有齿痕，苔黄白腻，脉弦滑无力。原方基础上加枳实10克，厚朴10克。

方药：柴　胡10克　生白术20克　白豆蔻15克（先煎）　苍　术10克
乌　药15克　黄　芪20克　太子参15克　焦山楂15克
焦神曲15克　炒麦芽15克　陈　皮15克　鸡内金10克
金钱草25克　姜　黄15克　白　芷10克　郁　金15克
三　棱10克　莪　术10克　薏苡仁15克　苦　参15克
黄　芩12克　枳　实10克　厚　朴10克

7剂，日1剂，水煎300毫升，早晚分服

三诊：患者服药不规律，大便成形，1日1行，鼻子、臀部易长疖肿，手指在秋冬、春夏交际处起小水疱，足汗出，小便可。舌暗红，有齿痕，苔根白腻，中剥苔，脉弦滑无力。原方基础上去掉鸡内金，加香橼10克，香附15克，龙胆草10克，土茯苓10克。

方药：柴　胡10克　生白术20克　白豆蔻15克（先煎）　苍　术10克
乌　药15克　黄　芪20克　太子参15克　焦山楂15克
焦神曲15克　炒麦芽15克　金钱草25克　姜　黄15克
白　芷10克　郁　金15克　三　棱10克　莪　术10克
薏苡仁15克　苦　参15克　黄　芩12克　枳　实10克
厚　朴10克　香　橼10克　香　附15克　龙胆草10克
土茯苓10克

7剂，日1剂，水煎300毫升，早晚分服

四诊：患者服用上述药物后大便成形，腹胀缓解，其余诸症明显好转。舌暗红，有齿痕，苔白腻，脉弦滑。去掉香橼、香附。

方药：柴　胡10克　生白术20克　白豆蔻15克（先煎）　苍　术10克
乌　药15克　黄　芪20克　太子参15克　焦山楂15克
焦神曲15克　炒麦芽15克　金钱草25克　姜　黄15克
白　芷10克　郁　金15克　三　棱10克　莪　术10克
薏苡仁15克　苦　参15克　黄　芩12克

7剂，日1剂，水煎300毫升，早晚分服

【按语】

对于泄泻的治疗，明代李中梓在《医宗必读》中提出的“治泻九法”对后世影响颇深。谢教授临证时，紧紧围绕“治泻九法”而辨证施治。谢教授强调，在治疗泄泻的患者时，要重视病程的长短，初病者易治，久病而反复发作者难调，在标本兼治的基础上要注意是否有病久及肾、血瘀等征象。患者先天脾脏虚弱，气血运化无力，内生湿浊，多食则易便溏；平时忧思过度，肝气不疏，更伤脾脏，脾失健运，清阳不升，水湿不化，则易发生便溏，并伴有乏力、嗜睡等症；脾阳虚衰，阳虚则寒，故患者畏寒、手足凉；气滞日久，则血行不畅，瘀血阻络，不通则痛，偶感胁肋部刺痛，而血瘀日久，又恐郁而化热。

治疗当健脾祛湿，活血行气。谢教授善用柴胡、白术二味中药。柴胡辛苦，条达肝气，作为肝经引经药而疏肝解郁，白术甘苦入脾胃，以健脾益气为功，二者相配，肝脾同调。大便溏薄，必有湿邪，佐以二蔻化湿温中行气。郁金、姜黄同出一源，均能行气活血，姜黄性温，郁金性寒，二者相伍，寒温并调。同时，患者矢气多，食欲不振，配伍焦三仙健脾行气开胃。纵观全方，有补有行，有温有寒，标本兼治。二诊时，在原方基础上加入枳实 10 克，厚朴 10 克，意在加强行气之力，正是对出自《医学正传》的曲麦枳术丸的加减化裁。三诊时，患者易长疖肿，其根本病因为湿热，在黄芩、苦参等药的基础上加龙胆草 10 克，土茯苓 10 克，以清热燥湿解毒。四诊时，患者大便成形，腹胀等症状皆有缓解，原方基础上去掉香橼、香附，继服 7 剂，随诊。

久泻的根本病机为脾虚湿盛，治疗时要谨守病机，同时注重气机的调达，血行的通畅，方能药到病除。

泄泻案四

宫某，女，53 岁。

首诊时间：2021 年 2 月 7 日。

主诉：水样便 3 个月，加重 5 天。

现病史：患者于 3 个月前因饮食不节出现水样便，未予以系统治疗，5 天前加重，为求中西医结合治疗，遂来黑龙江中医药大学附属第一医院门诊就诊。患者现症见：水样便，每日 5 ～ 6 次，便质先干后稀，完谷不化，伴有嗳气，右胁部胀痛，后背痛，矢气多，口干口苦，痰多，食少纳呆，入睡困难，寐差易醒，小便黄。舌质暗红，边有齿痕，苔黄腻伴有裂纹，脉滑数。

既往史：① 2019 年行痔疮手术；② 2021 年 2 月行胆囊切除术。

辅助检查：①腹部彩超示脂肪肝（轻度），肝实性结节（考虑血管瘤），胆囊壁毛糙，胆囊多发结石（泥沙样），胆囊壁小隆起病变（哈尔滨医科大学附属第四医院，2017-02-17）；②心脏超声示室壁运动不协调，左室顺应性减低；（哈尔滨医科大学附属第四医院，2020-10-23）；③腹部彩超示脂肪肝（轻度），肝内多发实性结节，考虑血管瘤可能性大，胆囊炎性改变，胆囊多发结石，胆囊壁多发小隆起病变（黑龙江中医药大学附属第一医院，2021–02–08）；④双肺 CT 示左肺下叶轻微炎症，右肺下叶微小结节，左乳结节，肝内低密度（黑龙江中医药大学附属第一医院，2021–02–16）；⑤ MRI 示胆囊炎，胆囊结石，肝脏多发异常信号，左肾异常信号，病理示胆囊结石，腺肌症（哈尔滨医科大学附属第一医院，2021–02–24）；⑥血常规示 HGB152 g/L，HCT45.7 %，中性粒细胞百分比（NEUT%）78.3 %；⑦生化示 TBIL23.7 μmol/L，DBIL26.9 μmol/L（黑龙江中医药大学附属第一医院，2021–02–16）。

中医诊断：泄泻—肝郁脾虚兼湿热。

西医诊断：①胃肠功能紊乱；②腹泻型肠易激综合征；③脂肪肝；④胆囊结石。

治法：清热燥湿，健脾止泻。

方药：柴　胡 10 克　炒白术 20 克　香　附 15 克　茯　苓 15 克
薏苡仁 15 克　苍　术 15 克　诃　子 15 克　磁　石 20 克（先煎）
煅龙骨 20 克（先煎）　煅牡蛎 20 克（先煎）　川　芎 10 克　威灵仙 15 克
黄　芩 10 克　黄　连 10 克　黄　柏 10 克　丹　参 15 克
炒白芍 30 克　苦　参 15 克　炙甘草 10 克

7 剂，日 1 剂，水煎 300 毫升，早晚分服

二诊：患者服上药后自觉水样便稍减少，仍完谷不化，右胁部胀痛，后背痛，口干口苦，痰多。舌质暗红，边有齿痕，苔黄腻伴有裂纹，脉滑数。患者睡眠好转，于上方去磁石；湿热之邪不易去除，故加白豆蔻 15 克化湿行气，开胃消食，加龙胆 10 克清热燥湿，加强祛湿热之力，加金钱草 35 克利胆消石。

方药：柴　胡 10 克　炒白术 20 克　香　附 15 克　茯　苓 15 克
薏苡仁 15 克　苍　术 15 克　诃　子 15 克　煅龙骨 20 克（先煎）
煅牡蛎 20 克（先煎）　威灵仙 15 克　黄　芩 10 克　黄　连 10 克
黄　柏 10 克　龙　胆 10 克　夏枯草 15 克　金钱草 35 克
白豆蔻 15 克（后下）

7 剂，日 1 剂，水煎 300 毫升，早晚分服

三诊：患者水样便减少，大便稍成形，右胁部胀痛减轻，后背痛减轻，痰减少。舌质暗红，边有齿痕，苔黄，脉滑数。龙胆苦寒不可久服，故在上方基础上去掉龙胆，加补骨脂 10 克温肾阳化气，加土茯苓 15 克除湿。

方药：柴　胡 10 克　炒白术 20 克　香　附 15 克　茯　苓 15 克
薏苡仁 15 克　苍　术 15 克　诃　子 15 克　煅龙骨 20 克（先煎）
煅牡蛎 20 克（先煎）　威灵仙 15 克　黄　芩 10 克　黄　连 10 克
黄　柏 10 克　夏枯草 15 克　金钱草 35 克　白豆蔻 15 克（后下）
补骨脂 10 克　土茯苓 15 克

7 剂，日 1 剂，水煎 300 毫升，早晚分服

四诊：患者服上药后自觉诸症有所好转，仍有口干。舌质暗，苔薄黄，脉滑。为防大量清热祛湿之品苦寒伤阴，去黄柏、夏枯草，加石斛10克以养阴津。

方药：柴　胡10克　炒白术20克　香　附15克　茯　苓15克
薏苡仁15克　苍　术15克　诃　子15克　煅龙骨20克（先煎）
煅牡蛎20克（先煎）　威灵仙15克　黄　芩10克　黄　连10克
金钱草35克　白豆蔻15克（后下）　补骨脂10克　土茯苓15克
石　斛10克

7剂，日1剂，水煎300毫升，早晚分服

五诊：患者服上药后诸症明显好转，大便成形，日1次，胁痛、后背痛消，食纳可，寐可。舌质暗，苔薄黄，脉滑。原方去黄芩、黄连，加鸡内金10克健脾消食，再服14剂巩固。

方药：柴　胡10克　炒白术20克　香　附15克　茯　苓15克
薏苡仁15克　苍　术15克　诃　子15克　煅龙骨20克（先煎）
煅牡蛎20克（先煎）　威灵仙15克　金钱草35克　白豆蔻15克（后下）
补骨脂10克　土茯苓15克　石　斛10克　鸡内金10克

14剂，日1剂，水煎300毫升，早晚分服

【按语】

“泄泻之本，无不由脾胃”，泄泻的基本病机为脾虚湿胜。脾胃虚弱，运化失健，则水谷不化，清浊不分，混杂而下，见完谷不化，纳谷不香；脾虚生痰，故见痰多；脾虚失运，湿滞不化，郁而化热，日久而成湿热之象，故患者口苦口干，小便黄，苔黄腻；痰湿阻滞，气行不畅，不通则痛，故见右胁胀满，后背疼痛。患者为脾虚湿盛，日久湿郁化热，而成一派虚实夹杂之象。

谢教授治疗本案当清热燥湿，健脾止泻。患者脾虚无力运化水湿为病之本，炒白术、茯苓、炙甘草以四君子汤为底方以补脾益气，从根本上治疗泄泻。日久湿郁化热为病之标，故黄连、黄芩、黄柏、苦参清热燥湿，苍术健脾燥湿，薏苡仁健脾止泻，柴胡、香附、川芎等行气药可以行气燥湿。柴胡主入肝经，疏肝气，肝气升发条达，疏泄乃治，气行通畅，故胸胁痛也能缓解。湿与热结难以速去。二诊湿热仍在，故加龙胆以增清热利湿之力，白豆蔻化湿行气。三诊加补骨脂，与肉豆蔻相伍，取四神丸温肾阳止泻之意。四诊唯有口干明显，恐苦寒清热药量大伤阴，故加石斛养阴。五诊时诸症好转，加鸡内金健脾消食，脾虚生湿，故培土健脾以防湿复起。

泄泻由脾失健运，水湿不化而生，谢教授认为辨治以健脾化湿理气为主。此患者泄泻三月之久，完谷不化，脾虚症状明显，并且湿郁已经化热，此时单纯健脾止泻恐不能奏效，还需结合清热燥湿之黄连、黄芩、黄柏并用，清上中下三焦湿热，并且注意结合

运用风药。风药升散，可以召脾气上升，以燥湿止泻。另外谢教授认为久病入络，泄泻日久也会产生血瘀，故临床应当辨证仔细，如患者有血瘀的表现，酌用化瘀之法。

泄泻案五

边某，女，42岁。

首诊时间：2020年9月23日。

主诉：大便稀溏2年，加重半年。

现病史：患者自述2年前因饮食不节出现大便稀溏，未予重视，未经系统治疗，症状反复发作。近半年大便糖稀症状加重，为求进一步中西医系统诊疗，遂来黑龙江中医药大学附属第一医院门诊就诊。患者现症见：大便稀溏，每日2～3次，伴胸闷气短，汗多，体倦乏力，面色少华，口干口苦，口气重，晨起反酸，纳可，寐差多梦。舌质紫暗，舌体胖大有齿痕，苔黄腻，脉沉弦。

既往史：高血压病病史2年（盐酸贝那普利片，每次5mg，每日1次口服，血压控制尚可）。

月经史：14岁初潮，末次月经2020年9月5日，既往月经正常，无痛经，无白带，近2个月经量增多。

辅助检查：消化系统彩超示胆囊炎，脂肪肝（黑龙江中医药大学附属第一院，2020-09-20）。

中医诊断：泄泻—脾虚湿热内蕴。

西医诊断：①腹泻型肠易激综合征；②胆囊炎；③脂肪肝；④高血压。

治法：清热利湿，理气运脾。

方药：柴　胡10克　炒白术20克　薏苡仁15克　苍　术10克
补骨脂15克　诃　子10克　紫苏子15克　黄　芪15克
太子参10克　焦神曲15克　鸡内金10克　石　斛15克
苦　参10克　黄　芩6克　黄　连6克　黄　柏6克
泽　泻10克　猪　苓10克　玄　参10克　厚　朴10克
枳　壳10克　肉豆蔻10克（后下）　煅海螵蛸25克（先煎）
瓦楞子20克（先煎）　煅龙骨20克（先煎）　煅牡蛎20克（先煎）

7剂，日1剂，水煎300毫升，早晚分服

二诊：患者服上药后大便成形，便质干，每2日1次，晨起痰多，偶有头痛（凌晨2～3点尤甚），手心热，自觉胸闷气短、汗多、体倦乏力、口干、口苦、口气重、反酸等症缓解。舌质暗，舌体胖大有齿痕，苔黄腻，脉弦。于上方去补骨脂、诃子、瓦楞子、枳壳、厚朴、玄参，加藿香10克，佩兰10克，金钱草15克，延胡索10克。

处方：柴　胡10克　炒白术20克　薏苡仁15克　苍　术10克
紫苏子15克　黄　芪15克　太子参10克　焦神曲15克
鸡内金10克　石　斛15克　苦　参10克　黄　芩6克
黄　连6克　黄　柏6克　藿　香10克　泽　泻10克
猪　苓10克　佩　兰10克　延胡索10克　金钱草15克
肉豆蔻10克（后下）　煅海螵蛸20克（先煎）　煅龙骨20克（先煎）
煅牡蛎20克（先煎）

7剂，日1剂，水煎300毫升，早晚分服

三诊：患者服上药后大便成形，便质干，每日1次，便中偶有碎屑，稍有反酸、烧心、嗳气。舌质暗，舌体胖大有齿痕，苔黄腻，脉弦。于上方去苦参。

处方：柴　胡10克　炒白术20克　薏苡仁15克　苍　术10克
紫苏子15克　黄　芪15克　太子参10克　焦神曲15克
鸡内金10克　石　斛15克　猪　苓10克　黄　连6克
黄　柏6克　藿　香10克　泽　泻10克　黄　芩6克
佩　兰10克　延胡索10克　金钱草15克　肉豆蔻10克（后下）
煅海螵蛸20克（先煎）　煅龙骨20克（先煎）　煅牡蛎20克（先煎）

7剂，日1剂，水煎300毫升，早晚分服

四诊：患者现大便成形，便质干，每日1次，偶有反酸，余症皆见好转，但仍寐差，早醒多梦，偶有心慌。舌质暗，舌体胖大有齿痕，苔黄腻，脉弦。于上方去肉豆蔻、鸡内金、延胡索、泽泻、猪苓，加首乌藤30克，合欢花10克，柏子仁10克，莲子心10克，煅海螵蛸改为35克。

处方：柴　胡10克　炒白术20克　薏苡仁15克　苍　术10克
紫苏子15克　黄　芪15克　太子参10克　焦神曲15克
石　斛10克　黄　芩6克　黄　连6克　黄　柏6克
合欢花10克　柏子仁10克　莲子心10克　首乌藤30克
金钱草15克　藿　香10克（后下）　佩　兰10克（后下）　煅海螵蛸35克（先煎）
煅龙骨20克（先煎）　煅牡蛎20克（先煎）

7剂，日1剂，水煎300毫升，早晚分服

五诊：患者大便成形，每日1次，晨起反酸烧心、嗳气减轻，现小便色黄，晨起痰多色黄，咳出后觉咽部舒适，且忧思过重，早醒多梦，易困倦。舌质暗，舌体胖大有齿痕，苔薄黄腻，脉弦。于上方去紫苏子、太子参、石斛，倍用黄芩、黄连、黄柏、金钱草，再加泽泻15克，茯苓15克，夏枯草15克，栀子10克，苦参15克，煨葛根15克，香附15克，陈皮15克，瓜蒌15克，鸡内金10克。

处方：柴　胡10克　炒白术20克　薏苡仁15克　苍　术10克

黄　芪 15 克	焦神曲 15 克	黄　芩 12 克	黄　连 12 克
黄　柏 12 克	栀　子 10 克	鸡内金 10 克	陈　皮 15 克
苦　参 15 克	夏枯草 15 克	煨葛根 15 克	香　附 15 克
瓜　蒌 15 克	藿　香 10 克（后下）	金钱草 30 克	泽　泻 15 克
茯　苓 15 克	佩　兰 10 克（后下）	煅海螵蛸 20 克（先煎）	
煅龙骨 20 克（先煎）		煅牡蛎 20 克（先煎）	

7 剂，日 1 剂，水煎 300 毫升，早晚分服

六诊：患者服上药后诸症明显好转，为巩固治疗，于上方继服 7 剂。

【按语】

《难经》谓“湿多成五泄”，亦有医者曰“无湿不成泻”，故湿为泄泻之病理关键。谢教授认为泄泻日久多因脾运失健，气机升降失常，小肠清浊不别，大肠传导失司，致使清浊混杂而下，久病不愈耗伤肾阳，命门火衰，可谓“穷必及肾”。该患阳气已虚，再加平素饮食不节、忧思多虑，使得脾虚运化失健，水湿内阻郁久化热，湿热内蕴，清浊混杂而下，遂见大便稀溏；气机升降失调，阻滞中上焦，故见胸闷气短；胃气为湿热所阻，失于和降，而见反酸；湿热熏蒸，腠理疏松，故多汗；湿热煎灼阴液而见口干、口苦、口气重；泄泻日久，湿热内扰于心，故寐差多梦；湿热流注下焦，故见月经量增多；病久气机阻滞略有血瘀之象，故舌质暗；舌体胖大有齿痕，苔黄腻，脉沉弦，均为脾虚湿热内阻之证。

治疗当以清热利湿，理气运脾。谢教授以炒白术、苍术、厚朴健脾燥湿；薏苡仁、泽泻、猪苓淡渗利水，祛湿给邪以出路，即利小便以实大便之意；湿热壅盛故用苦寒之黄芩、黄连、黄柏直清三焦湿热，加一味苦参共奏清热燥湿、厚肠止利之功；黄芪益气健脾，温补阳气，为补中益气之要药；泄泻日久伤及阴津，故以太子参、石斛、玄参滋阴清热；虽病久及肾，但是温补恐助湿热气焰，故先以清热利湿为主，佐以二神丸温补肾阳；脾虚水谷不化，精微不生，故佐以焦神曲、鸡内金健脾消食。二诊时患者气机阻滞之证均有缓解，故减厚朴、枳壳，便质干则去补骨脂、诃子、瓦楞子以防收涩太过；湿热尚在，熏于肝胆，故见入夜头痛甚，加以芳香化湿之品藿香、佩兰、金钱草清湿热利小便；延胡索理气行气止痛。三诊患者诸症持续好转，便中偶有碎屑，故去苦参，防过于苦寒伤及阳气。四诊患者出现寐差、反酸加重，故于上方加首乌藤、合欢花、柏子仁、莲子心养心安神，交通心肾；煅海螵蛸收涩抑酸。五诊患者便次增多，故去滋阴之太子参、石斛；湿热内盛，且趋向于热势加重，故加倍黄芩、黄连、黄柏、金钱草用量，再加栀子清三焦热，苦参、夏枯草清下焦湿热；泽泻、茯苓利水渗湿；煨葛根清热生津，升举清阳，配以陈皮、香附疏肝理气解郁；瓜蒌清热化痰；鸡内金消食健运脾胃。

谢教授认为本例患者泄泻病位虽在肠，但病久多累及肝、脾、肾三脏，擅肝脾同调、

脾肾共补之法。治疗以温补脾肾、调理气血、涩肠固脱、清利湿热为法，临证当仔细辨证，例如病性有阴虚、阳虚或气虚，又如病位有在脾或在肾，随证加减。脾虚生湿，用药多以燥湿、化湿、醒脾为主；伴肝气郁滞，情志不遂者，加柴胡、香附等入肝经之品疏理无形邪气；肾阳不足多以四神丸加减杜仲、牛膝、巴戟天、淫羊藿等。另外，谢教授还强调治疗本病应用补益药时，应谨记本病为虚实夹杂之证，故补虚的同时谨防实者更实，以致余邪难清。

泄泻案六

马某，女，70岁。

首诊时间：2021年5月26日。

主诉：大便不成形半年。

现病史：患者自诉半年前因情志不遂出现大便不成形，日2～3次，量少，便前脐周疼痛，伴心区不适，未予系统对症治疗，病情反复，现为求中西医结合治疗，遂于黑龙江中医药大学附属第一医院门诊就诊。患者现症见：大便不成形，日2～3次，量少，便前脐周疼痛，偶有胃痛，嗳气，伴胸闷气短，心区不适，平素下肢凉，体倦乏力，头晕，纳少，寐差，入睡困难，醒后不易入睡，小便尚可。唇紫暗，舌暗红，苔白厚腻，少津，脉弦细数。

既往史：颈椎病病史10年。

辅助检查：①心脏超声示左室舒张功能减低，二三尖瓣少量反流，主动脉弹性减低，主动脉瓣中量反流；②甲状腺超声示甲状腺双叶多发实性结节；③颅脑CT示大脑较低密度影，缺血性脑白质病变；④颈部CT示颈椎退行性改变，颈4～5、5～6椎管狭窄，颈3～4椎间盘膨出；⑤腹部彩超示肝囊肿，肝内钙化灶，肝内实性结节；⑥胃镜示浅表性胃炎伴萎缩（黑龙江省医院，2019-01-08）。

中医诊断：泄泻—气虚血瘀。

西医诊断：①肠易激综合征；②浅表胃炎伴萎缩；③腔隙性脑梗死；④颈椎病；⑤肝结节；⑥甲状腺结节。

治法：益气健脾，止泻化瘀。

方药：			
柴　胡10克	焦白术20克	薏苡仁15克	苍　术10克
炒山药30克	肉豆蔻10克（后下）	乌　药15克	黄　芪15克
太子参10克	煅龙骨20克（先煎）	煅牡蛎20克（先煎）	石　斛15克（先煎）
煨葛根10克	炒白芍25克	甘　草10克	佛　手10克
香　橼10克	香　附10克	川　芎10克	焦神曲10克

7剂，日1剂，水煎300毫升，早晚分服

二诊：患者服上药后自述大便成形，纳少、胸闷、气短等症状减轻。口唇紫暗，舌暗红，苔白厚腻，少津，脉弦细数。后出现周身瘙痒，于上方去焦神曲，加入荆芥、防风各10克祛风止痒，加入赤芍、红花各10克凉血活血。

方药：				
	柴 胡10克	焦白术20克	薏苡仁15克	苍 术10克
	炒山药20克	肉豆蔻10克（后下）	乌 药15克	黄 芪15克
	太子参10克	煅龙骨20克（先煎）	煅牡蛎20克（先煎）	石 斛15克（先煎）
	煨葛根10克	炒白芍25克	甘 草10克	佛 手10克
	香 附10克	川 芎10克	赤 芍10克	红 花10克
	防 风10克	荆 芥10克		

10剂，日1剂，水煎300毫升，早晚分服

三诊：患者服上药后大便不成形等症状好转，腹痛缓解，为巩固治疗，继服15剂。

随诊1年，病情稳定，症状未见反复发作。

【按语】

该患者年老久病，脾胃虚弱，脾失健运，进而积谷成滞，聚水成湿，清浊不分，混杂而下，遂成泄泻；脾失健运，气血生化乏源，则见胸闷气短、纳呆乏力，无法濡养心神则出现寐差，入睡困难；脾主升清，脾气虚，不能将水谷精微吸收上输头目，则头晕；脾久及肾，温煦失司，则出现下肢凉。《医方考》云："泻责之脾，痛责之肝；肝责之实，脾责之虚。"患者久病情绪不遂，郁怒伤肝，肝失疏泄，肝郁乘脾，脾失健运，则泄泻并伴有腹痛；肝郁横逆犯胃，则出现胃痛、嗳气等症状；气虚气滞均无法推动血液运行，日久化瘀；唇紫暗，舌暗红，苔白厚腻，少津，脉弦细数，为气虚血瘀之证。本案患者症状虚实夹杂，本虚标实，脾虚为本，肝郁瘀血为标，及时治疗多可痊愈，迁延日久则耗气伤津。

谢教授认为治疗当益气健脾，止泻化瘀。本方在参苓白术散的基础上进行加减，旨在健脾渗湿止泻。炒白术配苍术健脾燥湿，使湿去脾安；薏苡仁利水渗湿，使湿邪有去路，此处有"利小便而实大便"之功；炒山药既健脾又止泻，合黄芪、太子参增加益气健脾之功，脾气健旺可运化水液，使湿邪化生无源；炒葛根其气轻浮，功能升发清阳，鼓舞脾胃清阳之气上行而止泻，有"载药上行"之功，同时葛根活血通络，以助血行；久病及肾，肉豆蔻温肾阳又涩肠止泻；诸药配伍共奏健脾益气渗湿、温阳止泻之功。"肝虚脾实，故令痛泻"，柴胡以疏肝解郁，配以白芍缓急柔肝止痛；乌药行气止痛；佛手、香橼、香附疏肝行气；紫苏子降气，入肺、大肠经；诸药合用共奏调畅气机、行气止痛之功。川芎理气活血，气行则血行；寐差配煅龙骨、煅牡蛎重镇安神；口干、咽干配石斛养阴生津；纳呆配焦神曲健胃消食。全方益气健脾、渗湿止泻、行气活血。二诊时患者出现周身瘙痒，多由于脾虚无以化生，血虚风燥日久化热，故加防风、荆芥祛风止痒，

加赤芍、红花凉血活血，此乃“治风先治血，血行风自灭”。

内伤泄泻重在脾。谢教授认为脾虚运化失司，一则脾气本虚，中焦升降失和，影响对食物的消化和水谷精微的吸收，会发生腹胀便溏；二则脾虚不能为胃行其津液，水精不行停聚成湿，水湿停聚于大肠发为泄泻；三则脾失去健运，无力运化、转输水谷精微以灌四旁，四维失养并与中土间的相互作用受到影响，反而加重了泄泻。谢教授治疗泄泻注重固护脾胃，调理气机。临床常用白术、茯苓、甘草、党参、山药、莲子等健脾化湿，配以佛手、香橼、香附疏肝理气，以防气机壅滞。

泄泻案七

李某，男，35岁。

首诊时间：2020年12月23日。

主诉：腹泻1年，加重3天。

现病史：患者1年前因饮食不节出现便次增多，伴有腹痛，未予重视，未进行系统治疗，病情反复发作。3天前腹泻症状加重，今为求进一步中西医结合诊疗，遂就诊于黑龙江中医药大学附属第一医院门诊。患者现症见：大便次数多，饭后即便，甚则每日7～8次，畏寒肢冷，腹痛雷鸣，腹痛入夜尤甚，便后不缓解，偶有排便困难，形体消瘦纳少，寐可，小便正常。舌质暗红，边有齿痕，苔白腻，脉弦细无力。

中医诊断：泄泻—脾肾阳虚，气滞湿阻。

西医诊断：腹泻型肠易激综合征。

治法：温肾健脾，固涩止泻。

方药：柴　胡10克　炒白术20克　薏苡仁15克　苍　术10克
补骨脂10克　吴茱萸10克　诃　子10克　炒白芍25克
甘　草10克　防　风10克　白扁豆20克　山　药30克
乌　药15克　陈　皮10克　小茴香10克　炮　姜10克
肉豆蔻15克（后下）　白豆蔻10克（后下）

7剂，日1剂，水煎300毫升，早晚分服

二诊：患者服上药后患者舌苔转黄，脉弦细无力。便次减少，现5～6次/日，伴排便急迫，便质如水，腹痛雷鸣。于上方去吴茱萸、防风、白豆蔻、乌药、陈皮，加五味子15克，五倍子15克。

处方：柴　胡10克　炒白术20克　薏苡仁15克　苍　术10克
补骨脂10克　诃　子10克　炒白芍25克　甘　草10克
白扁豆20克　山　药30克　小茴香10克　炮　姜10克
五味子15克　五倍子15克　肉豆蔻15克（后下）

7 剂，日 1 剂，水煎 300 毫升，早晚分服

三诊：患者服上药后腹痛缓解，食欲增加，便次减少，但便质干，排便费力。舌苔黄，脉弦细无力。于上方去诃子、山药、五味子、五倍子，加黄芪 15 克，枳壳 15 克，厚朴 10 克，玄参 15 克。

处方：柴　胡 10 克　焦白术 20 克　薏苡仁 15 克　苍　术 10 克
补骨脂 10 克　炒白芍 30 克　甘　草 10 克　白扁豆 20 克
小茴香 10 克　炮　姜 10 克　黄　芪 15 克　枳　壳 15 克
厚　朴 10 克　玄　参 15 克　肉豆蔻 15 克（后下）

7 剂，日 1 剂，水煎 300 毫升，早晚分服

【按语】

《景岳全书·泄泻》言："泄泻之本，无不由于脾胃。"本病例阳明燥土不能腐熟水谷，水谷不化反积为滞；太阴湿土健运失司，水湿不化内生阻滞，小便清浊不分，大肠传导失常，混杂而下，遂成泄泻。水谷不化，脾胃不足以化生气血，身体不充，导致形体消瘦。阳虚不能温煦而见到畏寒肢冷。该病患便次多，且伴有腹痛肠鸣，便后不缓解，故为虚实夹杂之证且以虚为主，病势缓而病程长，持续一年之久，阳气渐虚，邪已入少阴。久病入络，气血运行不畅，阻滞于胃络，故不通则痛；腹泻每日 7～8 次，多有津液耗伤，故不荣则痛；患者本就营血阳气俱虚，入夜残阳潜于阴分，气愈无力动血，二者交争于胃络，故腹痛入夜尤甚；舌质暗红，脉弦细无力为体虚夹杂瘀滞之象，苔白腻有齿痕为阳虚水湿不化之侯。

谢教授治以温肾健脾，固涩止泻。因患者以腹痛雷鸣、大便泄泻为主症，故方中用炒白术补脾燥湿培土，白芍酸甘重用以缓急止痛，陈皮理气燥湿、醒脾和胃，防风为脾经之引经药，四药合用痛泻自止。因风药轻扬升散，同气相召，使得脾气上升，运化乃建，且风药还可燥湿，故泄泻自止。柴胡疏肝解郁、升举阳气，为肝经之引经药以调达气机；又入少阳，为阳气枢转之机，取和解之意。谢教授以张介宾《景岳全书·泄泻》中"肾为胃关，开窍于二阴，所以二便之开闭，皆肾脏之所主，今肾中阳气不足，则命门火衰，而阴寒独盛，故于子丑五更之后，当阳气未复，阴气盛极之时，即令人洞泻不止也"为依据，认为命门火衰脾失温煦之久泻，当以四神丸为主方治疗。方中补骨脂温补命门之火，肉豆蔻暖脾涩肠止泻，吴茱萸温脾肾以散阴寒，恐五味酸收太过替以诃子涩肠，再加炮姜温肾散寒之力更甚，诸药合用温肾暖脾固肠止泻。治泻不去湿，未触其本，故加苍术、薏苡仁、白扁豆、白豆蔻以化湿；泄泻日久耗伤脾阴，再加山药益气养阴；佐以小茴香、乌药行气温中散寒，气行则水湿化；生甘草一味防诸药合用过于温燥，体寒不受。二诊患者服药后阳气渐升，故便次减少，但舌苔转黄，当减吴茱萸、防风、白豆蔻、乌药、陈皮辛温之品以免化燥伤阴；又因患者排便急迫且便质如水，故需五味

子、五倍子以加强酸收止泻之功。三诊患者脾肾之阳大复而水湿渐化，故泄泻腹痛均将见明显好转；但因久泄耗伤津液，气机尚未调达，故于上方去诃子、五味子、五倍子以免敛邪，加枳壳、厚朴以行气通腑，加玄参代“增液汤”之意以养阴，加黄芪以补益中气，顾护中焦。

谢教授经多年临床实践认为久泻的根本病机为脾胃虚弱，湿邪是其主要的病理因素，再由情志、饮食、外邪等不良因素诱发出现，日久多及肝肾。治疗多以温补脾肾、固肠止泻、理气化湿为大法。用药多以四神丸、理中类、四逆之辈等，再随证加减温中、化湿、行气等药物。通调脾胃之气机，清气可升，浊气得降；药物炮制多用炒法，如炒白术、炒白芍等即可以缓解药性的寒凉，又能健脾止泻；另可于泄泻中妙用风药，如防风等。

泄泻案八

王某，男，36岁。

首诊时间：2021年4月14日。

主诉：腹泻15年，加重1天。

现病史：患者15年前因饮食不节出现晨起后腹泻，便质稀溏，每日1～2次，与饮食相关，食凉后加重，未予重视，未经系统治疗，症状反复发作。1天前情绪激动后腹泻加重，今为求进一步中西医结合诊疗，遂就诊于黑龙江中医药大学附属第一医院门诊。患者现症见：大便稀溏，每日1～2次，伴有胃脘及肚脐两侧隐痛，夜间手足心热，畏热心烦，易怒，乏力心慌，额部生有痤疮，面色晦暗，口唇色暗，纳可，寐差多梦，小便正常。舌质暗红，苔黄腻，边有齿痕，脉弦数。

辅助检查：①生化示TBIL32.5μmol/L，DBIL7.8 μmol/L，IBIL24.7 μmol/L，GLU6.8 mmol/L；②便常规白细胞2～4个（中国人民解放军保障部队第九六二医院，2021-04-13）；③胃镜示慢性萎缩性胃炎伴有胆汁反流（哈尔滨医科大学附属第一医院，2021-04-25）；④生化示TBIL28.2 μmol/L，DBIL7.9 μmol/L，IBIL20.3 μmol/L，GLU6.2 mmol/L（中国人民解放军保障部队第九六二医院，2021-05-05）。

中医诊断：泄泻—脾肾两虚，气滞湿阻。

西医诊断：①腹泻型肠易激综合征；②慢性萎缩性胃炎伴有胆汁反流。

治法：温补脾肾，理气化湿。

方药：柴　胡10克　焦白术15克　苍　术10克　防　风10克
诃　子10克　补骨脂10克　肉豆蔻10克　炒白芍25克
甘　草10克　山　药30克　白扁豆15克　炮　姜10克
附　子10克（先煎）　煅龙骨20克（先煎）　煅牡蛎20克（先煎）

7剂，日1剂，水煎300毫升，早晚分服

二诊：患者服上药后自觉晨起后便次减少，但便质仍稀溏，每日2次，脐两侧隐痛消失，寐差、多梦等症皆有好转。舌质暗红，苔黄腻，边有齿痕，脉弦数。于上方去附子、炮姜，加黄柏15克，五味子10克，五倍子10克。

处方：柴 胡10克　焦白术15克　苍 术10克　防 风10克
诃 子10克　补骨脂10克　肉豆蔻10克　炒白芍25克
甘 草10克　煅龙骨20克　煅牡蛎20克　山 药30克
白扁豆15克　黄 柏15克　五味子10克　五倍子10克

7剂，日1剂，水煎300毫升，早晚分服

三诊：患者服上药后诸症好转，晨起后可有轻微的腹泻，日1～2次，且晨起第一次排便不成形，后便成形，偶有肠鸣矢气，天热时面部的痤疮瘙痒。舌质暗，苔薄黄腻，边有齿痕，脉弦数。于上方去诃子、炒白芍、甘草、五味子、五倍子，加赤芍10克，丹参15克，川芎10克，黄芪20克，党参15，荆芥10克。

处方：柴 胡10克　焦白术15克　苍 术10克　防 风10克
补骨脂10克　赤 芍10克　山 药30克　白扁豆15克
黄 柏15克　荆 芥10克　黄 芪20克　党 参15克
丹 参15克　川 芎10克　煅龙骨20克（先煎）　煅牡蛎20克（先煎）
肉豆蔻10克（后下）

7剂，日1剂，水煎300毫升，早晚分服

【按语】

谢教授认为泄泻的发病不外乎素体脾胃虚弱，肝脾不调，土虚木乘，脾不运化水谷精微，聚水成湿，湿滞内生，清浊杂下而发。泄泻日久脾虚及肾，脾肾阳虚，命门火衰，火不暖土，脾失温煦，运化失职，故生泄泻。

谢教授认为，晨起之时阳气初生，素体阴寒内胜，脾肾二脏阳气虚不得升，清浊同下，故晨起后腹泻，便质稀溏；脾阳素虚，寒凉之品更伤阳气，虚不得受，故进食寒凉后腹泻加重；气机升降失司，阻滞中焦，“不通则痛”，故伴有脐两侧隐痛；肝气郁滞不畅，气郁化热上扰于心，故平素易怒，畏热，心烦，心慌，寐差多梦，额部生有痤疮；入夜后阳气当入于阴分，四肢末端乃是阴阳交汇之处，但阳虚阴盛则阴阳交汇失常，故入夜手足心热；脾虚水谷不化，精微不生，故见乏力；肌肤失于濡养，故见面色晦暗少华；唇色乃脾所主，气血运行不畅，则见唇暗、舌质暗红；胃脘失于濡养，故见胃脘隐痛；苔黄腻，舌边有齿痕，脉弦数，乃是阳虚兼有气滞湿阻之证。

久泻的病因不外乎虚、郁、湿、瘀，治疗当温补脾肾，理气化湿，谢教授多以参苓白术散合用痛泻要方进行加减。方中柴胡疏肝解郁；白术、苍术性温味苦，合以健脾燥湿；白芍酸甘而寒，柔肝缓急止痛，取其土中泻木之意，配以升散之防风散肝胜湿；山药益气养阴，白扁豆健脾化湿，共奏健脾益气、渗湿止泻之功；补骨脂、肉豆蔻温命门火以暖脾土，脾肾兼治，加酸涩之诃子温补脾肾、涩肠止泻；附子走而不守，炮姜守而不走，共奏温补阳气之功；煅龙骨、煅牡蛎镇惊安神，收敛固涩；甘草一则调和诸药，二则合白芍酸甘化阴，三则合附子、炮姜辛甘化阳。二诊患者阳气渐复，诸症皆好转，以防过于温补助长湿热气焰，故去附子、炮姜；但仍有轻微晨起腹泻，粪质稀溏，故加用五倍子、五味子涩肠止泻，黄柏清利下焦湿热。三诊患者腹泻等诸症持续好转，恐过于收敛，“闭门留寇”，故去诃子、炒白芍、甘草、五味子、五倍子，加赤芍、丹参、川芎活血化瘀祛有形瘀滞，再配以黄芪、党参益气扶正，荆芥入肝胆经，除湿祛风止痒。

泄泻日久已成痼疾，至虚之处常是容邪之所，治疗在顾护脾肾，调和肝脾的同时当祛湿、散瘀以标本同治。谢教授认为久泻当以“健脾”“运脾”“醒脾”三法为基础再配以温肾，如久泻伤脾需健脾固本，多用四君子汤、补中益气汤等加减；脾气虚无力推动运化则痰湿、瘀血内阻，当理气运脾，多用柴胡疏肝散、痛泻要方加减；水湿内生困遏脾阳，当化湿以醒脾，多用参苓白术散等加减；命门火衰，土失温煦，当以四神丸加减巴戟天、淫羊藿、牛膝之类。

泄泻案九

李某，男，44岁。

首诊时间：2021年5月16日。

主诉：大便不成形4年。

现病史：患者自述4年前饮食不节后出现大便不成形，每日2行，时有便前腹痛，便后缓解，于哈尔滨医科大学附属第一医院就诊，行肠镜检查示多发性息肉，遂行息肉切除术。术后大便不成形症状未见缓解，在当地诊所多次就诊服药，但病情反复，一直未予系统治疗。现为求中西医结合治疗，遂于黑龙江中医药大学附属第一医院门诊就诊。患者现症见：大便不成形，每日2行，偶伴腹痛，便后缓解，矢气多，伴乏力，平素畏寒，腰膝酸软，劳累后胸闷气短，纳、寐差，小便尚可。舌质紫暗，边有齿痕，苔白腻，脉沉弦。

辅助检查：①肠镜示多发性息肉（29个，已切除）；②肠组织病理示腺上瘤（黑龙江中医药大学附属第一医院，2021-05-16）。

中医诊断：泄泻—脾肾阳虚兼肝郁。

西医诊断：结肠息肉（多发）。

治法：益气温阳，疏肝健脾。

处方：黄　芪15克　　太子参10克　　炒白术15克　　肉豆蔻10克（后下）

炒山药 25 克	炒薏苡仁 15 克	补骨脂 10 克	制附子 10 克（先煎）
苍　术 10 克	炒白芍 25 克	生甘草 10 克	煅牡蛎 20 克（先煎）
香　橼 10 克	香　附 10 克	乌　药 15 克	磁　石 20 克（先煎）
诃　子 10 克	煅龙骨 20 克（先煎）		

15 剂，日 1 剂，水煎 300 毫升，早晚分服

二诊：患者服药后腹痛、腹泻症状减轻，纳食好转，仍伴乏力气短。舌质暗，苔薄黄，脉沉微弦。于上方去炒白芍、生甘草、乌药、制附子，加党参 10 克健脾益气，半枝莲、白花蛇舌草 15 克清热解毒，三棱、莪术各 10 克破血消癥。

处方：

黄　芪 15 克	太子参 10 克	炒白术 15 克	肉豆蔻 10 克（后下）
炒山药 25 克	炒薏苡仁 15 克	补骨脂 10 克	党　参 10 克
苍　术 10 克	三　棱 10 克	莪　术 15 克	白花蛇舌草 15 克
香　橼 10 克	香　附 10 克	诃　子 10 克	磁　石 20 克（先煎）
半枝莲 15 克	煅龙骨 20 克（先煎）	煅牡蛎 20 克（先煎）	

14 剂，日 1 剂，水煎 300 毫升，早晚分服

三诊：患者服上药后诸症明显好转，乏力气短减轻。舌质暗，苔薄腻，脉沉细。为巩固治疗，效方不变，继服 14 剂。随诊半年，病情稳定，症状未见反复发作。

【按语】

汪昂曾说："久泻皆由肾命火衰，不能专责脾胃。"该患泄泻日久，脾肾两虚，脾肾久病，耗气伤阳，阳虚不能腐熟水谷，而见大便不成形。阳虚寒盛，气机凝滞，而见畏寒肢冷，腰膝酸软，腹中冷痛。郁怒伤肝，肝失疏泄，致肝郁横逆乘脾，脾胃受制，运化失常，而成泄泻，且泄泻偶伴腹痛，每因恼怒、紧张等情绪波动而致腹痛加重，泻后痛减。脾失健运，气血生化乏源可见全身倦怠乏力，劳累后见胸闷气短。舌紫暗，边有齿痕，苔白腻，脉沉弦，为脾肾阳虚兼肝郁证舌脉。该病为本虚标实之证，多数可愈，有少数急性泄泻转为慢性泄泻，亦有少数因暴泻无度或久泻不止，耗气伤津，造成阴竭阳亡之变。

谢教授认为治疗当以益气温阳、疏肝健脾为法，以求温中固肠，涩肠止泻。方以参苓白术散合四神丸加减，方中黄芪升阳补气；太子参健脾益气而复脾胃功能；炒山药、炒白术、炒薏苡仁、苍术健脾运湿，使湿去脾安；肉豆蔻、补骨脂辛温，温补脾肾；制附子补火助阳，散寒止痛；配合芍药甘草汤柔肝缓急止痛，并取其酸甘化阴之性，以防温燥伤阴液；香附、乌药、香橼舒畅肝气，调肝之用。诸药合用则气旺阳升、脾肾得补、肝气得疏、泄泻得控。二诊患者腹痛、腹泻减轻，则去炒芍药、乌药之疏肝柔肝之品；舌象由白腻转薄黄，恐用药温燥，则去制附子；患者正气亏虚日久，体内气滞、痰湿犹存，若病程进展，则再生瘀毒成内癥之象，故加三棱、莪术通利血脉，破血消癥，加半

枝莲、白花蛇舌草以清热解毒抗癌。三诊患者诸症渐除，可谓切中病机，疗效得显。

谢教授以为“百病丛生，病变多端，需谨查之，应首重肝脾”，肝脾在气机升降、疏泄与运化、藏血与统血等方面关系密切，肝脾同治能有效调和人体气血。在此基础上，谢教授在治疗泄泻时提出“调补并举”，“调”为调理肝脾气机，若枢机通畅，气血运化无阻，则病自安，常以四逆散、逍遥丸疏肝健脾；“补”为补土培木，若化源有足，气血冲和，则病自安，遣方以四君、六君多见。

泄泻案十

潘某，男，28岁。

首诊时间：2021年3月21日。

主诉：大便次数增多半年。

现病史：患者半年前因食辛辣后大便次数增多，每日3次，大便不成形，质黏，于2020年11月26日就诊于黑龙江省医院，行肠镜检查示溃疡性结直肠炎，结肠狭窄。遵医嘱口服美沙拉嗪（具体用法用量不详），症状稍有好转。今为求中医治疗遂来黑龙江中医药大学附属第一医院门诊就诊。患者现症见：患者大便次数增多，每日3次，不成形，质黏，便不尽感，便前腹痛，便后痛减，伴嗳气、乏力、畏寒、纳差，寐可，小便正常。舌暗红，苔白，脉细数。

辅助检查：肠镜示溃疡性结直肠炎，结肠狭窄（黑龙江省医院，2020-11-26）。

中医诊断：泄泻—肝郁脾虚。

西医诊断：溃疡性结直肠炎。

治法：疏肝健脾，涩肠止泻。

方药：柴　胡10克　炒白术20克　薏苡仁15克　苍　术10克
炒白芍20克　炙甘草10克　神　曲15克　山　楂15克
炒麦芽15克　补骨脂15克　肉豆蔻15克　诃　子15克
炒黄芪15克　煅海螵蛸20克（先煎）　黄　连10克　黄　柏10克
黄　芩10克　赤石脂15克（先煎）　煅龙骨20克（先煎）　煅牡蛎20克（先煎）

7剂，日1剂，水煎300毫升，早晚分服

二诊：患者服上方后，大便次数增多，每日5～6次，质稀，便不尽感，便意频，仍有嗳气、乏力、畏寒、纳差，睡眠尚可。舌质暗红，苔白，脉细数。于上方去薏苡仁、苍术、山楂、麦芽、煅海螵蛸，加苦参15克，五倍子10克，儿茶10克，椿根皮15克，五味子10克。

方药：柴　胡10克　炒白术20克　炒白芍20克　炙甘草10克
补骨脂15克　肉豆蔻15克　诃　子15克　炒黄芪15克

黄 连10克 黄 柏10克 黄 芩10克 赤石脂15克（先煎）
煅龙骨20克（先煎） 煅牡蛎20克（先煎） 神 曲15克 苦 参15克
五倍子10克 儿 茶10克 椿根皮15克 五味子10克

7剂，日1剂，水煎300毫升，早晚分服

三诊：服上方后，患者大便次数有所减少，每日2～3次，质稀，仅在晨起有便不尽感，偶有腹痛，仍存在乏力、纳差、畏寒症状。舌质暗红，苔薄黄，脉细数。于上方去神曲，加白扁豆10克。

方药：柴 胡10克 炒白术20克 炒白芍20克 炙甘草10克
补骨脂15克 肉豆蔻15克 诃 子15克 炒黄芪15克
黄 连10克 黄 柏10克 黄 芩10克 赤石脂15克（先煎）
煅龙骨20克（先煎） 煅牡蛎20克（先煎） 苦 参15克 五倍子10克
儿 茶10克 椿根皮15克 五味子10克 白扁豆10克

7剂，日1剂，水煎300毫升，早晚分服

四诊：患者大便次数减少，每日1～2次，仍质稀，腹痛几近消失，食欲好转，寐可，乏力减轻，仍有手脚冰凉症状，情绪不佳。舌质暗红，苔薄黄，脉细数。上方去煅龙骨、煅牡蛎、赤石脂、儿茶、五味子、五倍子、黄柏、黄连、黄芩、苦参、椿根皮，加党参15克，桂枝20克，茯苓15克，草豆蔻20克，栀子20克，香附15克，陈皮20克，山药20克，山茱萸20克。

方药：柴 胡10克 炒白术20克 炒白芍20克 炙甘草10克
补骨脂15克 肉豆蔻15克 诃 子15克 炒黄芪15克
党 参15克 桂 枝20克 茯 苓15克 草豆蔻20克（后下）
香 附15克 陈 皮20克 山 药20克 山茱萸20克
栀 子20克

7剂，日1剂，水煎300毫升，早晚分服

经服1哥月中药汤剂治疗，患者症状明显改善，嘱其平素注意养成良好生活习惯，避免过度劳累，饮食清淡，以此减少溃疡性结直肠炎的复发，提高生活质量。

【按语】

《伤寒辨证录》云："夫肝木之性，最喜飞扬，不喜闭滞。肝气一郁，必下克脾胃。脾胃受克，则气不能畅行于脏腑。"其指出肝脾两脏的相互影响，五谷精微若要在脾胃中得化，则需肝气行畅；肝气不畅，清阳不升，水谷不能正常运化吸收，则会出现泄泻之证。该患者形体消瘦，平常工作压力较大，此为肝气不畅之因；加之饮食不规律，形成脾虚之本。肝气不畅，气机失调，木乘土而肝郁及脾，平素饮食习惯不良，损伤脾胃，脾胃失健更甚，故湿邪酿生，湿蕴木郁，肝脾均失去正常生理功能，相互影响，而成泄泻；且因食辛辣后而诱发，表明疾病之本在于脾虚，大便不成形是因脾胃虚弱，影响及大肠，大肠无力运化传导；大便质黏即是脾虚湿盛之表现；脾虚无以运化水谷，人体失于濡养而出现乏力、畏寒、纳差症状；便前腹痛、便后痛减是因中焦腑气不通；舌暗红，苔白，脉细数，均是肝郁脾虚的表现。四诊合参，辨病辨证为泄泻病，肝郁脾虚证。

谢教授治疗本案，以疏肝健脾、涩肠止泻为原则。首诊方中以柴胡为首，疏肝行气同时也可升举清阳；加薏苡仁健脾祛湿，合苍术，使祛湿力度更强，配焦白术，补中焦脾气之虚；加白芍与炙甘草，柔肝缓急；加神曲、山楂、麦芽，健运脾胃，醒脾胃之气；补骨脂、肉豆蔻，为二神丸之义，以补肾涩肠止泻；加诃子增强补肾涩肠之力；加煅海螵蛸、煅龙骨、煅牡蛎、赤石脂四味收敛固涩之品，通过敛、涩而达到止泻的目的；少加黄连、黄芩、黄柏，以清三焦之残存热邪；配伍黄芪，益气健脾，同时也可防止黄芩、黄连、黄柏三味苦寒药物伤及正气。

二诊中，患者大便次数增多，考虑可能是由于患者脾气虚弱而祛湿行脾胃之力过大，故去薏苡仁、苍术、煅海螵蛸之祛湿收湿之品，去山楂、麦芽而留神曲，减少其行脾之力；加苦参、椿根皮合黄连、黄芩、黄柏共祛湿热之邪；加五味子、五倍子，收敛固涩，五味子性偏温，酸敛之中带有养阴，五倍子性偏寒，二者合用，使敛而不燥，同时也可防止苦寒药物伤阳耗阴；加儿茶，涩肠收敛。

三诊时，患者大便次数增多的症状得到改善，将神曲改为白扁豆，增加健脾之力。

四诊时，患者症状已有明显改善，仍有大便质稀、手脚冰凉、情绪不佳的症状，表明此时患者身体内邪气已渐去，而脾虚尚未缓解，故去煅龙骨、煅牡蛎、赤石脂、儿茶、五味子、五倍子大量收涩之品，中病即止，以防过于收涩；去黄柏、黄连、黄芩、苦参、椿根皮，而改加栀子，意在清除体内残留余热之邪而不损伤正气；加党参、茯苓和白焦术、炙甘草，为四君子之义，健补脾胃之气；加桂枝，温阳化气；加草豆蔻，温补脾胃；香附合柴胡，共理肝气；加山药、山茱萸，从脾肾二脏论补，补先后天之虚；合陈皮，理中焦气机，使补而不滞。

谢教授在治疗本病过程中，虽患者诊断为溃疡性结直肠炎，但无明显的黏液脓血便，即按照泄泻来辨证论治。在治疗过程中，谢教授先以治标为主，通过清热、祛湿、涩肠、止泻，使“标”而治。而在四诊时，患者症状已得到极大改善，故谢教授从“本”求治，通过疏肝、健脾、补肾而改善患者体质。

十、痢　疾

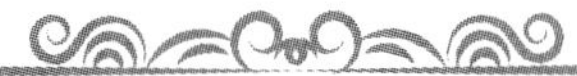

痢疾案一

付某，男，21 岁。

首诊时间：2021 年 2 月 28 日。

主诉：大便夹黏液脓血 4 年。

现病史：患者 4 年前饮食不节后出现大便带血，便质不成形，每日 1 ～ 2 行，于哈尔滨医科大学附属第二医院就诊，行肠镜检查示溃疡性结肠炎，予中西医结合对症治疗后症状好转，近期患者因食油腻后出现大便稀溏，偶伴果冻状黏液脓血，每日 1 ～ 2 行，现为求中西医结合系统治疗，于黑龙江中医药大学附属第一医院门诊就诊。患者现症见：大便稀溏，偶伴果冻状黏液脓血，每日 1 ～ 2 行，伴口干、口苦，形体消瘦，纳、寐可，小便正常。舌质红，有点刺，苔黄腻，脉弦细。

辅助检查：①肠镜示溃疡性结肠炎；②病理示（直肠）黏膜慢性活动性炎，见隐窝炎及隐窝脓肿，腺体及杯状细胞数量略减少，固有膜内泡沫细胞浸润，（回肠）黏膜慢性活动性炎，淋巴组织增生，见隐窝炎，未见隐窝脓肿，腺体及杯状细胞数量略减少（哈尔滨医科大学附属第一医院，2018-08-18）。

中医诊断：痢疾—湿热痢（大肠湿热）。

西医诊断：溃疡性结肠炎。

治法：清热解毒，除湿止痢。

处方：
黄　芩 10 克	黄　连 10 克	黄　柏 10 克	白头翁 15 克
苦　参 15 克	炒白术 20 克	薏苡仁 15 克	苍　术 10 克
黄　芪 15 克	地榆炭 35 克	椿根皮 15 克	赤石脂 20 克（先煎）
土茯苓 15 克	马齿苋 15 克	柴　胡 10 克	炒白芍 20 克
生甘草 10 克	海螵蛸 30 克（先煎）		

7 剂，日 1 剂，水煎 300 毫升，早晚分服

二诊：患者自诉口服上方后大便稀溏好转，每日 1 ～ 2 行，脓血便减轻，但仍伴便血丝，口苦口干减轻。舌质红，有点刺，苔微黄腻，脉弦。于上方去地榆炭，加仙鹤草

15克以收敛止血。

处方：

黄　芩10克	黄　连10克	黄　柏10克	白头翁15克
苦　参15克	炒白术20克	薏苡仁15克	苍　术10克
黄　芪15克	仙鹤草15克	椿根皮15克	赤石脂20克（先煎）
土茯苓15克	马齿苋15克	柴　胡10克	炒白芍20克
生甘草10克	海螵蛸30克（先煎）		

7剂，日1剂，水煎300毫升，早晚分服

三诊：患者自诉口服上方后大便稀溏，每日1行，偶伴血丝，时口苦、口有异味。舌质红，有点刺，苔薄黄，脉弦。加藿香10克，佩兰10克以芳香除湿化浊。

处方：

黄　芩10克	黄　连10克	黄　柏10克	白头翁15克
苦　参15克	炒白术20克	薏苡仁15克	苍　术10克
黄　芪15克	仙鹤草15克	椿根皮15克	赤石脂20克（先煎）
土茯苓15克	马齿苋15克	柴　胡10克	炒白芍20克
生甘草10克	藿　香10克	佩　兰10克	海螵蛸30克（先煎）

14剂，日1剂，水煎300毫升，早晚分服

四诊：患者自诉口服上方后大便稀溏，每日1～2行，偶见黏液脓血，饭后感肠鸣、腹胀，晨起口苦明显。舌质红，苔薄黄，脉弦。于上方去海螵蛸，黄芩、黄连、黄柏变为15克，苦参变为20克，加鸡内金15克以健脾消食。

处方：

黄　芩15克	黄　连15克	黄　柏15克	白头翁15克
苦　参20克	炒白术20克	薏苡仁15克	苍　术10克
黄　芪15克	仙鹤草15克	椿根皮15克	赤石脂20克（先煎）
土茯苓15克	马齿苋15克	柴　胡10克	炒白芍20克
生甘草10克	藿　香10克	佩　兰10克	鸡内金15克

15剂，日1剂，水煎300毫升，早晚分服

五诊：患者服上方后诸症减轻，为巩固治疗，效方不变，继服10剂。

【按语】

痢疾一病，其特点为本虚标实、寒热错杂，本虚常为脾胃虚弱或命门火衰，标实多为湿邪作祟、寒热转化，如《诸病源候论》中云："凡痢皆由荣卫不足，肠胃虚弱，冷热之气乘虚而入，客于肠间，虚则泄，故为痢也。"该患平素嗜食肥甘厚味，醇酒炙煿，久则湿热之邪客于肠道，与肠中气血搏结，致肠腑传导异常，气血壅滞，累及脂膜血络则发为黏液脓血便，正如谢教授所言："湿热者食积之所主也，饮食不节，过食肥甘，脾胃运化功能失常而成痰湿，下注于肠腑，日久不化而生热，湿热搏结而致下痢。"湿热阻滞气机，致肝气郁结，肝郁横逆犯脾致脾虚，致使症状迁延不愈。湿热之邪熏蒸于中焦，

气机失于通畅，胆汁上溢则出现口干、口苦。本案为湿热壅塞大肠，但兼有肝郁脾虚之象，肝郁脾虚为发病之本，湿热邪毒为致病之标。

谢教授认为痢疾的根本在于脾虚，故在治疗时无不固护脾胃。本案以清热燥湿止痢、收敛止血为法，以白头翁汤为基础方，配合疏肝健脾之品。方中白头翁、黄芩、黄连、黄柏清热解毒，燥湿止痢以清化肠腑湿热，调和营卫气血；苦参、苍术、薏苡仁清热燥湿健脾；椿根皮、马齿苋、土茯苓清热燥湿，解毒止痢；地榆炭、赤石脂收敛止血、涩肠止痢；炒白术、黄芪益气健脾，助化湿；柴胡、炒白芍、生甘草疏肝柔肝，调畅气机；海螵蛸制酸止痛。诸药合用，使热泄、湿化、痢止。二诊患者大便黏液脓血虽较前好转，但仍便血丝，由于患者病程日久，遂将单纯收敛止血止痢之地榆炭改为兼有补虚之功的仙鹤草，以增强健脾之力。三诊患者时口苦，口有异味，为湿浊之邪熏蒸于上，加藿香、佩兰芳香除湿化浊。四诊患者大便症状未见缓解，且伴见晨起口苦明显，时有腹胀、肠鸣，虑其湿热之邪顽固，且阻滞在内，使肠道气机失畅，则加强方中清热燥湿之力，并加鸡内金以健脾消食，以通腑利气。

谢教授在临床上治疗本病辨证运用通涩之法。“通”法多在疾病初期，用攻消、消食导滞等通腑之法，意在使邪毒迅速清除；“涩”法常在后期，以及时固护体内正气。本案未用诃子、莲子、芡实等一类收敛固涩之品，因本案虽有脾虚之本，但患者此次为湿热之邪壅滞肠道，使体内呈虚实错杂之象，若此时使用固涩之法，恐留病邪潜伏于内。

痢疾案二

王某，男，36岁。

首诊时间：2021年3月28日。

主诉：腹痛、腹泻、黏液脓血便反复发作8个月。

现病史：患者8个月前于饮食不洁后腹痛、腹泻、黏液脓血便，日3～4次，就诊于哈尔滨市第二医院，行肠镜检查示结肠息肉、结肠炎症性改变（溃疡性结肠炎可能性大），遵医嘱口服美沙拉嗪，每次0.5 g，日3次，症状未见明显好转。之后腹痛、腹泻、黏液脓血便反复发作。今为求中西医结合治疗遂至黑龙江中医药大学附属第一医院门诊就诊。现患者症见：腹痛，腹泻，黏液脓血便，日3～4次，嗳气、矢气频，纳可，食多胃胀，口苦，偶有反酸，疲劳倦怠，寐差。舌质暗红，苔黄腻，脉弦滑。

辅助检查：肠镜示结肠息肉，结肠炎症性改变（溃疡性结肠炎可能性大）（哈尔滨市第二医院，2020-08-10）。

中医诊断：痢疾—湿热蕴结，气机阻滞。

西医诊断：①溃疡性结肠炎；②结肠息肉。

治法：清热祛湿，行气解郁。

方药：柴　胡 10 克　　炒白术 15 克　　黄　连 12 克　　黄　芩 12 克
黄　柏 12 克　　苦　参 15 克　　土茯苓 15 克　　赤石脂 10 克（先煎）
薏苡仁 15 克　　苍　术 10 克　　诃　子 10 克　　肉豆蔻 15 克
地榆炭 20 克　　黄　芪 15 克

7 剂，日 1 剂，水煎 300 毫升，早晚分服

二诊：患者大便伴少许脓血黏液，便鲜血，日 2 ～ 3 次，仍有嗳气、矢气频，口苦，晨起口干，疲劳倦怠，寐差。舌质暗红，苔黄腻，脉弦滑。上方加椿根皮 15 克，秦皮 10 克。

方药：柴　胡 10 克　　炒白术 15 克　　黄　连 12 克　　黄　芩 12 克
黄　柏 12 克　　苦　参 15 克　　土茯苓 15 克　　赤石脂 10 克（先煎）
薏苡仁 15 克　　苍　术 10 克　　诃　子 10 克　　肉豆蔻 15 克
地榆炭 20 克　　黄　芪 15 克　　椿根皮 15 克　　秦　皮 10 克

14 剂，日 1 剂，水煎 300 毫升，早晚分服

三诊：患者大便夹鲜血，日 1 ～ 3 次，排便困难，肛门瘙痒，小便黄，口苦、嗳气缓解，情绪急躁，仍有晨起口干、疲劳倦怠、寐差。舌质紫暗，苔黄腻，脉弦滑。上方加仙鹤草 15 克，儿茶 6 克。

方药：柴　胡 10 克　　炒白术 15 克　　黄　连 12 克　　黄　芩 12 克
黄　柏 12 克　　苦　参 15 克　　土茯苓 15 克　　赤石脂 10 克（先煎）
薏苡仁 15 克　　苍　术 10 克　　诃　子 10 克　　肉豆蔻 15 克
地榆炭 20 克　　黄　芪 15 克　　椿根皮 15 克　　秦　皮 10 克
仙鹤草 15 克　　儿　茶 6 克

14 剂，日 1 剂，水煎 300 毫升，早晚分服

四诊：患者服上方后 1 周，因感冒后口服感冒药，诸症加重，未服用中药。现患者大便夹鲜血，日 4 ～ 5 次，排便困难，肛门瘙痒，小便黄，口苦、嗳气缓解，寐可，仍有晨起口干、疲劳倦怠。舌质紫暗，苔黄腻，脉弦滑。上方加五味子 10 克，五倍子 10 克。

方药：柴　胡 10 克　　炒白术 15 克　　黄　连 12 克　　黄　芩 12 克
黄　柏 12 克　　苦　参 15 克　　土茯苓 15 克　　赤石脂 10 克（先煎）
薏苡仁 15 克　　苍　术 10 克　　诃　子 10 克　　肉豆蔻 15 克
地榆炭 20 克　　黄　芪 15 克　　椿根皮 15 克　　秦　皮 10 克
仙鹤草 15 克　　儿　茶 6 克　　五味子 10 克　　五倍子 10 克

14 剂，日 1 剂，水煎 300 毫升，早晚分服

五诊：大便夹脓液鲜血改善，日 1 ～ 2 次，排便困难缓解，肛门瘙痒消失，小便黄，口苦、嗳气减轻，纳、寐可。舌质紫暗，苔黄腻，脉弦滑。上方去赤石脂、地榆炭，加

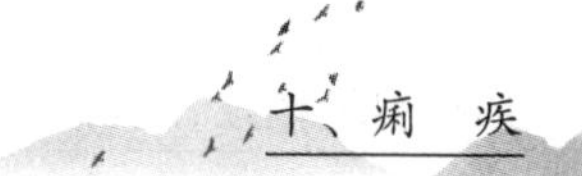

煅龙骨、煅牡蛎各 15 克。

辅助检查：肠镜示结肠息肉（0.4cm×0.4 cm），直肠炎，病理示（直肠）黏膜中度慢性炎，活动（+），间质淋巴组织增生。（哈尔滨医科大学附属第一医院，2021-05-20）

方药：柴　胡 10 克　炒白术 15 克　黄　连 12 克　黄　芩 12 克
黄　柏 12 克　苦　参 15 克　土茯苓 15 克　秦　皮 10 克
苍　术 10 克　诃　子 10 克　肉豆蔻 15 克　椿根皮 15 克
薏苡仁 15 克　黄　芪 15 克　煅龙骨 15 克（先煎）　煅牡蛎 15 克（先煎）
仙鹤草 15 克　儿　茶 6 克　五味子 10 克　五倍子 10 克

14 剂，日 1 剂，水煎 300 毫升，早晚分服

六诊：前后经过近 3 个月的治疗，患者诸症均见明显改善，嘱其调整生活作息，规律饮食，调节情志，可于每年冬春或秋冬季节交替之时服用中药汤剂进行巩固。

【按语】

谢教授对于溃疡性结肠炎的治疗，多从“痢疾”而论治，《太平惠民和剂局方·论泻痢证候》中言痢疾一病，“皆因饮食失调，动伤脾胃，水谷相拌，运化失宜，留而不利，冷热相搏，遂成痢疾”。该患者平素情绪不畅，致肝气不舒，肝郁及脾，再加之饮食偏于油腻辛辣，脾胃损伤，运化失责，水湿渐生，湿蕴日久而化热，湿热之邪灼伤肠络，发为腹泻、黏液脓血便；湿热邪气阻碍气血运行，不通而痛；肝脾气机运化失司，则见嗳气、矢气频作，胃胀；胃气上逆加湿热之邪而见口苦；疲劳倦怠表明脾胃损伤，气血运化乏源，阳气无以升发；舌质暗红，苔黄腻脉弦滑，均是湿热蕴结、气机阻滞的表现。

谢教授认为，该病患总属虚实夹杂，以实邪为主，治疗以清热祛湿、行气解郁为原则。谢教授首诊方中，以柴胡为行气解郁要药；加苍术健脾燥湿，合黄连、黄芩、黄柏、苦参、土茯苓共清湿热之邪；加炒白术、薏苡仁，健脾渗湿；合赤石脂、地榆炭，止血止泻，从“标”而治；加诃子、肉豆蔻、黄芪，一方面防大量清热利湿之品损伤脾胃，固护正气，另一方面也补湿热之邪损伤的阳气，且三味药脾肾双补，从“本”论治。

二诊时，患者大便黏液脓血减少，大便次数减少，仍有鲜血，余诸伴随症状均在，谢教授在上方基础上加椿根皮 15 克，增强清热燥湿之力，同时，椿根皮还可涩肠止血；加秦皮 10 克，疏肝清肝，清热解毒。

三诊时，患者大便仍夹鲜血，出现排便困难、肛门瘙痒及小便黄症状，考虑为热邪存留，灼伤津液，加之病情日久反复不愈，患者心理负担较大，于上方加仙鹤草 15 克，儿茶 6 克，收敛止血。先对症治疗，改善患者症状，减轻患者心理压力，避免加重病情。

四诊时，患者由于感冒后，诸症又加重，属于外邪引发，且患者前后症状存在近 10 个月。谢教授认为久病而不愈者，当在遣方用药时，酌加补肾之品。故于上方加五味子 10 克，五倍子 10 克。五味子味酸，可生津滋肾；五倍子酸涩而可固精，二者合用，增强收敛固涩止泻之用。

五诊时，患者诸症均有所改善，去赤石脂、地榆炭，减止血收敛之品，以防过于收涩而邪气留存。加煅龙骨、煅牡蛎各15克，一者可以疏肝宁心，二者可以平肝潜阳，通过调补肝肾、收敛固涩阳气而巩固患者病情。

六诊时，患者症状已明显好转，故嘱调整生活作息，规律饮食，调节情志，可于每年冬春或秋冬季节交替之时服用中药汤剂进行巩固。

谢教授对于溃疡性结肠炎活动期的治疗，多以“痢疾”来论治，如本案中，谢教授采用攻补兼施的治疗方法，一方面注重清除大肠湿热，另一方面注重脾胃及肾阳的固护，再佐以收敛止血之品，能使患者症状得到有效控制。在疾病后期，即使患者腹痛、腹泻、黏液脓血便症状改善，也要注意稍加清热药物，以防体内余热稽留。同时，在使用收敛固涩之品时，不能长时间大量使用，以免关门留寇。

痢疾案三

冯某，女，43岁。

首诊时间：2020年9月27日。

主诉：腹泻10年，加重4天。

现病史：患者10年前因情志不畅出现大便次数增多，每日3～4次，情绪缓解后大便次数每日1～2次，患者未给予重视，后每因情志不畅出现大便次数增加。4天前大便次数明显增多，每日4～5次，便质不成形，伴有黏液脓血，面色无华，偶感头晕，乏力，心悸，足凉，纳、寐可，小便正常。舌红，边有齿痕，苔黄白厚腻，中裂纹，脉弦滑。

既往史：溃疡性结肠炎病史10年。

辅助检查：①胃－十二指肠镜示慢性非萎缩性胃炎；②结肠镜示直肠炎症性改变；③消化彩超示胆囊壁不滑（哈尔滨医科大学附属第一医院，2019-08-27）。

中医诊断：痢疾—大肠湿热，脾肾两虚。

西医诊断：①溃疡性结肠炎；②慢性非萎缩性胃炎；③胆囊炎。

治法：清热利湿，健脾益肾。

方药：柴　胡10克　生白术25克　薏苡仁15克　苍　术6克
白　芍20克　苦　参15克　黄　芩15克　黄　连15克
黄　柏15克　赤石脂20克　地榆炭35克　煅海螵蛸20克（先煎）
肉豆蔻15克（后下）　诃　子15克　补骨脂15克　煅龙骨25克（先煎）
煅牡蛎25克（先煎）　黄　芪20克

7剂，日1剂，水煎300毫升，早晚分服

二诊：患者服用上方后心悸症状缓解，大便次数减少，日2～3次，晨起恶心，腹痛加重，饮食、睡眠尚可。舌红，边有齿痕，苔黄白腻，中裂纹，脉弦滑。前方去黄芪，加半夏 6 克，甘草 10 克。

方药：柴 胡 10 克 生白术 25 克 薏苡仁 15 克 苍 术 6 克
白 芍 30 克 苦 参 15 克 黄 芩 15 克 黄 连 15 克
黄 柏 15 克 赤石脂 20 克 地榆炭 35 克 煅海螵蛸 20 克（先煎）
肉豆蔻 15 克（后下） 诃 子 15 克 补骨脂 15 克 煅龙骨 25 克（先煎）
煅牡蛎 25 克（先煎） 半 夏 6 克 甘 草 10 克

7 剂，日 1 剂，水煎 300 毫升，早晚分服

三诊：患者服上药后晨起恶心缓解，仍有腹部疼痛，大便不成形，足凉有所缓解。舌红，边有齿痕，苔黄白腻，中裂纹，脉弦滑。前方基础上加仙鹤草 15 克，土茯苓 15 克，椿根皮 15 克，山药 30 克；并佐以中药保留灌肠。

方药：柴 胡 10 克 生白术 25 克 薏苡仁 15 克 苍 术 6 克
白 芍 30 克 苦 参 15 克 黄 芩 15 克 黄 连 15 克
黄 柏 15 克 赤石脂 20 克 地榆炭 35 克 煅海螵蛸 20 克（先煎）
肉豆蔻 15 克（后下） 诃 子 15 克 补骨脂 15 克 煅龙骨 25 克（先煎）
煅牡蛎 20 克（先煎） 甘 草 10 克 半 夏 6 克 仙鹤草 15 克
土茯苓 15 克 椿根皮 15 克 山 药 30 克

7 剂，日 1 剂，水煎 300 毫升，早晚分服

灌肠：苦 参 50 克 黄 连 20 克 黄 柏 15 克 黄 芩 15 克
白头翁 15 克 赤石脂 30 克

7 剂，日 1 剂，水煎保留灌肠

四诊：患者服用上方后，大便次数减少，便质稍有成形，无黏液脓血，其余诸症皆有缓解。舌淡红，边有齿痕，苔黄，中裂纹，脉弦滑。原方去半夏，加儿茶 15 克，继服汤剂加中药保留灌肠以巩固疗效。

方药：柴 胡 10 克 生白术 25 克 薏苡仁 15 克 苍 术 6 克
白 芍 30 克 苦 参 15 克 黄 芩 15 克 黄 连 15 克
黄 柏 15 克 赤石脂 20 克 地榆炭 35 克 煅海螵蛸 20 克（先煎）
肉豆蔻 15 克（后下） 诃 子 15 克 补骨脂 15 克 煅龙骨 25 克（先煎）
煅牡蛎 20 克（先煎） 甘 草 10 克 山 药 30 克 仙鹤草 15 克
土茯苓 15 克 椿根皮 15 克 儿 茶 15 克

7 剂，日 1 剂，水煎 300 毫升，早晚分服

灌肠：苦 参 50 克 黄 连 20 克 黄 柏 15 克 黄 芩 15 克
白头翁 15 克 赤石脂 30 克

7 剂，日 1 剂，水煎保留灌肠

【按语】

《沈氏尊生书》云："泄泻脾病也，脾受湿而不能渗泄，致水入大肠而成泄泻。"患者饮食不节，嗜食辛辣厚味，伤及脾胃，蕴生湿热，加之素体肾阳不足，运化失职，水谷不化，湿浊内生，遂成泄泻，属于本虚标实之证。湿热之邪滞于肠间，壅滞气血，妨碍传导，肠道脂膜血络受伤，故患者大便次数增多，便有脓血；大肠失于传导，以致肠腑气机阻滞，不通则痛，因而产生腹痛之症；正所谓"盖伤其脏腑之脂膏，动其肠胃之脉络，故或寒或热，皆能脓血"，患者脾肾两虚，气血生化无源，故面色无华、气短、乏力。治疗当清利湿热，健脾益肾。

谢教授善用柴胡以升阳止泻，并配白术、苍术、薏苡仁以健脾祛湿。白术味甘偏补性缓，以补气健脾为主，苍术辛而燥烈，以燥湿化湿为主，二术同用，共奏健脾祛湿之功。应用三黄加苦参以加强清热之力兼燥湿厚肠，并配以煅龙骨、煅牡蛎、煅海螵蛸、赤石脂、地榆炭收敛固涩，凉血止泻，再佐肉豆蔻、白芍以行气和血，正如刘完素所云："行血则便脓自愈，调气则后重自除。"二诊患者服用上方后心悸症状缓解，大便次数减少，晨起恶心，口苦，腹痛加重故加入半夏、甘草，加大白芍剂量以和胃止呕，缓急止痛。三诊患者仍有腹部疼痛，大便不成形，故加山药、土茯苓健脾祛湿，余症未有明显缓解，故加椿根皮、仙鹤草以清热祛湿，止血止泻，予苦参 50 克，黄连 20 克，黄柏 15 克，黄芩 15 克，白头翁 15 克，赤石脂 30 克中药保留灌肠，以增强涤泻邪毒之功效。四诊患者大便次数减少，便质稍有成形，无黏液脓血，其余诸症明显好转，此患者苔黄而有裂纹，有阴液不足之象，且苔腻已除、呕恶已缓，半夏性温燥，有伤阴之弊，故去之，代以儿茶以清热化痰。继服中药汤剂加中药保留灌肠以巩固疗效。

谢教授认为治疗痢疾应该做到扶正祛邪。因患病日久，虚实错杂，若单纯补益，则滞积不去，贸然予以通导，又恐伤正气，故应虚实兼顾，扶正祛邪。从中医角度认为溃疡性结肠炎发病主要因于大肠湿热，故谢教授在治疗全程始终以清利湿热为主，并时时顾护正气以做到标本同治。中药汤剂保留灌肠也是治疗溃疡性结肠炎的中医特色之一，从直肠给药，直达病灶，使受损的肠黏膜快速吸收药液，加快溃疡愈合，有效避免肝脏的首过效应，体现了中医灵活施治的特色。

痢疾案四

王某，男，56 岁。

首诊时间：2020 年 12 月 13 日。

主诉：大便夹赤白脓血 3 年。

现病史：患者 3 年前因暴怒后出现赤白脓血便，便质成形，每日 2 ～ 3 行，于南方医科大学行肠镜检查示溃疡性结肠炎，予以抗炎等相关治疗后症状好转。后患者每因饮食不节或情绪不畅后即出现赤白脓血便，多次在当地医院就诊，平素口服美沙拉嗪以控制症状，今为求进一步中西医结合治疗，于黑龙江中医药大学附属第一医院门诊就诊。患者现症见：黏液脓血便，每日2～3行，便质成形，偶有腹痛，便后缓解，伴腹胀，矢气多，面色少华，形体消瘦，体倦乏力，偶腰背部酸痛，口干口苦，口气重，尿频。舌质暗，苔黄厚腻有剥脱，脉弦。

辅助检查：①肠镜示溃疡性结肠炎（南方医科大学，2019-01-11）；②胃镜示浅表性胃炎（铁力市人民医院，2020-09-01）；③腹部CT示胃小弯局灶性液性低密度影，考虑为囊肿或积液，肝囊肿，盆腔少量积液，直肠下端局灶新放射性浓聚，考虑炎症可能，待排出直肠肿瘤（哈尔滨医科大学附属肿瘤医院，2020-10-26）。

中医诊断：痢疾—休息痢（肝郁脾虚，大肠湿热）。

西医诊断：①溃疡性结肠炎；②浅表性胃炎；③肝囊肿。

治法：疏肝健脾，除湿止痢。

处方：柴　胡10克　炒白术20克　黄　芪15克　炒山药30克
苍　术10克　补骨脂10克　薏苡仁15克　黄　芩10克
黄　连10克　仙鹤草20克　地榆炭35克　赤石脂15克（先煎）
椿根皮15克　苦　参20克　炒白芍30克　生甘草10克

14剂，日1剂，水煎300毫升，早晚分服

二诊：患者自诉服上方后大便溏泄呈米汤样，色深，每日2～3行，伴胸闷气短，眠差。舌质紫暗，苔黄厚腻，脉弦滑。于上方去仙鹤草，加白豆蔻10克以温中行气涩肠，诃子15克以涩肠止泻，煅龙骨20克，煅牡蛎20克以重镇安神。

处方：柴　胡10克　炒白术20克　黄　芪15克　炒山药30克
苍　术10克　补骨脂10克　薏苡仁15克　黄　芩10克
黄　连10克　椿根皮15克　地榆炭35克　赤石脂15克（先煎）
苦　参20克　炒白芍30克　白豆蔻10克（后下）　煅牡蛎20克（先煎）
生甘草10克　诃　子15克　煅龙骨20克（先煎）

14剂，日1剂，水煎300毫升，早晚分服

三诊：患者自诉口服上方后便赤白脓血好转，便质先干后稀，色深，每日1行，偶矢气，腰背部酸痛缓解，现眼干、眼痒明显，咽喉部干痒不适，偶咳嗽，无痰，劳累后伴心悸，寐差。舌质紫暗，苔黄厚腻，脉弦滑。于上方去赤石脂、地榆炭、炒山药、补骨脂、薏苡仁、苍术、诃子，加玄参20克，桔梗10克以养阴利咽，磁石20克以重镇安神，茯苓15克健脾除湿并安神。

处方：柴　胡10克　炒白术20克　黄　芩10克　黄　连10克
苦　参20克　炒白芍30克　生甘草10克　黄　芪15克
椿根皮15克　茯　苓15克　煅龙骨20克（先煎）　煅牡蛎20克（先煎）

玄　参20克　　桔　梗10克　　白豆蔻10克(后下)　磁　石20克(先煎)

14剂，日1剂，水煎300毫升，早晚分服

四诊：患者自诉口服上方后大便不成形，色黑，每日2～3行，咳嗽、眼干、眼痒、咽喉部干痒缓解，体倦乏力减轻。舌质紫暗，有裂纹，苔黄厚腻，脉弦。于上方去黄芪、玄参、磁石，白豆蔻变为肉豆蔻，加仙鹤草15克以补虚涩肠止泻，诃子15克以涩肠止泻，乌药15克，香附10克以疏肝理脾，炒山药30克，补骨脂10克以健脾止泻。

处方：柴　胡10克　　炒白术20克　　黄　芩10克　　黄　连10克

苦　参20克　　炒白芍30克　　生甘草10克　　香　附10克

椿根皮15克　　诃　子15克　　补骨脂10克　　煅牡蛎20克(先煎)

桔　梗10克　　茯　苓15克　　仙鹤草15克　　煅龙骨20克(先煎)

乌　药15克　　炒山药30克　　肉豆蔻10克(后下)

14剂，日1剂，水煎300毫升，早晚分服

五诊：患者自诉口服上方后大便不成形有明显减轻，为巩固治疗，效方不变，继服15剂。

【按语】

《丹溪心法》中云："气血冲和，万病不生，一有怫郁，诸病生焉。"肝以血为体，以气为用，人体情志不畅则可致肝失条达，气机郁滞，气滞则血瘀，气血失和，搏结于肠道使肠腑功能失常，脂膏夹瘀血下行，正如《证治汇补·痢疾》中云"七情乖乱，气不宣通，郁滞肠间"导致"发积物"而成。该患平素急躁易怒，肝失疏泄，气机逆乱，致中焦壅遏，腹部胀满，脾运失常，肝脾失和，则见大便次数增多，腹痛即泻，泻后痛减。若遇饮食不节，致湿热内生，肠道气机不畅，矢气偏多，甚加重气机壅阻，使食积于内，湿热与气滞往复发生。

谢教授认为本案当以健脾祛湿为基本原则，施以肝脾同调，调畅气机，恢复大肠传导功能，则泻痢自止，再兼清热除湿、收敛固涩。方中柴胡、炒白芍调肝理脾，理气解郁；炒白术、黄芪、炒山药、薏苡仁、甘草益气健脾，助燥湿止泻，黄芪又可托毒外出；黄芩、黄连、苦参、椿根皮清热燥湿，泻火解毒止痢；赤石脂、地榆炭、仙鹤草涩肠止泻，收敛止血，仙鹤草加强补虚健脾之功；苍术配白术，取燥湿之用，同时兼顾脾土，使脾气得升，健运得复，湿邪得散；补骨脂温脾止泻，与炒山药相伍健脾补肾；生甘草清热解毒，缓急止痛，与炒白芍酸甘敛阴，缓急止痛。二诊患者大便溏泄，为患者泻痢日久，脾虚而失于固摄，故加白豆蔻温中涩肠行气而标本兼顾；加诃子涩肠止泻；煅龙骨、煅牡蛎以收敛固涩，重镇安神。三诊患者排便情况好转，而出现眼干、眼痒，咽喉部干痒不适，夜间休息较差，考虑除湿之品多温燥，故去一派燥湿之药，增加玄参强阴益精，利咽明目，加桔梗宣畅上焦而清利咽喉；磁石安心神、定魂魄；茯苓甘平，健脾

安神，利水除湿而无伤正之虞。四诊患者又出现大便不成形的症状，去掉磁石重镇寒凉之品及玄参苦寒滑下之品，去温补之黄芪；虑其可能增加体内气血壅滞，将白豆蔻易为肉豆蔻增强温中涩肠之力；另加入诃子、补骨脂、炒山药以健脾止泻；乌药、香附为入肝脾之品；乌药辛温，既能理气止痛，又能散脾胃寒湿；香附行血中之气，畅调气机，调肝缓脾。五诊时患者诸症见好，故守方如前。此案患者病情反复，究其缘由，为患者脾虚日久，而体内寒热失调，故在治疗时须时时顾其体质之虚实强弱，并辨别标实与本虚之轻重。

痢疾案五

冯某，男，34岁。

首诊时间：2021年3月31日。

主诉：大便不成形7个月，加重4个月。

现病史：患者7个月前因饮食不节出现大便不成形，伴脓血，于密山市人民医院行肠镜检查示溃疡性直肠炎，经抗感染等治疗后症状好转出院。4个月前患者因饮食不节复发，于农垦牡丹江中心医院予地塞米松、利多卡因、维生素 B_1 灌肠后症状缓解，后每于进食不当后发作，今为求中西医结合系统治疗，于黑龙江中医药大学附属第一医院门诊就诊。患者现症见：大便不成形，偶有脓血，每日2～3行，伴多食易饥，口苦，易怒，纳眠尚可，小便正常。舌质紫暗，边有齿痕，苔黄腻，脉弦滑。

既往史：高血压病病史2年。

辅助检查：①肠镜示结肠炎，溃疡性直肠炎（密山医院，2020-08-25）；②肠镜示直肠结肠炎；③胃镜示慢性非萎缩性胃炎；④生化示ALT74.4 U/L，GLU8.13 mmol/L；⑤ C13呼气试验阳性（农垦牡丹江中心医院，2020-11-22）。

中医诊断：痢疾—休息痢（脾虚湿热）。

西医诊断：①溃疡性直肠炎；②直肠结肠炎；③慢性非萎缩性胃炎。

治法：清热燥湿，健脾止泻。

处方：黄　芪25克　炒白术20克　炒山药30克　白扁豆15克
诃　子10克　黄　连15克　黄　芩10克　黄　柏15克
苦　参15克　儿　茶10克　地榆炭25克　赤石脂10克（先煎）

14剂，日1剂，水煎300毫升，早晚分服

二诊：患者自诉服用上药后大便每日3～4行，便质不成形，伴黏液脓血，胃脘部有烧灼感，余症同前。舌质紫暗，边有齿痕，苔黄腻（较前减轻），脉弦滑。于上方加椿根皮15克以燥湿止痢，石榴皮10克以涩肠止泻，白及10克以止血生肌。

处方：黄　芪25克　炒白术20克　炒山药30克　白扁豆15克

诃　子10克	黄　连15克	黄　芩10克	黄　柏15克
苦　参15克	儿　茶10克	地榆炭25克	赤石脂10克（先煎）
椿根皮15克	石榴皮10克	白　及10克	

14剂，日1剂，水煎300毫升，早晚分服

三诊：患者自诉服药后大便次数减少，每日2行，便质不成形，黏液脓血减轻，胃脘部烧灼感缓解，近日感乏力气短。舌质紫暗，边有齿痕，苔薄黄，脉弦。于上方黄连、黄柏减为10克，白及减为6克，加党参10克，太子参10克以补气健脾。

处方：

黄　芪25克	炒白术20克	炒山药30克	白扁豆15克
诃　子10克	黄　连10克	黄　芩10克	黄　柏10克
苦　参15克	儿　茶10克	地榆炭25克	赤石脂15克（先煎）
椿根皮15克	石榴皮10克	党　参10克	白　及6克
太子参10克	仙鹤草15克		

14剂，日1剂，水煎300毫升，早晚分服

四诊：患者自诉服上药后便不成形，每日3～4行，便土黄色，时夹鲜血，偶伴腹痛，乏力气短缓解。舌质紫暗，边有齿痕，苔薄黄，脉弦。上方去党参，黄芪减为20克，白扁豆减为10克，赤石脂加为15克，加薏苡仁15克，苍术10克以燥湿健脾，五倍子10克以涩肠止泻，炒白芍25克，生甘草10克以缓急止痛，仙鹤草15克以收敛补虚。

处方：

黄　芪20克	炒白术20克	炒山药30克	白扁豆10克
诃　子10克	黄　连10克	黄　芩10克	黄　柏10克
苦　参15克	儿　茶10克	地榆炭25克	赤石脂15克（先煎）
椿根皮15克	石榴皮10克	薏苡仁15克	白　及6克
太子参10克	苍　术10克	五倍子10克	炒白芍25克
生甘草10克	仙鹤草15克		

14剂，日1剂，水煎300毫升，早晚分服

五诊：患者自诉服用上药后诸症明显好转，为巩固治疗，效方不变，继服14剂。

随诊半年，病情稳定，症状未见反复发作。

【按语】

《医碥·卷三》云："痢由湿热所致，或饮食湿热之物，或感受暑湿之气，积于肠胃，则正为邪阻，脾胃之运行失常……与所受湿热之气混合为邪，攻刺作痛。"患者平素脾胃虚弱，中土不运，复遇饮食不节致湿热内生，脾虚不能克制水谷，糟粕不聚则为痢，湿热侵犯肠胃，大肠传导失司，通降不利则腹痛，蕴蒸气血，气血凝滞，腐败化为脓血则可成赤痢。胃肠为热侵，胃脘腐熟水谷功能亢盛，则消谷善饥，大便为溏泄之象，此为

胃强脾弱。湿热蕴结中焦，气机升降失常，胆汁随胃气上逆，上泛于口，而见口苦。中焦湿热日久耗伤气阴，若肝阴受损，则肝木失养，木郁化火，平素见易怒。该患为本虚标实之证，虚为脾胃虚弱，实为湿热蕴结，属内外合因。脾胃虚弱者若恣食生冷或过服寒凉之药，则寒积内生，久病及肾，命门火衰，日久遂成虚寒痢。湿热之邪所致痢疾常起病较急，但病程较短，若大便次数多，腹痛、里急后重均甚，甚至出现神疲、面青、肢冷及昏迷晕厥者，多为危急之象。

谢教授认为本案患者是在慢性过程中急性发作，治疗重在清热解毒，理气化湿，调和气血，方以参苓白术散合黄连解毒汤加减。方中炒白术、炙黄芪健脾益气，升阳止泻；配炒山药、白扁豆、诃子既健脾，又收敛止泻；黄芩、黄连、黄柏、苦参清热燥湿，止肠澼下利；儿茶、赤石脂、地榆炭入血分，能固涩大肠，止泻痢，收敛止血。二诊患者自诉其脓血便仍明显，加椿根皮清热燥湿，涩肠止血；石榴皮温补脾肾，涩肠止泻；白及收敛止血，敛疮生肌，《本经》记载谓其主痈肿、恶疮、败疽。三诊减黄连、黄柏及白及用量，减轻清热燥湿止痢及收敛止血之功，加党参、太子参健脾补气。四诊患者乏力缓解则减轻益气健脾之力，防止邪气留恋，加薏苡仁、苍术燥湿健脾；五倍子涩肠止泻，收敛止血；芍药甘草汤酸甘化阴，调和肝脾，柔筋止痛。本案患者属休息痢发作期，湿热伏邪存内，宜清化湿热，调和气血，忌过早收涩，故谢教授治疗时先以健脾益气、清热祛湿为法，待邪去正安之时，再施以酸甘收涩之品。

活动期痢疾以标实为主，主要因外邪侵犯肠道，致肠道气血不畅，缓解期痢疾以本虚标实为主，主因正虚邪恋，运化失健所致。谢教授认为急性痢疾多由外邪或饮食所致，慢性多由体虚和情志所致，临床除了需辨别其具体病因而治，还需辨别其气血、脏腑论治。如饮食所致者，多在气分，常加焦三仙、槟榔、木香、陈皮等；湿热之邪可在气血留恋，常遵循刘河间的“调气则后重自除，行血则脓血自愈”，常用芍药汤以调和气血。

痢疾案六

马某，女，49岁。

首诊时间：2020年10月7日。

主诉：便血4个月，加重1个月。

现病史：患者4个月前出现便血，未经诊治，于2020年8月15日就诊哈尔滨医科大学附属第一医院行相关检查，胃镜示慢性非萎缩性胃炎、胃息肉，肠镜示大肠溃疡并肠腔狭窄，遵医嘱口服美沙拉嗪肠溶片，每次0.5 g，每日3次，疗效尚可。1个月前因饮食不洁出现便血且加重，便中脓血增多，口服美沙拉嗪肠溶片，每次0.5 g，每日3次，疗效不佳，为求中西医结合治疗，遂来黑龙江中医药大学附属第一医院就诊。患者现症见：便血，血多脓少，便中夹不消化食物，大便每日3～4次，伴胃脘部嘈杂不舒，反酸，左下腹阵发性疼痛，畏寒，纳差，寐差，小便频数。舌质淡红，边有齿痕，苔白厚腻，脉弦。

既往史：①甲状腺结节病史1年；②宫颈癌病史1年。

辅助检查：①胃镜示胃息肉，慢性非萎缩性胃炎，病理示（胃体）胃底腺息肉；②肠镜示大肠溃疡并肠腔狭窄，病理示（于距肛门20 cm）黏膜轻度慢性炎（哈尔滨医科大学附属第一医院，2020-08-15）。

中医诊断：痢疾—脾肾阳虚。

西医诊断：①溃疡性结肠炎；②慢性非萎缩性胃炎；③胃息肉；④甲状腺结节；⑤宫颈癌。

治法：健脾温肾，化湿解毒。

方药：黄　连10克　生白术15克　地榆炭30克　仙鹤草15克
甘　草15克　炮　姜15克　神　曲15克　煅牡蛎20克（先煎）
山　药20克　厚　朴20克　海螵蛸25克（先煎）　旋覆花20克（包煎）
肉　桂15克　炒白芍30克　赤石脂15克（先煎）　煅龙骨20克（先煎）

7剂，日1剂，水煎300毫升，早晚分服

二诊：患者便中夹脓血改善，每日2次，伴畏寒，胃脘部冷痛，腰痛，下肢有麻木感，周身酸痛，纳可，寐稍差，小便频数。舌质淡红，边有齿痕，苔白厚腻，脉弦。于上方去旋覆花、厚朴，加儿茶6克，土茯苓15克，狗脊10克，黄柏10克，炒杜仲15克，金樱子10克。

方药：黄　连10克　生白术15克　地榆炭30克　仙鹤草15克
甘　草15克　炮　姜15克　神　曲15克　炒白芍30克
山　药20克　肉　桂15克　儿　茶6克　土茯苓15克
狗　脊10克　黄　柏10克　海螵蛸25克（先煎）　煅牡蛎20克（先煎）
炒杜仲15克　金樱子10克　赤石脂15克（先煎）　煅龙骨20克（先煎）

7剂，日1剂，水煎300毫升，早晚分服

三诊：患者便中夹脓血减少，每日2次，左下腹阵痛，腹胀缓解，畏寒减轻，下肢麻木感缓解，纳可，寐稍差，小便频数。舌质淡红，边有齿痕，苔白厚腻，脉弦。去仙鹤草、黄柏，加骨碎补15克，菟丝子10克，葛根15克。

方药：葛　根15克　生白术15克　地榆炭30克　骨碎补15克
甘　草15克　炮　姜15克　神　曲15克　炒白芍30克
山　药20克　肉　桂15克　儿　茶6克　土茯苓15克
狗　脊10克　菟丝子10克　海螵蛸25克（先煎）　煅牡蛎20克（先煎）
炒杜仲15克　金樱子10克　赤石脂15克（先煎）　煅龙骨20克（先煎）
葛　根15克

14 剂，日 1 剂，水煎 300 毫升，早晚分服

四诊：患者服上药后诸症明显好转，为巩固治疗，继服 14 剂。

随诊 6 个月，患者病情稳定，症状未见反复发作。

【按语】

巢元方《诸病源候论·痢病诸候》中云："凡痢皆由荣卫不足，肠胃虚弱，冷热之气乘虚客于肠间，虚则泄，故为痢也""冷热气调，其饮则静，而痢亦休也。肠胃虚弱，易为冷热，其邪气或动或静，故其痢乍发乍止，谓之休息痢也。"

谢教授认为本病为素体脾胃虚弱，因外感邪气、情志失调、饮食不节等因素影响，寒热之邪乘虚客于肠间或寒热内生，寒热内蕴常与湿邪胶着，进而导致气滞血瘀，肠膜脉络受损，化为脓血下痢。该患者平素饮食不节致脾胃虚弱，又嗜食辛辣，致中焦运化失常，湿邪内生，郁久化热进而导致湿热蕴结肠道，热毒积滞于肠间，阻滞气血运行，肠膜血络受损，腐败化为脓血而下，热入血分，故赤多白少。谢教授认为"痢久则伤肾"，先后天互根互用，脾阳虚日久可伤及肾阳，后期多现脾肾阳虚。患者泻痢日久，耗伤脾肾阳气，脾阳不足不能腐熟水谷，而出现不思饮食，气逆而呕；肾阳不足不能温煦，出现肢冷畏寒；肾虚失于摄纳失职，夜尿次数多。

谢教授以《医学衷中参西录》中治痢名方燮理汤为主方加减，清热解毒化湿，健脾温肾散寒，燮理阴阳。方中黄连以清肠内郁火，肉桂以散脾肾之寒，二药并用，消散寒火之凝结，燮理阴阳；白芍养血柔肝，与甘草合用调和营卫，缓急止痛；山药补脾肾，益津气；炮姜有"温脾肾，治里寒水泻，下痢肠澼"之功；厚朴、旋覆花燥湿消胀，降逆止呕；海螵蛸收敛止血；煅龙骨、煅牡蛎安神；神曲消食，白术燥湿，二者共奏健脾之功；地榆炭凉血止血、敛疮解毒；仙鹤草补虚止痢，收敛止血；赤石脂为收敛之剂，可使气血不致耗散太过，达到扶正祛邪的目的。诸药并用以达收敛止血之效。二诊患者便中夹脓血改善，血少脓多，畏寒，胃脘部冷痛，腰痛，下肢有麻木感，周身酸痛，加儿茶止血生肌，收湿敛疮；土茯苓解毒，除湿；狗脊和炒杜仲补肝肾，强筋骨；黄柏燥湿；金樱子涩肠止泻，但使用收涩之法必须辨证明确，非虚寒滑脱之象，不可莽进。三诊患者便中夹脓血减少，大便次数多，左下腹阵痛、腹胀缓解，畏寒减轻，加入骨碎补可补肾止痛，主治长久泻痢、加葛根以升阳止泻、加菟丝子增强其收敛之功。四诊患者大便正常，不夹脓血，为巩固治疗，继服 14 剂。

十一、便　秘

便秘案一

姜某，男，67岁。

首诊时间：2021年5月22日。

主诉：排便困难10年，加重1个月。

现病史：患者于10年前无明显诱因出现排便困难，未予系统治疗，10年间曾自行口服过多种泻药以维持排便。1个月前患者于哈尔滨医科大学附属第一医院行肠镜检查，结果示结肠多发息肉（部分钳除），大肠黑变病。今为求中西医结合系统治疗，遂来就诊。患者现症见：排便困难，无便意，口服乳果糖，每次15mL，每日1次，大便每2～4日1行，下肢无力，畏热，遇热汗出明显，胃脘隐痛时作，打嗝，纳、寐可，小便色黄。舌质紫，苔白，脉弦滑。

辅助检查：①肠镜示结肠多发息肉（部分钳除），大肠黑变病；②胃镜示慢性萎缩性胃炎伴糜烂（哈尔滨医科大学附属第一医院，2021-04-19）。

中医诊断：便秘—气机郁滞。

西医诊断：①结肠多发息肉；②大肠黑变病；③慢性萎缩性胃炎伴糜烂。

治法：健脾行气，泄热通便。

处方：				
	柴　胡10克	生白术20克	石　斛15克	炙黄芪15克
	百　合15克	佛　手15克	紫苏子10克	白豆蔻15克（后下）
	乌　药10克	枳　实15克	厚　朴15克	当　归15克
	槟榔片10克	三　棱10克	莪　术10克	牛　膝10克
	炒白芍20克	甘　草10克	太子参10克	大　黄6克（后下）

7剂，日1剂，水煎300毫升，早晚分服

二诊：患者服上药后自觉排便困难缓解，大便每2日1行，胃脘隐痛好转，下肢无力症状改善，其余症状无明显变化。舌质暗红，苔薄白，脉弦滑。于前方中去大黄，生白术用量稍增，佛手用量稍减。

处方：				
	柴　胡10克	生白术25克	石　斛15克	炙黄芪15克

百 合15克	佛 手10克	紫苏子10克	白豆蔻15克（后下）
乌 药10克	枳 实15克	厚 朴15克	当 归15克
槟榔片10克	三 棱10克	莪 术10克	牛 膝10克
炒白芍20克	甘 草10克	太子参10克	

14剂，日1剂，水煎300毫升，早晚分服

三诊：患者服上药后诸症明显好转，为巩固治疗，效方不变，继服14剂。

随诊3个月，患者病情稳定，症状未见反复发作。

【按语】

《诸病源候论·大便病诸候》曰："大便难者，由五脏不调，阴阳偏有虚实，谓三焦不和，则冷热并结故也。"便秘为临床常见疾病，以排便次数减少或排便困难为主要表现。引起便秘的原因多种多样，与五脏不调、阴阳偏盛、虚实寒热均有关系。该病患为老年男性，老年便秘多属虚证，然观其舌脉，舌质紫，苔白，脉弦滑，为气滞日久渐生血瘀之象。详问病史，知患者便秘已有十年之久，无便意，自觉下肢无力。年老体虚，五脏失和，脾胃为气血生化之源，脾胃虚弱则生化乏源、气虚血亏，气虚致大肠传送无力，血亏则津枯肠燥，出现排便困难；气虚日久，气机郁滞不畅，影响血液运行，即出现血瘀，故见舌质紫；患者畏热，遇热汗出明显，小便色黄，皆因气滞血瘀，久而化火、化热。该病病机复杂，属因虚致实，虚实错杂。

谢教授治疗以补气健脾、行气消积、泄热通便为原则。方中以生白术为君药，生白术入脾、胃经，既能健脾益气，亦有润肠通便之功，且不会致腹痛或泻下无度；配以黄芪、太子参、当归益气生津，养血润肠，无论是脾胃气虚所致运化失职，还是脾阴不足所致肠道津枯，均可收到疗效；柴胡、佛手、紫苏子、枳实、厚朴等行气导滞，调畅气机，有助恢复大肠传导功能；槟榔、三棱、莪术行气消积，兼能活血；牛膝补肝肾，强筋骨；白芍炒制后减其寒性而增强止痛效果，健脾和胃；百合、石斛功擅养胃阴、清胃热，治阴虚胃热之胃脘痛；方中大黄与枳实、厚朴同用，为小承气汤的组成，但因患者并非阳明腑实证，故仅用少量大黄轻下泄热，配伍白术、黄芪、太子参、当归、甘草等益气养血之品，治气血不足兼有热象者，使泄热通便而不伤正。二诊时患者诉排便困难、胃脘隐痛、下肢无力等症均有缓解，效方不变，在前方基础上对药量稍做调整，因泻下药不可久用，故去掉大黄，以防伤及脾胃之气。

《景岳全书·杂证谟·秘结》中提道："凡属老人、虚人、阴脏人及产后、病后、多汗后……多有病为燥结者，盖此非气血之亏，即津液之耗。"对于此类便秘，需要详察虚实，不能轻用攻下之品，以免耗伤正气，损及根本。谢教授对此深以为然，故在治疗中审因论治，本病虚实错杂，既不宜纯用补虚，也不宜猛进攻伐，且病程日久，用药宜缓缓图之。气滞不行故理气导滞；气血亏虚运化无力故益气养血；日久化瘀、化热则少加行气、活

血、泄热之品；但总以健脾益气、调节脾胃气机为根本，亦注重以柴胡、白芍等药调肝、护肝，肝气条达有助其余脏腑气机的恢复，达到不以通下为主而便秘得愈的疗效。

便秘案二

李某，女，36岁。

首诊时间：2020年10月28日。

主诉：便秘10年，加重10天。

现病史：患者自述10年前情志不畅后出现便秘，当时未予重视，之后症状反复，一直未进行规范治疗。10天前因进食油腻出现大便艰难且呈羊粪状，腹胀加剧，甚则肛门出血，现为求中西医结合系统治疗，遂来就诊。患者现症见：大便艰难，呈羊粪状，腹胀，肛门出血，畏寒肢冷，尿频，日数十次有余，晨起痰白黏，口气重，口干，寐差多梦，易怒，经期正常，月经来潮前乳房胀痛，咽部有异物感。舌红，苔薄，有齿痕，脉弦数。

既往史：慢性结肠炎病史10年。

中医诊断：便秘—肝郁气滞。

西医诊断：①功能性消化不良；②慢性结肠炎。

治法：顺气导滞，润肠通便。

方药：柴　胡15克　生白术15克　香　附15克　紫苏子15克
枳　实10克　厚　朴15克　火麻仁15克　郁李仁15克
玄　参15克　白豆蔻15克（后下）　草豆蔻15克（后下）　乌　药15克
金钱草30克　磁　石20克（先煎）　肉苁蓉15克　木蝴蝶10克
决明子15克　桔　梗15克　生大黄10克

7剂，日1剂，水煎300毫升，早晚分服

二诊：患者服上述药后腹胀、畏寒、寐差、经前乳房胀痛等症减轻，其症依然。舌红，苔薄，有齿痕，脉弦数。目前依靠开塞露排便，故加入夏枯草15克，槟榔10克，芒硝6克以增加清热行气、润燥通便之功。

方药：柴　胡15克　生白术15克　香　附15克　紫苏子15克
厚　朴15克　火麻仁15克　郁李仁15克　玄　参15克
白豆蔻15克（后下）　草豆蔻15克（后下）　乌　药15克　金钱草30克
磁　石20克（先煎）　肉苁蓉15克　木蝴蝶10克　桔　梗15克
夏枯草15克　槟　榔10克　芒　硝6克（冲服）　生大黄10克

14剂，日1剂，水煎300毫升，早晚分服

三诊：患者服上药后依旧便秘，畏寒肢冷、口干、寐差、咽部异物感明显好转。舌红，苔薄，脉弦。加入麦冬15克益胃生津。

方药：			
柴　胡15克	生白术15克	香　附15克	紫苏子15克
厚　朴15克	火麻仁15克	郁李仁15克	玄　参15克
白豆蔻15克（后下）	草豆蔻15克（后下）	乌　药15克	金钱草30克
磁　石20克（先煎）	肉苁蓉15克	麦　冬15克	夏枯草15克
木蝴蝶10克	槟　榔10克	芒　硝6克（冲服）	生大黄10克

14剂，日1剂，水煎300毫升，早晚分服

【按语】

《素问·厥论》中有言："太阴之厥，则腹满䐜胀，后不利。"太阴脾功能失调，则出现腹满䐜胀，大便不利。《金匮翼·便秘》中曰："气秘者，气内滞而物不行也。"言明气滞可致便秘。

谢教授认为该患者素有情志不畅，致气机不畅，肝失疏泄，脾胃功能失常。肝郁气滞，腑气不通，通降失常，传导失职，糟粕内停，不得下行，因而大便难，形成气秘，伴见经前乳房胀痛。气有余便是火，伤及津液，肠燥津亏，因而出现羊粪状的大便甚至肛门出血，小便黄，舌红脉弦数。

谢教授在治疗时以顺气导滞、润肠通便为原则。方中用柴胡、香附、厚朴、枳实、白豆蔻、草豆蔻、紫苏子行气导滞止痛。柴胡能振举清阳，疏肝理气，气通则便自通。厚朴味苦、辛，性温，能化湿行气除满，消积滞，为治疗腹胀便秘常用药，李杲言其"苦能下气，故泄实满；温能益气，故散实满"。乌药，《本草纲目》中记载其能"上理脾胃元气，下通少阴肾经"，能理七情郁结，气畅则便行。白术、肉苁蓉脾肾同调，健脾益气的同时补肾阳且润肠通便。火麻仁、郁李仁、决明子、玄参滋阴润肠通便。木蝴蝶入肺肝二经，配桔梗以行气利咽。磁石重镇潜阳，安神助眠。大黄通腑泄热，涤荡腹中之浊气。二诊时，患者症状有所减轻，但大便依旧为羊粪状，故而加入夏枯草、槟榔、芒硝以增加清热行气、润燥通便的作用。三诊时依旧便秘，加入麦冬，配伍玄参以益胃生津，有"增水行舟"之功。邪与食结，留滞肠胃，谢教授便以通下为法而除滞，但不单用通下，本案患者为气秘，便在润肠通便的基础上加顺气导滞以求病愈。

便秘案三

李某，男，59岁。

首诊时间：2021年4月18日。

主诉：便秘1年。

现病史：患者于1年前情志不畅后出现便秘，无便意，口服便通胶囊，每次3粒，每日2次，未见明显好转，之后症状一直反复，现为寻求中西医结合系统治疗，遂来就

诊。患者现症见：大便4～5日1行，腹胀，腹痛，便后痛缓，夜尿频多，乏力，纳差，寐差，唇干，肢体麻木，时有饮水咽下不畅，腰部酸沉。舌紫暗，舌边齿痕，有裂纹，苔厚，脉弦滑。

既往史：腰椎间盘突出、颈椎管狭窄病史3年。

中医诊断：便秘—肝郁气滞。

西医诊断：①功能性便秘；②腰椎间盘突出；③颈椎管狭窄。

治法：顺气导滞，降逆通便。

方药：			
柴　胡15克	生白术20克	枳　实15克	厚　朴10克
火麻仁15克	郁李仁15克	炒白芍30克	白豆蔻15克（后下）
乌　药15克	炒黄芪15克	玄　参15克	当　归15克
川　芎15克	丹　参15克	生大黄10克	甘　草10克

7剂，日1剂，水煎300毫升，早晚分服

二诊：患者服用上述药物后仍便秘，无便意有所缓解，腹痛减轻，饮水咽下不畅明显好转。舌质紫暗，舌边齿痕，苔厚腻，脉弦滑。在上方中加入柏子仁10克，润肠通便且养心安神，槟榔10克，配伍枳实破气消积导滞，增厚朴用量，藿香、佩兰各10克芳香化湿。

方药：			
柴　胡15克	生白术20克	枳　实15克	厚　朴15克
火麻仁15克	郁李仁10克	炒白芍30克	柏子仁10克
乌　药15克	炒黄芪15克	玄　参15克	当　归15克
川　芎15克	丹　参15克	生大黄10克	白豆蔻10克（后下）
槟　榔10克	藿　香10克	佩　兰10克	甘　草10克

14剂，日1剂，水煎300毫升，早晚分服

三诊：患者服用上述药物后大便2～3日1行，欲排便时腹部灼热感，便后腹痛消失，夜尿减少，寐差减轻，食欲有所好转，时有抽筋。舌质暗，苔薄，脉弦。于方中去藿香与佩兰，加入炒莱菔子10克，消积且降气，鸡血藤15克舒筋活络。

方药：			
柴　胡10克	生白术20克	枳　实15克	厚　朴15克
火麻仁15克	郁李仁10克	炒白芍30克	柏子仁10克
乌　药15克	炒黄芪15克	玄　参15克	川　芎15克
丹　参15克	生大黄10克	甘　草10克	白豆蔻15克（后下）
槟　榔10克	鸡血藤15克	炒莱菔子10克	

14剂，日1剂，水煎300毫升，早晚分服

四诊：患者服药后诸症明显缓解，便前仍有腹部灼热感，且有下肢不温。舌质暗，苔薄，脉弦。加茯苓、牡丹皮各15克健脾渗湿，清热凉血，牛膝15克以补肝肾。

方药：				
	柴　胡10克	生白术20克	枳　实15克	厚　朴15克
	火麻仁15克	郁李仁10克	炒白芍30克	柏子仁10克
	乌　药15克	炒黄芪15克	玄　参15克	川　芎15克
	丹　参15克	甘　草10克	白豆蔻15克（后下）	炒莱菔子15克
	鸡血藤15克	牛　膝15克	茯　苓15克	牡丹皮15克

14剂，日1剂，水煎300毫升，早晚分服

【按语】

《圣济总录》中有言："阴阳之气不平，寒热相胜，或气实塞而不通，或气虚损而遗泄，或燥而结，或热而秘，皆阴阳不和之病也。"言明便秘的发生与气机有密切关系。《丹溪心法·卷二·痰十三》言："气顺则一身之津液亦随气而顺矣。"气滞则易有津液不行，进则表现为患者唇干，舌有裂纹，饮水时有咽下困难。

谢教授认为本案患者情志不畅，则气机失调，加之时长未愈，忧愁思虑，脾伤气结，加上年龄稍大，气虚推动无力，大肠传导失职致大便4～5日1行，则腹痛腹胀；患者七八年纪，肾精本有亏虚，加肝脾之气失调，纳差无气血生化之物，故而无便意，乏力，腰部酸沉；血虚生风，则肢体麻木；苔厚，舌边齿痕，脉滑为脾虚湿蕴之象。本病为虚实夹杂，本虚标实，治疗时应虚实同治，攻补兼施。

谢教授认为便秘之源在于肝脾，故而以顺气导滞、降逆通便为治则。脾胃之药首选生白术，肝气郁滞之药则选用柴胡。柴胡能调达肝气而疏解肝郁。柴胡与生白术共为君药，共治肝脾。枳实、厚朴、乌药与白豆蔻四者配伍，增加行气止痛之功效。六腑以通为用，大便难行，予以下法，该病宜选择润下之法，故用火麻仁、郁李仁和柏子仁润肠通便。当归与川芎同用，可达到辛散而不伤阴、行血而不伤正、疏肝气之郁、补肝血之虚的功效。二诊时患者症状有些许好转，因而加入槟榔，增加厚朴用量，增加行气之功。槟榔味苦辛而性温，归胃、大肠经，可消食导滞，行气利水；枳实味苦辛，性微寒，归脾、胃、大肠经，可破气除痞，化痰消积；二者配伍破气导滞效力更强。配以生大黄，更能散痞消积，清除糟粕。三诊时患者诸症减轻，恐化湿之品温燥伤阴，故去藿香、佩兰，改用炒莱菔子行气消积；自述时有抽筋，加鸡血藤以舒筋活络。四诊时患者症见腹中灼热而下肢不温，乃血热停聚中焦之象，原方加茯苓、牡丹皮，清气血之热；牛膝补益肝肾，引中焦之血热下行以济下焦之寒。谢教授认为便秘首当分虚实，根据便秘实证邪滞大肠，腑气不通，虚证肠失温润、推动无力，大肠传导失职的基本病机，治疗原则为实证以祛邪为主，根据不同病理因素，佐以不同治疗之法，辅以导滞之品，邪去则便通；虚证则以养正为主，根据气血阴阳亏虚的不同，施以滋阴养血，益气温阳，酌以甘温润肠之品，标本兼治，正胜便自通。而本案患者为实中夹虚，气滞血瘀中夹杂气血虚，

故而在破气导滞之药中加入补气之黄芪，补血之当归，使全方攻补兼施，标本同治。

便秘案四

王某，女，24岁。

首诊时间：2021年5月30日。

主诉：大便秘结10年，加重15天。

现病史：患者10年前情志不畅后出现大便秘结，每2～3日1行，无便意，曾自行口服大黄，便秘症状有所缓解。但近半个月来，便秘症状加重，且口服大黄未见好转，于哈尔滨医科大学附属第四医院行胃肠镜检查后未见明显器质性病变。现为求中西医结合系统治疗，于黑龙江中医药大学附属第一医院门诊就诊。患者现症见：大便难下，每3～4日1行，无便意，伴见面部痤疮，口气重，平素易疲劳困倦，月经量少，色黑，有血块，小便黄。舌质暗红，有点刺，苔黄，脉弦细。

辅助检查：①抗M2-3E抗体IgG：97.14 Ru/mL；②尿常规示白细胞33.8 /μL，细菌271.9 /μL，白细胞6.1 / HPF（高倍镜视野），细菌2.7 /HPF（高倍镜视野）（哈尔滨医科大学附属第四医院，2021-05-14）。

中医诊断：便秘—气秘（肝郁脾虚）。

西医诊断：功能性消化不良。

治法：疏肝健脾，行气通便。

处方：柴　胡20克　生白术20克　炙黄芪20克　太子参10克
枳　实15克　厚　朴10克　佛　手10克　焦山楂15克
焦神曲15克　炒麦芽15克　陈　皮10克　鸡内金10克
石菖蒲10克　白　芷10克　川　芎15克　丹　参10克
白豆蔻10克（后下）

7剂，日1剂，水煎300毫升，早晚分服

二诊：患者自诉口服上方后，疲乏感减轻，大便排出较前通畅，但仍无便意。舌质暗红，有点刺，苔白，脉弦细。于上方加杏仁10克，桔梗10克以宣通肺气，润肠通便。

处方：柴　胡20克　生白术20克　炙黄芪20克　太子参10克
枳　实15克　厚　朴10克　佛　手10克　焦山楂15克
焦神曲15克　炒麦芽15克　陈　皮10克　鸡内金10克
石菖蒲10克　白　芷10克　川　芎15克　丹　参10克
杏　仁10克　桔　梗10克　白豆蔻10克（后下）

14剂，日1剂，水煎300毫升，早晚分服

三诊：患者服上方后，出现便意，大便自行排出，但感排出不尽。舌质暗红，苔白，

脉弦。于上方生白术改为25克，加槟榔15克以理气行滞。

处方：				
处方：	柴 胡20克	生白术25克	炙黄芪20克	太子参10克
	枳 实15克	厚 朴10克	佛 手10克	焦山楂15克
	焦神曲15克	炒麦芽15克	陈 皮10克	鸡内金10克
	石菖蒲10克	白 芷10克	川 芎15克	丹 参10克
	杏 仁10克	桔 梗10克	槟 榔15克	白豆蔻10克（后下）

7剂，日1剂，水煎300毫升，早晚分服

四诊：患者服上药后诸症减轻，为巩固治疗，效方不变，继服14剂。

【按语】

《症因脉治·大便秘结论》曰："诸气怫郁，则气塑于大肠，而大便乃结。"《证治准绳·杂病》曰："气秘，由气不升降，谷气不行……有气作痛，大便闭塞。"患者平素忧思苦闷、恼怒悲愤，致情志不调，肝气横逆犯脾，脾失健运，导致脾气精微不升，大肠糟粕不降，而使大便燥结不通，伴随气滞胀满，形成气秘。《沈注金匮要略》言："人五脏六腑之血，全赖脾气统摄。"脾主生血，脾虚生血之力不足，大肠失濡，传导失司，故大便难。"脾宜升则健，胃宜降则和"，若中焦气机失畅，则脾失升清，水谷精微不能达肺，则四肢百骸失养，而出现面部萎黄；疲劳困倦，脾气亏虚，津液不得正常输布，胃失通降，浊气不降，则见面部痤疮、口气明显；气滞血瘀，女性在月经上则表现为经行色暗，有血块；久热耗伤阴津，则致燥屎内结。本案主由情绪不舒，忧思过度，肝失疏泄，气机失调引起，当属气秘，症见便意匮乏，或干或溏，总为大便不畅，若进一步发展，则呈肝郁化热燥结之象。

谢教授认为女性便秘常因肝脾功能失调，治疗上以疏肝健脾、行气通便为法。方中柴胡疏肝解郁，调理气机；生白术燥湿利水，输布津液，使肠道得润，糟粕得下，又与枳实创"枳术丸"之新意，健脾助运，具有行气消食之功；炙黄芪、太子参补肺脾之气，益气生津；陈皮理气调中开胃，补而不滞，消而不伐；焦三仙、鸡内金运脾开胃，消食除胀；佛手疏肝和胃；白豆蔻气味芳香，理气开郁，《本草经集注》里谓其能"去口臭气"；石菖蒲芳香辟浊，化湿和胃；白芷味辛，能燥湿，消肿排脓，长于肌肤润泽；川芎、丹参通利血脉，活血行气；诸药合用，腑气通而便秘愈。二诊患者排便始通畅，而仍无便意，加桔梗、杏仁以宣肺气，通降大肠之气，取"提壶揭盖"之意。三诊患者有排出不尽之感，加大生白术用量，以除湿益燥，再加槟榔以理气行滞化积。

谢教授指出，便秘一证，医籍所载，名目繁多，治方亦多，然切忌一见便秘，妄投硝黄之类，亦不能一味润肠通便，当审其病机，灵活变通。在临床上，谢教授重用生白术，意在运化脾阳，实为治本之图，白术之量，少则10克，多则50克，便干结者，加增液汤以滋之。

便秘案五

李某，女，69岁。

首诊时间：2021年5月19日。

主诉：排便不畅2个月。

现病史：患者2个月前因情绪不调出现排便不畅，无便意，每次便少，3日1行（用开塞露后，开塞露1支/天），伴有腹部胀满，嗳气，反酸，烧心，口干口苦，五心烦热，盗汗，乏力，胸闷气短，纳呆，寐差，入睡困难，多梦，夜尿频。舌紫暗，边有齿痕，苔白腻，脉沉弦。

既往史：腔隙性脑梗死病史20年。

辅助检查：胃镜示慢性非萎缩性胃炎伴胆汁反流，十二指肠变形，十二指肠球霜斑样溃疡（哈尔滨医科大学附属第一医院，2018-06-23）。

中医诊断：便秘—肝郁脾虚。

西医诊断：①慢性非萎缩性胃炎伴胆汁反流；②腔隙性脑梗死。

治法：疏肝健脾，润肠通便。

方药：白　术25克　火麻仁10克　郁李仁10克　紫苏子10克
枳　实15克　厚　朴15克　香　橼10克　佛　手10克
秦　艽10克　玄　参15克　栀　子10克　海螵蛸30克（先煎）
焦神曲10克　首乌藤20克　大　黄10克　炒莱菔子10克

14剂，日1剂，水煎300毫升，早晚分服

二诊：患者服上药后排便顺畅，1日1行，腹部胀满减轻，反酸、烧心缓解不明显，纳可，寐可。舌质暗，苔薄白，脉弦。于原方加煅蛤壳20克，浙贝母20克以加大制酸力度。

方药：白　术25克　火麻仁10克　郁李仁10克　紫苏子10克
枳　实15克　厚　朴15克　香　橼10克　佛　手10克
秦　艽10克　玄　参15克　栀　子10克　海螵蛸30克（先煎）
焦神曲10克　首乌藤20克　大　黄10克　炒莱菔子10克
煅蛤壳20克（先煎）　浙贝母20克（先煎）

14剂，日1剂，水煎300毫升，早晚分服

三诊：患者服上药后诸症明显好转，排便顺畅，1日1行，腹部胀满减轻，反酸、烧心缓解，纳可，寐可。舌质暗，苔薄白，脉弦。为巩固治疗，效方不变，继服10剂，随诊1年，病情稳定，症状未见反复发作。

【按语】

《医学入门·燥结》云："燥属少阴津液不足，辛以润之；结属太阴有燥粪，苦以泻之。"脾虚失运，糟粕内停可致便秘，如朱丹溪《丹溪心法》云："脾土之阴受伤，转运之官失职。"

患者情志失调，肝气郁滞，气机不利，导致腑气不通，糟粕不得下行，从而大便难；而且气机升降失调，出现嗳气、矢气等；患者见五心烦热，盗汗，乏力，气短，可知有气阴两虚之表现，年老之人，阴血亏虚，肠道失于濡润，大便难下；脾气虚弱，运化失健，糟粕难行。本患为虚实夹杂之证，既有实邪肝气之郁滞，又有脾气之虚衰，若一味行气，理气药多辛温燥散，易耗气伤阴，加重气阴两虚之象；若单纯滋阴，实邪没有去除，滋腻碍邪，也会加重气滞，故治疗当攻补兼施。

润肠通便为便秘的基本疗法，谢教授用火麻仁、郁李仁、紫苏子等润肠通便之品配大黄取麻子仁丸之意，润肠通便泻下；大量白术健脾补气。在此基础上，患者兼有肝气郁滞，故用枳实、厚朴、香橼、佛手等理气药，调畅气机；再用秦艽、玄参清虚热滋阴，攻补兼施，共治便秘。谢教授认为首乌藤安眠作用为佳，首乌藤入心肝二经血分，功擅引阳入阴，阳入于阴则寐。

谢教授认为，治疗便秘，不可妄攻，滥用峻利泻下药，若虚证便秘用峻下，徒伤正气，正如《证治准绳·杂病》云："如妄以峻利药逐之，则津液走，气血耗，虽暂通而即秘矣。"故此患虽有大便秘结，但患者见排便无力、乏力、气短等虚象，谢教授在治疗时没有一味用泻下药，而是审证求因，辨证论治，攻补兼施，为患者解除病痛。

便秘案六

黄某，女，51岁。

首诊时间：2021年5月26日。

主诉：排便困难3年。

现病史：患者自3年前起排便困难，大便1日1行，便先干后溏，有便不尽感，畏寒，胃脘部寒凉，食凉易腹泻，左下腹痛，右侧胁下闷痛，口苦，眼干眼涩，烦躁，易怒，善太息，纳少，寐可。舌紫暗，边有齿痕，少许白腻苔，脉沉弱。

既往史：①甲状腺结节；②乳腺结节；③子宫肌瘤病史2年余。

辅助检查：①胃镜示慢性胃炎非萎缩性，病理示胃底腺息肉；②肠镜示慢性结肠炎，病理示管状腺瘤，低级上皮肉瘤变（吉林大学白求恩医院，2021-03-08）。

中医诊断：便秘—肝郁脾虚兼血瘀。

西医诊断：①慢性结肠炎；②非萎缩性胃炎；③甲状腺结节；④乳腺结节；⑤子宫肌瘤。

治法：疏肝健脾，活血化瘀。

方药：				
方药：	柴　胡15克	生白术20克	茯　苓15克	炙甘草10克
	当　归15克	炒白芍30克	川　芎15克	桂　枝15克
	枳　实15克	厚　朴15克	牡丹皮15克	丹　参15克
	延胡索10克	天　冬10克	麦　冬10克	乌　药10克

10剂，日1剂，水煎300毫升，早晚分服

二诊：患者排便费力减轻，大便稍成形，畏寒及胃脘部寒凉减轻，左下腹痛及右侧胁下疼痛缓解，口苦、眼干眼涩、烦躁均有所缓解，纳少，寐可。舌质紫暗，边有齿痕，苔白，脉沉弱。为防补益药壅滞，加木香10克使补而不滞，再服14剂巩固。

方药：				
方药：	柴　胡15克	生白术20克	茯　苓15克	炙甘草10克
	当　归15克	炒白芍30克	川　芎15克	桂　枝15克
	枳　实15克	厚　朴15克	牡丹皮15克	丹　参15克
	延胡索10克	天　冬10克	麦　冬10克	乌　药10克
	木　香10克			

14剂，日1剂，水煎300毫升，早晚分服

【按语】

谢教授认为本案患者肝气郁滞，通降失常，传导失职，糟粕不能下行而排便困难；脾气虚弱，传导无力，糟粕内停，阴寒内结，故便不成形，胃脘寒凉；患者排便困难3年之久，久病易于入络，引起气滞血瘀，则舌质紫暗；瘀阻肠络，新血难生，血虚不能润养大肠，则见大便秘结；急躁易怒，善太息，情志不遂，肝气不舒，经气不利，故见胁下闷痛。本证属于虚实夹杂之证，临证时应审慎其因。

谢教授以疏肝健脾、活血化瘀为治法治疗本案患者，方用逍遥散加减化裁，意在补益脾胃气血，恢复脾胃升降气机，加强运化之力，使糟粕得下。柴胡为肝经引经药，配枳实、芍药、甘草为四逆散，疏肝解郁，令肝气升发条达，气行则血行，以助化瘀；芍药量大更有柔肝缓急之效，可与延胡索共奏止痛之功；桂枝温通经脉以解寒结；丹参、牡丹皮活血化瘀；为防大量辛温燥性之药损伤阴津，方中加入天冬、麦冬顾护阴液。全方疏肝健脾、活血化瘀并用，标本兼治。

“凡治脏腑之秘，不可一概论治，有虚秘，有实秘。有胃实而秘者，能饮食，小便赤。有胃虚而秘者，不能饮食，小便清利。”此患者属于虚实夹杂，故当标本同治。谢教授认为，便秘不可滥用泻药，使用不当，依赖成性，反而加重便秘。便秘为临床常见病，且致病因素广泛，临证时应谨慎辨因，权衡主次，灵活治疗，除药物治疗外，患者应积极调整生活习惯，改善饮食结构，并忌烟酒。适量运动亦有助于通利胃气，以助排便。

便秘案七

张某，男，69岁。

首诊时间：2020年12月13日。

主诉：排便困难2个月。

现病史：患者2个月前因饮食不节出现排便困难，灌肠后排便1日4～5次，口服麻仁润肠丸每次12 g，每日2次，症状未缓解，现为求中西医结合系统治疗遂来黑龙江中医药大学附属第一医院就诊。患者现症见：排便困难，便质干结，量少，2～3日1行，伴矢气多，气短，体倦乏力，口干，盗汗，五心烦热，寐差，小便黄，有异味。舌质紫暗少津，苔白腻，脉弦。

既往史：脑腔隙性脑梗死病史3个月。

辅助检查：①胃肠X线示胃后壁浅溃疡，肠道动力过快；②肠镜示：结肠多发息肉（未切除），山田Ⅰ型息肉7枚；③胃镜示慢性萎缩性胃炎，胃溃疡（A1，Forrest Ⅲ）（哈尔滨医科大学附属第一医院，2020-11-15）。

中医诊断：便秘—气阴两虚兼气郁。

西医诊断：①结肠息肉；②慢性萎缩性胃炎。

治法：益气养阴，理气通便。

方药：生地黄20克　麦　冬20克　石　斛20克　玄　参15克
沙　参20克　黄　芪20克　党　参20克　当　归20克
柴　胡10克　生白术20克　香　附15克　香　橼15克
郁李仁12克　火麻仁12克　半枝莲15克　煅龙骨20克（先煎）
白花蛇舌草30克　煅牡蛎20克（先煎）　煅海螵蛸30克（先煎）

7剂，日1剂，水煎300毫升，早晚分服

二诊：患者可以自主排便，2～3日排便1次，便质仍干结，口干缓解，寐可，纳差，小便黄。舌质紫暗，苔白腻，脉弦。去半枝莲、白花蛇舌草，加川芎10克，山楂20克，神曲20克。

方药：石　斛20克　沙　参20克　生地黄20克　麦　冬20克
玄　参15克　黄　芪20克　党　参20克　当　归20克
柴　胡10克　香　附15克　香　橼15克　生白术20克
神　曲20克　川　芎10克　火麻仁12克　煅牡蛎20克（先煎）
山　楂20克　郁李仁12克　煅龙骨20克（先煎）　煅海螵蛸30克（先煎）

7剂，日1剂，水煎300毫升，早晚分服

三诊：患者服上药后诸症明显好转，为巩固治疗，继服14剂。随诊半年，病情稳定，症状未见反复发作。

【按语】

《诸病源候论》云：“大便难者，由五脏不调，阴阳有虚实，谓三焦不和，则冷热并结故也。”便秘尤其与气血相关。气虚则传送无力，阴血虚则润泽荣养不足，皆可致大便不通。谢教授认为本医案中的患者为气阴两虚致大肠传导失常而便秘。

谢教授认为本案患者病机总为本虚标实。虚者有二，一为气虚，患者素体亏虚，外加内伤劳倦，气血不足，肠道推动乏力，致排便艰涩及体倦乏力；二为阴虚，患者年事已高，“阴气自半”，阴液不足，肠道失于濡润，加之患者饮食失节，脾胃运化失常，更致排便困难及五心烦热。实亦有二，一为热盛，患者饮食失节时，肠胃积热，耗伤津液，则大便干结，矢气多，小便黄、异味重；二为血瘀，瘀血阻滞肠络，可导致津液枯竭，肠道干燥，进而导致传导失司形成便秘，舌质紫暗少苔。综上谢教授治以益气养阴，理气通便，兼化瘀泄热。

谢教授在治疗该患者便秘时用增液汤加减，玄参养阴清热，增液润燥为主药；麦冬增液润燥；生地黄养阴润燥，补而不腻，共为辅佐药；三药合用，重剂而投，大补阴液，润滑肠道，使糟粕下行，并借寒凉清热。《医学入门》中云：“肝与大肠相通，肝病宜疏通大肠，大肠病宜平肝。”气机壅滞，则腑失通利，大便秘结，欲便不出。谢教授投以柴胡疏肝理气，香橼理气宽中，香附疏肝解郁，诸药共起疏肝理气通便之效；“脾不足，令人九窍不通”，脾虚则大肠传导无力，气血生化乏源则肠道干涩，而致燥结，故投以白术健脾燥湿；黄芪益气，党参补脾，益气养血，再加当归养血活血；沙参、石斛滋养胃阴；火麻仁、郁李仁泄热润肠通便；煅龙骨、煅牡蛎重镇安神，从而改善患者寐差之症。半枝莲和白花蛇舌草配伍，既可活血化瘀，又可清热解毒。此方起到了益气养阴、理气化瘀兼泄热通便的作用。二诊时患者可以自主排便，便质仍干结，口干缓解，寐可，纳差，加川芎活血，山楂和神曲健脾消食。三诊患者服药后排便通顺，为巩固治疗，继服14剂。

便秘案八

戚某，女，74岁。

首诊时间：2021年5月30日。

主诉：排便困难3年。

现病史：3年前患者因饮食不节出现排便困难，每3～4日1行，排便费力，有便后不尽感，于哈尔滨医科大学附属第四医院行促进肠动力、调节肠道功能等相关对症治疗，后症状缓解出院。出院后患者排便困难反复发作，使用开塞露后大便始下，现为求中西医结合系统治疗，于黑龙江中医药大学附属第一医院门诊就诊。患者现症见：排便困难，每 2 ～ 4 日 1 行，排便无力，便偏细，伴腹胀、便后不尽感，胃脘部胀痛，反酸、烧心，口干口苦，全身乏力，纳、寐可，小便正常。舌质紫，边有齿痕，苔黄，脉滑涩。

既往史：子宫切除术后 5 年。

辅助检查：①肠镜示大肠黑变病；②胃镜示慢性浅表性萎缩性胃炎；（哈尔滨医科大学附属第四医院，2019-11-06）③腹部 X 线示部分肠腔积气（黑龙江省医院，2021-05-25）。

中医诊断：便秘—虚秘（气阴两虚，湿邪中阻）。

西医诊断：①大肠黑变病；②慢性浅表性萎缩性胃炎。

治法：益气养阴，除湿通便。

处方：柴　胡 10 克　　生白术 20 克　　炙黄芪 15 克　　太子参 10 克
大　黄 10 克　　厚　朴 10 克　　火麻仁 15 克　　枳　实 15 克
麦　冬 10 克　　当　归 15 克　　藿　香 10 克　　白豆蔻 10 克（后下）
佩　兰 10 克　　茯　苓 15 克　　佛　手 15 克　　炒白芍 30 克
生甘草 10 克　　海螵蛸 30 克（先煎）

10 剂，日 1 剂，水煎 300 毫升，早晚分服

二诊：患者自诉口服上方后，排便无力感减轻，但仍排出困难，口干口苦改善，余症同前。舌质暗，边有齿痕，苔黄，脉滑涩，尺脉弱。于上方加百部 10 克，白前 10 克以宣畅气机。

处方：柴　胡 10 克　　生白术 20 克　　炙黄芪 15 克　　太子参 10 克
大　黄 10 克　　厚　朴 10 克　　火麻仁 15 克　　枳　实 15 克
麦　冬 10 克　　当　归 15 克　　藿　香 10 克　　白豆蔻 10 克（后下）
佩　兰 10 克　　茯　苓 15 克　　佛　手 15 克　　炒白芍 30 克
百　部 10 克　　白　前 10 克　　生甘草 10 克　　海螵蛸 30 克（先煎）

15 剂，日 1 剂，水煎 300 毫升，早晚分服

三诊：患者自诉服上方后大便得通，每 2 日 1 行，质软，胃脘部胀痛好转，现觉反酸、烧心。舌质暗，边有齿痕（较前减轻），苔薄黄，脉滑。于上方去炒白芍，加天冬 10 克以滋阴益胃。

处方：柴　胡 10 克　　生白术 20 克　　炙黄芪 15 克　　太子参 10 克
大　黄 10 克　　厚　朴 10 克　　火麻仁 15 克　　枳　实 15 克
麦　冬 10 克　　当　归 15 克　　藿　香 10 克　　白豆蔻 10 克（后下）
佩　兰 10 克　　茯　苓 15 克　　佛　手 15 克　　天　冬 10 克

百　部10克　　白　前10克　　生甘草10克　　海螵蛸30克（先煎）

15剂，日1剂，水煎300毫升，早晚分服

四诊：患者服上药后诸症明显好转。为巩固治疗，效方不变，继服14剂。随诊半年，病情稳定，症状未见反复发作。

【按语】

《诸病源候论·大便难候》中言："大便不通者，由三焦五脏不和，冷热之气不调，热气偏入肠胃，津液竭燥，故令糟粕痞结，壅塞不通也。"明确指出津液不足、糟粕内停是便秘发生的机理。朱丹溪在《丹溪心法》中指出老年便秘的病因病机为"中气不足"和"阴亏血损"。在本案中，患者年老体弱，肝肾亏虚，阴液不足，再遇饮食不节，过食生冷辛香燥热之品，损耗气血阴液，气虚则大肠传导无力，故便秘，排便无力，伴周身乏力感。阴亏则大肠干涩，肠道失润，则大便干结，排便困难。气虚升降失调，中焦运化乏力，浊阴不降，壅塞于内，则见腹胀、胃脘部胀满；脾虚水液代谢失常，久而内蕴成湿，湿性黏滞，则常伴见便后不尽感，且湿易阻气机，使大便排出受阻。湿阻气滞，升降失司，胃土逆升，浊气填塞致反酸频作。口干口苦、胃脘部烧灼感为阴血亏虚失于濡养而因虚致实之象。舌质紫，边有齿痕，苔黄，脉滑涩，尺脉弱，为气阴两虚兼有湿浊之舌脉。本案虚实夹杂，肠燥症状较典型，有腹胀等轻度腑实之证，但热象不显，治疗当虚实兼顾，不可妄加攻伐。

谢教授认为"水不足以行舟，而结粪不下者"当增水行舟，治疗当以益气养阴、行气通便立法，以补中益气汤、增液承气汤为基础方，使攻补兼施，气阴同补。方中柴胡调畅气机，提掣脾气；黄芪、白术甘温益气，补益肺脾，协同柴胡升举清阳；茯苓、白术补中燥湿，健脾利水；太子参、麦冬益肺胃，益气养阴生津；大黄泻下攻积，火麻仁润肠通便，枳实、厚朴行气导滞，推动肠腑中积滞糟粕；白豆蔻、藿香、佩兰芳香化浊，健脾行气化湿；佛手、乌药疏肝和胃理气，增强传导之力；当归补血和营，活血润肠通便；白芍苦酸，养血敛阴，润养肠道；甘草健中州，与白芍共奏缓急止痛之功；海螵蛸咸涩，制酸止痛。全方补气养阴而无气机壅滞之嫌，通便而无攻下之弊。二诊加百部、白前宣降肺气，"开上窍以通下窍"。三诊时患者反酸、烧心不减，恐白芍助酸，故去之，大肠燥结，则肺气亦燥，故加天冬以滋阴润燥，凉肺胃。

谢教授认为本病属于本虚标实之病，是各种因素共同影响产生的结果，其本质是机体气血阴阳的失衡。老年患者多因虚而致实，应根据气血阴阳缺失的不同，各以"虚则补之"，如气虚者以补中益气汤，血虚者以当归补血汤，阳虚者以济川煎，阴虚者以增液汤，不可妄用攻下。如《丹溪心法》中言："如妄以峻利药逐之，则津液走，气血耗，虽暂通而即秘矣。"在临证之时，谢教授常用五仁（桃仁、杏仁、郁李仁、柏子仁、火麻仁）替代大黄之泻下攻积。

便秘案九

杨某，男，54岁。

首诊时间：2021年4月14日。

主诉：排便困难8个月，加重10天。

现病史：患者8个月前因饮食不节出现排便困难，2日1行，自行服用便秘果、番泻叶等促进排便，排便困难症状得到缓解。10天前患者出现排便困难，3日1行，且逐渐加重，为求进一步中西医结合系统治疗，遂来黑龙江中医药大学附属第一医院就诊。现症见：排便困难，大便干结，2日1行，伴便后乏力，面色苍白，偶有肛门坠胀感，腰膝酸软，手足不温，口渴喜热饮，纳可，寐差，夜尿多，每夜3～4次。舌质暗有裂纹，苔白腻，脉细弱。

既往史：痔疮手术3次。

辅助检查：①胃镜示慢性浅表性胃炎；②肠镜示肠粘连，胃蠕慢（哈尔滨医科大学附属第二医院，2020-07-26）。

中医诊断：便秘—脾肾虚寒。

西医诊断：①慢性浅表性胃炎；②结肠黑变病。

治法：温肾散寒，润肠通便。

方药：

当归15克	肉苁蓉15克	牛膝15克	生白术20克
乌药15克	草豆蔻10克	柴胡10克	白豆蔻15克
佛手15克	紫苏子10克	陈皮15克	炒杜仲20克
枳壳15克	川芎15克	麻子仁10克	炒黄芪25克

7剂，日1剂，水煎300毫升，早晚分服

二诊：患者服药后排便稍干结，每日1次，乏力减轻，畏寒缓解，夜尿减少，每晚2次。舌质暗，苔白腻，脉弦。于上方去川芎，加肉桂15克，郁李仁15克，党参15克。

方药：

当归15克	肉苁蓉15克	牛膝15克	生白术20克
乌药15克	草豆蔻10克	柴胡10克	白豆蔻15克
佛手15克	紫苏子10克	陈皮15克	炒杜仲20克
枳壳15克	郁李仁15克	麻子仁10克	炒黄芪25克
肉桂15克	党参15克		

14剂，日1剂，水煎300毫升，早晚分服

三诊：患者服上药后诸症明显好转，为巩固治疗，继服14剂。

随诊半年，患者病情稳定，症状未见反复发作。

【按语】

患者体弱、气血不足，气虚则大肠传送无力，血虚则津少，肠道干涸，如张介宾所言“人年四十而阴气自半，则阴虚之渐也”，或年高质弱，真阳亏损，阳虚则温煦无权、阴寒内生，致阳气不运、肠道传导无力，从而引起阴结便秘。谢教授强调治病求本，不可概用攻下，信手以芒硝、牵牛、番泻叶之类损其津液，而致燥结愈甚，甚则更伤机体。

谢教授认为本案患者出现排便困难的主要原因是脾肾虚寒，肾阳不足，阴寒内生，火不暖土，寒留肠胃，阴气固结，阳气不运，也是水寒至极为冰之理。患者素体虚弱，术后气血不足，患者阴阳气血两虚，阳虚温煦则传送无力，气虚则推动无力，阴血虚则润泽荣养不足，导致大便不畅。患者便后乏力，用力则汗出气短，面色苍白，肛门坠胀感，为气虚的典型表现。手足不温，口渴喜热饮，腰膝酸软，为肾阳虚，失于温煦所致。阴液不足，故舌有裂纹。气行血行，气虚则血瘀，故患者舌质暗。

谢教授在治疗时一方面重视温补肾阳，另一方面注意津血同源。津亏则肠道干涩，血虚则大肠不荣，寓补于通，通补结合。根据“中气不足，溲便为之变”之理，谢教授用济川煎合补中益气汤加减。乌药、草豆蔻温补肾阳，散寒通便；肉苁蓉平补阴阳，《本草正义》中言其“质重下降，直入肾家，温而能润，无燥烈之害，温补精血，而通阳气”，配合当归、麻子仁养血润肠通便；黄芪补气，并佐以枳壳行气导滞，助腑气传导。杜仲补肝肾，强筋骨，助患者缓解腰膝酸软；日久不愈必有血瘀，加川芎活血化瘀；柴胡与佛手理肝气，陈皮理气健脾，白术健脾，紫苏子下气，白豆蔻理气燥湿，共奏梳理气机、除满之功。总之，虚性便秘，当究其源而补益润下，切忌妄投攻下。二诊患者排便稍干结，每日 1 次，乏力减轻，舌质暗，苔白腻，脉弦。去川芎，加肉桂温阳散寒，郁李仁润肠，加党参益气扶正，以助通便。三诊患者服药后排便通顺，为巩固治疗，继服 14 剂。

十二、胁　痛

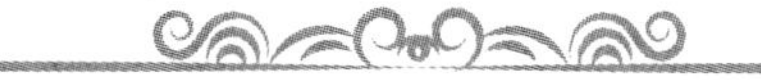

胁痛案一

张某，女，49岁。

首诊时间：2021年5月30日。

主诉：右胁胀痛4年，加重3天。

现病史：患者四年前因情绪失调出现右胁胀痛，未经治疗，症状时轻时重。3天前因恼怒出现两胁肋部胀痛不舒，并逐渐加重，为求中西医结合治疗，遂来黑龙江中医药大学附属第一医院就诊。患者现症见：两侧胁肋疼痛，右胁肋部尤甚，夜间明显，伴后背痛，嗳气，偶反酸，肠鸣，矢气多，大便不成形，每日2～3次，小便正常。舌质紫暗胖大，苔薄白，左脉沉滑，右脉细涩。

辅助检查：①胃镜示未切除反流性食管炎轻度，慢性浅表性胃炎，胃多发息肉（2～4 mm）；②肝胆胰脾彩超示脂肪肝，胆囊炎性改变（黑龙江中医药大学附属第一医院，2020-09-15）。

中医诊断：胁痛—气滞血瘀。

西医诊断：①胆囊炎；②反流性食管炎；③慢性浅表性胃炎；④胃息肉；⑤脂肪肝。

治法：疏肝理气，活血化瘀。

方药：柴　胡10克　焦白术20克　木　香10克　香　橼10克
香　附10克　佛　手10克　紫苏子10克　厚　朴10克
三　棱10克　莪　术10克　郁　金15克　金钱草25克
姜　黄15克　白　芷10克　枳　壳10克　威灵仙15克
黄　连10克　神　曲10克　陈　皮10克　煅海螵蛸30克（先煎）

7剂，日1剂，水煎300毫升，早晚分服

二诊：患者右胁胀痛症状仍在，伴后背痛，嗳气，怕凉，偶反酸，大便仍不成形，每日3次，寐差，月经量少。舌质紫暗，苔薄白，左脉沉滑，右脉沉细。于上方去枳壳、陈皮、厚朴，加煅龙骨20克，煅牡蛎20克，茯苓10克，乌药15克，炒莱菔子10克。

方药：				
	柴　胡 10 克	焦白术 20 克	木　香 10 克	香　橼 10 克
	香　附 10 克	佛　手 10 克	紫苏子 10 克	炒莱菔子 10 克
	三　棱 10 克	莪　术 10 克	郁　金 10 克	金钱草 25 克
	姜　黄 15 克	白　芷 10 克	茯　苓 10 克	煅海螵蛸 25 克（先煎）
	乌　药 15 克	威灵仙 15 克	煅龙骨 20 克（先煎）	煅牡蛎 20 克（先煎）

14 剂，日 1 剂，水煎 300 毫升，早晚分服

三诊：患者服上药后诸症明显好转，为巩固治疗，继服 14 剂。

随诊 6 个月，病情稳定，症状未见反复发作。

【按语】

胁痛之病名最早见于《黄帝内经》，书中首先明确了胁痛的发生主要责之于肝胆的病变，并指出了胁痛的病因主要是情志不遂、瘀血、寒凝等。朱丹溪于《脉因证治·胁痛》中言："肝木气实火盛，或因怒气大逆，肝气郁甚，谋虑不决，风中于肝，皆使木气大实生火，火盛则肝急，瘀血恶血停留于肝，归于胁下而痛"。

谢教授认为，本案患者胁痛病因为情绪不遂，病机为肝气郁结，经气不畅，不通而通。如《金匮翼·胁痛统论》说："肝郁胁痛者，悲哀恼怒，郁伤肝气。"患者肝郁日久，气血不能正常运行，血瘀阻于脉络，则两胁疼痛加重。患者脾胃素虚，土虚木乘，肝失疏泄，脾气不升，胃气不降，中焦气机失调，即见嗳气、反酸、矢气多等气机紊乱之象。脾虚则湿盛，湿浊不化，偏渗于肠间，大便次数增多，不成形。患者舌质紫暗，脉弦滑，提示该患者的胁痛是气滞血瘀型。谢教授认为胁痛的治疗以肝胆为主，脾胃运化气血为要，所以在注重调和气血的同时，须健运脾胃。

谢教授在治疗时遵循的原则为疏肝理气，活血化瘀。方中柴胡疏肝解郁，木香健脾行气消食，陈皮理气健脾，香橼与佛手相配，专理肝胃气滞。香附疏肝解郁、理气调中，枳壳理气宽中、行滞消胀，紫苏子降气，三药相伍共奏疏肝理脾之功。枳壳、厚朴相伍，理气宽中、行滞消胀更佳。姜黄、郁金活血行气，平调寒热。配三棱、莪术，以求通经活血、化瘀止痛之效。神曲、焦白术健脾消食，助患者消食化积。海螵蛸制酸止痛，缓解其反酸。肝郁日久化火，加黄连、金钱草除肝经湿热。威灵仙入肝经以通络止痛。全方共奏疏肝解郁、活血化瘀之效。二诊患者右胁胀满仍有，后背痛，嗳气，怕凉，睡眠差，加煅龙骨、煅牡蛎共奏重镇安神之功，同时煅牡蛎还能制酸止，加茯苓利湿，乌药温肾散寒，炒莱菔子消食除胀。三诊患者服药后胁痛以及诸症缓解，为巩固治疗，继服 14 剂。

胁痛案二

王某，男，54岁。

首诊时间：2021年1月13日。

主诉：右胁肋部疼痛1年。

现病史：1年前患者于进食油腻后出现右胁肋部疼痛，牵涉至后背，于2020年11月27日就诊于七台河市人民医院，行消化彩超示脂肪肝，肝囊肿，胆囊壁毛糙，胆囊多发结石，胆囊多发息肉，附壁多发胆固醇结晶。未经系统治疗，症状反复存在。今为求中西医结合系统治疗遂来门诊就诊。患者现症见：右胁肋部疼痛，伴腹痛、餐后腹胀，牙痛、咽痛，干呕，乏力，纳可，寐差，多梦，足冷，二便尚可。舌质紫暗，有裂纹，舌苔白腻，脉沉滑。

辅助检查：①消化彩超示脂肪肝，肝囊肿，胆囊壁毛糙，胆囊多发结石，胆囊多发息肉，附壁多发胆固醇结晶（七台河市人民医院，2020-11-27）；②生化示总胆红素36.9 mmol/L，直接胆红素7.1 mmol/L，间接胆红素29.8 mmol/L，甘油三酯1.97 mmol/L，低密度脂蛋白胆固醇3.42 mmol/L，同型半胱氨酸17.4 mmol/L（七台河市人民医院，2021-01-04）。

中医诊断：胁痛—气滞血瘀，中焦郁热。

西医诊断：①脂肪肝；②胆囊炎；③胆囊结石；④胆囊息肉；⑤高脂血症。

治法：理气活血，清热补虚。

方药：柴　胡10克　生白术20克　香　附15克　香　橼15克
金钱草30克　郁　金10克　姜　黄15克　延胡索15克
威灵仙15克　决明子15克　泽　泻15克　苦　参15克
玄　参15克　三　棱10克　莪　术10克　枳　壳15克
厚　朴10克

7剂，日1剂，水煎300毫升，早晚分服

二诊：服上方后，患者右胁肋疼痛减轻，腹痛、腹胀缓解，牙痛缓解，乏力好转，口气重，牙龈肿痛，食牛、羊、鸡肉后加重，足冷，手、脚心发黄，寐差，多梦。舌质紫暗，有裂纹，苔黄腻，脉沉滑。上方加夏枯草15克，蒲公英10克。

方药：柴　胡10克　生白术20克　香　附15克　香　橼15克
金钱草30克　郁　金15克　姜　黄15克　延胡索15克
威灵仙15克　决明子15克　泽　泻15克　苦　参15克
玄　参15克　三　棱10克　莪　术10克　枳　壳15克

厚　朴10克　　夏枯草15克　　蒲公英10克

14剂，日1剂，水煎300毫升，早晚分服

三诊：服上方后，患者胁痛缓解，牙痛、乏力、腹胀均得到好转，依然有耳鸣如蝉，寐差多梦，肩臂沉重、背痛。舌质紫暗，有裂纹，苔黄厚腻，脉沉滑。于上方去延胡索、蒲公英，加羌活10克，独活10克，当归10克。

方药：柴　胡10克　　生白术20克　　香　附15克　　香　橼15克
金钱草30克　　郁　金15克　　姜　黄15克　　夏枯草15克
威灵仙15克　　决明子15克　　泽　泻15克　　苦　参15克
玄　参15克　　三　棱10克　　莪　术10克　　枳　壳15克
厚　朴10克　　羌　活10克　　独　活10克　　当　归10克

14剂，日1剂，水煎300毫升，早晚分服

四诊：患者胁痛、牙痛、乏力、腹胀、肩臂沉重、背痛均得到好转，但新出现口黏，大便溏结不调，每日2～3次，质黏，便不尽感。舌质紫暗，有裂纹，苔薄白，脉沉滑。于上方去泽泻、羌活、独活，加黄连15克，炒白芍25克，甘草10克。

方药：柴　胡10克　　生白术20克　　香　附15克　　香　橼15克
金钱草30克　　郁　金15克　　姜　黄15克　　夏枯草15克
威灵仙15克　　决明子15克　　苦　参15克　　当　归10克
玄　参15克　　三　棱10克　　莪　术10克　　枳　壳15克
厚　朴10克　　黄　连15克　　炒白芍25克　　甘　草10克

14剂，日1剂，水煎300毫升，早晚分服

五诊：服上方后，患者大便有所改善，日1次，但仍质黏，有便不尽感，口黏也未见改善。舌质紫暗，有裂纹，苔薄黄，脉沉滑。于上方去决明子、苦参、黄连、当归，加首乌藤15克，藿香10克，佩兰10克，紫苏子10克。

方药：柴　胡10克　　生白术20克　　香　附15克　　香　橼15克
金钱草30克　　郁　金15克　　姜　黄15克　　夏枯草15克
威灵仙15克　　玄　参15克　　三　棱10克　　莪　术10克
枳　壳15克　　厚　朴10克　　炒白芍25克　　甘　草10克
首乌藤15克　　藿　香10克　　佩　兰10克　　紫苏子10克

14剂，日1剂，水煎300毫升，早晚分服

六诊：患者诸症均见减轻，未有明显不适，嘱其清淡饮食，定期检测肝功、血脂。

【按语】

《杂病源流犀烛》云："由恶血停留于肝，居于胁下，以致胁肋疼痛，按之痛亦甚"，提出胁痛因瘀血内阻而致。瘀血内阻多因气机郁滞而来，气机运行受阻、血行不畅，而

致气滞血瘀，气血停于两胁及腹部，则见胁痛、腹痛；气血瘀滞，阻碍阳气运行，则足冷、乏力；郁而化热，火热上炎则牙痛、咽痛；火热扰动胃气，胃气上逆则干呕；火热扰心，心神不安则见寐差多梦；舌质紫暗，有裂纹，舌苔白腻，脉沉滑，四诊合参，辨病辨证为胁痛病—气滞血瘀兼中焦郁热证。

谢教授认为，该患者主以实邪为主。方中柴胡、香附、香橼疏肝理气，合厚朴、枳壳理一身气机；金钱草、郁金、决明子理气凉血清热；姜黄、三棱、莪术破血行气；加生白术既固护脾胃且不助热；加威灵仙通经活络，给气血以通行之路；加玄参、苦参，既清热，又以玄参养阴，而防清热伤阴；加泽泻，利水泄热，给邪气以出路。全方总以理气活血清热为主。

二诊时，患者胁痛、腹痛均减轻，压痛、乏力好转，但仍有口气重、牙龈肿痛、手脚心发黄之热象，足冷、寐差仍是因气滞血瘀蕴热而致；食牛、羊、鸡肉后牙龈肿痛加重之因在于，牛羊鸡肉属辛热温补之品，外来食物之辛热合内热之邪，使火热更盛。故加夏枯草清肝胆之郁热，加蒲公英增加清热解毒之力。

三诊时，患者耳鸣如蝉是因热邪伤阴而致，肩臂沉重、背痛均是气血瘀滞不通，故加羌活、独活，去一身之风湿痹痛，通经活络，加当归增强活血之力；去延胡索、蒲公英，皆是因二者过于燥而伤阴。

四诊中，患者肩臂沉重、背痛均得到好转，但出现口黏、大便溏结不调、质黏，皆属于脾胃虚弱，蕴而生湿，湿邪泛滥上承于口则口黏；脾胃运化失常，加之患者气机失调，则大便溏结不调；舌苔由黄腻变薄白，说明经过三次方药调整，患者体内热邪渐去，而留脾胃虚弱，湿邪蕴生之虚实夹杂之证，故去泽泻，防其过于利水伤阴；去羌活、独活，因其属于热性药，恐用时间长后滋生热邪；加黄连15克，以防热邪留恋中焦；加炒白芍、甘草，炒白芍甘草相伍，一方面柔肝养阴，防清肝诸品燥烈，有伤肝阴，另一方面酸甘化阴，防清肝热时燥邪损伤肝阴。

五诊，患者诸症均见改善，剩下口黏、大便质黏、便不尽，此皆是因脾虚生湿而来。去决明子、苦参、黄连苦燥清热之品，防其损伤脾胃；去当归，防其补性而增加脾胃负担；加首乌藤，养肝肾而安神助眠；藿香、佩兰是谢晶日教授临床常用药对，常用于治疗脾虚湿蕴；加紫苏子，通调肺与大肠之气，使上下焦气机通调，湿邪得以散去。此诊方中更偏于破血行气，健运脾胃。

六诊，患者即无明显不适。嘱其清淡饮食，定期检测肝功、血脂，有明显异常时及时就医诊治。

“胁痛之病，本属肝胆二经，以二经之脉，皆循胁肋故也”，点出胁痛致病之病位在肝胆，肝胆又为全身气机调畅之重要脏腑，故谢教授认为，在对于胁痛的治疗中，疏肝理气必不可少，在其方中也用柴胡、香附、香橼、金钱草、枳实、厚朴来调畅气机；而又因气血密不可分，气郁日久即致血瘀，故谢教授在治疗胁痛时也会着重血的调治，常用郁金、姜黄、川芎等药物，若血瘀严重则加三棱、莪术破血化瘀。

胁痛案三

杨某，男，47岁。

首诊时间：2017年11月27日。

主诉：右胁部疼痛1年，加重1个月。

现病史：患者自诉1年前因生闷气出现右胁部疼痛，于当地市级医院门就诊，病情逐渐缓解。1月前因饮食不节出现疼痛加剧，自行口服布洛芬每次0.2 g，每日2次，疼痛未见明显缓解。现为求中西医结合治疗，于黑龙江中医药大学附属第一医院门诊就诊。患者现症见：右胁部疼痛，痛处拒按，夜间加重，面色晦暗，伴双侧脚浮肿，巩膜黄染，乏力，口干口苦，口渴，周身瘙痒，目睛昏花，食欲差，失眠，大便可，小便黄。舌质暗红，苔薄黄，脉沉涩。

辅助检查：①消化系彩超示肝质弥漫性改变，胆囊增大，胆囊壁不光滑，肝内、外胆管扩张，胰腺回声增粗，脾大，脾静脉内径增宽，腹腔少量积液（鹤岗市人民医院，2017-11-24）；②消化系彩超示肝脏弥漫性病变，胆囊壁不光滑，肝内外胆管扩张，胰腺回声稍增强，脾大（脾厚5.2 cm），脾静脉内径增宽（门静脉1.1 cm），腹腔少量积液（1.5 cm×0.9 cm不规则液性暗区）（鹤岗市人民医院，2017-12-06）；③生化示AST44 U/L，ALB28 g/L，GLO43.6 g/L，A/G0.64，TBIL118.1μmol/L，DBIL91.4μmol/L，肌酐（CREA）45μmol/L，CHE202.9 U/L；④血常规示RBC 3.13×10^9 /L，HGB123 g/L，PLT41×10^9 /L，NEUT44.8 %；⑤降钙素原0.04μg/L（鹤岗市人民医院，2017-11-24）；⑥生化示ALT25 U/L，AST42 U/L，ALB29 g/L，TBIL88.4 μmol/L，DBIL57 μmol/L，总胆汁酸（TBA）369.2 μmol/L，CREA42 μmol/L，CHE1770 U/L；⑦血常规示RBC3.37×10^9 /L，HGB127 g/L，PCT30 μ/G，HCT35.8%，NEUT%37.7；⑧降钙素原0.02 μg/L（鹤岗市人民医院，2017-12-06）。

中医诊断：胁痛—肝郁气滞，瘀血内阻。

西医诊断：①肝功能衰竭；②肝细胞性黄疸；③梗阻性黄疸。

治法：疏肝健脾，理气活血，利湿退黄。

方药：柴　胡10克　薏苡仁15克　香　橼15克　金钱草20克
姜　黄15克　茵　陈35克　土茯苓15克　泽　泻15克
猪　苓10克　黄　芪20克　黄　芩12克　栀　子12克
五加皮15克　炒白术20克　枳　壳15克　白豆蔻10克（后下）
大腹皮15克　苍　术15克　陈　皮10克　焦神曲15克

焦山楂15克　炒麦芽15克　炙鳖甲15克（先煎）

7剂，日1剂，水煎300毫升，早晚分服

二诊：患者服上药后仍右胁部疼痛，目睛昏花，体力好转，巩膜黄染减退，口干、口苦缓解，饮食尚可，寐差，大便正常。舌质暗，苔薄黄，脉沉涩。于上方中加入延胡索15克，丹参10克，大黄10克，枳实15克易枳壳15克以理气活血，化瘀通络；气郁日久化热伤阴则加玄参15克以滋阴清热；目睛昏花，加入决明子15克以清肝明目；失眠加入茯神以宁心安神；口干、口苦有所缓解，改黄芩、栀子用量为10克。

方药：柴　胡10克　薏苡仁15克　香　橼15克　金钱草20克
姜　黄15克　茵　陈35克　泽　泻15克　猪　苓10克
黄　芪20克　黄　芩10克　栀　子10克　五加皮15克
炒白术20克　白豆蔻10克（后下）　苍　术15克　大腹皮15克
陈　皮10克　延胡索15克　丹　参10克　大　黄10克
茯　神10克　玄　参15克　枳　实15克　决明子15克
焦山楂15克　炒麦芽15克　焦神曲15克　炙鳖甲15克（先煎）

10剂，日1剂，水煎300毫升，早晚分服

三诊：患者服上药后右胁部疼痛缓解体力好转，巩膜黄染减退，口干、口苦好转，饮食尚可，寐可，大便正常，目睛昏花症状仍在。舌质淡红，苔薄白，脉沉弦。故去茵陈、栀子、大黄。随诊6月，患者服药并配合西医治疗后，病情稳定。

方药：柴　胡10克　薏苡仁15克　香　橼15克　金钱草20克
姜　黄15克　泽　泻15克　猪　苓10克　黄　芪20克
黄　芩10克　五加皮15克　炒白术20克　白豆蔻10克（后下）
苍　术15克　大腹皮15克　陈　皮10克　延胡索15克
丹　参10克　茯　苓10克　玄　参15克　枳　实15克
决明子15克　焦山楂15克　炒麦芽15克　焦神曲15克
炙鳖甲15克（先煎）

10剂，日1剂，水煎300毫升，早晚分服

【按语】

肝气郁滞日久，可致血行不畅，出现瘀血，阻滞胁络，“不通则痛”而致胁痛。血为有形之物，故证见胁部疼痛拒按。瘀结停滞日久，舌质紫暗或偏暗，脉象沉涩，皆为瘀血阻络之证。该病患为本虚标实之证。就标实而言，气机不畅致胁痛，气滞日久，则血行不畅，气滞血瘀并见。实证日久，肝郁化火可耗伤肝阴出现口干、口渴之症；或湿热交蒸、胆汁外溢可并发黄疸；或瘀血不去、新血不生，精血虚少，肌肤失于濡润则周身瘙痒；肝郁脾虚日久水运失司，水湿困脾，久则瘀结水留发为鼓胀。

谢教授认为，治疗本患当疏肝健脾，理气活血，利湿退黄。常用肝经引经药柴胡为君疏肝解郁，配以香橼、枳壳、陈皮等疏肝理气。肝硬化腹水的形成是由于肝、脾、肾三脏功能失调，三焦气化不利，气血运行不畅，水湿不化，聚而成水。运用柴胡疏肝散加减以行气燥湿健脾，五苓散加减以渗湿利水。脾气健旺，气血调和，肝疏泄功能恢复正常，可避免水湿内停，进而减缓肝硬化的发展过程。清·张璐《张氏医通·杂门》指出："以诸黄虽多湿热，然经脉久病，不无瘀血阻滞也。"并云："有瘀血发黄，大便必黑，腹胁有块或胀，脉沉或弦。"佐以茵陈蒿汤加减清热利湿退黄，配丹参、延胡索活血化瘀。谢教授善用黄芪补气升阳行水，配合软坚散结之炙鳖甲标本同治。

谢教授从中医角度看晚期慢性肝病的发病主要由肝、脾、肾三脏受损，气、血、水停腹中所致。谢教授认为肝郁脾虚为病之本，随病情发展则虚实夹杂，治疗宜消、补并用，因此将疏肝、利水、补脾之法贯穿治疗始终。柴胡、香橼、枳实等疏肝理气，患者脾虚纳差则入陈皮、炒白术、白豆蔻以健脾化湿，又因患者存少量腹水，故加大腹皮、五加皮以加强利水之力，另鳖甲软坚散结可用治血滞、肝脾肿大。

胁痛案四

龚某，女，42岁。

首诊时间：2021年4月11日。

主诉：左侧胁肋部疼痛10年，加重3个月。

现病史：患者10年前因工作劳累出现左侧胁肋部疼痛，自行口服护肝片，每次1.4 g，每日3次，症状有所缓解，10年间左侧胁肋部疼痛症状反复发作。3个月前因情志不遂，患者左侧胁肋部疼痛加剧，放射至后背部。今为求中西医结合系统治疗，遂来就诊。患者现症见：左侧胁肋部疼痛，放射至后背部，伴右上肢抬起困难，乏力，恶心，厌食油腻，双眼干涩，口干、口苦，夜间憋闷时作，发作时不能平卧，小便无力，大便正常，日1次。舌质暗，舌边齿痕，苔白腻，脉沉弦，左脉稍弱。

月经史：末次月经2021年4月2日。痛经，有少许血块。

既往史：慢性乙型病毒性肝炎病史10年。

家族史：父亲肝癌病史。

辅助检查：①消化系统超声示肝脏弥漫性改变，胆囊壁增厚，欠光滑；②乙肝五项示乙型肝炎表面抗原（HBsAg）(+)，乙型肝炎e抗原（HBeAg）(+)，HBcAb(+)；③生化示ALT 137.8 U/L，AST 78.1 U/L，GGT 46.1 U/L，P 0.95 mmol/L，CYsC 0.57mg/L，RBP 24.8mg/L；④乙肝DNA示8.80E+7 IU/mL；⑤血常规示：MONO% 11.6 %，免疫球蛋白17.3 g/L（黑龙江中医药大学附属第一医院，2021-04-09）。

中医诊断：胁痛—肝胆湿热兼血瘀。

西医诊断：①慢性乙型病毒性肝炎；②胆囊炎。

治法：疏肝利胆，清热解毒。

处方：柴　胡 10 克　金钱草 30 克　郁　金 15 克　姜　黄 15 克
决明子 15 克　白　芷 15 克　威灵仙 15 克　五味子 15 克
甘　草 15 克　连　翘 15 克　板蓝根 15 克　垂盆草 15 克
泽　泻 10 克　猪　苓 10 克　炙黄芪 20 克　藿　香 10 克（后下）
佩　兰 10 克（后下）

14 剂，日 1 剂水煎 300 毫升，早晚分服

二诊：患者服用前方后左侧胁肋部疼痛有所减轻，放射至后背部，夜间憋闷、不能平卧症状缓解，双眼干涩改善，饮食、睡眠尚可。舌质暗，舌边齿痕，苔薄腻，脉沉弦。辅助检查：①泌尿系统彩超示双肾小结石，右肾小部分肾外肾盂并肾盂分离；②血常规示白细胞计数 3.39×10^9 /L，NEUT 1.43×10^9 /L，LYMPH 46.9 %；③生化示 ALT 66.1 U/L，AST 40.7 U/L，DBIL 4.8 μmol/L，P 0.84 mmol/L。（哈尔滨医科大学附属第一医院，2021-04-24）于前方中去姜黄、决明子、藿香、佩兰，加入党参、太子参、石韦、冬葵子各 10 克。

处方：柴　胡 10 克　金钱草 30 克　郁　金 10 克　白　芷 15 克
威灵仙 15 克　五味子 15 克　甘　草 15 克　连　翘 15 克
板蓝根 15 克　垂盆草 15 克　泽　泻 10 克　猪　苓 10 克
炙黄芪 15 克　党　参 10 克　太子参 10 克　石　韦 10 克
冬葵子 10 克

14 剂，日 1 剂水煎 300 毫升，早晚分服

三诊：患者服上药后左侧胁肋部疼痛明显缓解，后背部疼痛减轻，口干、口苦有所改善，右上肢抬起困难，仍感乏力，偶有腰膝酸软，末次月经 4 月 28 日，痛经减轻，血块减少。舌质淡红，舌边齿痕，苔薄白，脉弦细。辅助检查：生化示 ALT 107.7 U/L，AST 70.4 U/L。（哈尔滨医科大学附属第一医院，2021-05-08）于前方减去白芷、威灵仙，加入狗脊、续断、水飞蓟各 10 克。

处方：柴　胡 10 克　金钱草 25 克　郁　金 10 克　狗　脊 10 克
续　断 10 克　五味子 15 克　甘　草 15 克　连　翘 15 克
板蓝根 15 克　垂盆草 15 克　泽　泻 10 克　猪　苓 10 克
炙黄芪 15 克　党　参 10 克　太子参 10 克　石　韦 10 克
冬葵子 10 克　水飞蓟 10 克

14 剂，日 1 剂水煎 300 毫升，早晚分服

四诊：患者服上药后左侧胁肋部疼痛明显缓解，已无背部疼痛，口干、口苦明显减轻，恶心、厌食油腻有所好转，右上肢抬起困难、腰膝酸软症状较前改善。舌质淡红，

舌边齿痕，苔薄白，脉弦。辅助检查：①乙肝五项示 HBsAg（+），HBeAg（+），HBcAb（+）；②生化示 ALT 62.3 U/L，AST 52.0 U/L。（方正县人民医院，2021-05-22）于上方去狗脊、续断、党参、水飞蓟，加炒白芍 25 克，附 10 克，鸡内金 10 克，威灵仙 15 克。

处方：柴　胡 10 克　　金钱草 25 克　　郁　金 10 克　　五味子 15 克
甘　草 10 克　　连　翘 15 克　　板蓝根 15 克　　垂盆草 15 克
泽　泻 10 克　　猪　苓 10 克　　炙黄芪 15 克　　太子参 10 克
石　韦 10 克　　冬葵子 10 克　　炒白芍 25 克　　香　附 10 克
鸡内金 10 克　　威灵仙 15 克

14 剂，日 1 剂水煎 300 毫升，早晚分服

五诊：患者服上药后诸症明显好转，为巩固治疗，效方不变，继服 14 剂。随诊 1 年，病情稳定，症状未见反复发作。

【按语】

《素问·缪刺论》中言："邪客于足少阳之络，令人胁痛不得息。"从中医角度辨证，乙型病毒性肝炎属湿热疫毒侵袭人体，湿热之邪郁结少阳，肝胆之气失于疏泄，邪气传变入里，气滞日久而成血瘀，本案患者感受湿热邪毒，湿邪郁于肝胆，"不通则痛"发为胁痛；湿邪阻于中焦，脾胃运化失常，故恶心，厌食油腻；口干、口苦皆为肝胆郁热之象；肝主疏泄，性喜条达而恶抑郁，情志不遂，有所劳倦，致肝气不舒、气机不利，湿热日久，亦致气滞，"气行则血行，气止则血止"，血液运行不畅，尤以夜间为重，则见夜间憋闷时作，发作时不能平卧；病情迁延反复，日久及肾，肾气不足，肾阳衰惫，膀胱气化无力，故小便无力，滴沥不尽；结合舌脉，可知该病患为本虚标实之证。就标实言，湿邪疫毒未除，致肝胆湿热，脾失健运，气滞、血瘀、湿热几种病理因素相互糅杂；就本虚言，病程长，病势缠绵难愈，传变及肾，则必然耗损肾之阴阳，伤及先天之本。

谢教授治疗以疏肝利胆，清热解毒，化湿行瘀为原则。方中重用金钱草为君药，既清肝胆之火，又可利尿通淋，导湿热下行，合连翘、板蓝根、垂盆草共奏清热解毒之功，患者病程日久，且湿热之邪最难尽除，故在治疗过程中，无论处方如何化裁，谢教授将清热解毒之品的运用贯穿始终。柴胡、郁金、姜黄同入肝经，以疏肝利胆、行气活血；白芷、威灵仙长于止痛，且其性味辛温，可缓清热解毒诸药的寒凉之性；泽泻、猪苓同用，利水渗湿；藿香、佩兰芳香化湿，使中焦湿浊得化，助脾胃恢复健运；加五味子益气生津，甘草调和诸药。肝病易传于脾，且患者久病气虚，脾失健运则无法运化水湿。清热利湿解毒为治标之策，益气健脾为治本之法，谢教授在方中用黄芪补益脾气，使本方达到标本同治之功。患者复诊时，得知其胁痛有所缓解，饮食、睡眠皆有改善，续于方中增加太子参、党参，肺脾同调，气津同补，令其正气渐复。

《证治汇补·胁痛》篇有言："……治宜伐肝泻火为要，不可骤用补气之剂，虽因于气虚者，亦宜补泻兼施。"谢教授据此辨证施治，先用疏肝利胆、清热解毒利湿等法除肝胆湿热，而未重用补气药，是为补泻兼施，以防壅滞。且患者病程长达十年，标实易治，本虚难补，需长期服药，结合饮食起居进行调护，骤用补法只会适得其反。但谢教授用药之时，亦因其本虚标实之证而有所考量，未用黄芩、黄连、黄柏等过于寒凉之药，由于清热解毒之品药性必然偏寒凉，便对症再加几味辛温药，使寒热温凉相调和，达到清泻、疏利之效而不伤正气；应用补气、养阴之法亦不至滋腻，可见谢教授组方用药之中对"补泻兼施"的体悟。

胁痛案五

张某，女，36岁。

首诊时间：2021年1月17日。

主诉：右侧胁肋疼痛1年，加重3天。

现病史：患者1年前因情志不畅出现右侧胁肋部疼痛，未予治疗，其间反复发作，3天前因情绪不畅后疼痛加重，来黑龙江中医药大学附属第一医院门诊就诊，患者现右侧胁肋部胀痛，疼痛部位走窜不定，伴有嗳气，乏力，咳嗽，痰少色白，咽干咽痒，自汗，盗汗，夜间加重，时有手抖，头晕，近1年脱发严重，白发增多，记忆力减退，视力下降，寐差，饮食尚可，大便每日1行，小便正常。舌暗红，苔黄，脉沉细。

既往史：慢性乙型病毒性肝炎病史10年；慢性支气管炎病史5年；慢性浅表性胃炎病史2年。

辅助检查：①消化彩超示脂肪肝，胆囊多发小隆起病变；②生化示尿素氮：2.37 mmol/L，高密度脂蛋白0.88 mmol/L（黑龙江中医药大学附属第一医院，2020-12-05）。

中医诊断：胁痛—肝郁气滞，肺阴不足。

西医诊断：①慢性乙型病毒性肝炎；②慢性浅表性胃炎；③脂肪肝；④胆囊息肉；⑤慢性支气管炎。

治疗原则：疏肝和胃，理气止痛。

方药：				
	柴　胡10克	生白术20克	香　附15克	白　芍30克
	枳　壳15克	厚　朴10克	金钱草20克	姜　黄15克
	百　部15克	白　前15克	枇杷叶15克	沙　参10克
	石　斛15克	玄　参15克	煅龙骨20克（先煎）	煅牡蛎20克（先煎）
	草豆蔻10克（后下）			

7剂，日1剂水煎300毫升，早晚分服

二诊：患者胁肋部疼痛缓解，睡眠有所改善，偶感口渴。舌红，苔黄，脉沉细。前方基础上去掉枇杷叶、草豆蔻，加麦冬10克、天冬10克。

方药：柴　胡10克　生白术20克　香　附15克　白　芍30克
枳　壳15克　厚　朴10克　金钱草20克　姜　黄15克
百　部15克　白　前15克　沙　参15克　石　斛15克
玄　参15克　煅龙骨20克（先煎）　煅牡蛎20克（先煎）　麦　冬10克
天　冬15克

三诊：患者大便每2日1行，偶感肢体麻木，其余症状有所缓解，前方基础上去掉煅龙骨、煅牡蛎加入决明子15克，威灵仙15克。

方药：柴　胡10克　生白术20克　香　附15克　白　芍30克
枳　壳15克　厚　朴10克　金钱草20克　姜　黄15克
百　部15克　白　前15克　沙　参15克　石　斛15克
玄　参15克　麦　冬10克　天　冬15克　威灵仙15克
决明子15克

7剂，日1剂水煎300毫升，早晚分服

【按语】

“胁痛”是临床常见的自觉症状，早在《黄帝内经》时期，就明确提出该病的发生与肝胆有关。患者每因情志不畅而胁痛反复发作，肝失条达，气机不利，肝络失和，不通则痛。正如宋代严用和《济世续方》所云：“夫胁痛之病……多因疲极嗔怒，悲哀烦恼，谋虑惊忧，致伤肝脏。”嗳气，乏力，头晕等症都是气机运行不畅的表现。患者素来肺阴亏虚，故出现咳嗽等肺系疾病症状。患者为中年女性，易于忧思，伤及心脾，睡眠不安。疾病反复发作，病久及肾，五脏互为影响而出现脱发严重，记忆力减退等表现。

治疗以疏肝和胃，理气止痛为主。谢教授重用“肝家要药”白芍，既能酸敛肝阴，柔肝止痛，又能敛阴而止汗。配伍枳壳、厚朴以畅通气机；香附疏肝解郁，以恢复肝气调达之性。对于肺系疾病症状配伍白前、枇杷叶等以化痰止咳平喘；沙参、石斛等养阴清肺生津，标本兼顾。煅龙骨、煅牡蛎常常相须为用，以平肝潜阳。此外，患者有多发胆囊息肉，配伍金钱草、姜黄以活血利胆。二诊时，患者胁痛症状有所缓解，偶感口渴，配伍麦冬、天冬以养阴润燥。三诊时，患者大便稍有不畅，偶感肢体麻木，加入决明子既能清肝明目，又能润肠通便；威灵仙通行十二经，用治肢体麻木，不论上下。

胁痛患者常常伴有情志不畅的表现，郁则痛起，解郁则舒，从肝胆论治往往疗效显著。谢教授善用疏肝理气等方法加精神调摄进行辨证治疗，保持心情舒畅，生活规律对疾病的治疗有显著的作用。此外，胁痛容易出现病机的转变，临证时要注重其演变特点，气血、虚实的相互转化，谨守病机。

胁痛案六

刘某，男，42岁。

首诊时间：2021年1月10日。

主诉：右胁部痛20年，加重15日。

现病史：患者自诉20年前因性情急躁，情绪不畅出现右胁肋部胀痛不适，其间病情反复发作，多次于当地市级医院就诊治疗。15日前因情绪不畅，病情再次反复，疼痛加剧，自行口服肝爽颗粒每次9 g，每日3次，服药后疼痛可逐渐缓解，停药后疼痛再次出现。现为求中西医结合系统治疗，于黑龙江中医药大学附属第一医院门诊就诊。患者现症见：右胁部胀痛，多食油腻则疼痛加重，伴乏力，体倦，喝粥水后3小时胃脘有振水声，活动后消失，形体消瘦，手足不温，纳差，寐差多梦，醒后口干口苦，口渴欲饮，大便溏结不调，秘结为多，每2日1次，小便黄。舌红，苔黄腻，脉弦无力。

既往史：慢性乙型病毒性肝炎病史20年（替诺福韦口服每次0.3 g，每日1次，用药2年）。

辅助检查：①消化系彩超示肝脏实性结节，肝脏血管瘤，可能性大，胆囊炎；②乙肝五项示HBsAg（+），HBeAg（+），HBcAb（+）；③乙肝病毒DNA检测示HBV-DNA（-）（绥化市第一医院，2020-12-28）。

中医诊断：胁痛—肝郁湿热，脾虚气滞。

西医诊断：①胆囊炎；②慢性乙型病毒性肝炎；③肝血管瘤；④肝结节。

治法：疏肝健脾，清热利湿。

方药：柴　胡10克　　生白术20克　　香　附15克　　金钱草30克
　　　紫苏子15克　　郁　金15克　　枳　实15克　　延胡索10克
　　　火麻仁10克　　郁李仁10克　　炒白芍30克　　甘　草10克
　　　太子参10克　　黄　芪15克　　焦山楂15克　　炒麦芽15克
　　　焦神曲15克　　磁　石20克（先煎）

10剂，日1剂水煎300毫升，早晚分服

二诊：患者服用上药后右胁部疼痛缓解，乏力、体倦好转，纳可，仍觉口干，手足不温，大便成形，每2日1次，小便黄。舌淡红，苔薄黄，脉沉弦。加北沙参20克，滋养阴液，肉苁蓉15克温补肾阳，润肠通便。

方药：柴　胡10克　　生白术20克　　香　附15克　　金钱草30克
　　　紫苏子15克　　郁　金15克　　枳　实15克　　延胡索10克
　　　火麻仁10克　　郁李仁10克　　炒白芍30克　　甘　草10克
　　　太子参10克　　黄　芪15克　　焦山楂15克　　炒麦芽15克

焦神曲15克　北沙参20克　肉苁蓉15克　磁　石20克（先煎）

10剂，日1剂水煎300毫升，早晚分服

三诊：患者服上药后右胁部疼痛好转，口干好转，大便每日1次，小便可。舌淡红，苔薄白，脉弦缓。其余诸症明显好转，为巩固治疗，减去肉苁蓉、郁李仁、火麻仁，继服10剂。随诊6月，病情稳定，右胁部疼痛好转症状未见反复发作，建议定期复查。

方药：柴　胡10克　生白术20克　香　附15克　金钱草30克
紫苏子15克　郁　金15克　枳　实15克　延胡索10克
炒白芍30克　甘　草10克　太子参10克　黄　芪15克
焦山楂15克　炒麦芽15克　焦神曲15克　北沙参20克
磁　石20克（先煎）

10剂，日1剂水煎300毫升，早晚分服

【按语】

《灵枢·五邪》说："邪在肝则两胁中痛"。因情志不遂，郁怒伤肝，肝失调达，疏泄不利；或饮食不节、劳倦太过，脾失健运，湿热内生，导致肝胆疏泄失职，而发为胁痛。故证见胸胁胀痛，口干口苦，小便黄，舌红，苔黄薄腻，脉弦，俱为肝郁湿热之证。该患者为本虚标实之证，因气滞日久血行不畅，瘀血内停，而致气滞血瘀；或肝气横乘脾土，导致肝脾不调。实证日久，因肝郁化火，耗伤肝阴，阴血不足，脉络失养亦可发生"不荣则痛"，使本病由实转虚。同时，久病体虚，或饮食、情志等因素影响下，也可使精血亏损，肝阴不足，血虚不能养肝，络脉失养而产生虚实夹杂的变化。

谢教授治以疏肝健脾理气，清热利湿。患者症见胁肋胀痛，形体消瘦，手足不温，脉弦无力等肝脾不和之象，以柴胡为君，且为肝经引经药，苦辛而入肝胆，功擅条达肝气，疏肝解郁。炒白芍敛阴，养血柔肝，与柴胡合用，以补养肝血，条达肝气，使柴胡升散而无耗伤阴血之弊，且二者恰适肝体阴用阳之性，为疏肝法之基本配伍。枳实可理气解郁，增强舒畅气机之功。炒白芍与甘草为疏肝法之基本配伍；炒白芍又与甘草相伍，酸肝化因，调和肝脾以缓急止痛。肝气横逆犯脾，脾气虚弱，不能运化水谷，则纳差，配以焦山楂、焦神曲、炒麦芽、生白术健脾消食；肝郁湿热化火则胁痛，口干口苦，配以郁金、金钱草疏肝利胆，清热利湿；磁石重镇安神以缓解寐差多梦；患者大便以秘结为主，配紫苏子、郁李仁、火麻仁润肠通便。患者病程较长，正气渐虚，恐推动血行无力致瘀，配以延胡索活血行气止痛；久病耗气伤阴配以黄芪、太子参益气养阴生津。益气健脾可使脾气健旺，气血调和，肝之疏泄功能亦可恢复正常，脾气健运，避免水湿内停，进而减缓肝病的发展过程。

谢教授以中医角度认为慢性乙型病毒性肝炎的病因主要由于湿热疫毒侵袭人体，正虚邪壅所致。谢教授认为乙肝治疗应从调气和解毒入手，扶正祛邪兼顾。因此，理气利湿解毒应作为基本治法贯穿治疗的始终，如白花蛇舌草、虎杖、半枝莲、苦参清热解毒除湿；又因患者肝气郁滞为重，故可加佛手、紫苏梗等辛平调气之药，以防理气药辛燥化火伤阴。

胁痛案七

陈某，男，37岁。

首诊时间：2020年3月15日。

主诉：两胁胀痛伴脘腹胀满1年余，加重半个月。

现病史：患者1年前因饮食辛辣后出现两胁胀痛不舒伴脘腹胀满，于哈尔滨医科大学附属第一医院行腹部超声，结果示胆囊炎并胆囊结石，结石直径为0.5 cm，服用吗丁啉每次10mg，每日3次后，症状稍缓解。半月前因食油腻症状加重，今为求中西医结合系统治疗，遂至黑龙江中医药大学附属第一医院门诊就诊。患者现症见：两胁胀痛，向右肩部放射，脘腹胀满，餐后尤甚，面色萎黄，形体适中，胸闷纳呆，口苦、口黏，口干不欲饮，小便黄赤，大便黏滞不爽，每日1～2次。舌边尖红，舌体胖大，边有齿痕，苔黄腻、脉沉弦兼滑。

辅助检查：腹部彩超示胆囊壁增厚、毛糙，胆囊内可见一强回声斑块，后方伴声影，直径大小为0.6 cm，胆汁透声欠佳（哈尔滨医科大学附属第一医院，2020-03-01）。

中医诊断：胁痛—肝胆湿热兼脾虚。

西医诊断：①胆囊结石；②慢性胆囊炎。

治法：疏肝健脾，清热利湿。

方药：柴　胡15克　　金钱草30克　　郁　金15克　　鸡内金15克
焦白术20克　　薏苡仁30克　　苍　术20克　　黄　芩15克
栀　子15克　　龙胆草25克　　泽　泻20克　　猪　苓20克
枳　实15克　　焦槟榔15克

7剂，日1剂，水煎300毫升，早晚分服

二诊：患者服药后两胁肋胀痛好转。舌边尖红，舌体胖大，边有齿痕，苔黄腻，脉沉弦兼滑。减龙胆草以防寒凉太过；仍脘腹胀满不适，上方加豆蔻15克，草豆蔻15克，厚朴15克，化湿和中，行气消胀。

方药：柴　胡15克　　金钱草30克　　郁　金15克　　鸡内金15克
焦白术20克　　薏苡仁30克　　苍　术20克　　黄　芩15克
栀　子15克　　厚　朴15克　　泽　泻20克　　猪　苓20克
枳　实15克　　焦槟榔15克　　豆　蔻15克（后下）　　草豆蔻15克（后下）

10剂，日1剂，水煎300毫升，早晚分服

三诊：患者服药后，腹胀改善，胸闷好转。舌苔由黄腻转为白腻，脉沉弦兼滑。减

黄芩、栀子；小便恢复如常，减泽泻、猪苓；仍不思饮食，上方加焦山楂15克，神曲15克，陈皮15克，以消食导滞。

方药：柴　胡15克　金钱草30克　郁　金15克　鸡内金15克
焦白术20克　薏苡仁30克　苍　术20克　厚　朴15克
枳　实15克　焦槟榔15克　豆　蔻15克（后下）　草豆蔻15克（后下）
焦山楂15克　神　曲15克　陈　皮15克

10剂，日1剂，水煎300毫升，早晚分服

四诊：患者服上药后诸症明显好转，为巩固治疗，效方不变，继服15剂。

随诊1年，病情稳定，症状未见反复发作。

【按语】

《素问·脏气法时论》云："肝病者，两胁下痛引少腹，令人善怒。"《素问·刺热》云："肝热病者……胁满痛，手足躁，不得安卧。"

谢教授认为肝胆疾病在急性期多为湿热型。胆附于肝，与肝相表里，内藏胆汁，胆汁源于肝而藏于胆。肝的疏泄不仅可以调畅气机，助脾胃之气升降，而且与胆汁的分泌有关。肝失疏泄、胆失通降而胆汁淤积，湿热蕴结，煎熬日久，成为砂石。胆腑疏泄通降失常，胆腑气机不畅，则见两胁胀痛，向肩部放射；湿热中阻，三焦不利，阻塞气机，故胸闷纳呆；脾虚不能运化水谷精微，故脘腹胀满；餐后加重脾胃负担，故餐后尤甚；湿热伤津故口干，湿热中阻，故不欲饮；湿热下注膀胱，则小便黄赤；下注大肠，则大便黏滞不爽；舌脉均为湿热兼脾虚之证。

谢教授认为，肝主疏泄，体阴用阳，肝气失于条达，阻于胁络；湿热蕴结于肝胆，肝络失和，胆不疏泄，湿热交蒸为本案的病机。根据"痛则不通，通则不痛"的理论，结合肝胆的功能特点，于在治疗上以疏、通、利为主。疏肝理气则肝脏气机升降正常，胆汁排泄畅达，配以甘凉滑利之药，以清热化湿，消胆化石。

方中金钱草入肝、胆、肾、膀胱经，清热消肿，消石利尿；郁金清热解毒，活血行气，利胆退黄；鸡内金消积化石，无论脏腑何处凝结皆能化之；三金共用，清热化湿，通腑利胆排石；柴胡、焦白术、薏苡仁、苍术合用，疏肝健脾燥湿；黄芩、栀子、龙胆草清利肝胆湿热；猪苓、泽泻导湿热从小便而出。谢教授认为，利胆排石，必须通腑气，故予枳实、焦槟榔通腑以利气机。诸药合用，湿热得除，肝胆得疏，中州得护，则胆腑自得通利，有利于结石排出。此外，在治疗过程中，如若湿热得除，则应及时调整治法用药，注重养肝利胆与顾护脾胃同时进行，以免久用清热燥湿之药物而耗气伤阴，变生他证。

胆为六腑之一，"六腑以通为用"，"腑病以通为补"，胆气以下行通降为顺，且胆随胃降。若胃失和降，必然会影响胆汁的排泄，胆汁淤滞日久，就会聚液成石；反之，胆

失通降，又可胆气犯胃，胃气不降，从而腑气不畅。通过泻胃腑而助胆气通降，胆胃协调使胆木得疏，升降相宜，上腹疼痛、口苦、呕吐等症可自行消除。可见胃气通降与否在本病中起着重要的作用。临床上亦常用生大黄、枳实、槟榔片等通腑降气之品，保持大便每日1～2次，有利于胆汁排泄通畅，对控制临床症状有重要意义。

胁痛案八

高某，男，29岁。

首诊时间：2021年5月22日。

主诉：右胁肋隐痛1年，加重3天。

现病史：患者1年前出现右胁肋部隐痛，饮酒后加重，伴胃胀，反酸、烧心，未予重视，未予系统治疗。3天前患者胁痛症状加重，今为求中西医结合系统治疗，遂就诊于黑龙江中医药大学附属第一医院门诊。患者现症见：右胁肋部隐痛，饮酒、进食油腻后加重，伴胃胀，反酸、烧心，纳可，寐差，多梦，口干口苦，小便可，大便稀溏，日2次。舌紫暗，苔黄腻，边有齿痕，脉弦。

辅助检查：①消化彩超示脂肪肝，胆囊壁毛糙；②生化示ALT167 U/L，AST122.3 U/L，DBIL7.2 μmol/L，UA545 μmol/L（黑龙江中医药大学附属第一医院，2021–05–16）。

中医诊断：胁痛—肝郁脾虚兼湿热。

西医诊断：①脂肪肝；②胆囊炎；③胃食管反流病；④高尿酸血症。

治法：疏肝健脾，清利湿热。

处方：柴　胡10克　炒白术15克　薏苡仁15克　苍　术10克
金钱草30克　郁　金10克　白　芷10克　威灵仙15克
五味子15克　甘　草15克　泽　泻10克　猪　苓10克
茯　苓10克　炙黄芪10克　决明子15克　姜　黄15克
海螵蛸30克（先煎）

7剂，日1剂，水煎300毫升，早晚分服

二诊：患者右胁肋疼痛缓解，反酸、烧心见好转，仍见大便稀溏。舌紫暗，苔薄黄腻，边有齿痕，脉弦。于上方去海螵蛸，加诃子、补骨脂各15克。

处方：柴　胡10克　炒白术15克　薏苡仁15克　苍　术10克
金钱草30克　郁　金10克　白　芷10克　威灵仙15克
五味子15克　甘　草15克　泽　泻10克　猪　苓10克
茯　苓10克　炙黄芪10克　决明子15克　姜　黄15克
诃　子15克　补骨脂15克

7剂，日1剂，水煎300毫升，早晚分服

三诊：患者服上药后右胁部疼痛好转，诸症明显好转，为巩固治疗，继服14剂。

随诊半年，症状未见反复发作。

【按语】

《医学正传·胁痛》云："有饮食失节，劳役过度，以致脾土缺乏，肝木得以乘其土位，而为胃脘当心而痛、上支两胁痛、膈噎不通、食饮不下之证。"饮食不节，损伤脾胃，脾胃失运，湿热内停，加重脾胃损伤，则出现胃酸、胃胀、反酸、烧心；湿热停聚，失于运化，则出现舌苔黄腻、口干、口苦；脾喜燥恶湿，湿热日久，脾气损伤，脾虚则出现大便稀溏、舌有齿痕。

治疗本案患者当以疏肝健脾，清利湿热。常用肝经引经药柴胡以条达肝气而疏肝解郁，并配白术、茯苓以健脾祛湿；薏苡仁、苍术同用，共奏健脾祛湿之功；泽泻、猪苓、茯苓相须为用，加强清热利湿之功；肝主疏泄而藏血，本患湿热日久，稍兼血瘀，郁金、姜黄同出一源，共奏活血止痛之功；黄芪，白术同用加强健脾益气之功，金钱草、决明子清泻肝火，能够治疗肝火上炎而导致的夜寐差。二诊时患者反酸减轻，但仍诉大便稀溏，故配以诃子、补骨脂补脾益肾，涩肠止泻。

谢教授认为胁痛的病因复杂多变，其中病证以湿热为主当清热利湿，疏肝健脾。而肝、脾、胃的疾病往往要重视疏肝理气的药物应用，才能顺应肝主调达、主疏泄的特点。谢教授常将柴胡作为肝脾胃疾病治疗的主药，配伍郁金等疏肝理气的药物，达到疏肝理气之效。肝得疏泄，则病情向愈，肝脾胃的疾病还要从整体认识，要重视脾胃在运化水谷和水湿的作用，运化正常则水湿水谷运行通畅，不会导致湿热停聚。如果脾胃功能失运，猪苓、茯苓、泽泻、薏苡仁等健脾祛湿的药物就成为治疗疾病的主要药物。

胁痛案九

杨某，男，39岁。

首诊时间：2021年5月16日。

主诉：右胁肋部疼痛3年，加重2周。

现病史：患者3年前无明显诱因出现右胁肋疼痛，口服肝爽颗粒，每次3g，每日3次，病情未见明显缓解。2周前因情志不畅胁肋部疼痛症状加重，今为求中西医结合系统治疗，遂就诊于黑龙江中医药大学附属第一医院门诊。患者现症见：右胁肋闷痛，情志不遂后加重，伴后背部疼痛，体倦乏力，气短懒言，偶有头晕，口苦，纳、寐尚可，小便可，大便质黏，成形，日1次。舌质红，苔黄腻，边有齿痕，脉弦滑。

既往史：慢性乙型病毒性肝炎病史10年。

辅助检查：肝胆胰脾彩超示脂肪肝，肝稍强回声（10.9mm×8.5mm），血管瘤可能，胆囊炎性改变（哈尔滨医科大学附属第二医院，2021-05-12）。

中医诊断：胁痛—肝郁脾虚。

西医诊断：①慢性乙型病毒性肝炎；②脂肪肝；③肝血管瘤；④胆囊炎。

治法：疏肝健脾，理气止痛。

方药：柴　胡 10 克　香　橼 10 克　香　附 10 克　延胡索 15 克
白　芍 25 克　甘　草 10 克　金钱草 25 克　郁　金 10 克
威灵仙 15 克　夏枯草 15 克　连　翘 10 克　板蓝根 10 克
石　斛 10 克　黄　芪 15 克　太子参 10 克　乌　药 15 克
厚　朴 10 克

7 剂，日 1 剂，水煎 300 毫升，早晚分服

二诊：患者服药后上述症状好转，自觉气短，大便日 1 ～ 2 次，不成形。舌质红，苔黄，边有齿痕，脉弦滑。于上方加藿香、佩兰、枳壳、紫苏子各 10 克理气化湿，炒白术 15 克健脾益气。

方药：柴　胡 10 克　香　橼 10 克　香　附 10 克　延胡索 15 克
白　芍 25 克　甘　草 10 克　金钱草 25 克　郁　金 10 克
威灵仙 15 克　夏枯草 15 克　连　翘 10 克　板蓝根 10 克
石　斛 10 克　黄　芪 15 克　太子参 10 克　乌　药 15 克
厚　朴 10 克　藿　香 10 克　佩　兰 10 克　炒白术 15 克
枳　壳 10 克　紫苏子 10 克

7 剂，日 1 剂，水煎 300 毫升，早晚分服

三诊：患者服上药后诸症明显好转，为巩固治疗，继服 14 剂。

随诊半年，病情稳定，症状未见反复发作。

【按语】

《金匮翼·胁痛统论》曰："肝郁胁痛者，悲哀恼怒，郁伤肝气"。患者情绪急躁易怒，肝气郁结，失于疏泄，致气机阻滞，不通则痛，发为胁痛；肝郁日久，克伐脾土，伤及脾胃，脾胃为气血生化乏源，无以荣养周身，出现体倦乏力、气短懒言；脾虚无以运化水湿，气郁又易化火，出现口苦、大便质黏、舌苔黄腻等。

治疗当以疏肝健脾，理气止痛。方用四逆散加减，疏肝理脾。方中柴胡疏肝解郁，清透热邪为君药，引药入肝经；白芍养血敛阴、柔肝止痛；二药一散一敛，使气郁解而不伤阴；气郁日久，易致瘀血内结，配以香附、延胡索等共奏理气活血之功；黄芪、太子参、甘草益气补虚；诸药合用，既可疏肝解郁、缓急止痛，又可兼顾脾胃，防木郁犯土；配伍夏枯草、连翘、板蓝根等清透热邪。二诊中时患者自觉气短，配以紫苏子、枳壳、炒白术等恢复脾胃气机。

谢教授认为在治疗胁痛过程中以疏肝活络止痛为总治疗原则，“木郁达之”，故对于肝郁气滞型胁痛，其基本治法是疏肝理气。肝之治法，顺其肝喜条达之性而为，以疏泄解郁之药，顺势利导，使肝气调畅，恢复其自然生理特性，解除气机郁滞的病理状态，故谢教授常用柴胡、香附、延胡索等药疏肝理气。肝气郁遏日久，势必克伐脾土，在治疗疏肝理气的同时，应同时重视调和脾胃。

胁痛案十

刘某，女，55岁。

首诊时间：2021年4月18日。

主诉：右胁疼痛1个月，加重7天。

现病史：患者1个月前因烦躁愤怒后出现右胁疼痛，情绪平复后疼痛缓解，当时未给予重视，7天前疼痛明显加重，现为寻求中西医结合系统治疗，遂来就诊。患者现症见：右胁疼痛，劳累后加重，疲乏无力，急躁易怒易焦虑，烘热汗出，头晕头胀，颈部结节，心悸时作，口干口苦，反酸烧心，大便不成形，1日1行，食水果与牛奶后易腹泻，小便频数，半小时1次，纳可，寐差。舌紫暗，苔根白腻，脉沉弦。

既往史：高血压病史2年，口服罗布麻叶片每次4片，每日3次；抑郁症2年，口服奥氮平片每次10mg，每日1次。

过敏史：食虾间歇性过敏史。

家族史：父亲肺癌史。

辅助检查：彩超示脂肪肝，胆囊壁欠光滑，胆囊多发息肉（哈尔滨医科大学附属第一医院，2021-03-11）。

中医诊断：胁痛—肝郁脾虚。

西医诊断：①脂肪肝；②胆囊炎；③胆囊息肉；④高血压；⑤抑郁症。

治法：疏肝健脾，制酸止痛。

方药：

柴　胡15克	焦白术20克	金钱草25克	郁　金15克
姜　黄15克	煅海螵蛸20克（先煎）	煅石决明20克（先煎）	夏枯草15克
决明子10克	神　曲15克	陈　皮10克	藿　香10克
佩　兰10克	川　芎15克	黄　芩15克	栀　子15克
首乌藤15克	合欢花6克	砂　仁6克（后下）	

7剂，日1剂，水煎300毫升，早晚分服

二诊：患者服上述药胁痛稍缓解，寐差缓解，仍有明显反酸、烧心，且伴见高血压。舌暗苔白，脉沉弦。加黄连10克与吴茱萸5克增强清泄肝火、制酸止痛之功效，牡丹皮、赤芍与秦艽各10克清热活血止痛，天麻、钩藤各10克平肝抑阳。

方药：				
方药：	柴 胡10克	焦白术15克	金钱草30克	郁 金15克
	姜 黄15克	煅海螵蛸25克（先煎）	煅石决明25克（先煎）	决明子10克
	神 曲15克	藿 香10克	佩 兰10克	黄 芩10克
	栀 子10克	黄 连10克	吴茱萸5克	牡丹皮10克
	赤 芍10克	秦 艽10克	钩 藤10克（后下）	天 麻10克

14剂，日1剂，水煎300毫升，早晚分服

三诊：患者服药后胁痛及反酸、烧心缓解明显，效方不变，继续给予原方7剂水煎服。

方药：				
方药：	柴 胡10克	焦白术15克	金钱草30克	郁 金15克
	姜 黄15克	煅海螵蛸25克（先煎）	煅石决明25克（先煎）	决明子10克
	神 曲15克	藿 香10克	佩 兰10克	黄 芩10克
	栀 子10克	黄 连10克	吴茱萸5克	牡丹皮10克
	赤 芍10克	秦 艽10克	钩 藤10克（后下）	天 麻10克

14剂，日1剂，水煎300毫升，早晚分服

四诊：患者服用上述药后胁痛虽得以缓解，但情志不畅时明显加重，仍有明显反酸、烧心，患者血压依旧很高。舌暗苔白，脉沉弦。因而加入香橼与香附各10克疏肝行气止痛，夏枯草10克配合天麻、钩藤平肝潜阳。

方药：				
方药：	柴 胡10克	焦白术25克	金钱草30克	郁 金15克
	姜 黄10克	煅海螵蛸25克（先煎）	煅决明25克（先煎）	决明子10克
	神 曲10克	黄 连10克	吴茱萸5克	牡丹皮10克
	赤 芍10克	煅瓦楞10克（先煎）	钩 藤10克（后下）	天 麻10克
	秦 艽10克	香 橼10克	香 附10克	夏枯草10克

14剂，日1剂，水煎300毫升，早晚分服

【按语】

《血证论》有言："设肝之清阳不升，则不能疏泄水谷，渗泻中满之证，在所不免。"脾失健运则生痰湿，痰湿易生热，气郁日久也可化热，热与痰湿生为湿热之邪。

谢教授认为患者大怒伤肝，肝失条达，疏泄不利，气阻络痹，发为肝郁胁痛。气郁日久，则血行不畅，瘀血渐生。情志失调，脾失健运，肝脾功能失调，清气不升，浊气不降，升降失调，湿浊内生。痰浊、湿热、瘀血相互搏结，胶着难去，则胁痛更甚。患者易怒易躁易焦虑，怒则气上，肝阳上亢，则头晕头胀。肝郁脾湿，湿热内停，上扰于心，则心悸时作。舌质紫暗，根苔白腻，脉沉弦，皆为肝郁脾虚之象。

谢教授以疏肝健脾、抑酸止痛为治疗原则。柴胡为君药，是疏解肝郁常用之品；焦白术、神曲和陈皮健脾祛湿；金钱草、郁金与姜黄活血通络，利湿解郁；煅石决明、夏

枯草与决明子以平肝潜阳；藿香、佩兰二者芳香化湿；黄芩、栀子清利肝胆湿热；诸药共用，共奏疏肝健脾、抑酸止痛之效。二诊时患者反酸、烧心依旧，加入黄连、吴茱萸，黄连苦寒泻火，吴茱萸辛散温通，二者寒热并用，辛开苦降，以黄连之苦寒泻肝经之火，以和胃降逆，佐以吴茱萸之辛热，引热下行，以防邪火格拒之反应，共奏清肝泻火、降逆止呕、抑酸和胃之效。四诊时加入煅瓦楞子，与煅海螵蛸增强抑酸和胃之功。全方共达疏肝健脾、抑酸止痛之效。谢教授认为治肝之病当顺应肝之性，助肝之用，应注重疏肝，畅达气机，如方中柴胡、川芎等；同时注重脾胃的运化，就如方中焦白术、神曲与陈皮。

胁痛案十一

刘某，男，60岁。

首诊时间：2021年1月13日。

主诉：右侧胁肋部疼痛1年，加重1个月。

现病史：患者1年前因情志不畅出现右侧胁肋部胀痛，走窜不定，疼痛每因情志变化而增减，未予以系统治疗。患者1个月前因情绪激动后疼痛加重，为求中西医结合系统治疗，遂来黑龙江中医药大学附属第一医院就诊。患者现症见：右侧胁肋部胀痛剧烈，面色少华，心烦，胸闷，善太息，皮肤偶感瘙痒，不欲饮食，寐差，小便黄，大便尚可。舌暗红，有点刺，苔黄腻，脉弦。

辅助检查：消化彩超示肝弥漫性改变，符合脂肪肝声像；胆囊炎声像并胆囊结石（黑龙江中医药大学附属第一医院，2020-12-20）。

中医诊断：胁痛—肝郁脾虚。

西医诊断：①脂肪肝；②胆囊炎；③胆囊结石。

治法：疏肝健脾，行气止痛。

方药：柴　胡10克　生白术15克　茯　苓15克　香　橼10克
香　附10克　姜　黄10克　郁　金10克　金钱草25克
鸡内金15克　白　芷10克　威灵仙10克　枳　壳10克
厚　朴15克

7剂，日1剂，水煎300毫升，早晚分服

二诊：患者服上述药物后右侧胁肋部疼痛缓解，纳差，其余诸症明显好转。舌暗红，有点刺，苔黄腻，脉弦。前方基础上加焦三仙各15克，继服7剂。

方药：柴　胡10克　生白术15克　茯　苓15克　香　橼10克
香　附10克　姜　黄10克　郁　金10克　金钱草25克
鸡内金15克　白　芷10克　威灵仙10克　枳　壳10克

厚　朴 15 克　　焦山楂 15 克　　炒麦芽 15 克　　焦神曲 15 克

7 剂，日 1 剂，水煎 300 毫升，早晚分服

三诊：患者服用上方后诸症明显好转，为巩固治疗，继服 7 剂。

【按语】

《普济本事方》言："治悲哀烦恼伤肝气，至两胁骨疼，筋脉紧急，腰脚重滞，两股筋急，两胁牵痛，四肢不能举，渐至脊膂挛急。"患者素来情志不畅，导致肝失疏泄，气机阻滞，不通则痛，发为胁痛。气善行，故胀痛游走不定。肝木克脾土，肝郁日久，伤及脾胃，不欲饮食。郁而化热，热扰心神，则睡眠不佳。肝脾不和，气血失调，皮肤失于滋养，故偶见皮肤瘙痒。

治疗当以疏肝健脾，行气止痛为则。谢教授常用柴胡以条达肝气而疏肝解郁，并配白术、茯苓以健脾。香附味辛能散，微苦能降，微甘能和，善理气疏肝，助柴胡以解肝郁。肝主疏泄而藏血，该患者气滞日久，兼有血瘀，郁金、姜黄同出一源，共奏行气活血止痛之功，佐以枳壳、厚朴以加强行气之力，气旺则血行；鸡内金、金钱草常相须为用，软坚化石；再加白芷、威灵仙以祛风止痒。患者服用上述药物后右侧胁肋部疼痛明显缓解，饮食不佳，二诊效方不变，加入焦三仙各 15 克以健脾开胃，消食化积。三诊时患者诸症明显好转，为巩固疗效，前方继服 7 剂，随诊半年，未再复发。

谢教授认为胁痛治疗应从气血着手，初病在气，气滞日久则血瘀，故重视行气活血药物的使用。临床中胁痛的病机十分复杂，往往虚实夹杂，辨证要从整体观出发，做到扶正祛邪，脾虚则健脾，阳虚则温阳，标本兼治，事半功倍。此外，谢教授始终重视情志的疏导。情志不遂是胁痛的主要病因之一，在治疗时要重视柴胡、香附、郁金等疏肝理气解郁药物，并积极疏导患者情绪，郁解畅达则痛消。

胁痛案十二

刘某，男，64 岁。

首诊时间：2021 年 1 月 24 日。

主诉：右胁肋部胀痛 6 个月。

现病史：患者自诉 6 个月前因大量饮酒出现右胁肋部胀痛，于哈尔滨医科大学附属第二医院就诊，行相关检查，诊断为肝恶性肿瘤，治疗予仑伐替尼口服，每次 8mg，每日 3 次，疼痛逐渐缓解。后多次饮酒致病情反复，疼痛加剧，现为求中西医结合治疗，于黑龙江中医药大学附属第一医院门诊就诊。患者现症见：右胁肋部胀痛，伴面色少华、形体消瘦，乏力，晨起口苦，纳差，进食油腻或饮酒后腹泻，面色少华，形体消瘦，入睡困难，多梦易醒，小便色黄。舌质紫暗，苔中后部黄腻，有裂纹，脉弦涩。

既往史：慢性乙型病毒性肝炎病史30年。

个人史：饮酒史40年。

家族史：母亲及妹妹肝癌病史。

辅助检查：①全腹CT示肝占位性病变，肝内胆管扩张，肝囊肿，肝硬化，胆囊炎，胆结石，左上腹部空肠结节（疑间质瘤），胰腺萎缩，右髂骨成骨病灶（转移瘤可能）；②腰椎CT示腰椎局部密度略高及小低密度影（不排除转移瘤）（哈尔滨医科大学附属第二医院，2020-06-10）。

中医诊断：胁痛—肝郁脾虚，气滞血瘀。

西医诊断：①肝恶性肿瘤；②乙型病毒性肝炎后肝硬化；③胆囊炎；④胆囊结石；⑤骨节转移瘤（不排除转移瘤）。

治法：疏肝利胆，化瘀解毒。

方药：

柴　胡10克	炒白术20克	香　附15克	川　芎15克
金钱草30克	郁　金10克	姜　黄15克	黄　芪15克
炒白芍30克	甘　草10克	焦山楂15克	焦神曲15克
炒麦芽15克	半枝莲15克	陈　皮15克	白花蛇舌草25克
太子参10克	磁　石20克（先煎）	煅龙骨20克（先煎）	煅牡蛎20克（先煎）

7剂，日1剂，水煎300毫升，早晚分服

建议检查：①生化全项；②血常规；③肿瘤系列。

二诊：患者服上药后右胁肋部仍有胀痛感，口苦缓解，进食油腻或饮酒后腹泻症状缓解，小便可。舌质暗，苔黄腻，有裂纹，脉弦涩。故去炒白芍、甘草，加入枳壳15克，厚朴10克，乌药15克以疏肝行气。

方药：

柴　胡10克	炒白术20克	香　附15克	川　芎15克
金钱草30克	郁　金10克	姜　黄15克	黄　芪15克
焦山楂15克	焦神曲15克	炒麦芽15克	半枝莲15克
陈　皮15克	白花蛇舌草25克	枳　壳15克	厚　朴10克
乌　药15克	太子参10克	磁　石20克（先煎）	煅龙骨20克（先煎）
煅牡蛎20克（先煎）			

7剂，日1剂，水煎300毫升，早晚分服

三诊：患者服上药后右胁肋部疼痛感缓解，进食油腻或饮酒后腹泻症状好转，饮食尚可，睡眠好转，小便可。舌质暗，苔薄黄，有裂纹，脉弦。故去金钱草、姜黄，加入砂仁10克，炒莱菔子10克，佛手15克以健脾消食除胀。

方药：

柴　胡10克	炒白术20克	香　附15克	川　芎15克
郁　金10克	黄　芪15克	太子参10克	焦山楂15克
焦神曲15克	炒麦芽15克	半枝莲15克	陈　皮15克

白花蛇舌草25克	枳 壳15克	厚 朴10克	乌 药15克
砂 仁10克（后下）	炒莱菔子10克	佛 手15克	磁 石20克（先煎）
煅龙骨20克（先煎）	煅牡蛎20克（先煎）		

7剂，日1剂，水煎300毫升，早晚分服

四诊：患者服上药后右胁肋部疼痛明显缓解，其余诸症明显好转，大、小便可。舌质淡，苔薄白，有裂纹，脉弦。加炒白芍30克，甘草10克以柔肝养阴。为巩固治疗，继服10剂。随诊6个月，胁肋部疼痛未见明显反复发作，建议定期复查。

方药：

柴 胡10克	炒白术20克	香 附15克	川 芎15克
郁 金10克	黄 芪15克	太子参10克	焦山楂15克
焦神曲15克	炒麦芽15克	半枝莲15克	陈 皮15克
白花蛇舌草25克	枳 壳15克	厚 朴10克	乌 药15克
砂 仁10克（后下）	炒莱菔子10克	佛 手15克	炒白芍30克
甘 草10克	磁 石20克（先煎）	煅龙骨20克（先煎）	煅牡蛎20克（先煎）

10剂，日1剂，水煎300毫升，早晚分服

【按语】

肝为刚脏，主疏泄，性喜条达，肝脏损伤则气机不利，疏泄失调，肝郁气滞，症见胁肋胀痛；肝脏气机郁滞，肝郁日久脾虚生化乏源可致气血两虚，面色少华，形体消瘦、纳差、腹泻等脾虚之象；气虚加之肝郁气滞则不能行血，故见舌质紫暗等瘀血症状；气血两虚不能濡养心神，则多梦易醒。该病患为本虚标实之证，饮食损伤、脾气虚弱和肝气郁滞皆是本病的主要原因，而正气亏虚和脏腑失调则是发病的内在条件。

谢教授治疗以疏肝利胆、化瘀解毒为治疗原则。谢教授认为肝郁气滞是本病发展的重要环节，肝气郁滞则乘脾犯胃，使肝脾不和，中焦运化失司，致肝脾气血两伤，故以柴胡疏肝散为主方加减治疗，配以佛手等疏肝理气药，宽达壅滞之气机；本患者脾胃虚弱而面色少华、纳差、形体消瘦，故补脾以太子参、黄芪、炒白术益气而无温燥之弊，佐以陈皮、焦山楂、焦神曲、炒麦芽等消食和胃，使补而不滞；砂仁以醒运脾胃，化除湿邪，辅助消化；病久气滞血瘀，则加入郁金、姜黄等活血化瘀之药；因多梦易醒，故加煅龙骨、煅牡蛎、磁石以重镇安神；半枝莲、白花蛇舌草可清热解毒以治癌变。诸药相伍共奏疏肝健脾、理气解毒之效。二诊中患者仍有胀痛，去炒白芍、甘草以防气机壅滞；加入枳壳、厚朴、乌药以疏肝行气止痛缓解胀痛。三诊患者右胁肋部疼痛感缓解，进食油腻或饮酒后腹泻症状好转，饮食尚可，故去金钱草、姜黄，加入砂仁、炒莱菔子、佛手以健脾消食除胀。四诊中病程后期加入炒白芍、甘草酸甘化阴以柔肝养阴。

谢教授从中医角度看肝癌的发病主要是以脏腑气血亏虚为本，气滞、瘀毒、湿热互结为标，三者相互作用，郁结于肝而成，肝失疏泄为基本病机。故谢教授治疗肝癌时提

倡养肝、疏肝。以疏肝理气健脾作为基本治法贯穿治疗始终，如柴胡、香附、佛手等以调畅胸胁郁结之气；在选用理气药时，应注意理气药的性味，同时应配伍益气养阴的药物，以防过于辛燥伤及肝阴；炒白芍、太子参、黄芪等药可益气生津，柔肝敛阴，以固护肝阴。

胁痛案十三

王某，男，47岁。

首诊时间：2021年4月25日。

主诉：右胁肋胀痛反复发作1个月，加重3天。

现病史：患者自诉1个月前右胁肋部胀痛，伴刺痛，肠鸣矢气，嗳气，未予以重视。3天前疼痛症状加重，现为求中西医结合系统治疗，经网上查询至黑龙江中医药大学附属第一医院门诊就诊。患者现症见：右胁肋胀痛，伴刺痛，肠鸣矢气，嗳气，晨起口苦，纳、寐可，大便不成形，每日1～2次，小便黄。舌质淡，舌体胖大，边齿痕，舌苔黄厚腻，脉弦数。

既往史：慢性乙型病毒性肝炎病史30年（替诺福韦口服，每次0.3 g，每日1次，用药3年）。

家族史：母亲有慢性乙型病毒性肝炎病史。

辅助检查：①消化系彩超示肝脏弥漫改变，肝内实性结节（黑龙江省医院，2021-03-19）；②中下腹核磁示肝脏弥漫改变，左肾囊肿（黑龙江省医院，2021-03-23）；③生化示ALT71 U/L，TBIL43μmol/L，IBIL28.61μmol/L；④血常规示RBC5.66×10^{12}/L，HGB 175 g/L；⑤乙肝五项示HBsAg（+），HBeAg（+），HBcAb（+）（黑龙江省医院，2021-03-19）。

中医诊断：胁痛—肝郁脾虚，湿热内蕴。

西医诊断：①慢性乙型病毒性肝炎；②肝结节；③肾囊肿。

治法：疏肝健脾，清热利湿。

方药：柴　胡10克　炒白术15克　香　橼10克　香　附15克
炒白芍25克　甘　草10克　延胡索10克　佛　手10克
紫苏子10克　夏枯草15克　连　翘10克　板蓝根10克
垂盆草15克　陈　皮10克　五味子10克

7剂，日1剂，水煎300毫升，早晚分服

二诊：患者服上药后右胁部疼痛缓解，嗳气、肠鸣矢气好转，大便仍不成形，每日1次，小便可。舌质淡，舌体胖大，舌苔黄腻，脉弦滑。加茯苓15克淡渗利湿。

方药：柴　胡10克　炒白术15克　香　橼10克　香　附15克

炒白芍25克	甘 草10克	延胡索10克	佛 手10克
紫苏子10克	夏枯草15克	连 翘10克	板蓝根10克
垂盆草15克	陈 皮10克	五味子10克	茯 苓15克

10剂，日1剂，水煎300毫升，早晚分服

三诊：患者服上药后右胁部疼痛好转，诸症明显好转。舌质淡，舌苔薄白，脉弦。为巩固治疗，继服10剂。

随诊6个月，患者复查肝功能恢复至正常值，右胁部疼痛症状未见反复，建议定期复查。

【按语】

慢性肝病，病程较长，随着病程进展，病位也会由经而深入络脉，病情由轻到重呈虚实夹杂之象。本案患者有乙肝病史多年，久病肝气郁结，气机阻滞，血行不畅，可有胀痛、刺痛之症。肝气横逆犯脾，脾为后天之本，气血生化之源，脾虚则见肠鸣矢气、嗳气之症；脾虚生湿可见大便质黏、舌体胖大、边有齿痕；肝气郁结日久化热，症见口苦、小便色黄、舌苔黄腻；湿热互结，则可化毒。该患者为本虚标实之证，湿热为本病主因，脾虚是关键。湿热内伏，痰瘀内停，病毒反复迁延，进一步损伤正气。

谢教授认为治疗当疏肝健脾，清热利湿。柴胡为君疏肝解郁，为肝经引经药，配伍香橼、香附、佛手等疏肝理气之药增强疏肝之力。由于肝脾部位相近，生理相关，病理亦相关，故治疗肝病时先实脾，肝脾同治，故加入炒白术、陈皮等健脾理气药，成为谢教授治疗肝病的一大特色治法或者成为肝病的一大特色治法。板蓝根、连翘、夏枯草清热解毒。肝“体阴而用阳”，故加炒白芍、五味子养阴柔肝以顺应肝性。甘草清热解毒，五味子、炒白芍与甘草相配，酸甘化阴，扶助正气以标本同治。茯苓淡渗利湿，以助机体运化水湿。

谢教授认为慢性乙型病毒性肝炎的发病，湿热为主因，脾虚是关键。故治疗慢性乙型病毒性肝炎时，宜从“疏肝健脾”入手，调节气机升降之功，调补脾脏，同时注重清热解毒。如佛手、紫苏子、香橼等疏肝理气药；如配伍垂盆草、板蓝根、连翘等具有清热解毒作用的药以治病毒性肝炎。

胁痛案十四

冯某，女，67岁。

首诊时间：2020年12月18日。

主诉：右胁肋部疼痛3个月。

现病史：患者自诉3个月前因饮食不适出现右胁肋部疼痛，于哈尔滨医科大学附属

第一医院就诊，经消化系彩超、胃镜、消化系磁共振等系列检查、检验诊断为胆囊结石、胆总管结石、胆囊炎、胆总管胰腺段腺癌，治疗予口服替吉奥胶囊，每次 40mg，每日 1 次。患者服药后出现纳差、形体消瘦、乏力，现为求中西医结合系统治疗，于黑龙江中医药大学附属第一医院就诊。患者现症见：右胁部隐痛，纳差，形体消瘦，乏力，伴肩背部疼痛，目眦青色，面色晦暗萎黄，少气懒言，呃逆，厌食油腻，寐可，排便困难，使用开塞露可便，开塞露日 1 次，小便色黄。舌质暗，苔黄腻，脉细数无力。

既往史：①高血压病病史 7 年；②胰十二指肠切除术术后 3 个月。

过敏史：头孢类过敏史。

辅助检查：①消化系彩超示肝大（左叶 7.1cm×5.4 cm，右斜径 15.2 cm，右前叶见一无回声团，大小约为 1.0cm×0.8 cm），轻度脂肪肝，肝内小囊肿，肝内胆管扩张，胆囊炎，胆囊附壁小结石（较大者直径 0.2 cm），胆总管上段扩张（哈尔滨医科大学附属第一医院，2020-09-02）；②胃镜示慢性非萎缩性胃炎，十二指肠球（降移行部管腔固定感略狭窄）；③消化系彩超示胰头部低回声团块，胆总管狭窄、中断，胆总管结石，胰管扩张；④消化系磁共振示胆总管下段病变继发上方肝内胆道扩张，胆表引流术后，胆囊炎，胆囊结石，胆囊造瘘置管引流完成（哈尔滨医科大学附属第一医院，2020-09-08）；⑤血常规示 WBC14.44×10^9 /L，RBC2.36×10^9 /L，HGB81 g/L，HCT23.6%，NEUT9.79×10^9 /L（哈尔滨医科大学附属第一医院，2020-09-22）；⑥生化示尿素（UREA）0.77 mmol/L，CREA31.5μmol/L，UA104μmol/L，GLU9.181 mmol/L，钙 1.76 mmol/L，视黄醇结合蛋白（RBP）10.54μg/ml，TBIL35.8μmol/L，DBIL26.8μmol/L，GGT145.3 U/L，AKP186.6 U/L，PA97.59mg/L（哈尔滨医科大学附属第一医院，2020-09-25）。

中医诊断：胁痛—肝郁脾虚，气阴两虚。

西医诊断：①胆总管胰腺段腺癌；②胆总管结石；③胆囊结石；④胆囊炎；⑤高血压病。

治法：疏肝健脾，益气养阴，利胆通腑。

方药：
柴　胡 20 克	金钱草 30 克	郁　金 15 克	姜　黄 15 克
白　芷 15 克	威灵仙 15 克	半枝莲 15 克	白花蛇舌草 25 克
藿　香 10 克	佩　兰 10 克	紫苏子 15 克	生白术 20 克
太子参 10 克	黄　芪 15 克	炒麦芽 15 克	焦山楂 15 克
焦神曲 15 克	砂　仁 10 克（后下）		

7 剂，日 1 剂，水煎 300 毫升，早晚分服

二诊：患者服上药后自诉右胁肋部隐痛改善，仍有呃逆，便秘症状好转，停用开塞露后，每 2 日 1 次。舌质暗，苔薄黄，脉细数无力。于前方中加旋覆花 15 克，代赭石 15 克降逆止呃。

方药：柴　胡20克　　金钱草30克　　郁　金15克　　姜　黄15克
白　芷15克　　威灵仙15克　　半枝莲15克　　白花蛇舌草25克
藿　香10克　　佩　兰10克　　紫苏子15克　　生白术20克
太子参10克　　黄　芪15克　　炒麦芽15克　　焦山楂15克
焦神曲15克　　砂　仁10克（后下）　　旋覆花15克（包煎）　　代赭石15克（先煎）

10剂，日1剂，水煎300毫升，早晚分服

三诊：患者服上药后纳差、体倦乏力好转，大便1日1行。舌质淡，苔薄白，脉细数。诸症明显好转，为巩固治疗，去代赭石以防重镇碍胃，继服14剂。随诊6个月，纳差，乏力症状未反复，建议定期复查。

方药：柴　胡20克　　金钱草30克　　郁　金15克　　姜　黄15克
白　芷15克　　威灵仙15克　　半枝莲15克　　白花蛇舌草25克
藿　香10克　　佩　兰10克　　紫苏子15克　　生白术20克
太子参10克　　黄　芪15克　　炒麦芽15克　　焦山楂15克
焦神曲15克　　砂　仁10克（后下）　　旋覆花15克（包煎）

14剂，日1剂，水煎300毫升，早晚分服

【按语】

《杂病源流犀烛》云："胁肋痛，肝经病也。盖肝与胆二经之脉布胁肋，肝火盛，木气实，故流于胠胁肋间而作痛。"肝经布胁肋，脉络失和，故胁肋部疼痛；肝气郁结则胆气不利，胆汁失于疏泄，循少阳之胆经而病，其经脉循颈，行手少阳之前，至肩上，故胆经为病，患者多见肩部疼痛。肝之精华，化为色青，目眦青色则肝胆病。肝发病者，经过传变可影响脾胃，脾胃位于中焦，是人体气机升降之枢纽。肝气横逆易克脾土，脾失健运而致水湿内蕴，脾为湿困，则厌食油腻、纳差、疲乏，湿郁化热则舌苔黄腻。脾胃升降失常，枢机不利，脾失升清，胃失和降则嗳气、呃逆。脾虚日久，气血生化无源可致面色萎黄、形体消瘦、脉细无力。气虚日久而血瘀致舌质暗，最终出现虚实夹杂之证。

谢教授治以疏肝健脾，益气养阴，利胆通腑。谢教授善用柴胡，引诸药入肝经，功善调达肝气，加入紫苏子、砂仁可交通三焦，推动气行。胆汁煎熬成石，阻于胆道，故加金钱草、郁金等药物利胆排石，且配白花蛇舌草、半枝莲；肩背部疼痛加姜黄、白芷、威灵仙通经活络；水湿内蕴加藿香、佩兰以芳香化湿；纳差、面色萎黄入黄芪、生白术、太子参等健脾益气，加焦神曲、炒麦芽、焦山楂健脾消食化积以复脾运，脾运健则疏利气机而不伤正，且与理气药物同用，有补而不滞之效。二诊中患者仍有呃逆之症，加入旋覆花、代赭石重镇降逆止呃。因患者年老体弱，故三诊中去代赭石以防重镇碍胃。

谢教授认为胆总管胰腺段腺癌疾病的发生，病程较长，发病过程中湿热、气郁、瘀

血与脾虚、气血亏虚等病理机制共存，故在治疗此病时忌一味地使用苦寒通利之品。苦寒药物虽有祛湿热、解热毒之作用，但服用时间过长易损害中阳，久致气血生化乏源，引发气血不足之证，治当消补并举。

胁痛案十五

陈某，男，39岁。

首诊时间：2021年5月30日。

主诉：右胁肋胀满疼痛半年，加重1周。

现病史：患者半年前出现右侧胁肋胀满疼痛，伴体倦乏力，于当地医院经保肝等对症治疗后，症状见缓解。1周前胁痛症状加重，今为求中西医结合系统诊疗，就诊于黑龙江中医药大学附属第一医院门诊。患者现症见：右胁肋部胀痛，体倦乏力，伴腹胀，肠鸣，口干、口苦，眼干涩，纳少，寐差，多梦易醒。舌紫暗，边齿痕，苔厚，脉弦细数。

既往史：慢性乙型病毒性肝炎病史30年。

辅助检查：①胃镜示慢性非萎缩性胃炎（哈尔滨医科大学附属第一医院，2018-08-30）；② CT示肝内小低密度灶，肝脏轻度弥漫性改变，胆囊炎可能，脾稍大；③消化彩超示符合肝硬化声像图，肝多发实性小结节，门静脉主干正常高值，胆囊壁欠光滑，胆囊息肉样病变，（0.8cm×0.7 cm），脾轻大；④ MRI示肝硬化，脾大，少量腹水，胆囊结节，息肉可能；⑤生化示HBV-DNA9.47E+5，ALT64.8 U/L，AST41.5 U/L，DBIL4.0μmol/L，TBA10.8μmol/L，HBsAg>250S/CO，HBeAb0.14S/CO，HBcAb10.38S/CO（哈尔滨医科大学附属第一医院，2021-05-24）。

中医诊断：胁痛—肝郁阴虚，气滞血瘀。

西医诊断：①乙肝后肝硬化失代偿期；②胆囊炎；③胆囊息肉。

治法：滋阴疏肝，理气活血。

处方：柴　胡10克　白　术15克　鳖　甲10克（先煎）　煅龙骨15克（先煎）
煅牡蛎15克（先煎）　金钱草30克　郁　金15克　大腹皮15克
五加皮15克　五味子15克　甘　草15克　连　翘15克
板蓝根15克　水飞蓟15克　厚　朴15克　枳　壳15克
黄　芪15克　太子参15克

7剂，日1剂，水煎300毫升，早晚分服

二诊：患者服药后患者胁肋疼痛症状依然存在，略感乏力，体力不支，气短时作，余症皆见缓解。舌紫暗，边齿痕，苔厚，脉弦细。于上方去水飞蓟，加枳实15克，紫苏子10克，威灵仙15克，垂盆草10克。

处方：柴 胡10克 白 术15克 鳖 甲10克（先煎） 煅龙骨15克（先煎）
煅牡蛎15克（先煎） 金钱草30克 郁 金15克 大腹皮15克
连 翘15克 垂盆草10克 五味子15克 甘 草10克
香 附10克 板蓝根15克 厚 朴15克 黄 芪15克
白 芍20克 威灵仙15克 太子参10克 枳 实15克
紫苏子10克

7剂，日1剂，水煎300毫升，早晚分服

三诊：患者服上药后上述症状好转，为巩固治疗，继服14剂。

随诊半年，病情稳定，症状未见反复发作。

【按语】

《类证治裁·胁痛》云："血瘀者，跌扑闪挫，恶血停留，按之痛甚。"《临证指南医案·胁痛》云："久病在络，气血皆窒。"患者肝络受损，络脉瘀滞，气血运行不畅，"不通则痛"而致胁痛。久病耗气，则出现气虚乏力，体倦无力。"气行则血行"，气虚则血瘀，见唇紫暗、舌紫暗。肝郁脾虚，则出现纳少。水运失调，肝阴不足，则出现口干、口苦，眼干、眼涩。

治疗当滋阴疏肝，理气活血。常用肝经引经药柴胡为君以疏肝解郁，加以白芍柔肝缓急，煅龙骨、煅牡蛎滋阴潜阳，重镇安神；加连翘、金钱草、板蓝根等共奏清泻肝胆之功；清代黄元御曰："木生于水而长于土，土气冲和，则肝随脾升……木荣而不郁，土弱不能达木，则木气郁塞。"谢教授认为治疗肝病中需注意顾护脾土。肝硬化日久，久病入络，其气必虚，临床见疲乏、无力、纳差等，配伍健脾益气的白术、黄芪等药物，以及枳实、紫苏子等理气的药物，恢复脾胃功能。谢教授善用黄芪补气升阳行水，配合软坚散结之鳖甲标本同治。

从中医角度分析肝硬化，谢教授认为湿热毒邪在病情发展中起重要作用，使得病情反复发作且逐渐加重。因此，清热利湿解毒应作为基本治法贯穿治疗的始终，如垂盆草、连翘、板蓝根等利湿解毒；又因患者存少量腹水，故加大腹皮、金钱草以加强利水之力。

胁痛案十六

衣某，男，41岁。

首诊时间：2021年4月11日。

主诉：右侧胁肋部疼痛3个月，加重2天。

现病史：患者于3个月前因情绪激动出现右侧胁肋部疼痛，自行口服肝爽颗粒，每次3g，每日3次，症状逐渐好转。2天前因过食生冷，患者右侧胁肋部疼痛症状加重，今为求中西医结合系统治疗，遂于黑龙江中医药大学附属第一医院门诊就诊。患者现症见：右侧胁肋部疼痛，伴有胃痛，烦躁易怒，畏寒，疲乏无力，眼干，纳可，寐差，入睡困难，小便正常，大便成形，便质稍稀，每日 2 ～ 3 次。舌质紫暗，苔白腻，有裂纹，脉弦。

既往史：脂肪肝病史 5 年。

辅助检查：①消化系统超声示脂肪肝（轻度），肝内稍高回声团，不除外血管瘤；②血常规示 RBC5.27×10^{12} /L，HGB161 g/L；③生化示 GGT104 U/L，LAP42 U/L；④ C14 呼气试验 690dpm，阳性（+）（大庆市第四医院，2021–03–30）。

中医诊断：胁痛—肝郁脾虚，寒湿内阻。

西医诊断：①脂肪肝；②慢性胃炎。

治法：疏肝健脾，散寒止痛。

处方：柴　胡 10 克　炒白术 15 克　香　橼 15 克　香　附 15 克
金钱草 30 克　郁　金 15 克　白　芷 15 克　威灵仙 15 克
姜　黄 15 克　决明子 15 克　薏苡仁 15 克　苍　术 10 克
小茴香 10 克　炮　姜 10 克　乌　药 15 克　草豆蔻 15 克（后下）

7 剂，日 1 剂，水煎 300 毫升，早晚分服

二诊：患者服上药后右侧胁肋部疼痛及胃痛稍有缓解，睡眠状况改善，烦躁易怒减少，畏寒减轻，大便成形，便质稍稀，每日 2 次。舌质紫暗，苔白腻，有裂纹，脉弦。于上方去乌药、草豆蔻，加延胡索 10 克，炒白芍 20 克，甘草 10 克。

处方：柴　胡 10 克　炒白术 15 克　香　橼 15 克　香　附 15 克
金钱草 30 克　郁　金 15 克　白　芷 15 克　威灵仙 15 克
姜　黄 15 克　决明子 15 克　薏苡仁 15 克　苍　术 10 克
小茴香 10 克　炮　姜 10 克　延胡索 10 克　炒白芍 20 克
甘　草 10 克

7 剂，日 1 剂，水煎 300 毫升，早晚分服

三诊：服前方后，患者仍偶有胃痛，食凉易腹泻，其余诸症明显好转。舌质暗，苔白，脉弦。辅助检查：复查生化各项指标正常。（大庆市第四医院，2021–05–17）于上方去香橼、香附、白芷、威灵仙、姜黄、决明子，加炒山药 30 克，太子参 6 克，诃子 15 克，补骨脂 15 克。

处方：柴　胡 10 克　炒白术 15 克　金钱草 30 克　郁　金 15 克
薏苡仁 15 克　苍　术 10 克　小茴香 15 克　炮　姜 10 克
延胡索 10 克　炒白芍 20 克　甘　草 10 克　炒山药 30 克
太子参 6 克　诃　子 15 克　补骨脂 15 克

14 剂，日 1 剂，水煎 300 毫升，早晚分服

四诊：患者服上药后诸症明显好转，为巩固治疗，效方不变，继服 14 剂。

随诊 2 个月，病情稳定，症状未见反复发作。

【按语】

《素问·脏气法时论》中记载："肝病者，两胁下痛引少腹，令人善怒。"情志因素为胁痛病常见原因，本案患者便是由于情绪不畅，肝气不舒，肝脏疏泄失司，气血运行受阻，久而发为胁痛。肝脏病变又进一步加重了患者的情绪异常，令其烦躁易怒。肝气横逆犯脾，脾阳虚损，则无力运化饮食水谷，化源不足，难以充养四肢百骸，故患者常感疲乏无力。大便次数稍多、便质稀，俱为脾虚表现。在肝郁脾虚基础上，又因过食生冷进一步损伤脾胃，寒邪湿邪内困于中焦，客于足厥阴肝经，故患者胁肋部疼痛加剧，并出现胃痛、畏寒等症状。察其舌脉，舌质紫暗，苔白腻，有裂纹，脉弦，均是肝郁脾虚、寒湿内阻之象。

谢教授治疗以疏肝健脾、理气活血、散寒止痛为原则。方中柴胡为君药，疏肝解郁，引诸药入肝经，炒白术补气健脾止泻，顾护中州，二药合用，共奏疏肝健脾之功；肝郁日久，易化火化热，方中以性味偏寒的金钱草、郁金清泻肝胆之火；香橼、香附理气活血，合白芷、威灵仙、姜黄增强通经止痛之力；薏苡仁、苍术、乌药、草豆蔻等药健脾、燥湿、行气，化中焦湿浊，调脾胃气机；小茴香、炮姜温中散寒止痛。二诊在延续前方思路基础上，加延胡索行气活血，以炒白芍养血敛阴、柔肝止痛，且芍药、甘草酸甘化阴，可避免大队辛温药物耗伤阴津。三诊时患者诸症好转，仍偶有胃痛，食凉易腹泻，谢教授虑其脾阳久虚，不能充养肾阳，而致脾肾阳虚，故用炒山药、太子参、诃子、补骨脂补脾益肾、涩肠止泻，以巩固疗效。

《血证论·脏腑病机论》中言："肝属木，木气冲和条达，不致遏郁，则血脉得畅。"谢教授认为，胁痛为病，病位在肝，故以疏肝解郁、行气活血为要，而组方用药过程中，还需注意肝"体阴而用阳"的特性。肝主藏血，肝脏必须依赖阴血滋养才能发挥其生理功能。肝郁日久，本易化热，耗伤肝阴，故而在疏肝、清肝之时不宜攻伐过度，谨防助热化火。本案患者初诊时，方中理气、散寒之药皆偏于辛燥，于是复诊时谢教授稍减几味辛温理气药，又加以炒白芍、甘草，疏肝与柔肝之法并用，顾护肝阴。此法刚柔相济，比单纯伐肝，更有利于调和肝脏气血阴阳，恢复肝脏功能。

胁痛案十七

王某，男，46 岁。

首诊时间：2021 年 4 月 2 日。

主诉：右胁肋部胀痛 6 个月，加重 15 天。

现病史：患者自诉 6 个月前因饮食不节出现右胁肋部胀痛，伴乏力，曾自行口服用开郁舒肝丸，每次 9 g，每日 2 次，服药后症状好转。15 天前因劳累而乏力加重，于哈尔滨医科大学附属第一医院就诊治疗，病情逐渐好转。后仍觉右胁肋部胀痛，伴乏力不适，为求中西医结合治疗，于黑龙江中医药大学附属第一医院门诊就诊。患者现症见：右胁肋部胀痛，体倦乏力，四肢沉重感，头胀痛，纳可，寐差，夜间多梦，大便不成形，每日 1 ～ 2 次，小便黄。舌质淡暗，舌体胖大边齿痕，舌苔白，脉沉滑。

既往史：高血压病病史 4 年（口服倍他乐克，每次 47.5mg，每日 1 次，血压维持在 114/74 mmHg），心肌缺血病史 23 年。

辅助检查：①消化系彩超示脂肪肝，肝内实性结节，良性倾向，胆囊壁欠光滑，胆囊息肉样病变（0.3cm×0.2 cm）；②心脏超声示肥厚型心肌病（心尖肥厚型），左房轻大，二三尖瓣反流，左室舒张功能障碍 I 级；③生化示低密度脂蛋白（LDL）3.79 mmol/L（哈尔滨医科大学附属第一医院，2021-03-17）。

中医诊断：胁痛—脾虚湿蕴。

西医诊断：①脂肪肝；②肝结节；③胆囊炎；④胆囊息肉；⑤肥厚型心肌病；⑥高血压。

治法：健脾益气，清热化湿。

方药：柴　胡 10 克　藿　香 10 克　佩　兰 10 克　白　芷 10 克
生白术 10 克　石　斛 10 克　金钱草 25 克　郁　金 15 克
姜　黄 10 克　决明子 10 克　威灵仙 10 克　桂　枝 15 克
丹　参 15 克　炙甘草 25 克　当　归 15 克　川　芎 25 克
黄　芪 20 克　茯　苓 20 克

10 剂，日 1 剂，水煎 300 毫升，早晚分服

二诊：患者服上药后右胁肋部胀痛缓解，体倦乏力，大便成形，每日 1 次。舌质淡暗，舌体胖大，舌苔白，脉沉滑。加入太子参益气健脾；四肢沉重感减轻，减去藿香、佩兰；头痛缓解，故减去白芷；寐差则加入磁石 20 克重镇安神。

方药：柴　胡 10 克　生白术 10 克　石　斛 10 克　黄　芪 20 克
太子参 10 克　金钱草 25 克　郁　金 15 克　茯　苓 20 克
姜　黄 15 克　决明子 15 克　威灵仙 10 克　桂　枝 15 克
丹　参 15 克　炙甘草 25 克　当　归 15 克　川　芎 25 克
磁　石 20 克（先煎）

10 剂，日 1 剂，水煎 300 毫升，早晚分服

三诊：患者服上药后右胁肋部胀痛好转，体倦乏力好转。舌质淡，舌体胖大，舌苔白，脉沉。加入茯苓 15 克淡渗利湿。诸症明显好转，为巩固治疗，继服 10 剂。

随诊 6 个月，病情稳定，乏力症状未见反复发作。

方药：柴　胡 10 克　生白术 10 克　石　斛 10 克　黄　芪 20 克

太子参 10 克	金钱草 25 克	郁　金 15 克	茯　苓 20 克
姜　黄 15 克	决明子 15 克	威灵仙 10 克	桂　枝 15 克
丹　参 15 克	炙甘草 25 克	当　归 15 克	川　芎 25 克
茯　苓 15 克	磁　石 20 克（先煎）		

10 剂，日 1 剂，水煎 300 毫升，早晚分服

【按语】

《严氏济生方》云："夫胁痛之病，医经云：两胁者肝之候。又云：肝病者两胁下痛。多因疲极嗔怒，悲哀烦恼，谋虑惊忧，致伤肝脏。"因饮食饥饱不调，饮食偏嗜，营养不良，均可致肝脏损伤而出现胁痛；脾为后天之本，气血生化之源，脾虚则气血生化乏源，脏腑经络失于濡养，则致体倦乏力；脾主运化水湿，主四肢肌肉，脾虚则运化功能失调，引起水湿停滞，湿自内生，泛溢四肢，出现四肢沉重感；脾气虚日久，气血生化乏源，无以充养心神，则心慌、寐差多梦；气虚日久可由虚致实，如脾气虚不能运化水湿，以致水湿内停；脾虚则土虚木乘，肝木相对偏盛出现头胀痛等虚实夹杂之证。

谢教授认为治疗当健脾益气，清热化湿，以健脾益气为基础治法进行潜方用药。方中黄芪、太子参、生白术均可益气健脾；患者症见四肢沉重感，加入藿香、佩兰以芳香行气化湿；气虚无力运血加郁金、姜黄、丹参、当归以活血行气，当归补血活血，与诸药相伍，活血而不伤正；郁金、姜黄与金钱草、威灵仙相配以通利胆腑；柴胡、川芎、白芷行气止痛以止头胀痛；寐差多梦加磁石以重镇安神，加桂枝、石斛以平调阴阳，兼顾治疗。

谢教授从中医角度看脂肪肝的发病与肝、脾两脏密切相关，同时与饮食和情志也密不可分。脾主运化，胃主受纳，一升一降，则中焦运转；胆主疏泄，可助脾胃行受盛水谷、布散精微之职。谢教授认为肝属木，脾属土，木旺盛则乘脾土，脾胃与肝脏生理、病理关系密切，故当肝病时，当先实脾土。如脾气虚弱严重者，加白术、黄芪、太子参、茯苓以健脾化湿，淡渗利湿；针对肝胆疏泄不利，常用金钱草、郁金、柴胡等疏肝利胆。

十三、黄　疸

黄疸案一

刘某，男，54 岁。

首诊时间：2017 年 2 月 15 日

主诉：巩膜及面部黄染 1 个月。

现病史：患者自述 1 个月前劳累后，巩膜及面部出现黄染，未予以重视，今为求中西医结合治疗，遂来黑龙江中医药大学附属第一医院就诊。患者现症见：巩膜及面部黄染，患者偶感恶心，时有口苦，纳少，寐可，形体适中，小便色黄，大便成形，1 日 1 行。舌质暗红，少苔，边齿，脉沉滑。

既往史：2016 年 9 月 1 日于哈尔滨医科大学附属第一医院行胆囊切除术，术后留置 T 管。

辅助检查：① MRI 示肝内胆管略扩张；②腹部彩超示脂肪肝—中度（哈尔滨医科大学附属第一医院，2017–01–20）；③生化示 ALT502 U/L，AST221 U/L，ALP147 U/L，GGT172 U/L，TBIL55.7 μmol/L，DBIL36.9 μmol/L，IBIL18.8 μmol/L（哈尔滨市中医院，2017–02–14）；④生化示 ALT255 U/L，AST94 U/L，GGT164 U/L，TBIL36 μmol/L，DBIL24.7 μmol/L（哈尔滨市中医院，2017–02–24）。

治法：清利湿热，利胆退黄。

中医诊断：黄疸—肝胆湿热。

西医诊断：①梗阻性黄疸；②脂肪肝。

方药：柴　胡 15 克　焦白术 20 克　金钱草 30 克　茵　陈 30 克
泽　泻 20 克　猪　苓 20 克　茯　苓 15 克　薏苡仁 15 克
苍　术 15 克　枳　实 15 克　槟　榔 15 克　紫苏子 15 克
黄　芪 15 克　太子参 15 克　丹　参 10 克　姜　黄 15 克
藿　香 15 克　黄　芩 15 克　黄　连 15 克　佩　兰 15 克

7 剂，日 1 剂，水煎 300 毫升，早晚分服

二诊：患者服上药后，黄染症状未明显缓解。舌暗红，少苔，脉沉滑。于上方去薏

苡仁、苍术、丹参，加黄柏10克，虎杖15克，增强清热利湿退黄之功，同时加大黄10克，泄热逐瘀。

方药：

柴　胡15克	焦白术20克	金钱草30克	茵　陈30克
泽　泻20克	猪　苓15克	茯　苓15克	枳　实15克
槟　榔15克	紫苏子15克	黄　芪15克	太子参15克
姜　黄15克	藿　香15克	黄　芩15克	黄　连15克
佩　兰15克	黄　柏10克	虎　杖15克	大　黄10克

14剂，日1剂，水煎300毫升，早晚分服

三诊：患者服上药后，巩膜及面部黄染减轻。舌暗，苔白微腻，脉沉。于上方去太子参，加五味子15克，甘草10克益气生津，增强敛阴之效。

方药：

柴　胡15克	焦白术20克	金钱草30克	茵　陈30克
泽　泻20克	猪　苓15克	茯　苓15克	枳　实20克
槟　榔15克	紫苏子15克	五味子15克	黄　芪15克
姜　黄15克	藿　香10克	黄　芩10克	甘　草10克
黄　连10克	佩　兰15克	黄　柏10克	虎　杖15克
大　黄10克			

14剂，日1剂，水煎300毫升，早晚分服

四诊：患者服上药后，巩膜及面部黄染完全消失。

后对患者定期随访半年，未再复发。

【按语】

黄疸是以目黄、身黄、尿黄为主要临床表现的一种肝胆病证。《景岳全书·平人气象论》曰："溺黄赤，安卧者，黄胆。已食如饥者，胃疸。目黄者，曰黄胆。"黄疸的病机为湿浊阻滞，脾胃肝胆功能失调，胆液不循常道，随血泛溢而致，故《金匮要略·黄疸病脉证并治第十五》有"黄家所得，从湿得之"的论断。本病因湿浊阻滞，影响脾胃正常运化功能，则致纳差、少苔、齿痕舌等脾虚之证。日久湿而化热，故时感口苦，且湿热长期困阻导致气血运行不畅，致脉络瘀阻，故舌质暗红。本病为本虚标实之证，本为脾胃虚弱，标为湿热，治疗过程中应两者兼顾，在清热利湿基础上，加以健脾燥湿之品。

谢教授治疗以清利湿热、利胆退黄为基本治疗原则，以茵陈四苓汤为主方加减化裁。方中茵陈，味苦微寒，入肝、脾、膀胱经，为清热利湿、疏肝利胆退黄的要药，配以焦白术、苍术、薏苡仁健脾燥湿，猪苓、泽泻等以渗利湿邪，使湿热分消，从二便而去；加虎杖以清热解毒，利湿退黄；金钱草、丹参疏肝利胆化瘀；佐以黄芪、太子参等益气养血之品，扶助正气；用黄芩、黄连、黄柏等清热燥湿之品以清三焦之热；再取藿香、佩兰芳香化湿。

谢教授认为湿浊毒邪在黄疸发病中发挥重要作用，湿从寒化发为阴黄，重感湿热之邪，又可发为阳黄。因此，治疗以祛湿利水，健脾疏肝利胆贯穿治疗始终，因该病患为阳黄，故在基本治法基础上加以清热利湿之品。若黄疸久病还应注意扶助正气，佐以滋补脾肾、健脾益气之药。

黄疸案二

韩某，男，17岁。

首诊时间：2011年10月5日。

主诉：全身皮肤暗黄伴腹胀10天。

现病史：患者10天前因饮食不节出现全身皮肤暗黄，为求中西医治疗，遂来黑龙江中医药大学附属第一医院就诊。患者现症见：皮肤暗黄，腹胀，形体消瘦，易疲劳乏力，皮肤暗黄，进食鸡蛋后胆囊稍有不适，无皮肤瘙痒，肠鸣音亢进，畏寒，食欲可，大便1日1行。舌暗，苔白，脉沉弦而滑。

既往史：①黄疸；②慢性乙型病毒性肝炎。

辅助检查：①消化彩超示脾大（哈尔滨医科大学附属第二医院，2011-08-16）；②消化彩超示胆囊壁欠光滑（黑龙江中医药大学附属第一医院，2011-09-04）；③库氏试验（-），罗氏试验（-），阵发性睡眠性血红蛋白尿症（PNH）检测（-）（哈尔滨医科大学附属第一医院，2011-08-23）；④生化示ALP134U/L（哈尔滨二四二医院，2010-08-04）；⑤肝功示TBIL29.3μmol/L，DBIL9.3μmol/L（黑龙江中医药大学附属第一医院，2011-09-04）。

中医诊断：黄疸—肝郁脾虚。

西医诊断：①黄疸；②慢性乙型病毒性肝炎；③慢性胃炎；④胆囊炎。

治法：疏肝健脾，利湿退黄。

方药：柴　胡15克　黄　芪30克　金钱草35克　白豆蔻20克（后下）
草豆蔻20克　薏苡仁35克　乌　药20克　砂　仁15克
郁　金20克　佛　手15克　紫苏子20克　茯　苓20克
泽　泻20克　桂　枝15克　焦白术15克　苍　术15克

7剂，日1剂，水煎300毫升，早晚分服

二诊：患者服上药后，腹胀缓解。舌暗，苔白，脉沉滑。于上方增加焦白术至25克，加神曲15克，陈皮15克，鸡内金15克，健脾和胃，增强脾胃运化。

方药：柴　胡15克　黄　芪30克　金钱草35克　薏苡仁35克
焦白术25克　郁　金20克　佛　手15克　乌　药20克
厚　朴20克　茯　苓20克　泽　泻20克　紫苏子20克

苍 术 15 克	砂 仁 15 克	草豆蔻 15 克	白豆蔻 15 克（后下）
神 曲 15 克	陈 皮 15 克	鸡内金 15 克	桂 枝 15 克

14 剂，日 1 剂，水煎 300 毫升，早晚分服

三诊：患者服上药后，腹胀和皮肤暗黄均有所缓解，患者未进行后续治疗，近日皮肤黄染加重，遂来就诊，患者腹大明显，偶腹胀，纳可，大便可，寐差。舌暗，苔白腻，脉沉滑。辅助检查：①消化超声示肝弥漫性改变；（黑龙江中医药大学附属第一医院，2012-01-03）②生化示 TBIL26.7 μmol/L，IBIL21.6μmol/L。（哈尔滨第三医院，2012-01-06）

方药：

柴 胡 15 克	黄 芪 30 克	焦白术 25 克	薏苡仁 35 克
乌 药 20 克	厚 朴 20 克	郁 金 20 克	佛 手 15 克
紫苏子 20 克	茯 苓 20 克	泽 泻 20 克	白豆蔻 15 克（后下）
草豆蔻 15 克	砂 仁 15 克	苍 术 15 克	神 曲 15 克
陈 皮 15 克	鸡内金 15 克	桂 枝 15 克	

14 剂，日 1 剂，水煎 300 毫升，早晚分服

四诊：患者服上药后，皮肤黄染消失，为巩固疗效，故效方不变，续服上方 14 剂。

后对患者定期随访半年，未再复发。

【按语】

《圣济总录》论曰："阴黄者，面色黄。头痛不发热，不欲闻人声，此由阳伏于阴，邪热沉潜，散于肌肉，身黄如橘，故谓之阴黄。昔人有说下之后，身目发黄者，当于寒涩中求之。此其类也。"谢教授认为湿浊阻滞在黄疸发病中发挥重要作用，脾胃虚弱，湿从中生，致气血亏虚，久之肝失所养，疏泄失职，而致胆液不循常道，随血泛溢，浸淫肌肤，发为黄疸。且本患以寒湿为主，故有畏寒、皮肤暗黄等阴黄之象。若肝失疏泄，进犯脾胃，则使患者肠鸣音亢进。因此治疗宜疏肝理气，健脾利湿。若阴黄久治不愈，化热伤阴动血，黄疸加深，可转变为鼓胀重症，预后不良。

谢教授治疗本案患者以疏肝健脾、利湿退黄为基本原则。方中以柴胡为肝引经药，配以郁金、佛手疏肝解郁；再加苍术、白豆蔻、草豆蔻、砂仁燥湿健脾，厚朴燥湿行气；诸药合用共奏疏肝解郁、健脾燥湿之功。因该病患中阳不足，以寒湿为重，加桂枝温阳化气；薏苡仁、泽泻利水分消，祛除湿邪；重用金钱草利湿退黄。黄疸日久可损伤正气，则加入黄芪、茯苓、焦白术健脾益气；佐以山楂、神曲、陈皮、鸡内金等健脾和胃。

黄疸在辨证时应区别湿从热化、寒化的不同，分别施以清热利湿或温中化湿之法，且黄疸久病应注意扶助正气。若脾胃虚弱，气机升降失常，湿邪困遏中焦，则生腹胀，甚者腹大明显。该患者因中阳不足，湿从寒化，则致寒湿为患，发为阴黄，故有畏寒、苔白等寒象。

黄疸案三

赵某，女，58岁。

首诊时间：2020年6月17日。

主诉：巩膜及全身皮肤黄染7日。

现病史：患者自诉3个月前因患体癣于皮肤科诊治，服酮康唑片，每日200mg，每日1次，连续服用30日。7日前突然出现巩膜及全身皮肤黄染，遂来就诊。现症见：面色晦黄，巩膜及全身皮肤轻度黄染，黄色较淡，恶心，食少纳呆，困倦乏力，小便发黄，大便溏稀，每日1～2次。舌质暗红，黄白腻苔，脉沉弦。

辅助检查：①消化超声示肝脏实质回声略增粗，胆囊壁毛糙；②肝功示ALT325 U/L，AST200 U/L，ALP157 U/L，TBIL80 μmol，DBIL65.5 μmol，IBIL24.5 μmol（黑龙江中医药大学附属第一医院，2020–06–10）。

中医诊断：黄疸—肝郁脾虚。

西医诊断：药物性肝损伤。

治法：疏肝健脾，利胆退黄。

方药：柴　胡15克　茵陈蒿30克　金钱草30克　郁　金20克
虎　杖15克　白　芍15克　黄　芪20克　太子参15克
焦白术15克　茯　苓15克　藿　香15克　佩　兰15克
泽　泻20克　猪　苓20克　五味子15克　甘　草15克

7剂，日1剂，水煎300毫升，早晚分服

二诊：患者服药后恶心减轻。舌质暗红，黄白腻苔，脉沉弦。自觉皮肤瘙痒，于上方加蛇床子15克，地肤子15克，祛湿止痒。

方药：柴　胡15克　茵陈蒿30克　金钱草30克　郁　金20克
虎　杖15克　白　芍15克　黄　芪20克　太子参15克
焦白术15克　茯　苓15克　藿　香15克　佩　兰15克
泽　泻20克　猪　苓20克　五味子15克　甘　草15克
蛇床子15克　地肤子15克

10剂，日1剂，水煎300毫升，早晚分服

三诊：患者服药后，黄疸症状明显好转。舌质暗红，黄白腻苔，脉沉弦。皮肤瘙痒消失。于前方基础上减蛇床子、地肤子；恶心消失，减藿香、佩兰；患者仍大便稀，加薏苡仁30克，苍术15克以健脾燥湿。

方药：柴　胡15克　茵陈蒿30克　金钱草30克　郁　金20克
虎　杖15克　白　芍15克　黄　芪20克　太子参15克

焦白术 15 克　　茯　苓 15 克　　薏苡仁 30 克　　苍　术 15 克
泽　泻 20 克　　猪　苓 20 克　　五味子 15 克　　甘　草 15 克

10 剂，日 1 剂，水煎 300 毫升，早晚分服

四诊：患者服上药后诸症明显好转，为巩固治疗，效方不变，继服 15 剂。

随诊 1 年，病情稳定，症状未见反复发作。

【按语】

肝胆脾胃同居中焦，肝胆属木，脾胃属土，在五行中木、土属相克关系，生理上肝、胆、脾、胃相辅相成，肝疏土助其运化之功，脾助木成其疏泄之用；病理上相互影响，肝木易郁，脾土易虚；治疗上需木、土同治。谢教授以疏肝健脾为基本大法，治疗初期以利胆退黄为主，后期以健运脾胃为主。

谢教授认为患者既往健康，无肝胆病接触史，因连服 30 日酮康唑发病。药物毒性损伤肝脏，致肝失疏泄，肝病及脾，肝郁脾虚。肝脏疏泄失调，胆汁淤积泛溢肌肤，则见巩膜及皮肤黄染；累及脾胃，脾胃失和，而致恶心、食少纳呆；脾主四肢，脾气虚弱，久则化源不足，致困倦乏力；脾虚运化水谷精微失职，精微下注，则见大便稀；舌脉均为肝郁脾虚之征。

方中柴胡和解少阳表里邪气，疏泄肝气之郁滞；黄芪、太子参合用，补益脾胃，益气生津；芍药养阴柔肝、收敛柴胡之升散之性，防疏泄太过耗伤阴血；茯苓、焦白术、薏苡仁健脾化湿，助太子参健脾益气；金钱草、郁金合用，以疏肝利胆；茵陈蒿、虎杖合用，清热解毒，利湿退黄；“治黄不利小便，非其治也”，以泽泻、猪苓导邪毒从小便而出，与茯苓、茵陈蒿合用，乃取茵陈五苓散之意；甘草味甘，性缓，能补，能调和诸药，能解药毒，是谢教授治疗药物性肝损伤之常用药物，并将其与五味子作为对药，以达养肝解毒之用。诸药合用，共奏疏肝健脾、利胆退黄之效。

十四、积　聚

积聚案一

杨某，男，62 岁。

首诊时间：2021 年 3 月 21 日。

主诉：胁肋部疼痛 8 年，加重 1 周。

现病史：患者 8 年前出现胁肋部疼痛，伴呕血，乏力，腹痛，泻后痛减，于哈尔滨医科大学附属第二医院行食管胃底静脉曲张套扎术。后食管胃底静脉曲张出血 5 次。近 1 周患者胁肋部胀痛进行性加重，今为求中西医结合系统治疗，遂于黑龙江中医药大学附属第一医院门诊就诊。患者现症见：两胁刺痛，伴乏力，腹痛，泻后痛减，腹部胀满，面色萎黄，体倦乏力，口干不欲饮，纳、寐差，小便可，大便不成形，日 3 ～ 4 次。舌紫暗，苔黄腻，脉弦细数。

既往史：2012 年、2013 年、2015 年多次于哈尔滨医科大学附属第二医院行食管胃底静脉曲张套扎术。

辅助检查：①肝胆胰脾彩超示肝大，肝脏弥漫性回声改变，门静脉增宽，胆囊继发性炎症改变，胆囊结石声像，脾大（肋间厚约 56 mm），脾门静脉宽约 16 mm，脾门静脉增宽，腹腔积液；②生化示 ALT7 U/L，总胆红素 37.3 μmol/L，直接胆红素 8.9 μmol/L，CHE3653 U/L，总胆汁酸 29.2 μmol/L，LDL–C1.46 mmol/L（哈尔滨医科大学附属第二医院，2020–09–28）。

中医诊断：积聚—瘀血阻滞。

西医诊断：①酒精性肝硬化；②胆囊炎。

处方：柴　胡 10 克　炒白术 25 克　香　附 15 克　黄　芪 25 克
炒白芍 30 克　炙甘草 10 克　煅龙骨 20 克（先煎）　煅牡蛎 20 克（先煎）
鳖　甲 15 克（先煎）　薏苡仁 15 克　焦山楂 15 克　炒神曲 15 克
炒麦芽 15 克　陈　皮 15 克　金钱草 20 克　莱菔子 10 克
白豆蔻 10 克　乌　药 15 克　鸡内金 10 克　泽　泻 10 克
猪　苓 10 克　仙鹤草 10 克　大腹皮 15 克

7 剂，日 1 剂，水煎 300 毫升，早晚分服

二诊：患者腹部胀满稍见缓解，乏力腹泻改善，大便成形，日1～2次。舌紫，苔薄黄腻，脉弦细数。于上方去泽泻、猪苓、大腹皮。

处方：柴　胡10克　炒白术25克　香　附15克　黄　芪25克
炒白芍30克　炙甘草10克　煅龙骨20克（先煎）　煅牡蛎20克（先煎）
鳖　甲15克（先煎）　薏苡仁15克　焦山楂15克　炒神曲15克
焦麦芽15克　陈　皮15克　金钱草20克　莱菔子10克
白豆蔻10克　乌　药15克　鸡内金10克　仙鹤草10克

7剂，日1剂，水煎300毫升，早晚分服

三诊：患者服上药后诸症明显好转，为巩固治疗，继服14剂。随诊半年，病情稳定，症状未见反复发作。

【按语】

《灵枢·经脉》曰："胆足少阳之脉……是动则病，口苦，善太息，心胁痛，不能转侧。"患者因为摄生不慎，感受湿热疫毒之邪，久蕴体内不化，日久则发为本病。其病日久则脾失健运，湿阻中焦，郁久化热，湿热瘀阻，气滞血瘀，发为积聚。病性为本虚（脾虚）标实（肝郁，湿热，血瘀），病位在肝、脾、胃、肾等。《素问·经脉别论》所言"饮入于胃，游溢精气，上输于脾，脾气散精，上归于肺，通调水道，下输膀胱"，即对水液代谢过程的高度概括。脾为水液运化的关键环节，脾失健运，气血生化乏源，则出现面色萎黄、气虚乏力；脾虚不能运化水湿，则水液上不输肺，下不输膀胱；脾不能升清，水液不能上输于肺，则水液下走大肠，导致大便不成形，日3～4次；且水湿不运，日久则出现湿热内停，致大便黏腻、舌苔黄腻；瘀血阻滞，肝气不疏，导致两胁刺痛，舌质紫暗，并且瘀血导致气血运行失调，水液代谢失常，出现口干不欲饮。

谢教授认为在治疗本证时，通常应用柴胡作为引经药，达到引药入肝经的效果。同时，应用焦白术、香附、黄芪等能够疏理气机的药物达到疏肝理气的效果，肝气舒，则气机顺。应用白芍、鳖甲、煅龙骨、煅牡蛎活血化瘀，软坚散结，配伍焦三仙、鸡内金等药物助脾胃运化，使得气血生化有源；配伍泽泻、猪苓、大腹皮利水，缓解水湿内停导致的腹部胀满。二诊时患者腹泻症状缓解，去利水渗湿之药，以防伤正。

积聚案二

邵某，女，47岁。

首诊时间：2020年12月30日。

主诉：胁肋部疼痛10个月。

现病史：患者自诉10个月前无明显诱因出现胁肋部疼痛，常感乏力，自汗，未予重视，自行间断口服强肝糖浆，每次 10 mL，每日 2 次，症状略有好转，但停药后症状再度出现。今为求中西医结合系统治疗，遂至黑龙江中医药大学附属第一医院门诊就诊。患者现症见：胁肋部疼痛，乏力，自汗，偶有胃中嘈杂、反酸，餐后加重，手足心热，头晕头痛，双眼干痒，纳可，寐差，入睡困难、多梦易醒，小便黄，大便黏，排便不规律，每日 2 ～ 3 次，偶有 2 ～ 3 日 1 行。舌质暗，舌体胖大，边有齿痕，苔黄腻，脉滑数。

既往史：①高血压病史 20 年；②剖宫产术后 21 年；③子宫内膜异位囊肿术后 5 年。

过敏史：对先锋类药物过敏。

月经史：末次月经 2020 年 12 月 11 日，既往月经不规律，经量时多时少，有血块，经血色暗，白带异味，有痛经。

辅助检查：已阴式超声示子宫腺肌病，后壁为著，有卵巢增大，宫颈回声欠均（哈尔滨医科大学附属第一医院，2020-09-16）；②腹部超声示脂肪肝（哈尔滨医科大学附属第一医院，2020-10-26）；③生化示肌酐 74 μmol/L，尿酸 425.2 μmol/L，AST45 U/L，ALT57 U/L，甘油三酯 3.35 mmol/L，HDL-C0.81 mmol/L（哈尔滨医科大学附属第四医院，2020-12-21）。

中医诊断：积聚—气虚血瘀，湿热内蕴。

西医诊断：①脂肪肝；②高血压；③子宫腺肌病。

治法：理气消积，活血散瘀。

处方：

柴　胡 10 克	生白术 15 克	白豆蔻 10 克（后下）	陈　皮 15 克
神　曲 15 克	金钱草 35 克	郁　金 15 克	五味子 15 克
甘　草 15 克	姜　黄 15 克	决明子 20 克	炙黄芪 15 克
太子参 10 克	煅龙骨 20 克（先煎）	煅牡蛎 20 克（先煎）	香　橼 15 克
香　附 15 克	厚　朴 15 克	煨葛根 25 克	

7 剂，日 1 剂，水煎 300 毫升，早晚分服

二诊：患者服上药后，乏力、自汗症状缓解，胃中嘈杂、反酸明显减轻，头晕、头痛及双眼干痒均有所好转，大便尚可，每日 1 ～ 2 次。舌质暗，舌体胖大，边有齿痕，苔黄腻，脉滑数。于前方去厚朴、姜黄、决明子，加红花 10 克，川芎 15 克，当归 15 克。

处方：

柴　胡 10 克	生白术 15 克	白豆蔻 10 克（后下）	陈　皮 15 克
神　曲 15 克	金钱草 35 克	郁　金 15 克	五味子 15 克
甘　草 15 克	炙黄芪 15 克	太子参 10 克	煅龙骨 20 克（先煎）
煅牡蛎 20 克（先煎）	香　橼 15 克	香　附 15 克	煨葛根 25 克
红　花 10 克	川　芎 15 克	当　归 15 克	

14 剂，日 1 剂，水煎 300 毫升，早晚分服

三诊：患者服前方后，乏力、自汗明显改善，手足心热缓解，仍觉入睡困难，二便

正常。舌质红，舌体胖大，边有齿痕，苔白腻，脉弦滑。于前方去金钱草、神曲、煨葛根，加蜜远志15克，合欢皮20克，首乌藤20克。

处方：				
处方：	柴　胡10克	生白术15克	白豆蔻10克（后下）	陈　皮15克
	郁　金15克	五味子15克	甘　草15克	炙黄芪15克
	太子参10克	煅龙骨20克（先煎）	煅牡蛎20克（先煎）	香　橼15克
	香　附15克	红　花10克	川　芎15克	当　归15克
	蜜远志15克	合欢皮20克	首乌藤20克	

14剂，日1剂，水煎300毫升，早晚分服

四诊：患者服上药后诸症明显好转，为巩固治疗，效方不变，继服14剂。

随诊1年，病情稳定，症状未见反复发作。

【按语】

《金匮翼·积聚统论·气积》曰："凡忧思郁怒，久不能解者，多成此疾。"可见积聚的发病与情志因素密切相关。情志不遂，肝失条达，肝气不舒，气滞则血行受阻，气血运行不畅日久形成积聚；同时，积聚发病又与正气亏虚有关，患者病程较长，耗伤正气，肝脾失调，气血不通，气滞血阻不能濡养五脏六腑、四肢百骸，故乏力；正气不足，卫外不固，则自汗出；气机阻滞，瘀血内结，日久皆可化热化火，症见胃中嘈杂、反酸，手足心热，头晕头痛，双眼干痒，均是脾胃郁热、肝阳上亢之象；气血失和，阴阳失调，肝阴不足导致肝火上扰于心，出现寐差，入睡困难、多梦易醒；脾运失职，湿浊不化，湿热相合，见黄腻苔、滑数脉。本病为虚实夹杂之证，处于积证中期，邪实正虚，应予消补兼施。

谢教授治疗以理气消积、活血散瘀、化湿清热为原则。方中柴胡引诸药入肝经，合郁金、香附疏肝解郁，姜黄擅于破血行气、通经止痛，与妇科调经止痛之要药香附同用，可缓解患者血瘀气滞所致的痛经。陈皮、香橼、厚朴性味辛温，行气化滞之力强，兼可燥湿化痰，配以白豆蔻意在增强化湿行气之力。炙黄芪、太子参补益脾肺之气，助正气恢复，白术、神曲入脾胃经，益气健脾和胃，上四味药共奏培本补虚之效。另以金钱草清利湿热，以五味子敛汗生津，合甘草酸甘化阴，以煅龙骨、煅牡蛎重镇安神，改善患者的睡眠状况，且二药用治肝阳上亢之头晕头痛，配以决明子清热明目，解其双眼干痒。方中葛根煨用，增强升阳止泻之效。

谢教授依据《医宗必读·积聚》中"屡攻屡补，以平为期"的原则，在治疗中虽消补兼施，但时刻避免攻伐无度、损伤正气。患者以乏力为主症，可见其疾病已发展到一定阶段，正气较弱，此时祛邪固然重要，然祛邪之时过用攻伐之品必伤脾胃，过用温燥之品必耗阴液，过用逐瘀之品必损血络。这就要求组方之时切忌猛攻骤补，须配伍合宜，用药精当，逐步达到"以平为期"的目的。

积聚案三

李某，女，64岁。

首诊时间：2010年12月3日。

主诉：胁部胀痛3个月。

现病史：患者3个月前因情志不畅后出现胁部胀痛，伴有持续性腹部胀满，频发嗳气呃逆，头晕乏力，未予重视，未经系统治疗，上述症状反复。今为求进一步中西医结合诊疗，遂就诊于黑龙江中医药大学附属第一医院门诊。患者现症见：胁部胀痛，伴有腹部胀满，嗳气呃逆，头晕乏力，纳可，寐差，精神欠佳，小便短赤，大便质黏，每日1次。舌质紫暗，苔黄腻，脉弦数。

辅助检查：①消化系统彩超示胆囊结石，脾大，腹腔积液；②生化示ALT97 U/L，AST154 U/L，GLB36.10 g/L，TBIL25.90 μmol/L，DBIL10.6 μmol/L；③乙肝五项示HBsAg（+），HBeAb（+），HBcAb（+）；④肿瘤系列示AFP1000 μg/L（黑龙江省中医药大学附属第一医院，2010-12-02）。

中医诊断：积聚—气滞瘀阻，湿热内蕴。

西医诊断：①肝癌；②胆囊结石。

治法：理气活血，清热利水。

方药：柴　胡15克　大腹皮30克　半枝莲35克　白花蛇舌草35克
半边莲35克　黄　芪20克　川　芎20克　当　归15克
厚　朴15克　枳　实15克　槟榔片15克　炙鳖甲20克（先煎）
白豆蔻15克（后下）　草豆蔻15克（后下）

7剂，日1剂，水煎300毫升，早晚分服

二诊：患者服上药后二便次频，胁部胀痛缓解，但依旧有乏力、头晕、嗳气、呃逆等不适感。舌紫暗，苔黄腻，脉弦。于上方加焦三仙各15克，茯苓15克，白术15克，黄芪改为30克。

方药：柴　胡15克　大腹皮30克　半枝莲35克　白花蛇舌草35克
半边莲35克　黄　芪30克　川　芎20克　当　归15克
厚　朴15克　枳　实15克　槟榔片15克　焦山楂15克
焦神曲15克　炒麦芽15克　茯　苓15克　白　术15克
炙鳖甲20克（先煎）　白豆蔻15克（后下）　草豆蔻15克（后下）

7剂，日1剂，水煎300毫升，早晚分服

三诊：患者服上药后诸症均好转，心情愉悦，尚有轻微的腹胀胁痛、寐差。舌紫暗，苔薄黄腻，脉弦。于上方去焦三仙，加栀子15克，党参15克，炙甘草15克。

方药：柴 胡15克 大腹皮30克 半枝莲35克 白花蛇舌草35克
半边莲35克 黄 芪30克 川 芎20克 当 归15克
厚 朴15克 枳 实15克 槟榔片15克 茯 苓15克
白 术15克 栀 子15克 党 参15克 炙甘草15克
炙鳖甲20克（先煎） 白豆蔻15克（后下） 草豆蔻15克（后下）

14剂，日1剂，水煎300毫升，早晚分服

【按语】

肝为刚脏，体阴而用阳，以血为体，以气为用，患者情志不畅而致肝失调达，气血阻滞肝络，“不通则痛”，故生胁部胀痛；肝失疏泄，气机不畅，阻滞中焦，则见持续性的腹部胀满、嗳气呃逆；肝病及脾，脾运失司，水湿不化，故见腹水；水谷不化，则纳差；肝气不疏，日久郁而化热，内扰于心，即寐差；湿热相合，下注膀胱，则有小便短赤、大便质黏。舌质紫暗，苔黄腻，脉弦数，亦是气滞瘀阻兼有湿热内蕴之象。

本案治疗以理气活血、清热利水为原则。方中以柴胡为君疏肝解郁，调达气机；配以厚朴、枳实、槟榔行气除满；白豆蔻、草豆蔻合用，增全方行气化湿之力；谢教授善用黄芪补气升阳行水，再加大腹皮加强利水之功；川芎、当归相合活血化瘀，使得脉道通，瘀血去而新血生；湿热血瘀内蕴，故用白花蛇舌草、半枝莲、半边莲以清热解毒化瘀；再配以鳖甲软坚散结。此外在积聚的治疗中，健脾益胃则生化有源，真气内守，故谢教授将顾护脾土贯穿始终。二诊水湿渐去，运化渐复，但脾气尚虚，故于前方加茯苓、白术、黄芪健脾化湿益气；焦三仙消食助运。三诊加栀子清三焦热以安神，再用党参、炙甘草以扶助正气。

积聚病因病机复杂，多见乏力、消瘦等慢性症状，病位虽在肝，然究其源头多与脾胃有关。谢教授认为虚为本病的根本病机，感受邪毒、饮食损伤、脾气虚弱、肝气抑郁是积聚的主要病因，并认为此病的发生与长期饮食不节、七情内伤等引起机体的阴阳失衡有关。而正气亏虚、脏腑失调则是肝癌发病的内在条件。西医学中，对于乙肝病毒导致的肝癌，谢教授认为前期多为湿热毒邪内蕴，肝络气滞血瘀，后期多脾胃虚弱兼有湿热内阻，所以湿热贯穿疾病始终，治疗当以清热利湿为常法。肝为刚脏主疏泄，喜调达，恶抑郁；肝藏血，体阴而用阳，故用药当疏利肝胆，理气活血，健脾益气，化湿清热解毒，软坚散结，攻补兼施。正气大虚时需先扶其正，待其正气渐复，可适当加重祛邪之力，不可过于莽撞。

积聚案四

李某，男，76岁。

首诊时间：2010年7月14日。

主诉：右胁胀痛1年，加重5天。

现病史：患者1年前因情志抑郁出现右胁胀痛，且右胁下可触及积块，质地软硬适中，固定不移，未予重视，未经系统治疗。5天前因情志不畅，右胁肋胀痛进行性加重，今为求进一步中西医结合诊疗，遂来就诊于黑龙江中医药大学附属第一医院门诊。患者现症见：右胁胀痛，脘腹痞满，口干、口苦，面色晦暗，神疲乏力，纳差，寐差，小便色黄，大便干燥，每2～3日1次。舌质暗有瘀斑，舌下脉络曲张，苔黄腻，脉弦涩。

辅助检查：①中下腹CT示肝硬化，肝右叶及邻近的左叶内侧占位性病变，右叶囊肿，胃窦及邻近胃体占位性病变，腹腔积液；②胃镜示胃肿物，病理示印戒细胞癌（吉林白求恩大学附属医院，2010-06-24）。

中医诊断：积聚—肝郁气滞，湿毒瘀阻。

西医诊断：①印戒细胞癌；②肝硬化。

治法：疏肝健脾，解毒活血。

方药：柴　胡15克　紫苏子15克　枳　实15克　炒白术25克
茯　苓15克　黄　芪20克　陈　皮15克　夏枯草15克
板蓝根25克　连　翘25克　甘　草15克　土鳖虫10克
煅海螵蛸35克（先煎）　浙贝母35克　煅瓦楞子35克（先煎）　海蛤粉35克（包煎）

7剂，日1剂，水煎300毫升，早晚分服

二诊：患者服上药后自觉胁下胀痛减轻，口干、口苦和脘腹痞满的程度均减轻，但右胁下仍可触及积块，神疲乏力，纳差，寐差。舌质暗有瘀斑，舌下脉络曲张，苔黄腻稍薄，脉弦涩。于前方加党参20克，焦三仙各15克，柏子仁15克。

方药：柴　胡15克　紫苏子15克　枳　实15克　炒白术25克
茯　苓15克　黄　芪20克　陈　皮15克　夏枯草15克
板蓝根25克　连　翘25克　甘　草15克　土鳖虫10克
煅海螵蛸35克（先煎）　浙贝母35克　煅瓦楞子35克（先煎）　海蛤粉35克（包煎）
党　参20克　焦山楂15克　焦神曲15克　炒麦芽15克
柏子仁15克

10剂，日1剂，水煎300毫升，早晚分服

三诊：患者服上药后诸症好转，为巩固治疗，继服14剂。

随诊半年，病情稳定，症状未见加重。

【按语】

中医认为积聚有别，其中积证多在血瘀，且积块固定不移，多胀痛或刺痛；而聚证多为气聚，时聚时散，攻窜胀痛。积聚是以正气亏虚，脏腑失和为前提，且以气滞、血瘀、痰浊等病理因素蕴结腹内，日久阻滞气机，出现腹内结块或胀或痛等表现的一类病症。谢教授治疗聚证重在调气，以疏肝理气、行气消聚为基本治则，用药多以柴胡、枳实、陈皮、香附为主；而积证重在活血，以活血化瘀、软坚散结为基本治则，用药选取三棱、莪术、煅海螵蛸、浙贝母、煅瓦楞子、海蛤粉等为多；另外谢教授认为湿热毒邪使得病情迁延不愈，故清热利湿解毒法应贯穿治疗的始终，常用药物有夏枯草、连翘、板蓝根、半枝莲、白花蛇舌草等。

谢教授认为患者年过七旬，本已肝肾亏虚、气血不足，又因长期情志抑郁致使肝气郁滞损伤肝络，气滞血亦不行而瘀血内停，阻塞胁络，“不通则痛”，故右胁胀痛；气属无形，血属有形，二者久积，致肝血不足，肝体失养，肝脉不通，渐成胁下固定不移之积块；肝气横逆犯胃，气机升降失调，故有脘腹痞满；脾失健运即纳差；气血不生，肌肤不养，而有面色晦暗、神疲乏力；患者本已津液不足，加之气血瘀久化热熏灼，故有口干、口苦、小便色黄；无形邪热上扰于心则见寐差；舌质偏暗见瘀斑、舌下脉络曲张、脉弦涩，俱为肝郁气滞兼有湿热瘀毒内停之象，苔黄腻即兼有湿热。

谢教授治疗本案以疏肝理气健脾、清热解毒活血为主。方中疏肝解郁多以柴胡为君，配以紫苏子降气、枳实破气、陈皮理气，三药同用理气化痰，佐以炒白术、茯苓、黄芪补气健脾、利水渗湿，扶正的同时还可祛痰浊、行滞气；再加一味虫药之土鳖破血逐瘀；同用煅海螵蛸、浙贝母、煅瓦楞子、海蛤粉四味壳类药物共奏软坚散结之功；为增强清热利湿解毒之力，合以夏枯草、板蓝根、连翘、生甘草。二诊患者脾运渐复、肝气得疏，因而胁下胀痛减轻，口干、口苦、脘腹痞满缓解，纳差、失寐仍有待改善，故加党参补气健脾助运；加柏子仁养心安神助眠，润肠通便；焦三仙健脾消食以化生气血，缓解疲乏。

十五、鼓　胀

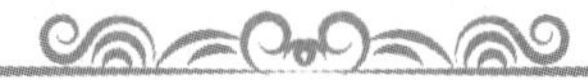

鼓胀案一

张某，女，74 岁。

首诊时间：2021 年 3 月 28 日。

主诉：腹部胀满半年。

现病史：患者半年前因情志不遂后出现腹部胀满，伴有体倦乏力，精神倦怠，因肝硬化于哈尔滨医科大学附属第二医院住院治疗，未见明显好转，现为寻求中西医结合治疗，遂来就诊。患者现症见：腹部明显膨满，四肢不温，口干口渴，小便量少色黄，大便尚可。舌红苔黄少津，有裂纹，脉沉弱。

既往史：①贫血半年；②肝硬化病史 1 年余。

过敏史：青霉素过敏史。

辅助检查：①腹部核磁示胆囊炎，腹水，少量腹腔积液，考虑左肾囊肿；②便常规示白细胞计数 0 ～ 2 个 /HP（高倍镜视野）（绥化市第一医院，2021-03-17）；③生化示 ALT49 U/L，AST67 U/L，ALT/AST0.72，ALP212 U/L，GGT40 U/L，腺苷脱氨酶（ADA）36.33 U/L，PA180mg/L，总胆汁酸（TBA）16.98 μmol/L，谷胱甘肽还原酶（GR）91 %，钙 97 mmol/L；④血常规示 RBC3.79 $\times 10^{12}$ /L，HGB109 g/L，HCT34 %，红细胞体积分布宽度变异系数（RDW-CV）18%；红细胞体积分布宽度标准差（RDW-SD）58.7 %，PLT 91 $\times 10^{9}$L，血小板分布宽度（PDW）12.4 %（绥化市第一医院，2021-02-19）。

中医诊断：鼓胀—气滞湿阻。

西医诊断：肝硬化

治法：疏肝理气，运脾利湿。

方药：				
	香　橼 15 克	香　附 15 克	五加皮 15 克	泽　泻 15 克
	茯　苓 15 克	大腹皮 15 克	五味子 15 克	猪　苓 6 克
	黄　芪 15 克	太子参 10 克	白花蛇舌草 20 克	半枝莲 15 克
	百　合 15 克	石　斛 15 克	沙　参 15 克	当　归 15 克
	甘　草 15 克	炙鳖甲 10 克（先煎）		

7 剂，日 1 剂，水煎 300 毫升，早晚分服

此外，建议行自免肝检查肿瘤系列、生化全项、凝血检查。

二诊：患者进一步查明原因，检查结果如下：

辅助检查：①超声示肝脏弥漫性改变，肝脏多发结节，胆囊继发性改变，脾大，双肾轻度弥漫性改变，双肾小结石，腹腔积液（中量以上）；②血常规示 RBC2.6×10^{12} /L，WBC2.7×10^{9} /L，GRNA%71.8，LYM0.6，中性粒细胞百分比（MID）10%，HGB69 g/L，HCT20.2 %，平均红细胞体积（MCV）76.8 fl，平均红细胞血红蛋白含量（MCH）26.2 pg，红细胞体积分布宽度（RDW）16.4 %，PLT55×10^{9} /L，PCT0.03ng/mL，平均血小板体积（MPV）6.4 fl，PDW19.7 %；③生化示 GGT53 U/L，UA478 μmmol/L；④抗核抗体（+），AMA—M2 抗体（±），CA125 62.96 U/L；⑤凝血酶原时间 18.6s（绥化市普仁医院，2021-04-01）。

中医诊断：鼓胀—气滞湿阻。

西医诊断：①自身免疫性肝硬化；②肝结节；③胆囊炎；④脾大；⑤肾结石；⑥高尿酸血症。

患者服药后仍有腹部膨满，小便稍缓解，仍觉乏力倦怠，出现食欲不佳，齿衄。舌红苔黄厚，有裂纹，脉沉。加夏枯草 10 克增强清热解毒之效，仙鹤草 15 克收敛止血，焦山楂、炒麦芽、焦神曲各 10 克，炒白芍 25 克以健脾利湿。

方药：香　橼 15 克　　香　附 15 克　　五加皮 15 克　　泽　泻 15 克
茯　苓 15 克　　大腹皮 15 克　　五味子 15 克　　猪　苓 6 克
黄　芪 15 克　　太子参 10 克　　白花蛇舌草 20 克　　半枝莲 15 克
百　合 20 克　　石　斛 15 克　　沙　参 15 克　　当　归 10 克
甘　草 15 克　　炙鳖甲 10 克（先煎）　　夏枯草 10 克　　仙鹤草 15 克
焦山楂 15 克　　炒麦芽 10 克　　焦神曲 10 克　　炒白芍 25 克

14 剂，日 1 剂，水煎 300 毫升，早晚分服

三诊：患者服药后腹部仍膨满，食欲仍觉不佳，下肢倦怠尤甚，出现嗳气，时有寐差。舌红苔黄，脉沉。沙参与百合滋腻碍胃，故去沙参百合，加紫苏子 20 克，益母草 10 克，白豆蔻 10 克以行气化湿，利水消肿。

方药：香　橼 15 克　　香　附 15 克　　五加皮 15 克　　泽　泻 10 克
茯　苓 15 克　　大腹皮 15 克　　五味子 15 克　　猪　苓 6 克
黄　芪 15 克　　太子参 10 克　　白花蛇舌草 20 克　　半枝莲 15 克
甘　草 15 克　　石　斛 15 克　　当　归 10 克　　夏枯草 10 克
炙鳖甲 10 克（先煎）　　紫苏子 20 克　　焦山楂 15 克　　炒麦芽 10 克
焦神曲 10 克　　炒白芍 25 克　　益母草 10 克　　白豆蔻 10 克（后下）

14 剂，日 1 剂，水煎 300 毫升，早晚分服

四诊：患者服上药后，腹部胀满感明显缓解，为巩固疗效，效方不变，继服上方 14 剂。后随诊半年，未再发作。

【按语】

《丹溪心法·鼓胀》云："今也七情内伤，六淫外侵，饮食不节……郁而为热，热留为湿，湿热相生，遂成胀满。经曰鼓胀是也。"李中梓《医宗必读·水肿胀满》中言："在病名有鼓胀与虫胀之殊。鼓胀者，中空无物，腹皮绷急，多属于气也。虫胀者，中有实物，腹形充大，非虫即血也。"指出了鼓胀与七情、六淫、饮食等有关。

谢教授认为脾得肝之疏泄，则升降协调，运化功能健旺；脾气健运，水谷精微充足，滋养于肝，肝得以主疏泄。在询问患者病史时发现患者素有情志不畅，肝木之气太过则乘脾土，脾胃为气血生化之源，运化失司则气血生化不足，且不能运化水湿，水湿内停、湿阻气机则血行不畅，加之患者年老体弱，正气不足以抵抗邪气，日久则发为鼓胀。气血生化不足，无以输布全身，故而出现全身乏力倦怠。气虚乃阳虚之渐，阳虚乃气虚之甚也。患者气虚日久则出现阳虚，阳气不达四末则四肢不温。膀胱气化不利，因而小便短少。气郁而化热伤津，则出现口干口渴、小便色黄、舌红苔黄少津。

谢教授认为治疗应用疏肝理气、运脾利湿之法，利湿同时兼顾其本。方中香橼、香附为君疏肝理气，于二诊中加入白芍养阴柔肝止痛，防止肝气升发太过。五加皮、大腹皮、泽泻、茯苓、猪苓运脾利湿，健脾渗湿。患者久病耗气伤阴，利湿则更伤阴，因而加入沙参、石斛、百合、黄芪、太子参以益气养阴。炙鳖甲入肝、肾经，可滋阴潜阳，软坚散结。半枝莲和白花蛇舌草共奏利湿解毒、消痈利湿之效。"气为血之帅，血为气之母"，故加入当归、乌药、益母草以养血行气利湿，以防血瘀。二诊与三诊中加入补益脾胃之焦山楂、炒麦芽与焦神曲，意在顾护中土。谢教授认为在治疗鼓胀时应把顾护脾土贯穿始终，本案患者为肝郁气滞湿阻证，既有水湿停聚又有气血亏虚，故而在疏肝健脾的同时，也应当注重养阴利水，益气养血，以达攻补兼施的目的。谢教授多选用甘平凉润、养阴之品以养阴护肝，利水祛湿，如方中的百合、石斛与沙参。

鼓胀案二

王某，男，54岁。

首诊时间：2018年6月20日。

主诉：腹部胀满2个月，加重10天。

现病史：患者自诉2个月前因饮食不节出现腹部胀满，伴目黄，未予重视，后病情反复发作，10天前患者腹部胀满加剧，现为求中西医结合系统治疗，至黑龙江中医药大学附属第一医院门诊就诊。患者现症见：腹部胀满，伴目黄，乏力，面色黄暗，口干、口苦，纳可，寐差，小便量少，色黄，大便成形，日1～2次。舌暗，苔黄腻，边有齿痕，脉弦滑。

既往史：胆囊炎病史5年。

辅助检查：①腹部彩超示肝硬化腹水，肝内等回声结节（0.8cm×0.6cm）良性倾向，胆囊壁增厚，胆囊息肉，脾大（5.5 cm），腹腔内肠管胀气；②生化示 ALT54.3 U/L，AST57 U/L，GGT82 U/L，ALB33.4 g/L，GLB50.4 G/L，TBIL144 umol/L，DBIL86.2 umol/L（哈尔滨医科大学附属一院，2018-06-06）。

中医诊断：鼓胀—湿热内蕴。

西医诊断：①酒精性肝硬化失代偿期；②胆囊炎；③胆结石。

治法：清热化湿，利水消胀。

方药：柴　胡 15 克　焦白术 15 克　生黄芪 20 克　茯　苓 10 克
栀　子 15 克　茵　陈 35 克　大腹皮 15 克　五加皮 10 克
郁　金 15 克　炙鳖甲 15 克（先煎）　生牡蛎 20 克（先煎）　生龙骨 20 克（先煎）
甘　草 10 克　五味子 10 克　垂盆草 15 克　紫苏子 10 克
大　黄 10 克　白茅根 15 克

15 剂，日 1 剂，水煎 300 毫升，早晚分服

二诊：患者腹部胀满症状有所缓解，乏力缓解，饱食后腹胀，口干、口苦缓解，小便较之前增多，大便成形。舌暗红，苔黄腻，脉弦滑。于上方减苦寒大黄，加焦神曲 15 克，炒麦芽 15 克，鸡内金 10 克。

方药：柴　胡 15 克　焦白术 15 克　生黄芪 20 克　茯　苓 10 克
栀　子 15 克　茵　陈 35 克　大腹皮 15 克　五加皮 10 克
郁　金 15 克　炙鳖甲 15 克（先煎）　生牡蛎 20 克（先煎）　生龙骨 20 克（先煎）
甘　草 10 克　五味子 10 克　垂盆草 15 克　紫苏子 10 克
白茅根 15 克　焦神曲 15 克　炒麦芽 15 克　鸡内金 10 克

10 剂，日 1 剂，水煎 300 毫升，早晚分服

三诊：患者腹部胀满症状有所好转，乏力好转，口干、口苦好转，饱食后腹胀好转，小便量增多，大便正常。舌红，苔薄腻，脉滑。于上方加泽泻 15 克，大腹皮加至 20 克，茯苓加至 15 克。

方药：柴　胡 15 克　焦白术 15 克　生黄芪 20 克　栀　子 15 克
茵　陈 35 克　大腹皮 20 克　五加皮 10 克　郁　金 15 克
炙鳖甲 15 克（先煎）　生牡蛎 20 克（先煎）　生龙骨 20 克（先煎）　甘　草 10 克
五味子 10 克　垂盆草 15 克　紫苏子 10 克　白茅根 15 克
焦神曲 15 克　炒麦芽 15 克　鸡内金 10 克　茯　苓 15 克
泽　泻 15 克

10 剂，日 1 剂，水煎 300 毫升，早晚分服

【按语】

鼓胀为内科疑难杂症之一，西医学中的肝硬化腹水属于该病范畴。《杂病源流犀烛·肿胀源流》云："鼓胀病根在脾……渐蚀其脾，脾虚之极，故阴阳不交，清浊相混，隧道不通，郁而为热，热留为湿，湿热相生，故其腹胀大。"论述了该病主要病位在脾。该患者饮食不节，嗜酒无度，损伤脾胃，日久正气渐衰，酒湿食积之浊气蕴结不化，清浊相混，湿邪壅遏中焦；土壅木郁，脾失健运，肝失疏泄，气结脉络；"气为血之帅，血为气之母"，气滞则血瘀。水湿、气滞、瘀血三者结聚腹部，腹部胀满则形成鼓胀。

该患者嗜酒生湿伤脾，湿邪内生，土壅木乘，气滞瘀血相互影响，导致水停腹部，形成腹部胀满不舒；脾虚湿浊内生，郁而化热，湿热熏蒸，胆汁泛溢则目睛黄染，外溢肌肤则面色黄暗，下输膀胱则小便色黄；脾主四肢肌肉，湿邪困脾，脾虚导致传输水谷精微和化生气血功能受到损害，肢体失于濡养则乏力；湿热内郁，津液不化故口干；土壅木郁，肝郁化火则口苦，肝火上扰心神，则寐差。舌暗，苔黄腻，边有齿痕，脉弦滑。四诊合参，该患者属于湿热内蕴证。

谢教授以清热化湿、利水消胀为原则。以四君子汤和茵陈蒿汤为底方，益气健脾为本，清热利湿为标。"脾虚不健，术能补之"，白术健脾燥湿，脾喜燥恶湿，喜运恶滞，与茯苓相配健脾渗湿，一健一利，使水邪有出路；炙甘草益气和中，既能加强白术益气补中之功，又可调和诸药；黄芪甘温，以补气见长，"中阳不振，脾土虚弱，清气下陷者最宜。"此患者久病正虚，故以诸药相伍益气健脾，脾健湿去，腹胀自除；茵陈苦平微寒，寒能清热，苦能燥湿，长于清利肝脾胃之湿热；栀子清热降火，通利三焦，助茵陈使湿热从小便出；配以苦寒之大黄泄热逐瘀，通利二便，可导瘀热从大便出；在原方基础上加垂盆草利湿退黄，清热解毒；加郁金入肝胆经利胆退黄，又入心经清心安神；加白茅根清热利尿，助茵陈通利小便；诸药利湿泄热并进，前后分消，湿邪得祛，腹胀自除。在此基础上，运用柴胡疏肝解郁，引诸药入肝经，佐紫苏子调理气机；面对肝硬化患者，谢教授善用炙鳖甲、龙骨、牡蛎软坚化瘀散结，使肝脏恢复正常功能，龙骨、牡蛎又有重镇安神之功，取柴胡加龙骨牡蛎汤之意；大腹皮、五加皮行气利水消肿；佐五味子既益气补虚，又宁心安神，改善睡眠。二诊患者腹部胀满症状有所缓解，饱食后腹胀，乃脾胃失健，加焦神曲 15 克，炒麦芽 15 克，鸡内金 10 克行气健脾消食。三诊患者腹部胀满症状有所好转，针对肝硬化本虚标实的特点，应先扶正，再祛邪。此时患者较之前症状改善，脏腑功能恢复，于上方加泽泻 15 克，大腹皮加至 20 克，茯苓 15 克加大利水消肿之功。

谢教授认为鼓胀一病，病理性质无外乎本虚标实，治疗以扶正祛邪为原则，以清热利湿为治法。谢教授在治疗肝硬化腹水时，重视"标本兼治，治病求本，中病即止"的原则，以扶正健脾为本，临床中常以白术、茯苓健脾益气，脾健湿除；用茵陈、栀子、大黄等清热利湿；利水消肿用大腹皮、五加皮、泽泻；软坚散结用鳖甲、生牡蛎龙骨。诸药配伍，湿热得疏，水邪得运，瘀血得散，脾气得健，脾湿得化，邪去正安。

鼓胀案三

韩某，男，30岁。

首诊时间：2018年11月7日。

主诉：腹部胀大膨隆4年，加重6个月。

现病史：患者4年前因情绪激动后出现腹胀，彩超检查提示有肝硬化，半年前症状加重，为求中西医结合治疗，遂来黑龙江中医药大学附属第一医院就诊。患者现症见：腹胀，伴反酸、烧心，呃逆频繁，急躁易怒，左胁胀痛，体倦乏力，寐差，便溏，1日1行，口气重，口干、口苦，时有四肢麻木。舌紫暗，苔略黄腻，脉沉滑。

既往史：慢性乙型病毒性肝炎9个月，服用恩替卡韦每次0.5mg，每日1次，牛胎肝提取物每次1.8mg，每日3次。

个人史：饮酒史6年，平均每日1～2瓶啤酒，已戒2年。

辅助检查：①肝胆脾CT示肝硬化，脾大，肝脏多发乏血供病灶，肝硬化再生结节，占位，肝右叶钙化灶；②甲胎蛋白（AFP）正常（哈尔滨医科大学附属第二医院，2018-02-11）；③彩超示肝硬化，肝多发实性占位，胆囊壁略增厚，脾大（轻度）（黑龙江中医药大学附属第一医院，2018-11-04）；④乙型肝炎病毒（HBV）是DNA1.462 E+002（哈尔滨医科大学附属第二医院，2018-8-19）；⑤生化示ALT68 U/L，AST47 U/L，GGT120 U/L，同型半胱氨酸88.3 μmol/L（黑龙江中医药大学附属第一医院，2018-11-04）。

中医诊断：鼓胀—肝郁湿热。

西医诊断：①乙型肝炎后肝硬化失代偿期；②慢性胆囊炎；③慢性胃炎。

治法：疏肝健脾，理气消胀。

方药：柴　胡10克　黄　芪25克　太子参10克　五味子15克
甘　草15克　炙鳖甲10克（先煎）　煅龙骨25克（先煎）　煅牡蛎25克（先煎）
海螵蛸35克（先煎）　瓦楞子35克（先煎）　浙贝母35克（先煎）　延胡索15克
夏枯草15克　垂盆草15克　连　翘15克　白　及10克
香　附15克　白豆蔻15克（后下）　陈　皮15克　神　曲15克

7剂，日1剂，水煎300毫升，早晚分服

二诊：患者服上药后大便成形，反酸、烧心症状减轻。舌暗苔微黄，脉沉滑。故在上方基础上减少海螵蛸、瓦楞子用量。

方药：柴　胡10克　黄　芪25克　太子参10克　五味子15克
甘　草15克　炙鳖甲10克（先煎）　煅龙骨25克（先煎）　煅牡蛎25克（先煎）

海螵蛸 20 克（先煎）	瓦楞子 20 克（先煎）	浙贝母 35 克（先煎）	延胡索 15 克
夏枯草 15 克	垂盆草 15 克	连　翘 15 克	白　及 10 克
香　附 15 克	白豆蔻 10 克（后下）	紫苏子 15 克	陈　皮 15 克

14 剂，日 1 剂，水煎 300 毫升，早晚分服

三诊：患者服上药后腹胀感有缓解，寐可，无反酸、烧心，口苦减轻，但仍感体倦乏力，口干。舌暗苔微黄，脉沉细。去瓦楞子、海螵蛸、煅龙牡，加以北沙参 15 克，麦冬 10 克以补气养阴，加板蓝根 15 克增进清热之功。

方药：

柴　胡 10 克	黄　芪 25 克	太子参 10 克	五味子 15 克
甘　草 15 克	炙鳖甲 10 克（先煎）	煅蛤壳 35 克（先煎）	浙贝母 35 克（先煎）
延胡索 15 克	夏枯草 15 克	垂盆草 15 克	连　翘 15 克
板蓝根 15 克	北沙参 15 克	麦　冬 10 克	白　及 10 克
陈　皮 15 克	香　附 15 克	紫苏子 15 克	白豆蔻 10 克（后下）

14 剂，日 1 剂，水煎 300 毫升，早晚分服

四诊：患者服上药后，腹胀感明显减轻，体倦乏力、口干也有所改善。舌暗苔白，脉沉。于上方减少清热利湿药用量，去板蓝根、紫苏子，垂盆草、连翘各改为 10 克，加白术 15 克，茯苓 10 克以补气健脾。

方药：

柴　胡 10 克	黄　芪 25 克	太子参 10 克	五味子 15 克
甘　草 15 克	炙鳖甲 10 克（先煎）	煅蛤壳 35 克（先煎）	浙贝母 35 克（先煎）
延胡索 15 克	夏枯草 15 克	垂盆草 10 克	连　翘 10 克
北沙参 15 克	白　术 15 克	茯　苓 10 克	麦　冬 10 克
白　及 10 克	香　附 15 克	陈　皮 15 克	白豆蔻 10 克（后下）

14 剂，日 1 剂，水煎 300 毫升，早晚分服

五诊：患者服上药后，腹胀感明显改善，为巩固疗效，故效方不变，续服上方 14 剂。

后对患者定期随访半年，未再复发。

【按语】

本案患者从乙型肝炎已发展至肝硬化失代偿期，属中医“鼓胀”范畴，正如《格致余论·鼓胀论》云：“今也七情内伤，六淫外侵，饮食不节，房劳致虚，脾土之阴受伤，转输之官失职，胃虽受谷，不能运化，故阳自升，阴自降，而成天地不交之否。于斯时也，清浊相混，隧道壅塞，气化浊血，瘀郁而为热。热留而久，气化成湿，湿热相生，遂成胀满。经曰鼓胀是也。”本病初起疫毒侵体，损伤肝脏，疏泄功能失司，肝气郁滞，则见患者急躁易怒、胸胁胀痛；日久肝气乘脾，致脾失健运，湿阻中焦，则大便稀溏，且脾胃虚弱，气血生化乏源，不能濡养四肢，则体倦乏力、寐差；若湿热化生，则有口

干、口苦、反酸、烧心之症，舌苔黄腻为湿热之象更加明显；若鼓胀久延，正气日渐亏虚，则见体倦乏力。

谢教授治以疏肝健脾，解毒散结。常以肝经引经药柴胡配香附、佛手、紫苏子疏肝解郁，白豆蔻、陈皮理气化湿。患者为乙型肝炎后肝硬化失代偿期，病重日久，其气必虚。谢教授善用黄芪、太子参补气升阳利水，益气健脾，使脾气健运，气血调和，肝之疏泄功能恢复正常，水湿得以运化，以减缓肝病传变。同时配以垂盆草、连翘、板蓝根等清热利湿解毒；软坚散结之炙鳖甲、煅蛤壳、浙贝母、夏枯草等标本同治。若有反酸、烧心，加入瓦楞子、海螵蛸制酸止痛；若见肝郁日久，肝经气血不通而致胁肋胀痛者，再加延胡索行气活血止痛；瓦楞子、海螵蛸制酸止痛；寐差者，加煅龙骨、煅牡蛎镇静安神。二诊时患者反酸、烧心症状减轻，故减少海螵蛸、瓦楞子用量。三诊时患者无反酸、烧心，但仍感口苦、口干、体倦乏力，去海螵蛸、瓦楞子，加以北沙参、麦冬补气养阴，板蓝根清热解毒。四诊时患者诸症皆明显缓解，故去清热解毒之品，以防太过寒凉损伤机体，再加以补气健脾之品，巩固疗效。

从中医角度看乙型肝炎后肝硬化失代偿期为邪毒内侵，久留不去，日久耗伤气血。谢教授认为肝郁脾虚在病情发展中起重要作用，因此，将疏肝健脾、清热利湿解毒作为基本治法贯穿治疗始终，在运用疏肝解郁药的同时佐以利湿解毒之品。又因患者有肝硬化再生结节，重用炙鳖甲、浙贝母、煅蛤壳、夏枯草以增强软坚散结之功。

鼓胀案四

陈某，女，71 岁。

首诊时间：2021 年 5 月 19 日。

主诉：鼓胀 1 年，加重 10 天。

现病史：患者 1 年前因饮食不节出现腹部胀满，未经系统治疗，10 天前因情绪激动之后症状加重。患者现症见：腹部胀满，餐后尤甚，偶伴隐痛，患者面色少华，急躁易怒，两胁胀满感明显，晨起口干、口苦，胸闷乏力气短，偶后背痛，面色晦暗，畏寒肢软，纳少，寐差，小便色黄，大便 2 ～ 3 日 1 行，矢气频繁。舌暗，苔黄腻，脉弦滑。

既往史：①冠状动脉粥样硬化性心脏病 10 余年；②慢性乙型病毒性肝炎病史 10 年。

辅助检查：①消化彩超示脾大（内径 1.2 cm），肝硬化脾门静脉高压（哈尔滨市民仁医院，2020-02-24）；②肝 CT 示肝硬化，脾大，腹腔积液，网膜略增厚；③胸部 CT 示心脏密度减低（提示腹水，脾大）（哈尔滨市民仁医院，2020-06-14）；④生化示 ALT48.9 U/L，AST76.4 U/L，GGT546.9 U/L，ALB39.1 U/L，肌酸激酶（CK）173.7 U/L，肌酸激酶同工酶（CK-MB）42 U/L，高密度脂蛋白胆固醇（HDL-C）6.48 mmol/L，LDL-C1.47 mmol/L；⑤丙型肝炎病毒抗体（HCV-Ab）:（+）；⑥血常规示白细胞计数 2.55×10^9 /L，血红蛋白 96 g/L，中性粒细胞计数 1.73×10^9 /L（哈尔滨市民仁医院，2020-06-14）。

中医诊断：鼓胀—肝郁湿热。

西医诊断：①乙型肝炎后肝硬化失代偿期；②冠状动脉粥样硬化性心脏病。

治法：疏肝健脾，清泄湿热。

方药：

柴　胡 15 克	炒白芍 30 克	黄　芪 20 克	生白术 15 克
金钱草 25 克	猪　苓 20 克	泽　泻 15 克	茯　苓 15 克
香　橼 15 克	香　附 15 克	郁　金 10 克	鳖　甲 15 克（先煎）
五味子 15 克	黄　连 15 克	陈　皮 10 克	神　曲 10 克
太子参 10 克	甘　草 10 克	煅龙骨 20 克（先煎）	煅牡蛎 20 克（先煎）

7 剂，日 1 剂，水煎 300 毫升，早晚分服

二诊：患者服上药后胃脘胀满减轻，纳少减轻，寐可。舌暗，苔黄腻，脉滑。于上方去煅龙骨、煅牡蛎，但湿热之证仍在，继而加藿香 10 克，佩兰 10 克以芳香化湿醒脾。

方药：

柴　胡 15 克	炒白芍 30 克	黄　芪 15 克	生白术 15 克
金钱草 25 克	猪　苓 15 克	泽　泻 15 克	茯　苓 15 克
香　橼 10 克	香　附 10 克	郁　金 10 克	鳖　甲 15 克（先煎）
陈　皮 10 克	神　曲 10 克	太子参 10 克	五味子 15 克
石　斛 10 克	藿　香 10 克	佩　兰 10 克	甘　草 10 克

14 剂，日 1 剂，水煎 300 毫升，早晚分服

三诊：患者服上药后，腹部胀满基本缓解。舌淡，苔白腻，脉弦滑。为巩固疗效，故效方不变，继续服用上方 14 剂。

后对患者定期随访半年，未再复发。

【按语】

本患者为乙型肝炎后肝硬化失代偿期，肝络受损，肝主疏泄功能失调，气机不畅，出现急躁易怒、两胁胀满疼痛等症。肝气太过相乘，横犯于脾胃，致湿困中焦，则纳少、胃脘胀满，偶伴隐痛。若湿邪日久郁而化热，可见口干、口苦，小便黄，苔黄腻，脉弦滑。且肝主藏血，若血行不畅，则面色晦暗。本病为本虚标实之证，就标实而言，湿热之邪未除，迁延不愈致湿毒之邪长期困遏体内，损伤肝体，肝胆失于疏泄，日久可致瘀血内阻。本虚肝郁脾虚也可致水运失调，日久发为黄疸。

谢教授治疗本案当疏肝健脾，清泄湿热。常用肝经引经药柴胡以疏肝解郁，香橼、香附、郁金疏肝行气，四苓散、金钱草等利水渗湿泄热，陈皮、神曲健脾和胃。该患者已从慢性乙型肝炎发展到肝硬化阶段，其气必虚，主要表现为肝郁脾虚。益气健脾可使脾气健旺，气血调和，肝之疏泄功能亦可恢复正常，脾气健运，避免水湿内停，进而减

缓肝病的发展过程。谢教授善用黄芪补气升阳行水，配合软坚散结之制鳖甲标本同治。二诊时患者胀满缓解，但仍有湿热之邪残留，故加以藿香、佩兰芳香化湿醒脾。后继服14剂以巩固疗效，定期随诊。

谢教授认为，脾虚湿停在本案患者病情发展中起重要作用，使得病情反复发作且逐渐加重，因此，健脾利湿作为基本治法贯穿治疗的始终，以疏肝理气为基础，佐以茯苓、泽泻、猪苓利水化湿之品，若有气短乏力，则加入补气药，入方中黄芪、白术、太子参等；若有寐差者，酌加煅龙骨、煅牡蛎等重镇安神。

（周文辉）

鼓胀案五

王某，女，48岁。

首诊时间：2019年11月24日。

主诉：腹部胀满伴右胁刺痛1个月。

现病史：患者1个月前因劳累后出现腹部胀满，伴有右胁刺痛，恶心，餐后胃脘不适，未予重视，未经系统治疗，症状反复发作。患者为求进一步诊疗，遂就诊于黑龙江中医药大学附属第一医院门诊。患者现症见：腹部胀满，伴有右胁刺痛，恶心，餐后胃胀，牙龈出血，下肢轻度浮肿，晨起可消，偶有左下腹腹股沟刺痛，脱发，纳少，寐差多梦，入睡困难，大便尚可，每日1次。舌体瘦，舌质红，有裂纹，苔薄黄腻，脉弦滑。

既往史：①慢性乙型病毒性肝炎病史发现5年；②肝硬化、门静脉高压病史4年；③脾栓塞手术史5年。

家族史：家族慢性乙型病毒性肝炎病史。

月经史：14岁初潮，46岁绝经，既往月经正常，无痛经，无白带。

辅助检查：①消化系统彩超示肝弥漫性改变，门静脉内径略增宽，胆囊炎，脾大；②生化示总胆红素25 μmol/L；③血常规示血小板 $30×10^9$ /L；④乙肝系列示乙型肝炎表面抗原（+），乙型肝炎核心抗体（+）（黑龙江中医药大学附属第一医院，2018-11-01）。

中医诊断：鼓胀—气滞血瘀，湿阻阴伤。

西医诊断：①乙型病毒性肝炎后肝硬化失代偿期；②胆囊炎。

治法：疏肝健脾，养阴化瘀。

方药：柴　胡10克　焦白术15克　厚　朴10克　枳　壳15克
黄　芪15克　炒白芍30克　甘　草10克　太子参10克
香　橼15克　玄　参15克　天花粉10克　延胡索12克
乳　香10克　没　药10克　煅龙骨20克（先煎）　煅牡蛎20克（先煎）

7剂，日1剂，水煎300毫升，早晚分服

二诊：患者服上药后自觉胁下刺痛缓解，左下腹腹股沟刺痛及下肢浮肿改善，但饱食后依旧胃脘部胀闷，牙龈出血，偶有晨起口苦。舌体瘦，舌尖红，有裂纹，薄黄腻，脉弦滑。故于上方减辛温滋腻之品，炒白芍改为20克；加磁石20克，焦神曲15克，鸡内金10克，石斛15克，仙鹤草20克，夏枯草20克，白豆蔻10克。

处方：柴　胡10克　焦白术15克　厚　朴10克　枳　壳15克
黄　芪15克　炒白芍20克　甘　草10克　太子参10克
香　橼15克　焦神曲15克　鸡内金10克　石　斛15克
仙鹤草20克　夏枯草20克　白豆蔻10克（后下）　磁　石20克（先煎）
煅龙骨20克（先煎）　煅牡蛎20克（先煎）

10剂，日1剂，水煎300毫升，早晚分服

三诊：患者服上药后自觉胁下刺痛已经不明显，饱食后胃脘部胀闷、牙龈出血、口苦均减轻。舌红，有裂纹，苔薄腻，脉弦滑有力。于上方加茯苓、泽泻各10克。

处方：柴　胡10克　焦白术15克　厚　朴10克　枳　壳15克
黄　芪15克　炒白芍20克　甘　草10克　太子参10克
香　橼15克　焦神曲15克　鸡内金10克　石　斛15克
仙鹤草20克　夏枯草20克　茯　苓10克　泽　泻10克
白豆蔻10克（后下）　磁　石20克（先煎）　煅龙骨20克（先煎）　煅牡蛎20克（先煎）

10剂，日1剂，水煎300毫升，早晚分服

【按语】

《杂病源流犀烛》曰："鼓胀病根在脾，由脾阴受伤，胃虽纳谷，脾不运化，或由怒气伤肝，渐蚀其脾。"鼓胀本身病因复杂，历经"湿—热—毒—瘀—虚"多个阶段，多为本虚标实之证，扶正祛邪、标本兼治是其治疗的基本原则。

谢教授认为此妇人未到七七而天癸已竭两年，故素体肝肾不足，先前又为邪气所伤，肝络受损，血行不畅，近日又加过劳耗气伤血，瘀阻更甚，故见右胁刺痛；肝气郁滞，木郁克土，脾运不健，湿阻中焦，则见恶心、纳差、餐后胃脘胀闷；血不自行，赖气之推动，"气为血之帅，血为气之母"，气滞则血瘀，"血不利则为水"，故见腹水、下肢浮肿；肝脉环阴器抵少腹，气血不畅，"不通则痛"而致左下腹腹股沟刺痛；气滞、水湿、血瘀内阻，日久郁而化热，上扰心神而有寐差多梦、入睡困难；牙龈乃是足阳明胃和手阳明大肠经的循行之处，一因瘀热迫血妄行，二因脾虚气弱难以摄血，遂见牙龈出血；病久气血不足，发失所养，故发脱；肝脾肾三脏受损，水液代谢失调，津液难生，再加瘀热煎灼，则真阴耗伤，故见舌体瘦、舌质红、有裂纹的阴伤之象；苔薄黄腻、脉弦滑亦是气滞湿阻之证，四诊合参，诊为气滞血瘀兼有湿阻阴伤之证。

本案谢教授依据"肝脾论"的思想，从调肝理脾入手，立疏肝健脾、养阴化瘀之

法，以四逆散为底方将调畅气机的思路贯穿始终。方中柴胡味苦，善疏肝解郁、调畅气机，引诸药入肝增强疗效；炒白芍养血柔肝，与柴胡相和补养肝血、条达肝气；四逆散取枳壳替枳实，理气稍缓而无伤气之弊，合香橼、厚朴理气燥湿；黄芪为“补中益气之要药”，《医学衷中参西录》载其“能补气，兼能升气，善治胸中大气下陷”，适用于此类病久正虚者，再配太子参补脾益气；乳没皆入肝经，兼具散瘀定痛之功，为活血化瘀之佳配；再加延胡索助理气止痛；煅龙骨、煅牡蛎镇静安神，取柴胡加龙骨牡蛎汤之意也；天花粉、玄参甘寒，能清热滋阴降火；为防温热过量助长湿热气焰，妙用生甘草清热兼以调和诸药。二诊患者瘀血已减，故刺痛减轻，但药物温热难免助长湿热气焰，故去辛温延胡索、乳香、没药，炒白芍改为20克，加夏枯草清泻肝火，佐以白豆蔻燥湿行气，又无温热之弊；恐玄参、天花粉滋腻，水湿不去，慎改以石斛益胃生津、养阴清热；再加焦神曲、鸡内金助脾建运；仙鹤草清热止血，减轻牙龈出血；磁石加强平肝潜阳、镇静安神之效，缓解患者的焦虑。三诊患者诸症缓解，正气来复，遂于前方加茯苓上调心脾，猪苓下入肾走膀胱，利水湿于二便而去。

此案为肝硬化腹水，谢教授首诊并未即用大量利水之品，例如大腹皮、车前子、泽泻等，而是观其脉证，本着“疏肝健脾以治本，理气活血祛瘀、利水养阴消胀以治标”的观点随证加减，待气血尚调才配利水渗湿之药，以防耗竭真阴，预后不良。

鼓胀案六

刘某，男，55岁。

首诊时间：2021年5月22日。

主诉：腹部胀满1年，加重5个月。

现病史：患者于1年前无明显诱因出现腹部胀满，于哈尔滨医科大学附属第一医院行相关检查，诊断为酒精性肝硬化、腹水。经保肝、利尿等对症治疗后患者出院。5个月前患者复查时发现重度脾肿大，行脾切除术，术后患者腹部胀满加重。今为求中西医结合系统治疗，遂来黑龙江中医药大学附属第一医院门诊就诊。患者现症见：腹部胀满，伴手部、下肢肿胀，四肢关节疼痛，乏力气短，饮食、睡眠一般，小便量少，每日2次，间夹泡沫，大便不成形，每2日1行。舌淡紫，舌边齿痕，苔白，脉弦滑。

既往史：①酒精性肝硬化病史1年；②脾切除术后5个月；③3个月前曾有胃出血。

过敏史：青霉素过敏史。

辅助检查：①生化示尿素/肌酐113.66，前白蛋白152.8mg/L，尿酸593μmol/L，尿素11.48 mmol/L，胱抑素C1.79mg/L；②血常规示血红蛋白111 g/L（哈尔滨医科大学附属第一医院，2021-03-30）；③凝血功能示PT15.2 s，凝血酶原活动度（PT%）54.6 %，国际标准比值：1.41（哈尔滨医科大学附属第一医院，2020-12-22）；④血常规示白细胞

计数 9.89×10^9 /L，NEUT93.74 $\times10^9$ /L，淋巴细胞绝对值 9.26×10^9 /L，淋巴细胞百分比 2.04 %，血红蛋白 128 g/L，红细胞比积 37.6 %，血小板计数 49.4×10^9 /L（哈尔滨医科大学附属第一医院，2020-12-24）。

中医诊断：鼓胀—肝郁脾虚兼湿热蕴结。

西医诊断：①酒精性肝硬化失代偿期；②脾切除术后。

治法：疏肝理脾，行气消胀。

处方：柴　胡 10 克　黄　芪 15 克　太子参 10 克　五加皮 15 克
大腹皮 15 克　猪　苓 15 克　泽　泻 15 克　茯　苓 15 克
鳖　甲 10 克（先煎）　煅龙骨 20 克（先煎）　煅牡蛎 20 克（先煎）　草豆蔻 10 克（后下）
乌　药 10 克　茵　陈 15 克　仙鹤草 15 克　党　参 10 克
金钱草 15 克　生甘草 10 克

7 剂，日 1 剂，水煎 300 毫升，早晚分服

二诊：患者服上药后腹部胀满减轻，乏力气短有所缓解，手部、下肢肿胀略有消退，尿量增加，大便仍不成形，每日 1 次。舌质红，舌边齿痕，苔白，脉弦滑。于前方加陈皮 15 克，增乌药量至 15 克。

处方：柴　胡 10 克　黄　芪 15 克　太子参 10 克　五加皮 15 克
大腹皮 15 克　猪　苓 15 克　泽　泻 15 克　茯　苓 15 克
鳖　甲 10 克（先煎）　煅龙骨 20 克（先煎）　煅牡蛎 20 克（先煎）　草豆蔻 10 克（后下）
茵　陈 15 克　仙鹤草 15 克　党　参 10 克　金钱草 15 克
生甘草 10 克　陈　皮 15 克　乌　药 15 克

7 剂，日 1 剂，水煎 300 毫升，早晚分服

三诊：患者服前方后腹部胀满明显缓解，乏力气短改善，手部、下肢仍略有肿胀，食欲好转，尿量正常。舌质红，舌边齿痕，苔白，脉弦滑。于上方减去金钱草、生甘草，加白茅根 10 克，泽兰 10 克，防己 10 克。

处方：柴　胡 10 克　黄　芪 15 克　太子参 10 克　五加皮 15 克
大腹皮 15 克　猪　苓 10 克　泽　泻 15 克　茯　苓 15 克
鳖　甲 10 克（先煎）　煅龙骨 20 克（先煎）　煅牡蛎 20 克（先煎）　草豆蔻 10 克（后下）
茵　陈 15 克　仙鹤草 15 克　党　参 10 克　陈　皮 15 克
乌　药 15 克　白茅根 10 克　泽　兰 10 克　防　己 10 克

14 剂，日 1 剂，水煎 300 毫升，早晚分服

四诊：患者服上药后诸症明显好转，为巩固治疗，效方不变，继服 14 剂。

随诊 1 年，患者病情稳定，症状未见反复发作。

【按语】

《景岳全书·肿胀》云:“少年纵酒无节，多成水鼓。盖酒为水谷之液，血亦水谷之液，酒人中焦，必求同类，故直走血分……故饮酒者身面皆赤，此入血之征，亦散血之征，扰乱一番，而血气能无耗损者，未之有也。第年当少壮，则旋耗旋生，固无所觉，及乎血气渐衰，则所生不偿所耗，而且积伤并至，病斯见矣……其有积渐日久，而成水鼓者，则尤多也。”《丹台玉案·鼓胀门》言:“鼓胀之作，有得于食者，有得于气者，有得于气食兼并者……伤于食，则食不能消，而胃气以窒。”

本案患者嗜酒过度，伤于饮食，脾胃纳运失司，中焦闭阻不通，湿热内蕴。中焦气机不畅，肝失疏泄，日久则生血瘀；肝脾失和，气滞、湿浊、瘀血互结而成鼓胀肝主疏泄，肝病则疏泄不利，先有气滞，日久成瘀；肝气横逆犯脾，伤及脾胃运化，水谷精微失于输布，湿浊不化，聚而成鼓胀，故患者腹大胀满；肾主水，水液代谢依赖于肾的蒸腾气化，当病久及肾，肾阳虚衰，津液不化，则见肢体水肿、小便量少；舌淡紫，苔白，舌边齿痕，脉弦滑，均为肝郁脾虚的征象。喻嘉言曾有言:“胀病亦不外水裹、气结、血瘀。”气、血、水相互为因，错杂为病，故而本病治疗不易，预后较差。该病患为本虚标实之证，湿热内蕴，气滞湿阻为其标；肝、脾、肾三脏俱虚，无力运化水湿为其本，随病情拖延，邪愈盛而正愈虚，如药食不当，或正虚感邪，更易引发他病，导致出血等危重证候。

谢教授治疗以疏肝运脾、清热利水、行气消胀为原则。方中柴胡疏肝解郁，引诸药入肝经。黄芪、太子参、党参健脾益气、养血生津，仙鹤草长于止血，兼有补虚强壮之功，为治本之药，意在培补正气。因患者有较重腹水，伴手部、下肢肿胀，以五加皮、大腹皮利水消肿，配以猪苓、泽泻、茯苓等淡渗利湿，通其小便。谢教授治疗肝硬化患者时，喜用鳖甲、煅龙骨、煅牡蛎等药软坚散结，恢复肝脏功能，考虑到该患者本虚症状较重，将煅龙骨、煅牡蛎煅用减其寒性。草豆蔻、乌药性味辛温，燥湿行气，助气机条达，合清利湿热之茵陈、金钱草共治其标。因病情本虚标实错杂，于方中体现了“补虚不忘实，泻实不忘虚”的治疗原则。

谢教授认为鼓胀一病，多属本虚标实，故不应单纯运用逐水之法，除非患者病程较短，临床所见症状及舌脉均为实证，方可酌情使用。服药需中病即止，不可过量，以免伤及正气，耗损阴液。大部分患者因其本虚标实，治疗时要注意祛邪与扶正配合，如本例患者，用药遣方先补后攻，先以补益之品扶正，配伍一些甘寒淡渗药品，利水、消肿而不求速效。待二诊时患者整体状态较之前改善，脏腑功能部分恢复，再加大利水消肿药的用量，以达到标本兼治、祛邪不伤正的疗效。另外对于这类患者，若正气未复，病情随时有复发的可能，因此腹水消退后应继续用药调补肝、脾、肾三脏，并嘱咐患者定期复查，改变不规律的饮食作息习惯，既病防变，瘥后防复。

鼓胀案七

高某，男，79岁。

首诊时间：2020年10月4日。

主诉：腹部胀满1年，加重10天。

现病史：患者于1年前因情志不遂出现腹部胀满，伴胁痛、体倦乏力，未予重视，后病情反复发作。10天前患者腹部胀满加剧，现为求中西医结合系统治疗，至黑龙江中医药大学附属第一医院门诊就诊。患者现症见：腹部胀满，胁肋疼痛，双乳疼痛，烦躁，口干、口苦，乏力，面色少华，手足凉，纳差，寐可，大便偏干，2日1行，小便正常。舌红绛，少苔，脉弦滑。

既往史：①腰椎间盘突出病史30年；②贫血史10年。

辅助检查：腹部彩超示肝弥漫性改变，门静脉迂曲增宽（13.9 mm），脾门处回声（考虑副脾）（哈尔滨医科大学附属第一医院，2020–09–28）。

中医诊断：鼓胀—肝郁脾虚兼伤阴。

西医诊断：①肝硬化失代偿期；②腹水；③贫血；④腰椎间盘突出。

治法：疏肝健脾，清热利水。

方药：柴　胡10克　生白术20克　香　附15克　茯　苓15克
太子参15克　黄　芪15克　泽　泻15克　炙鳖甲10克（先煎）
煅龙骨20克（先煎）　煅牡蛎20克（先煎）　焦神曲15克　焦山楂15克
炒麦芽15克　炒莱菔子10克　陈　皮15克　枳　壳15克
川厚朴10克　沙　参10克　石　斛15克（先煎）　鸡内金10克
玄　参10克　香　橼15克　紫苏子15克

7剂，日1剂，水煎300毫升，早晚分服

二诊：患者服上药后腹部胀满略有缓解，大便不通。舌红绛，少苔，脉弦滑。于上方去柴胡、茯苓、泽泻、陈皮等，加郁李仁10克，大黄10克，火麻仁10克润肠通便。

方药：生白术20克　香　附15克　黄　芪20克　太子参15克
炙鳖甲10克（先煎）　煅龙骨20克（先煎）　煅牡蛎20克（先煎）　焦神曲15克
焦山楂15克　炒麦芽15克　炒莱菔子10克　枳　壳15克
川厚朴10克　沙　参10克　石　斛15克（先煎）　郁李仁10克
玄　参15克　香　橼15克　紫苏子15克　大　黄10克
火麻仁10克

7剂，日1剂，水煎300毫升，早晚分服

三诊：患者服上药后仍腹部胀满，纳差有所缓解，口干、口苦等其他症状无明显变化。舌红绛，苔少而润，脉弦滑。于上方去焦山楂、焦神曲、炒麦芽、炒莱菔子等，加草豆蔻 15 克，大腹皮 10 克，猪苓 6 克，泽泻 10 克，天花粉 15 克，枳实 15 克。

方药：生白术 20 克　黄　芪 20 克　太子参 15 克　炙鳖甲 10 克（先煎）
煅龙骨 20 克（先煎）　煅牡蛎 20 克（先煎）　川厚朴 15 克　石　斛 20 克（先煎）
玄　参 20 克　郁李仁 10 克　大　黄 10 克　火麻仁 10 克
草豆蔻 15 克（后下）　大腹皮 10 克　猪　苓 6 克　泽　泻 10 克
沙　参 20 克　天花粉 15 克　枳　实 15 克

7 剂，日 1 剂，水煎 300 毫升，早晚分服

四诊：患者服上药后腹部胀满仍有，腹水较前减轻，口苦、寐差等症状缓解，有白痰，质黏，眼干，口服螺内酯、呋塞米效果不佳。于前去黄芪、太子参，加决明子 20 克，瓜蒌 15 克，肉苁蓉 15 克，五加皮 15 克，大腹皮 15 克，磁石 20 克等。

方药：生白术 20 克　炙鳖甲 10 克（先煎）　煅龙骨 20 克（先煎）　煅牡蛎 20 克（先煎）
玄　参 15 克　泽　泻 10 克　石　斛 15 克（先煎）　火麻仁 10 克
决明子 20 克　肉苁蓉 15 克　炒莱菔子 10 克　郁李仁 10 克
五加皮 15 克　大腹皮 15 克　金钱草 15 克　磁　石 20 克（先煎）
郁李仁 10 克　陈　皮 15 克　香　附 15 克　紫苏子 15 克
大　黄 10 克　瓜　蒌 15 克

7 剂，日 1 剂，水煎 300 毫升，早晚分服

五诊：患者服上药后诸症略有好转，为巩固治疗，继服 15 剂。

【按语】

该患者平素情志不遂，肝气郁结，肝主疏泄，肝气不舒，疏泄失职，气机不畅，气滞日久成瘀；“见肝之病，知肝传脾”，肝郁而乘脾，脾之为病，运化失职，则水液内停；肝脾益损，累及肾脏，不能蒸化水液而使水湿停滞；气滞、瘀血、水饮三者结聚腹部，腹部胀满则形成鼓胀。《医碥·肿胀》云：“气水血三者，病常相因，有先病气滞而后血结者，有病血结而后气滞者，有先病水肿病血随败者，有先病血结而水随蓄者。”皆述鼓胀一病，病机为气滞、血瘀、水饮互结于腹内，肝、脾、肾三脏功能失调而致。此外，肝郁气滞，筋脉不通则痛，则出现胁痛、乳房胀痛；肝郁日久化火则烦躁、口干、口苦；脾虚导致传输水谷精微和化生气血功能失常，肢体失于濡养则乏力，气血不荣于面则面色少华，气血生化不足则贫血；肾阳不足，温煦失司则出现手足凉；舌红绛，少苔，脉弦滑，皆为肝郁脾虚兼伤阴的症状。本病虚实夹杂、本虚标实，本愈虚则标愈实，邪愈盛则正愈虚，易生传变，危及生命。

谢教授以疏肝健脾、清热利水为治则。柴胡为君药，疏肝解郁，引诸药入肝经，香附乃“气病之总司”，最善调气，佐以陈皮、紫苏子、香橼疏肝理气，使郁滞消散，肝气

得疏。《素问·至真要大论》曰："诸湿肿满，皆属于脾。"臣药白术、茯苓、黄芪、太子参，相配善健补脾胃之气而温燥湿化利水，白术、茯苓二药合用，一健一利，使水邪有出路；黄芪、太子参益气健脾，脾健湿去，腹胀自除。谢教授对于肝硬化患者，善用鳖甲、煅龙骨、煅牡蛎软坚化瘀散结，使肝脏恢复正常功能。脾虚运化不足，食欲不振，配焦山楂、焦神曲、炒麦芽、炒莱菔子、鸡内金健脾消食行气。大便干，枳壳、厚朴下气除满，化痰散痞，开腑气使湿邪从大便出。该患者年老体虚，病久伤阴化火，佐沙参、石斛养阴生津，玄参清热滋阴降火；佐泽泻清热利水渗湿，使湿邪从小便出。二诊患者服药后腹部胀满略有缓解，大便不通，加郁李仁10克，大黄10克，火麻仁10克润肠通便。三诊患者服药后纳差有所缓解，于上方去焦山楂、焦神曲、炒麦芽、炒莱菔子等。针对肝硬化本虚标实的特点，又因该患者年老体弱，应先扶正，再祛邪。此时患者较之前症状改善，脏腑功能恢复，但仍腹部胀满，加大腹皮10克，猪苓6克，泽泻10克，加大利水消肿之力，加草豆蔻15克芳香燥湿行气，口渴症状仍在，加天花粉15克生津止渴，大便干加枳实15克辛行苦降、破气消积、清肠道积滞。四诊患者服药后腹部胀满仍在，腹水减轻，但使用口服西药利尿效果不佳，故加五加皮、大腹皮各15克以增利水消肿之力。患者咽中有痰，色白质黏，入瓜蒌15克涤痰散结。目睛干涩加决明子20克清肝明目。睡眠仍欠佳，加磁石20克助眠。患者年老体虚，加肉苁蓉15克温肾阳益精血，标本同治。

谢教授认为鼓胀一病，为肝脾俱伤，气血凝滞，脉络瘀阻，升降失司，导致肝脾肾三脏俱病，因气滞、血瘀、水停三者相交为患乃成。病理性质无外乎本虚标实，治疗以扶正祛邪为原则，以疏肝健脾，活血化瘀为治法。谢教授在治疗肝硬化腹水时，重"标本兼治，治病求本，中病即止"的原则，以疏肝健脾为本，临床常用肝经引经药柴胡，配香附、佛手、香橼疏理气机；常用黄芪为臣，合以白术、太子参、茯苓等健脾益气；诸药相互配伍，可使肝气得疏，肝血得运，肝脉得畅，脾气得健，脾湿得运，遂木达土运，以治其本。以活血化瘀、利水消胀、软坚散结为标，活血化瘀用丹参、红花、桃仁、三七；利水消肿用大腹皮、五加皮、泽泻；诸药配伍，气行，血运，水消，结散，邪去正安。

鼓胀案八

张某，男，53岁。

首诊时间：2021年4月18日。

主诉：腹部胀满1年，加重5天。

现病史：患者于1年前因劳累出现腹部胀满，伴右侧胁肋部疼痛不适，小便不利，未经系统治疗，自行口服淋滞疏通丸，每次1丸，每日1次；恩替卡韦分散片，每次

0.5mg，每日 1 次，症状略有缓解。1 年间患者腹部胀满及胁肋部疼痛症状反复发作，遇凉加重，并见腰部酸疼、手脚发凉、乏力气短。5 天前患者因情志不遂上述症状加重，今为求中西医结合系统治疗，遂至黑龙江中医药大学附属第一医院门诊就诊。患者现症见：腹大如鼓，伴右侧胁肋部疼痛不适，胃脘部胀痛，偶有反酸，偶见牙龈出血，急躁易怒，口干口苦，腰部酸疼，手脚发凉，乏力气短，纳少，寐差，入睡困难，小便色黄，尿量少，有泡沫，大便黏滞不成形，每日 1 次。舌质绛，舌边齿痕，苔剥脱、有裂纹，左脉弦细，右脉弦滑。

既往史：①乙型病毒性肝炎后肝硬化失代偿期病史 11 年；② 3 年前曾患胃出血。

辅助检查：①消化系统超声示肝硬化，门静脉高压，腹水形成（大量），肝右叶多发结节，脾大（重度），胆囊壁增厚，不光滑，胆囊壁胆固醇结晶；②心脏超声示左房轻大，二尖瓣、主动脉瓣、肺动脉瓣反流（轻度）；③生化示谷胱甘肽还原酶 82 U/L，天门冬氨酸氨基转移酶 60 U/L，胆碱酯酶 3118 U/L，总胆红素 36.2 umol/L，直接胆红素 13.2 umol/L，间接胆红素 23 umol/L，总胆汁酸 79.5 umol/L，血 β2 微球蛋白 4.98mg/mL；④血常规示白细胞计数 2.68×10^9 /L，血红蛋白量 112 g/L，血小板计数 48×10^9 /L，淋巴细胞数 0.6×10^9 /L，中性粒细胞计数 1.78×10^9 /L；⑤肿瘤系列示糖类抗原 CA-125 270.2 U/mL；⑥凝血功能示凝血酶原时间 14.6 s，PT % 57.6 %，活化部分凝血活酶时间 36 s，纤维蛋白原 1.26 g/L（黑龙江中医药大学附属第一医院，2021-04-15）。

中医诊断：鼓胀—阳虚水盛，湿热内蕴。

西医诊断：①乙型肝炎后肝硬化失代偿期；②胆囊炎；③肝结节；④肝恶性肿瘤（待查）。

治法：健脾行气，清热利水。

处方：炒白术 15 克　草豆蔻 10 克（后下）　乌　药 15 克　香　橼 10 克
白花蛇舌草 25 克　茯　苓 10 克　猪　苓 10 克　泽　泻 10 克
大腹皮 10 克　五加皮 10 克　金钱草 15 克　威灵仙 15 克
五味子 15 克　甘　草 5 克　黄　芪 15 克　夏枯草 10 克
半枝莲 10 克　煅龙骨 20 克（先煎）　煅牡蛎 20 克（先煎）　鳖　甲 15 克（先煎）

7 剂，日 1 剂，水煎 300 毫升，早晚分服

二诊：患者服前方后，现腹部胀满有所减轻，右侧胁肋部疼痛缓解，食欲转好，尿量增加，近日自觉小腹有坠胀感，其余诸症无明显变化。舌质绛，舌边齿痕，苔剥脱、有裂纹，脉弦滑。于前方加香附 10 克，枳壳 15 克，小茴香 10 克。

处方：炒白术 15 克　草豆蔻 10 克（后下）　乌　药 15 克　香　橼 10 克
白花蛇舌草 25 克　茯　苓 10 克　猪　苓 10 克　泽　泻 10 克
大腹皮 10 克　五加皮 10 克　金钱草 15 克　威灵仙 15 克
五味子 15 克　甘　草 5 克　黄　芪 15 克　夏枯草 10 克

半枝莲 10 克　煅龙骨 20 克（先煎）　煅牡蛎 20 克（先煎）　鳖　甲 15 克（先煎）
香　附 10 克　枳　壳 15 克　小茴香 10 克

10 剂，日 1 剂，水煎 300 毫升，早晚分服

三诊：服前方后，患者腹部胀满缓解，右侧胁肋部疼痛明显减轻，胃脘部胀痛好转，小腹坠胀感缓解，仍觉口干、口苦。舌质红，舌边齿痕，苔剥脱，脉弦。于上方去金钱草、威灵仙、夏枯草、枳壳、小茴香，加太子参 10 克，石斛 10 克，沙参 10 克，茵陈 25 克。

处方：炒白术 15 克　草豆蔻 10 克（后下）　乌　药 15 克　香　橼 10 克
白花蛇舌草 25 克　茯　苓 10 克　猪　苓 10 克　泽　泻 10 克
大腹皮 10 克　五加皮 10 克　五味子 15 克　甘　草 15 克
黄　芪 15 克　半枝莲 15 克　煅龙骨 20 克（先煎）　煅牡蛎 20 克（先煎）
鳖　甲 15 克（先煎）　香　附 10 克　太子参 10 克　石　斛 10 克
沙　参 10 克　茵　陈 25 克

10 剂，日 1 剂水煎 300 毫升，早晚分服

四诊：患者服前方后腹部胀满明显消退，口干、口苦减轻，3 日前因受凉，腰酸腿冷、乏力气短症状加重，大便不成形，每日 2 ～ 3 次。舌质淡红，舌边齿痕，苔薄白，脉弦细。于前方去香橼、香附，加炒山药 30 克，补骨脂 15 克，桂枝 10 克，诃子 10 克。

处方：生白术 15 克　草豆蔻 10 克（后下）　乌　药 15 克　白花蛇舌草 25 克
茯　苓 10 克　猪　苓 10 克　泽　泻 10 克　大腹皮 10 克
五加皮 10 克　五味子 15 克　甘　草 15 克　黄　芪 15 克
半枝莲 15 克　煅龙骨 20 克（先煎）　煅牡蛎 20 克（先煎）　鳖　甲 15 克（先煎）
太子参 10 克　石　斛 10 克　沙　参 10 克　茵　陈 25 克
炒山药 30 克　补骨脂 15 克　桂　枝 10 克　诃　子 10 克

14 剂，日 1 剂，水煎 300 毫升，早晚分服

五诊：患者服上药后诸症明显好转，为巩固治疗，效方不变，继服 14 剂。

随诊半年，症状未见反复发作。

【按语】

乙型病毒性肝炎病情不断进展，发展成为肝硬化腹水，从中医角度分析，湿热毒邪侵袭人体，未经及时治疗，迁延日久，损伤肝脾，肝失疏泄，气滞血瘀，症见胁肋部疼痛；脾失运化，水湿内聚，湿热相蒸，困遏于胸腹，故见腹大如鼓；久病及肾，肾气失司，开阖不利，则胀满加重，小便不畅；“凡病肿胀者，最多虚证”，患者腰部酸疼，手脚发凉，乏力气短，且诸症遇凉加重，是脾肾阳虚所致；舌质绛，苔剥脱、有裂纹，为阴液已伤，肝肾阴亏。因本病为本虚标实之证，以肝、脾、肾三脏俱损为本，治疗宜扶

正祛邪，着眼于培补元气。

谢教授治疗以健脾行气、清热利水为原则。方中炒白术、茯苓、猪苓、泽泻共奏四苓散健脾渗湿之效，配以大腹皮、五加皮利水消肿。草豆蔻、乌药、香橼温中化湿理气，与威灵仙合用，辛散走窜，宣通经络，可止胁痛、胃痛。白花蛇舌草、金钱草、夏枯草、半枝莲清热泻火，解毒利湿，除湿热毒邪。以煅龙骨、煅牡蛎镇惊安神，鳖甲滋阴潜阳、软坚散结，少加黄芪、甘草甘温补益，五味子敛阴生津，标本同治。二诊患者诉小腹坠胀，小茴香擅治少腹冷痛，与香附、枳壳共用，达到理气散寒止痛的疗效。三诊时，患者诸症皆有起色，仍觉口干、口苦，是湿热毒邪留滞过久，耗伤阴津，故以太子参、石斛、沙参滋阴生津。至四诊时，患者腰酸腿冷、乏力气短症状因受凉加重，大便不成形，便次增多，病机在于脾肾阳气不足，难以温煦机体，加炒山药、补骨脂温补脾肾，配以诃子涩肠止泻；又加少量桂枝，与四苓散相合而成五苓散，甘淡渗利、温阳化气，助水湿之邪从小便而去。

谢教授认为，对于鼓胀末期，证属阳虚的患者，应注意脾肾同补。肾为先天之本，脾为后天之本，脾阳需要肾阳温煦，而肾阳依赖水谷精微滋养化生，脾阳不足日久，必定导致肾阳亏损。故方中以四君子汤之白术、茯苓、太子参、甘草健脾益气，配以黄芪增强补气利水作用，又以炒山药、补骨脂温补肾阳。组方滋而不腻，补而不燥，恢复脾肾功能，使正气渐复，水湿尽除。

鼓胀案九

邱某，男，38岁。

首诊时间：2018年10月27日。

主诉：腹胀反复发作1年，加重10天。

现病史：患者1年前出现腹胀，反复发作，自行口服舒肝健胃丸，每次3克，每日3次，症状未见明显缓解，后反复发作。10天前患者因情志不畅腹部胀满进行性加重，今为求中西医结合系统治疗，遂就诊于黑龙江中医药大学附属第一医院门诊。患者现症见：腹部胀满膨隆，肠鸣音亢进，畏寒，双下肢不温，轻度水肿，腰部、阴囊、小腹不适，遇寒加重，项背部强直，体倦乏力，纳可，寐差，小便少，大便成形，日1次。舌胖大紫暗，苔薄白腻，边有齿痕，脉滑。

既往史：慢性乙型病毒性肝炎病史10年，2016年1月因肝衰竭于黑龙江省医院住院治疗。

辅助检查：①消化彩超示肝硬化，胆囊继发性改变，腹水，脾稍大；②血常规示PLT96×10^9/L；③生化、HBV-DNA未见异常（哈尔滨医科大学附属第二医院，2018-10-17）。

中医诊断：鼓胀—脾肾阳虚，肝血瘀滞。

西医诊断：①乙型肝炎后肝硬化失代偿期；②肝囊肿；③胆囊炎。

治法：温肾健脾，疏肝理气。

方药：柴　胡10克　陈　皮15克　鳖　甲10克（先煎）　煅龙骨30克（先煎）
煅牡蛎30克（先煎）　半枝莲15克　杜　仲15克　白花蛇舌草15克
牛　膝10克　山　药20克　白　术20克　黄　芪20克
党　参15克　防　风10克　桂　枝6克　磁　石20克（先煎）
乌　药10克　葛　根20克　当　归15克　川　芎15克

7剂，日1剂，水煎300毫升，早晚分服

二诊：患者症状稍见缓解，诉小便增多，双下肢浮肿减轻，项背强直症状缓解。舌紫暗，苔白腻，边有齿痕，脉弦滑。于上方去葛根、桂枝，加大腹皮、茯苓各15克。

方药：柴　胡10克　陈　皮15克　鳖　甲10克（先煎）　煅龙骨30克（先煎）
煅牡蛎30克（先煎）　半枝莲15克　杜　仲15克　白花蛇舌草15克
牛　膝10克　山　药20克　白　术20克　黄　芪20克
党　参15克　防　风10克　乌　药10克　磁　石20克（先煎）
当　归15克　川　芎15克　大腹皮15克　茯　苓15克

7剂，日1剂，水煎300毫升，早晚分服

三诊：患者症状明显改善，精神状态可，大小便可，腹胀明显缓解，体倦乏力减轻。舌暗红，苔白，脉弦。于上方去煅龙骨、煅牡蛎，加砂仁、苍术各10克。

方药：柴　胡10克　陈　皮15克　鳖　甲10克（先煎）　半枝莲15克（先煎）
杜　仲15克　牛　膝10克　山　药20克　白花蛇舌草15克
白　术20克　黄　芪20克　党　参15克　磁　石20克（先煎）
防　风10克　乌　药10克　当　归15克　川　芎15克
大腹皮15克　茯　苓15克　砂　仁10克　苍　术10克

7剂，日1剂，水煎300毫升，早晚分服

四诊：患者服上药后诸症明显好转，为巩固治疗，继服14剂。

随诊半年，患者病情稳定，症状未见反复发作。

【按语】

《医门法律》中指出："胀病不外水裹、气结、血瘀。"《诸病源候论》将鼓胀总结为感受"水毒"之邪，内伤肝脾，致使经络痞塞，水气停聚，结于腹内。喻嘉言倡导阴气致病，久则阴损及阳，终致水停、气结、血瘀。鼓胀病病因病机复杂，但不外乎肝脾肾受损，气血水瘀积腹内而发病。

该患者有慢性乙型病毒性肝炎病史10年，平素情绪不畅，肝气郁滞，横逆克伐脾土，脾胃运化失调，湿阻中焦，故见腹胀肠鸣；气血生化不足，故体倦乏力；肝主藏血，肾主藏精，肝肾同源，肝病日久势必累及肾脏，肝病日久，子盗母气，导致肾衰无以制水则见水湿内停，腰部不适；足厥阴肝经上行沿股内侧，绕阴器，上达小腹，故出现阴囊、小腹不适。

谢教授认为此案当以行气、活血、利水为原则，治以温肾健脾，疏肝理气。方中柴胡引药入肝经；白术健脾补阳益气，黄芪大补脾气，配以党参、山药补益脾气，恢复机体正气，诸药合用，脾土得健；鳖甲清热软坚散结；杜仲、牛膝、乌药温补肾阳；煅龙骨、牡蛎镇静安神；配伍磁石加强镇肝潜阳安神之功；葛根、桂枝温阳化气，温通经脉，舒筋止痛；当归、川芎补血活血，达到养血、活血、利水并用；半枝莲、白花蛇舌草配合活血化瘀，利尿消肿。二诊时患者症状见缓解，正气来复，加大腹皮、茯苓行气利水。三诊患者症状明显改善，加砂仁、苍术增强健脾燥湿之功，继服7剂，巩固疗效。嘱患者调畅情志，注意饮食，防止复发。

在本案治疗过程中，谢教授从温补脾肾、扶助正气入手，佐以行气、活血、利水。谢教授认为在利水用药上，慎用甘遂、芫花等峻猛逐水之品，正如《丹溪心法·鼓胀》所言：“病者苦于胀急，喜行利药，以求通快，不知宽得一日半日，其肿愈甚，病邪甚矣，真气伤矣。”而选用淡渗利水如茯苓、猪苓、泽泻之品，达到疏利三焦、气血调畅的状态。

十六、瘿　瘤

瘿瘤案

单某，女，42岁。

首诊时间：2019年12月1日。

主诉：颈前喉结两旁肿块1年。

现病史：患者1年前因情志不遂出现颈前喉结两旁肿块，未予重视，未经系统治疗，今为求中西医结合系统治疗，遂于黑龙江中医药大学附属第一医院门诊就诊。患者现症见：颈前喉结两旁肿块，质软，眼球微凸出，情绪不佳，烦躁易怒，自汗，眼干，眼花，手抖，月经量少，纳可，寐差，大便结，2～3日1行，小便可。舌质红，少苔，脉弦细。

辅助检查：①甲功五项示游离三碘甲腺原氨酸（FT_3）0.6 pmol/L，甲状腺过氧化物酶抗体（TPOAB）>1000 IU/mL，甲状腺球蛋白抗体（TGAB）184.55 IU/mL，促甲状腺素（TSH）20.677 μIU/mL；②肝功示二氧化碳结合力（CO_2-CP）31.2 mmol/L（黑龙江中医药大学附属第一医院，2019-11-15）。

中医诊断：瘿瘤—心肝阴虚。

西医诊断：甲状腺功能亢进症。

治法：滋阴降火，宁心柔肝。

方药：柴　胡20克　天　冬10克　麦　冬10克　玄　参15克
丹　参15克　沙　参15克　火麻仁10克　石　斛15克
川　芎15克　香　附15克　龙　骨20克（先煎）　牡　蛎20克（先煎）
夏枯草15克　磁　石20克（先煎）　珍珠母50克（先煎）　三　棱10克
莪　术10克　炙甘草15克

14剂，日1剂，水煎300毫升，早晚分服

二诊：患者现颈前喉结两旁肿块，烦躁易怒减轻，眼干、眼花症状仍在，故加决明子20克明目。寐差减轻，故去磁石，珍珠母改用30克。大便正常，1日1行，小便可，舌质红，苔薄白，脉弦细，故去火麻仁。患者自汗出症状明显，故加黄芪15克，太子参15克，补气固表养阴。

方药：柴胡20克 天冬10克 麦冬10克 玄参15克
丹参15克 沙参15克 石斛15克 龙骨20克（先煎）
牡蛎20克（先煎） 夏枯草15克 珍珠母30克（先煎） 三棱10克
莪术10克 炙甘草15克 决明子20克 黄芪15克
太子参15克

14剂，日1剂，水煎300毫升，早晚分服

三诊：患者颈前喉结两旁肿块减小，心烦易怒症状明显缓解，现情绪平和，自汗出减少，眼干、眼花症状缓解，纳可，寐可，二便正常。舌红苔薄白，脉缓有力。效不更方，原方再服7剂巩固。

【按语】

《外科正宗·瘿瘤论》中指出："夫人生瘿瘤之症，非阴阳正气结肿，乃五脏瘀血、浊气、痰滞而成。"《诸病源候论》首先提出："瘿者，由忧恚气结所生。"

患者为中年女性，因情志不遂发病，肝气失于条达，气机郁滞，津液输布异常，故患者眼干及大便干结；津液不布日久则凝聚成痰，壅结颈前，故颈前喉结旁可触摸到肿块；肝郁、气郁日久化火，损伤心肝阴血，故月经量少，寐差；阴虚动风见手抖；舌质红，少苔，脉弦细，均为气阴两虚之象。本患初起以实证为主，日久由实致虚，而成虚实夹杂之候，若不及时干预治疗，发展为血脉瘀阻，气、痰、瘀三者合而为患，而成痰结血瘀之候。

谢教授治疗以滋阴降火、宁心柔肝为原则，以肝经引经药柴胡为君，重在疏解肝郁，配伍二冬、玄参、沙参、丹参、石斛等养阴药，取天王补心丹之意，滋养心肝阴血；患者苦于大便干结，加火麻仁润肠通便，煅龙骨、煅牡蛎、珍珠母重镇安神；另加三棱、莪术等破血行气药，助夏枯草消有形之瘿肿。二诊患者眼部症状缓解不明显，故加决明子清肝明目，患者素体阴虚血虚，为防大量行气散结药损伤阴血，故加黄芪、太子参益气养阴，固表止汗。

谢教授认为瘿瘤的治疗，不论在哪个病程阶段，都应重视调理气机，《丹溪心法》云："善治痰者，不治痰而治气，气顺则一身之津液亦随气而顺矣。"而且"气为血之帅，气行则血行"，由此可见，气机条达，也会起到化痰、活血的作用，故谢教授治疗瘿瘤每于方药中加疏肝理气之品。另谢教授认为，除药物治疗外，瘿瘤患者还需调整饮食，忌食辛辣，同时怡情养性，调畅情志。

十七、胆　胀

胆胀案

于某，女，45岁。

首诊时间：2019年11月17日。

主诉：右胁下胀痛半个月。

现病史：患者于半月前因情志不舒出现食后右胁下胀痛，同时伴见肩部及颈部的胀满感，现胁下胀痛明显加重，为寻求彻底治愈疾病，遂来就诊。患者现症见：食后右胁下胀痛明显，肩颈部胀满，晨起口干、口苦，口气重，善太息，大便成形，1日1次，纳差，寐可。舌淡红，有裂纹，边有齿痕，苔薄白，少津，脉弦细。

辅助检查：①胆囊炎性声像，胆囊小隆起样病变；②肝内胆管结石，肝内稍高回声团，肝囊肿；③双乳腺增生；④宫颈多发纳囊；⑤尿潜血（+）（哈尔滨市红十字医院，2019-11-04）。

中医诊断：胆胀—肝郁气滞。

西医诊断：①胆囊炎；②肝内胆管结石；③乳腺增生；④宫颈纳囊。

治法：疏肝利胆，健脾行气。

方药：柴　胡10克　　金钱草20克　　郁　金15克　　姜　黄15克
厚　朴15克　　枳　实10克　　白豆蔻10克（后下）　草豆蔻10克（后下）
鸡内金10克　　威灵仙15克　　焦山楂10克　　焦神曲10克
炒麦芽10克　　焦白术15克　　皂角刺15克　　葛　根20克
羌　活10克　　白　芷10克　　三　棱10克　　莪　术10克

7剂，日1剂，水煎300毫升，早晚分服

二诊：患者服药后右胁胀痛及肩颈部的胀满明显缓解，晨起口气重有所缓解，依旧口干、口苦，患者出现寐差，多梦。舌淡红，有裂纹，苔略黄。于原方中去草豆寇、皂角刺、羌活、白芷，加入煅龙骨、煅牡蛎各30克，黄芩10克以清热燥湿，川芎15克行气以除胀满。

方药：柴　胡10克　　金钱草20克　　郁　金15克　　姜　黄15克

厚　朴15克	枳　实10克	白豆蔻10克（后下）	鸡内金10克
威灵仙15克	焦山楂10克	焦神曲10克	炒麦芽10克
焦白术15克	葛　根20克	三　棱10克	莪　术10克
煅龙骨30克（先煎）	煅牡蛎30克（先煎）	黄　芩10克	川　芎15克

14剂，日1剂，水煎300毫升，早晚分服

三诊：患者胁痛近日未发，诸症已无，嘱患者情志平和，饮食清淡，忌饮酒，忌食生冷、肥甘厚味之品，自行调养。

随诊半年后，症状未见复发。

【按语】

本案患者表现为食后右胁下胀痛，口苦，善太息，口气重，诚如《灵枢·胀论》中所言："胆胀者，胁下痛胀，口中苦，善太息。"肝主疏泄，性喜条达，患者素有情志不舒，肝失条达，胆失疏泄，气机失畅，气病及血，瘀于胆腑而致右胁下胀痛、善太息，甚则痛引肩背。《素问·奇病论》曰："此人者，数谋虑不决，故胆虚，气上溢而口为之苦。"诚如此，患者出现晨起口干、口苦、口气重。肝病及脾，脾胃受损，纳差随之出现。舌淡红，边有齿痕，苔薄白，有裂纹，少津，脉弦细，为肝郁气滞之象。

谢教授以疏肝利胆、健脾行气为主要治疗原则。"六腑以通为用"，故谢教授认为在治疗时，应以疏肝利胆为主。郁结之肝气得以疏泄，胆汁通降下行，肝胆气机得以通调，则疾病可愈。故而在方中加入柴胡、厚朴、枳实、白豆蔻、草豆蔻来疏肝理气。谢教授临床善用柴胡以疏肝气之郁，通少阳之气。《素问·至真要大论》中说："风气大来，木之胜也，土湿受邪，脾病生焉。"故于上方中加入焦山楂、焦神曲、炒麦芽、焦白术、鸡内金以健运脾胃之气，在顾护脾胃之气的同时，同时配伍柴胡上升之性，使土气随着木气而升，合"胆气春升，则余脏从之"之意。气血相行，气滞易血瘀，故而在方中加入三棱、莪术破血行气，消积止痛。再加入金钱草、郁金、姜黄以清肝胆热，活血止痛，金钱草善于清肝胆湿热，郁金可以利胆和血止痛，姜黄可活血行气止痛，三者同用，增强利胆止痛之效。在方中加入威灵仙、皂角刺、羌活、白芷以消肿通络止痛。二诊时加川芎以行气不伤阴，且川芎活血，可化瘀止痛；患者出现寐差多梦，因此在方中加入煅龙骨、煅牡蛎以重镇安神。谢教授认为在治疗胆胀时更应注重肝气的疏泄，肝胆相表里，肝气得到疏泄，胆腑功能自能恢复。同时注意健脾祛湿，活血祛瘀，再根据患者的症状进行加减化裁。

十八、咳　嗽

咳嗽案一

胡某，男，56 岁。

首诊时间：2018 年 9 月 14 日。

主诉：咳嗽、咳痰反复发作 4 个月，加重 5 天。

现病史：患者 4 个月前因感受寒邪出现咳嗽、咳痰，痰多色白，伴咽痒，鼻塞，流清涕，自行口服头孢克肟分散片，每次 0.1 g，每日 2 次，1 周后咳嗽、咳痰症状逐渐缓解，此后常因受寒、劳累、季节变换而发作。5 天前复感外邪，患者咳嗽、咳痰症状加重，今为求中西医结合系统治疗，遂至黑龙江中医药大学附属第一医院门诊就诊。患者现症见：咳嗽、咳痰，晨起加剧，痰黏色黄，咽痛咽干，脘腹胀满，口苦、口干，矢气多，纳可，寐差，多梦易醒，小便黄，大便不成形，每日 2 次。舌质红，苔黄腻，脉弦滑。

既往史：脂肪肝病史 2 年。

辅助检查：①肺 CT 示左肺上叶轻度炎性病变；②血常规示嗜酸性粒细胞百分率 5.71 %，血小板计数 622.1×10^9/L（哈尔滨医科大学附属第一医院，2018-09-12）。

中医诊断：咳嗽—痰热郁肺。

西医诊断：①细菌性肺炎；②脂肪肝。

治法：清热化痰，肃肺止咳。

处方：

柴　胡 10 克	炒白术 20 克	桔　梗 15 克	蜜百部 15 克
蜜白前 10 克	木蝴蝶 10 克	防　风 10 克	黄　芪 15 克
紫　菀 10 克	款冬花 10 克	磁　石 20 克（先煎）	枇杷叶 10 克
石　斛 15 克	乌　药 15 克	炒莱菔子 10 克	枳　实 15 克
陈　皮 15 克	杏　仁 6 克	紫苏子 15 克	

7 剂，日 1 剂，水煎 300 毫升，早晚分服

二诊：患者服前方后咳嗽、咳痰明显缓解，痰量减少，脘腹胀满、口苦、口干改善，仍觉咽痒、咽干，咽部有异物感。舌尖红，苔薄黄，脉弦滑。于前方去杏仁、紫苏子，

加法半夏10克，紫苏梗15克，玄参10克。

处方：				
处方：	柴　胡10克	炒白术20克	桔　梗15克	蜜百部15克
	蜜白前10克	木蝴蝶10克	防　风10克	黄　芪15克
	紫　菀10克	款冬花10克	磁　石20克（先煎）	枇杷叶10克
	石　斛15克	乌　药15克	炒莱菔子10克	枳　实15克
	陈　皮15克	法半夏10克	紫苏梗15克	玄　参10克

14剂，日1剂，水煎300毫升，早晚分服

三诊：患者服上药后诸症明显好转，劳累、受凉后偶有咳嗽、咽痒，无痰，纳、寐可，二便调。舌质淡，苔薄白，脉弦细。于前方去木蝴蝶、磁石、枇杷叶、枳实，加沙参15克。

处方：				
处方：	柴　胡10克	炒白术20克	桔　梗15克	蜜百部15克
	蜜白前10克	防　风10克	黄　芪15克	紫　菀10克
	款冬花10克	石　斛20克	乌　药15克	炒莱菔子10克
	陈　皮15克	法半夏10克	紫苏梗15克	玄　参10克
	沙　参15克			

14剂，日1剂，水煎300毫升，早晚分服

四诊：患者服上药后诸症明显好转，为巩固治疗，效方不变，继服14剂。

随诊1年，病情稳定，症状未见反复发作。

【按语】

明代医家张景岳将咳嗽归纳为外感、内伤两大类，而外感、内伤咳嗽可以相互为病。本案患者初时感受寒邪，风寒袭肺，发为咳嗽，症状表现为咳嗽、咳痰，痰多色白，鼻塞，流清涕等，是明显的风寒束表之象，却因迁延失治，导致肺气受损，卫外不固，正虚难以抗邪，故每逢受寒、劳累、季节转换反复发作。咳嗽日久，肺脏虚弱，最终转变为内伤咳嗽。肺气亏虚，气不化津，津聚成痰，加之风寒郁久化热，痰热互结，上干于肺，成痰热郁肺之证，症见痰黏色黄，咽痛、咽干，口苦、口干，舌质红，苔黄腻，脉弦滑。“脾为生痰之源，肺为贮痰之器”，体内痰热之邪的产生是肺脾同病的结果，脾运失常，中焦气机不利，故患者脘腹胀满、矢气多。本病邪实与正虚并见，以邪实为主，治疗以祛邪为要，兼以补虚。

谢教授认为治疗以清热化痰、肃肺止咳为原则。方中柴胡、白术疏肝健脾，调畅气机，配以乌药、枳实、陈皮、炒莱菔子、紫苏子，行一身之气，除中焦积滞；桔梗宣肺利咽，可为诸药舟楫，载药入肺经；白前、杏仁辛温宣散，祛痰平喘，合紫菀、款冬花、枇杷叶、百部温润止咳；木蝴蝶性凉，尤善治肺热咳嗽，消咽喉肿痛；防风散寒解表，祛在表未尽之邪；石斛养阴清热，防诸药辛燥耗伤阴液；又以一味黄芪肺脾同补，培土

生金。二诊患者诉咳嗽、咳痰减轻，其余诸症亦好转，仍有痰气结于咽喉，故咽部有异物感；久咳致肺燥津伤，肺上通咽喉，故咽痒、咽干，又加法半夏降逆化痰，紫苏梗理气宽中，玄参清热凉血滋阴。

《丹溪心法》云："善治痰者，不治痰而治气，气顺则一身之津液，亦随气而顺矣。"谢教授在治疗本案患者时遵循此理，方中配伍大量行气药，一则缓解患者脘腹胀满症状，二则以行气助化痰，使气顺痰消。该患者是反复感邪所致的内伤咳嗽，纵然表现出一派痰热内盛之象，然"内伤之病多不足，若虚中挟实，亦当兼清以润之"。其发病本质在于肺脾不足，谢教授择药性平和之品，清化痰热而不伤正，养肺润肺，兼调脾胃，使邪气得除，正气渐复。

咳嗽案二

郑某，男，67岁。

首诊时间：2018年11月3日。

主诉：咳嗽1个月。

现病史：患者1个月前受风后出现咳嗽，咳嗽连声，夜间加重，时咳清稀样痰，自服风寒咳嗽颗粒，每次5克，每日2次，症状未见明显好转，今为求中西医结合系统治疗，遂就诊于黑龙江中医药大学附属第一医院门诊。患者现症见：咳嗽连声，咳清稀样痰，伴鼻塞，口干咽痒，时有胸闷，查体见周身皮肤红色丘疹，双下肢不温，纳可，因咳嗽夜寐欠安，大便黏腻不成形，2日1行。舌淡红，苔薄白，脉沉弦。

既往史：荨麻疹病史5年。

辅助检查：肺CT示肺结节（哈尔滨医科大学附属第二医院，2018-10-28）。

中医诊断：咳嗽—风邪袭肺，肺脾气虚。

西医诊断：①肺结节；②荨麻疹。

治法：祛风止咳，补肺健脾。

处方：柴　胡10克　白　术20克　百　部15克　白　前15克
紫　菀15克　款冬花15克　瓜　蒌30克　茯　苓20克
薏苡仁15克　陈　皮15克　半　夏10克　紫苏子15克
苍　术15克　黄　芪15克

7剂，日1剂，水煎300毫升，早晚分服

二诊：服药期间患者再感寒凉，咳嗽症状反复，胸闷喘息，纳呆寐差。舌淡红，苔薄白，脉沉弦。于上方加麻黄10克，煅龙骨30克，煅牡蛎30克，鸡内金10克。

处方：柴　胡10克　白　术20克　百　部15克　白　前15克
紫　菀15克　款冬花15克　瓜　蒌30克　茯　苓20克

薏苡仁 15 克　　陈　皮 15 克　　半　夏 10 克　　紫苏子 15 克
苍　术 15 克　　黄　芪 15 克　　麻　黄 10 克　　鸡内金 10 克
煅龙骨 30 克（先煎）　煅牡蛎 30 克（先煎）

7 剂，日 1 剂，水煎 300 毫升，早晚分服

三诊：患者咳嗽、胸闷症状明显缓解。舌淡红，苔薄白，脉弦。于上方去麻黄，改黄芪为 30 克，加山药 20 克。

处方：柴　胡 10 克　　白　术 20 克　　百　部 15 克　　白　前 15 克
紫　菀 15 克　　款冬花 15 克　　瓜　蒌 30 克　　茯　苓 20 克
薏苡仁 15 克　　陈　皮 15 克　　半　夏 10 克　　紫苏子 15 克
苍　术 15 克　　黄　芪 30 克　　山　药 20 克　　鸡内金 10 克
煅龙骨 30 克（先煎）　煅牡蛎 30 克（先煎）

7 剂，日 1 剂，水煎 300 毫升，早晚分服

四诊：患者服上药后诸症明显好转，为巩固治疗，继服 7 剂。

【按语】

《医学三字经》云："气上呛，咳嗽生；肺最重，胃非轻；肺如钟，撞则鸣。"肺为脏腑之华盖，受不得外来之客气，客气干之则呛而咳之；亦受不得脏腑之病气，病气干之，亦呛而咳矣。因肺为娇脏，无论是外感，亦或是内伤，若导致肺失宣降，肺气上逆，均可发生咳嗽。

患者年老体弱，正气本虚，加之寒冬感受风邪，正气不足难以抵抗，邪气入里，侵袭肺脏，出现咳嗽；肺失宣降，水液停滞聚而为痰，导致胸闷、咳痰；痰饮流于下焦，加之患者本身脾肾亏虚，出现下肢不温、大便黏腻。

本案中谢教授以止嗽散为基础方，治以祛风止咳，补肺健脾。方中百部润肺止咳，专治咳嗽上气；白前降气消痰；紫菀、款冬花、紫苏子止咳化痰；瓜蒌宽胸理气；配伍黄芪、白术取玉屏风散之意，黄芪内补肺脾之气，外可固表，白术健脾益气，增强黄芪益气固表之功；取二陈汤燥湿化痰之法，配以茯苓、陈皮、半夏健脾化痰，理气和中；苍术、薏苡仁健脾化湿。二诊时，患者再感寒凉，配以麻黄辛温解表，宣肺平喘；患者纳呆寐差，故佐以煅龙骨、煅牡蛎、鸡内金安神助运；三诊患者症状明显缓解，去辛温之麻黄，加大黄芪用量，配以山药，继服 7 剂以增强肺脾之气。

谢教授认为咳嗽的病机重在气逆，病位在肺，与脾相关，若咳而动痰，则治在肺；若痰而嗽者，则治在脾。在治疗上，应注意以祛风为主，且要注意"治上焦如羽"，药味不可过多，药量不宜过大，煎煮时间不宜过长；同时兼顾脾胃，脾为生痰之源，痰消则咳缓，故对于咳嗽夹痰者，亦应重视健运脾土。

咳嗽案三

陈某，女，53岁。

首诊时间：2019年12月29日。

主诉：咳嗽2年，加重5天。

现病史：患者2年前出现咳嗽，咳痰，痰多清稀，夜间加重，自行口服枇杷止咳颗粒，每次3克，每日3次，症状反复存在。5天前患者因外感风寒咳嗽加重，今为求中西医结合系统治疗，遂就诊于黑龙江中医药大学附属第一医院门诊。患者现症见：咳嗽，咳痰，痰多清稀，伴胸闷，情绪激动时症状明显加重，右侧胁肋部疼痛，胃脘部不适，纳可，寐差，入睡困难，小便可，大便不成形，3～4日1行。舌红有裂纹，苔白腻，脉弦滑。

既往史：冠状动脉支架植入术后5年。

辅助检查：肺CT示右肺上叶及左肺小片状高密度影，双肺小结节（哈尔滨医科大学附属第二医院，2019-12-09）。

中医诊断：咳嗽—肝肺不调。

西医诊断：肺结节。

治法：宣肺止咳，理气通腑。

处方：柴　胡10克　　炒白术15克　　厚　朴15克　　枳　实10克
白豆蔻10克　　草豆蔻15克　　乌　药10克　　金钱草20克
郁　金15克　　百　部10克　　白　前15克　　桔　梗15克
半　夏10克　　神　曲15克　　陈　皮15克　　玄　参15克
大　黄10克（后下）

7剂，日1剂，水煎300毫升，早晚分服

二诊：患者诉服药咳嗽减轻，咳痰较少，仍感胸闷，胁肋部疼痛缓解，大便2～3日1行。舌红有裂纹，苔白，脉弦滑。于上方去大黄，加紫苏子10克。

处方：柴　胡10克　　炒白术15克　　厚　朴15克　　枳　实10克
白豆蔻10克　　草豆蔻15克　　乌　药10克　　金钱草20克
郁　金15克　　百　部10克　　白　前15克　　桔　梗15克
半　夏10克　　神　曲15克　　陈　皮15克　　玄　参15克
紫苏子10克

7剂，日1剂，水煎300毫升，早晚分服

三诊：患者咳嗽、咳痰明显好转，余症亦减轻。舌淡红有裂纹，苔薄白，脉弦。于上方去紫苏子、百部，加黄芪20克。

处方：柴　胡10克　炒白术15克　厚　朴15克　枳　实10克
白豆蔻10克　草豆蔻15克　乌　药10克　金钱草20克
郁　金15克　白　前15克　桔　梗15克　黄　芪20克
半　夏10克　神　曲15克　陈　皮15克　玄　参15克

7剂，日1剂，水煎300毫升，早晚分服

四诊：患者服上药后诸症明显好转，为巩固治疗，继服14剂。

随诊半年，病情稳定，症状未见反复发作。

【按语】

慢性咳嗽病程较长，属于中医学“久咳”“顽咳”等的范畴，正如巢元方《诸病源候论·久咳嗽候》中所言：“久咳嗽，是连滞岁月，经久不瘥者也。”该患当时外感风寒，未予重视，风寒袭肺，肺失清肃，导致肺气上逆而作咳。肝生于左，肺藏于右，肝气左升，肺气右降，升降协调，对于人体气机、气血调和有着重要的作用。该患平素性情急躁易怒，肝气旺，加之肺失肃降难以制约肝气，冲逆犯肺，出现胸闷不适；横逆犯脾，脾失健运，出现胃脘不舒；肝失疏泄，肺失宣降，脾失健运，气机郁滞化热，导致患者出现寐差、舌红有裂纹、脉弦滑等症。

谢教授在本案治疗过程中，从肺、肝、脾入手，治以宣肺止咳，理气通腑。方中柴胡入肝经使肝气调达，百部润肺止咳，桔梗宣肺化痰，白前降气止咳消痰，陈皮理气燥湿化痰，取止嗽散之宣利肺气、疏风止咳之功；半夏辛温入肺、脾、胃经，燥湿化痰，消痞散结；金钱草、郁金清热凉血，解毒消肿，玄参清热滋阴降火；神曲消食和胃，助脾运化；豆蔻、陈皮燥湿行气；患者大便难解，予大黄、厚朴、枳实即厚朴三物汤泄热通便，除满消痞。二诊时患者咳嗽、咳痰减轻，仍有胸闷，加紫苏子开郁下气消痰，大便症状缓解，故去大黄，免伤正气。三诊患者诸症减轻，加黄芪大补肺脾以滋正气。

谢教授认为在慢性咳嗽诊疗过程中，临床上多从肺、脾、肾三脏论治，但亦应注意《内经》所言“五脏六腑皆令人咳，非独肺也”，肝肺在气机、经络而言关系密切，临床中对于肝郁体质的慢性咳嗽患者，治疗上要坚持肝肺同调，兼顾他脏。

咳嗽案四

胡某，男，56岁。

首诊时间：2018年10月28日。

主诉：咳嗽反复发作2个月。

现病史：患者2个月来咳嗽反复发作，偶有白痰，伴咽干、咽痒，自觉咽部有异物感，腹部胀满，矢气多，睡觉不安，多梦易醒，纳可，大便成形，日1次，小便正常。

舌红苔白，脉沉滑。

既往史：脂肪肝病史2年。

辅助检查：①肺CT示左肺上叶轻度炎性改变，左肺下叶结节；②肺功能示小气道通气功能障碍（哈尔滨医科大学附属第一医院，2018–10–26）；③血常规示嗜酸性粒细胞百分比5.71%，血小板计数622.1×10^9/L（哈尔滨医科大学附属第一医院，2018–10–17）。

中医诊断：咳嗽—肺脾气虚。

西医诊断：①左肺上叶轻度炎症；②肺结节；③脂肪肝。

治法：健脾益气，补肺止咳。

方药：桔　梗15克　蜜百部15克　紫　菀10克　蜜白前10克
防　风10克　陈　皮15克　炙半夏10克　紫苏梗15克
枳　实15克　木蝴蝶10克　枇杷叶10克　款冬花10克
黄　芪15克　炒白术20克　柴　胡10克　磁　石20克（先煎）
莱菔子10克

7剂，日1剂，水煎300毫升，早晚分服

二诊：患者咳嗽缓解，睡眠尚可，咽干，口干。舌红苔白，脉沉滑。原方加入石斛15克，玄参15克。

方药：桔　梗15克　蜜百部15克　紫　菀10克　蜜白前10克
防　风10克　陈　皮15克　炙半夏10克　紫苏梗15克
枳　实15克　木蝴蝶10克　枇杷叶10克　款冬花10克
黄　芪15克　炒白术20克　柴　胡10克　磁　石20克（先煎）
莱菔子10克　玄　参10克　石　斛15克

7剂，日1剂，水煎300毫升，早晚分服

三诊：患者上诉诸症皆有所缓解。舌红苔白，脉沉。前方基础上去掉磁石、莱菔子，加入天冬10克，麦冬10克，继服7剂。

方药：桔　梗15克　蜜百部15克　紫　菀10克　蜜白前10克
防　风10克　陈　皮15克　炙半夏10克　紫苏梗15克
枳　实15克　木蝴蝶10克　枇杷叶10克　款冬花10克
黄　芪15克　炒白术20克　柴　胡10克　玄　参10克
石　斛15克　天　冬10克　麦　冬10克

7剂，日1剂，水煎300毫升，早晚分服

【按语】

沈金鳌在《杂病源流犀烛·咳嗽哮喘源流》中有云："盖肺不伤不咳，脾不伤不久咳。”患者肺气亏虚，失于宣肃，肺气上逆而引起咳嗽。脾气虚弱，失于运化，痰浊内生，偶有白痰；痰气相搏阻于咽喉，故患者自觉咽部有异物感。脾虚气弱，运化不健，气血生化无源，不能上奉于心，以致心神失养而睡眠不安。

谢教授认为治疗应健脾益气，补肺止咳。谢教授选用陈皮、半夏经典祛痰药对，佐以理气宽中的紫苏梗，行气化痰的枳实以调畅气机，祛除有行无形之痰。黄芪归脾、肺二经，能够补肺脾之气，配伍健脾益气的白术，升举脾胃清阳之气的柴胡，以培土生金。莱菔子既能防止不易消化的磁石伤及脾胃，又能降气化痰。二诊时患者咽干、口干，阴液不足症状明显，故在原方基础上加入滋阴生津的玄参、石斛。三诊患者诸症皆有缓解，全方疗效显著，加入天冬、麦冬各10克养阴润肺以巩固疗效。

咳嗽的基本病机可概括为邪气犯肺，肺气上逆。谢教授治疗咳嗽的患者，在宣利肺气的同时，同样重视其他脏腑的调理。无论外感内伤，咳嗽发病无外乎气机失调。肺为华盖，主一身之气，为气之主，肾为气之根，脾胃为气机升降之枢纽，肝主调畅气机，治疗时从整体出发，标本兼顾。

十九、喘　证

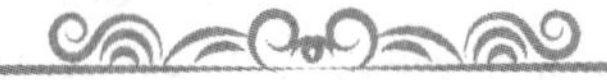

喘证案

杨某，女，50岁。

首诊时间：2019年11月3日。

主诉：喘促气短5年，加重半个月。

现病史：患者于5年前因情志不遂出现喘促气短症状，伴有咳嗽、胸闷、乏力，时有心悸，曾间断服用速效救心丸，每次200mg，每日3次，症状未见明显缓解，5年间喘促气短症状反复发作。半月前患者因饮食不节，患者喘促气短症状加重，今为求中西医结合系统治疗，遂至黑龙江中医药大学附属第一医院门诊就诊。患者现症见：喘促气短，伴有咳嗽，痰多色白，胸闷、乏力，时有心悸，右胁疼痛，胃胀，餐后加重，口干、口苦，纳、寐可，小便正常，大便干稀不调，每日1次。舌质紫暗，苔白厚腻，脉沉弦。

既往史：①高血压病史3年；②2型糖尿病病史3年；③强直性脊柱炎病史10年。

过敏史：过敏食物有海鲜、蛋白；过敏药物有头孢菌素类

月经史：13岁初潮，46岁绝经，既往月经正常。

辅助检查：①肺CT示隐源性机化性肺炎；②消化系统彩超示肝、胆、脾未见明显异常（上海东方医院，2019-09-24）。

中医诊断：喘证—痰浊阻肺，肝脾不调。

西医诊断：①隐源性机化性肺炎；②高血压病；③2型糖尿病；④强直性脊柱炎。

治法：化痰平喘，疏肝理脾。

处方：

金钱草35克	郁　金15克	姜　黄15克	白　芷15克
威灵仙15克	柴　胡10克	延胡索15克	炒白芍20克
甘　草10克	佛　手10克	紫苏子10克	香　橼10克
香　附10克	黄　芪10克	枳　壳15克	陈　皮15克
法半夏15克	茯　苓20克	杏　仁10克	百　部15克
炒白术15克	川　芎15克		

7剂，日1剂，水煎300毫升，早晚分服

二诊：患者服前方后，喘促气短略有改善，咳嗽减轻，痰量减少，右胁疼痛及胃胀明显缓解，其余症状无明显变化。舌质暗，苔白腻，脉沉弦。于前方去白芷、佛手、紫苏子，减金钱草用量为25克，延胡索用量为10克，加太子参15克。

处方：

金钱草25克	郁　金15克	姜　黄15克	威灵仙15克
柴　胡10克	延胡索10克	炒白芍20克	甘　草10克
香　橼10克	香　附10克	黄　芪10克	枳　壳15克
陈　皮15克	法半夏15克	茯　苓20克	杏　仁10克
百　部15克	炒白术15克	川　芎15克	太子参15克

7剂，日1剂，水煎300毫升，早晚分服

三诊：患者服前方后，喘促气短及胸闷、乏力、心悸均有缓解，咳嗽、咳痰明显好转，已无右胁疼痛及胃胀症状。近日自觉低热，易汗出，口气重，口干口苦，大便成形，每日1次。舌质暗，舌尖红，舌边齿痕，黄白苔，脉沉弦细。于前方去法半夏、茯苓、杏仁、百部、川芎，加黄芪用量为15克，加石斛、沙参、煅龙骨、煅牡蛎牡各20克，秦艽、牡丹皮、黄芩各10克。

处方：

金钱草25克	郁　金15克	姜　黄15克	威灵仙15克
柴　胡10克	延胡索10克	炒白芍20克	甘　草10克
香　橼10克	香　附10克	黄　芪15克	枳　壳15克
陈　皮15克	炒白术15克	太子参15克	秦　艽10克
牡丹皮10克	黄　芩10克	石　斛20克	沙　参20克
煅龙骨20克（先煎）	煅牡蛎20克（先煎）		

14剂，日1剂，水煎300毫升，早晚分服

四诊：患者服上药后，喘促气短及胸闷、乏力、心悸明显好转，偶有咳嗽，低热、多汗症状缓解，口干、口苦改善，仍觉口气重。舌质暗，舌尖红，舌边齿痕，黄白苔，脉沉弦细。于前方去香橼、香附、枳壳、陈皮，减石斛、沙参用量为15克，加藿香、佩兰各10克。

处方：

金钱草25克	郁　金15克	姜　黄15克	威灵仙15克
柴　胡10克	延胡索10克	炒白芍20克	甘　草10克
黄　芪15克	炒白术15克	太子参15克	秦　艽10克
牡丹皮10克	黄　芩10克	石　斛15克	沙　参15克
煅龙骨20克（先煎）	煅牡蛎20克（先煎）	藿　香10克（后下）	佩　兰10克（后下）

14剂，日1剂，水煎300毫升，早晚分服

五诊：患者服上药后诸症明显好转，为巩固治疗，效方不变，继服14剂。

随诊1年，病情稳定，症状未见反复发作。

【按语】

《丹溪心法·喘》曰:“六淫七情之所感伤，饱食动作，脏气不和，呼吸之息，不得宣畅而为喘急。亦有脾肾俱虚，体弱之人，皆能发喘。又或调摄失宜，为风寒暑湿邪气相干，则肺气胀满，发而为喘。又因痰气皆能令人发喘。”本案患者情志失调，忧思气结，致肝气郁滞，肺气闭阻，肺失宣降，呼吸不利，气逆而喘，出现喘促气短症状，伴有咳嗽；心与肺同居上焦，心主血脉，肺司呼吸，气为血之帅，气行则血行，肺脏受损，不能助心行血，致血行瘀滞，血不养心，故患者胸闷、乏力，时有心悸；患者未经系统诊治，自行服药而收效甚微，病情因此延误，半月前饮食不节，损及肝脾，致右胁疼痛、胃胀，餐后加重；脾失健运，积湿成痰，故见喘促气短症状加重，咳嗽痰多色白。患者病情迁延日久，虚实夹杂。舌质紫暗，苔白厚腻，脉沉弦，均为痰浊阻肺之象。

谢教授治疗以化痰平喘、疏肝理脾为原则。方中金钱草、郁金、柴胡、川芎、佛手、香橼、香附等药入肝经，疏肝解郁，清肝胆火，调畅气机；配以炒白芍、甘草养血柔肝；又加姜黄、白芷、延胡索、威灵仙助活血止痛；陈皮、枳壳行气消胀，配茯苓、炒白术增强健脾止泻之力；诸药相合，取柴胡疏肝散之效，疏肝之中兼以养肝，理气之中兼调脾胃。法半夏、百部、紫苏子、杏仁等长于降气化痰，止咳平喘；又加少量黄芪，补益肺脾，恢复正气。二诊时患者症状略见起色，以原方化裁，加太子参益气健脾，生津润肺，合茯苓、白术、甘草，有四君子汤之功，补而不峻。三诊患者诉自觉低热，易汗出，口气重，以煅龙骨、煅牡蛎平肝潜阳；黄芩、秦艽、牡丹皮清热凉血；石斛、沙参养阴生津。至四诊，患者诸症好转，舌脉亦有改善，仍觉口气重，再加藿香、佩兰芳香化湿和中。

本案患者来就诊时，已有痰郁化热之象，症见口干、口苦。患者服药一段时间后，舌质暗，舌尖红，舌边齿痕，黄白苔，脉沉弦细，可见体内仍有热邪稽留。谢教授明辨寒热虚实，在化痰平喘、疏肝理脾之余，以金钱草、郁金、黄芩清湿热，以秦艽、牡丹皮退虚热。方中对柴胡疏肝散、四君子汤的化裁，以及补气养阴药物的运用，体现了补虚泻实、标本同治的用药理念。

二十、心　悸

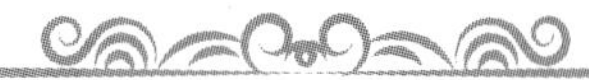

心悸案一

韩某，女，54岁。

首诊时间：2018年11月11日。

主诉：心悸2个月，加重7天。

现病史：患者2个月前因思虑过重出现心悸，未予重视，未进行治疗，症状自行缓解。7天前因思虑过度出现心悸且心慌加重，为求中西医结合治疗，遂来黑龙江中医药大学附属第一医院就诊。患者现症见：心悸，伴左腹部胀闷，恶心，下肢浮肿，乏力困倦，口干，纳可，寐差，大便成形，每日1次，小便少。舌质紫暗胖大，边有齿痕，舌苔白腻，脉弦。

既往史：①甲状腺功能减退症8年，服用优甲乐，每次50 μg，每日1次；②2型糖尿病3年，服用二甲双胍，每次0.5 g，每日2次；③非酒精性脂肪肝病史3年。

中医诊断：心悸—水饮凌心。

西医诊断：①甲状腺功能减退症；②2型糖尿病；③脂肪肝。

治法：化气行水，宁心安神。

方药：黄　芪20克　茯　苓10克　柴　胡10克　鸡内金10克
桂　枝15克　泽　泻10克　枳　壳15克　白豆蔻10克
丹　参15克　佛　手15克　紫苏子15克　炙甘草15克
陈　皮15克　石　斛15克　川　芎15克　炮附子10克（先煎）
焦白术15克　煅龙骨20克（先煎）　煅牡蛎20克（先煎）　磁　石20克（先煎）

7剂，日1剂，水煎300毫升，早晚分服

二诊：患者心悸减轻，左腹部胀闷缓解，下肢浮肿减轻，纳可，寐可，二便正常。舌质紫边有齿痕，舌苔白，脉弦。去石斛，川芎，加大腹皮15克，生姜15克，变茯苓为茯神15克。

方药：黄　芪20克　茯　神15克　柴　胡10克　鸡内金10克
桂　枝15克　泽　泻10克　枳　壳15克　白豆蔻10克

丹　参15克	佛　手15克	紫苏子15克	炙甘草15克
陈　皮15克	生　姜15克	大腹皮15克	炮附子10克（先煎）
焦白术15克	煅龙骨20克（先煎）	煅牡蛎20克（先煎）	磁　石20克（先煎）

14剂，日1剂，水煎300毫升，早晚分服

三诊：患者心悸减轻，下肢浮肿缓解，纳可，寐可，二便正常。舌质淡紫边有齿痕，舌苔白，脉弦。去煅龙骨，煅牡蛎，加茯苓15克，川芎15克。

方药：

黄　芪20克	茯　神15克	柴　胡10克	鸡内金10克
桂　枝15克	泽　泻10克	枳　壳15克	白豆蔻10克
丹　参15克	佛　手15克	紫苏子15克	炙甘草15克
陈　皮15克	生　姜15克	大腹皮15克	炮附子10克（先煎）
焦白术15克	磁　石20克（先煎）	茯　苓15克	川　芎15克

14剂，日1剂，水煎300毫升，早晚分服

四诊：患者服上药后诸症明显好转，为巩固治疗，继服14剂。

随诊6个月，病情稳定，症状未见反复发作。

【按语】

《金匮要略·痰饮咳嗽病脉证并治第十二》曰："凡食少饮多，水停心下，甚者则悸……脉偏弦者，饮也。"张锡纯在《医学衷中参西录》提到"心属火，痰饮属水，火为水迫，故作惊悸也。"以上说明水饮之邪是心悸发作的原因之一。谢教授认为忧思伤脾，则脾失健运，升清降浊失常，运化水湿失职，难以升清降浊，不能运化水湿，水湿内聚成痰，痰上犯心，致胸阳阻滞，发为心悸，证型是水饮凌心。

谢教授认为患者心悸是在阳气亏虚的基础上发生，脾主运化水湿，脾肾阳虚，不能蒸腾运化水湿，而停聚成饮，饮邪上迫，心阳被遏，则致心悸。水饮之邪阻遏气机，致左腹部胀闷；水饮犯于胃则恶心；泛滥四肢则下肢浮肿，乏力困倦；脾虚及胃，阴液亏虚，津液被阻，不能上承致口干；心神失养，魂不守舍则寐差；气化不利则小便少。舌紫暗胖大边有齿痕，脉弦，提示患者体内不仅湿邪困阻且有瘀血内停。"肝气通则心气和，肝气滞则心气乏。"故谢教授在治疗时以温脾暖阳、化气行水为主，佐疏肝理气，以期达到宁心安神，平复心悸目的。

谢教授治疗本案患者以苓桂术甘汤进行加减。茯苓健脾淡渗利湿，逐饮利小便，加泽泻增强利水之效；桂枝通心阳、解肌表，使邪从汗而解；白术与陈皮健脾燥湿，使中焦健运，佐茯苓消痰以除满；炮附子辛热温肾阳，使水有所主；炙甘草补中益气，使气血生化有源，以复脉之本，黄芪增其补气之功；加柴胡、佛手疏肝理气，使其补而不滞，且理气以宽心。煅龙骨、煅牡蛎、磁石重镇敛神安心，恢复心主神志的功能；丹参和川芎行气活血；枳壳消胀除满；紫苏子降气止呃；鸡内金和胃消食；石斛养胃生津；白豆

蔻化湿止呕并温补中焦。诸药共起化气利水、宁心安神之效。二诊患者心悸减轻，左腹部胀闷缓解，下肢浮肿减轻，去石斛、川芎，加大腹皮利水消胀，生姜宣散，佐附子以助阳，变茯苓为茯神取安神之意。三诊患者心悸减轻，下肢浮肿缓解，纳可，寐可，二便正常。舌质淡紫，边有齿痕，舌苔白，脉弦。去煅龙骨、煅牡蛎，加茯苓增强利水之效，加川芎行气以利水。四诊患者服上药后诸症明显好转，为巩固治疗，继服14剂。

心悸案二

程某，女，47岁。

首诊时间：2018年11月25日。

主诉：心悸半个月。

现病史：患者自诉半个月前因情志不佳后出现心悸，伴乏力，未予以相关对症治疗，后心悸反复发作，今为求中西医结合治疗，遂于黑龙江中医药大学附属第一医院门诊就诊。患者现症见：心悸，伴乏力，心烦，手足心热，胃胀，口干，月经量少、色暗，纳眠差，小便正常，大便不成形，每日1～2行。舌质淡红，苔黄腻，脉弦滑。

既往史：甲状腺结节病史1年。

辅助检查：24小时动态心电图示窦性心动过速，不完全性右束支传导阻滞伴ST-T改变（哈尔滨市红十字医院，2018-04-10）。

中医诊断：心悸—肝气郁滞，痰瘀阻滞。

西医诊断：①窦性心动过速；②不完全性右束支传导阻滞；③甲状腺结节。

治法：疏肝行气，化痰活血。

处方：柴　胡10克　乌　药15克　香　附15克　石　斛15克
丹　参20克　川　芎15克　当　归15克　煅龙骨20克（先煎）
炒白术20克　炙甘草15克　煅牡蛎20克（先煎）　酸枣仁6克
陈　皮15克　鸡内金15克　莱菔子15克　磁　石20克（先煎）

14剂，日1剂，水煎300毫升，早晚分服

二诊：患者自述口服上方后心悸、乏力较前改善，胃胀减轻，余症同前。舌质淡红，苔黄腻，脉弦。于上方加黄芩15克以清热泻火，浮小麦50克以清热除烦。

处方：柴　胡10克　乌　药15克　香　附15克　石　斛15克
丹　参20克　川　芎15克　当　归15克　煅龙骨20克（先煎）
炒白术20克　炙甘草15克　煅牡蛎20克（先煎）　酸枣仁6克
陈　皮15克　鸡内金15克　莱菔子15克　磁　石20克（先煎）
黄　芩15克　浮小麦50克

10剂，日1剂，水煎300毫升，早晚分服

三诊：患者自述口服上方后心悸、乏力显著改善，发作明显减少，心烦、手足心热减轻，大便正常。舌质淡红，苔黄腻（较前轻），脉弦。于上方去黄芩、鸡内金，加山药、枸杞子各15克以养阴。

处方：				
	柴　胡10克	乌　药15克	香　附15克	石　斛15克
	丹　参20克	川　芎15克	当　归15克	煅龙骨20克（先煎）
	炒白术20克	炙甘草15克	煅牡蛎20克（先煎）	酸枣仁6克
	陈　皮15克	浮小麦50克	莱菔子15克	磁　石20克（先煎）
	枸杞子15克	山　药15克		

10剂，日1剂，水煎300毫升，早晚分服

四诊：患者服上药后诸症减轻，为巩固治疗，效方不变，继服10剂。

【按语】

心律失常在中医学上归属于“心悸”范畴，主要表现为心动悸、脉结代，其病因无外乎气血阴阳亏虚、血瘀及痰湿，在治疗上多采用滋阴清火、培补心血、温通心阳、活血化瘀、重镇安神等法。《证治汇补·惊悸怔忡》中言：“人之所主者心，心之所养者血，心血一虚，神气失守，神去则舍空，舍空则郁而停痰，痰居心位，此惊悸之所以肇端也。”可见痰邪内扰是心悸发病的重要病因。本案患者平素性情急躁，肝木郁闭而失疏泄，气血失和，血行失畅，渐呈瘀血停滞于内，气滞聚湿成痰，与瘀血相互胶结，导致心脉失养发为心悸。胃胀、纳差、苔腻为痰浊内扰之征象。肝郁日久化火，火热与痰瘀互结致心烦、手足心热。心悸为本虚标实之证，该患者目前虽暂见一派标实之证，但已有邪毒渐伤阴之势，故在治疗当兼顾补血养阴。

谢教授认为在治疗此病时应当辨病与辨证结合，务必抓住疾病根本，以疏肝行气、化痰活血为法，方中柴胡、香附、乌药疏肝气之滞，畅达气机；丹参、川芎、当归以养血活血、泻血中伏火，《本草汇言》谓：“丹参，善治血分，去滞生新，调经顺脉之药也。”陈皮、莱菔子行气消胀除痰；鸡内金健胃消食；炒白术健脾化湿祛痰；炙甘草补益心脾之气，调和诸药，合酸枣仁养心安神止惊悸，合白术健脾祛痰；煅龙骨、煅牡蛎、磁石平肝潜阳疏肝，镇静安神；石斛滋胃、肾之阴，养胃生津，滋阴除热。全方合用，达疏肝、活血、祛痰、安神之功。二诊患者心烦、手足心热等症状仍明显，其内热仍在，故加黄芩、浮小麦以清热除虚烦。三诊患者诸症渐愈，应顾护渐伤之阴，加山药、枸杞子补肝肾之阴。

谢教授认为在心律失常发展过程中，标实与本虚相互影响。如心主血脉赖于心气推动和心气充盈，心气不足则血行不畅，“瘀血不去，新血不生”，血行不畅则新血无以生，心血亏损而失所养，故在治疗时应当治本不忘标，治标不忘本，如补气兼行气调血，化痰兼补脾益气等。

心悸案三

曾某，男，74 岁。

首诊时间：2019 年 11 月 23 日。

主诉：心慌 5 年。

现病史：患者 5 年来活动后心慌明显，发作频繁，伴头晕、汗出，平卧休息后可缓解，倦怠乏力，眼干眼涩，口角流涎，胃脘部偶有不适，下肢无力，活动不便，纳、寐尚可，大便不成形，每日 1 次。舌质暗红，苔白腻，脉沉涩。

既往史：①高血压病史 10 年；② 2 型糖尿病病史 10 年。

辅助检查：①消化彩超示脂肪肝，肝囊肿。②甲状腺 B 超示甲状腺双侧叶结节伴多发钙化斑块形成，左侧叶囊肿伴钙化（哈尔滨医科大学附属第四医院，2019-04-06）；③头部核磁示右侧额叶脑梗死，腔隙性脑梗死，脑萎缩；④生化示 GGT64 U/L，GLU8.0 mmol/L（哈尔滨医科大学附属第四医院，2019-11-22）。

中医诊断：心悸—气虚血瘀。

西医诊断：①脂肪肝；②甲状腺结节；③ 2 型糖尿病；④高血压病；⑤腔隙性脑梗死；⑥脑萎缩。

治法：补益心脾，活血化瘀。

方药：				
	生白术 15 克	黄　芪 15 克	柴　胡 10 克	炙甘草 15 克
	太子参 10 克	党　参 10 克	煅龙骨 20 克（先煎）	煅牡蛎 20 克（先煎）
	磁　石 20 克（先煎）	川　芎 20 克	丹　参 20 克	当　归 15 克
	姜　黄 15 克	郁　金 15 克	炒麦芽 10 克	焦山楂 10 克
	焦神曲 10 克	决明子 20 克	枸杞子 15 克	

7 剂，日 1 剂，水煎 300 毫升，早晚分服

二诊：患者心慌症状明显改善，胁肋部不适。舌质暗红，苔白腻，脉沉涩。前方基础上加金钱草 20 克。

方药：				
	生白术 15 克	黄　芪 15 克	柴　胡 10 克	炙甘草 15 克
	太子参 10 克	党　参 10 克	煅龙骨 20 克（先煎）	煅牡蛎 20 克（先煎）
	磁　石 20 克（先煎）	川　芎 20 克	丹　参 20 克	当　归 15 克
	姜　黄 15 克	郁　金 15 克	炒麦芽 10 克	焦山楂 10 克
	焦神曲 10 克	决明子 20 克	枸杞子 15 克	金钱草 20 克

7 剂，日 1 剂，水煎 300 毫升，早晚分服

三诊：患者上方诸症皆有所缓解。舌质暗红，苔白腻，脉沉涩。前方基础上加威灵仙 15 克，继服 14 剂，随诊。

方药：生白术15克　黄　芪15克　柴　胡10克　炙甘草15克
太子参10克　党　参10克　煅龙骨20克（先煎）　煅牡蛎20克（先煎）
磁　石20克（先煎）　川　芎20克　丹　参20克　当　归15克
姜　黄15克　郁　金15克　炒麦芽10克　焦山楂10克
焦神曲10克　决明子20克　枸杞子15克　金钱草20克
威灵仙15克

7剂，日1剂，水煎300毫升，早晚分服

【按语】

心悸的发生，或因气血阴阳亏虚，心失所养；或因痰火、水饮、瘀血阻滞心脉，扰乱心神。临床表现多为虚实夹杂。患者年事已高，脏腑功能失调，气血亏虚，心神失养，易发心悸，正如《丹溪心法·惊悸怔忡》云："人之所主者心，心之所养者血，心血一虚，神气不守，此惊悸之所肇端也。"患病日久，则因虚致实，气血亏虚，运行无力，日久则发为血瘀。舌质暗、脉沉涩则是典型血瘀征象。

谢教授治疗本案以补益心脾、活血化瘀为原则。方中黄芪甘温，补脾益气；当归甘温质润，补血养心；白术、太子参、党参皆为补脾益气要药，与黄芪相伍，增强补益脾气之功；炙甘草既能补益心脾之气，又能调和诸药；伍以川芎、丹参、姜黄、郁金等行气活血药物，既能活血化瘀，又使诸药补而不滞，祛瘀生新；"心为生血之脏而藏神，劳即气散，阳气外张，而神不宁"，佐以龙骨、牡蛎、磁石固涩潜阳，收敛浮越之心阳，安神止烦；焦山楂、焦神曲、炒麦芽则消食除胀；患者年事已高，肝肾不足，配以枸杞子、决明子以补益肝肾，明目。二诊时患者胁肋部不适，加入金钱草，与郁金同用，可治疗胆胀胁痛。三诊时，患者各项症状都有改善，加入15克威灵仙以通行经络，缓解下肢无力。

对于心悸的治疗，除了从心论治外，谢教授善从脾胃入手。脾胃与心生理关系密切：母子相生；经络相连；血脉相通；气机相和，气血亏虚则健脾补血。脾胃为气血生化之源，气血充足，心得养，神得安，而悸自除。对于痰饮所致的实证则健脾利湿，化水定悸。心悸常因感受外邪而诱发，治疗时注重顾护脾胃，从脾胃论治心悸是中医整体观念的体现，心脏病变往往可导致其他脏腑功能失调，反之亦然，故临床上要谨守病机，分清缓急。

二十一、胸　痹

胸痹案一

陈某，女，45岁。

首诊时间：2020年11月18日。

主诉：胸前区疼痛10天。

现病史：患者自诉10天前因外出感受寒邪出现胸前区疼痛，回家休息后可自行缓解，口服丹参滴丸每次20粒，每日3次，疼痛缓解，今为求中西医结合治疗，于黑龙江中医药大学附属第一医院门诊就诊。患者现症见：胸前区疼痛伴后背疼痛，手足不温，心慌，胸闷气短，乏力，纳可，寐差，入睡困难，大便偏干，每1～2日1次，小便可。舌淡暗，苔薄白，脉沉细。

中医诊断：胸痹—寒凝心脉。

西医诊断：冠状动脉粥样硬化性心脏病。

治法：温经散寒，宣通心阳。

方药：枳　实15克　　薤　白15克　　厚　朴15克　　桂　枝10克
黄　芪20克　　柴　胡10克　　生白术15克　　川　芎15克
丹　参10克　　延胡索15克　　乌　药15克　　当　归15克
炒白芍30克　　炙甘草10克　　煅龙骨20克（先煎）　　煅龙骨20克（先煎）
磁　石20克（先煎）　　生大黄10克（代茶）

7剂，日1剂，水煎300毫升，早晚分服

二诊：患者服药后胸前区、后背疼痛，心慌，胸闷，气短缓解，手足不温稍缓解，乏力好转，大便成形，每2日1次，小便可。舌淡，苔薄白，脉细。于前方中去生大黄，加杏仁15克，桔梗15克，宣肺气以降腑气。为巩固治疗，继服10剂，随诊6个月，病情稳定，胸痛症状未见反复发作。

方药：枳　实15克　　薤　白15克　　厚　朴15克　　桂　枝10克
黄　芪20克　　柴　胡10克　　生白术15克　　川　芎15克
丹　参10克　　延胡索15克　　乌　药15克　　当　归15克

炒白芍30克　　炙甘草10克　　杏　仁15克　　桔　梗15克
煅龙骨20克（先煎）　煅龙骨20克（先煎）　磁　石20克（先煎）

7剂，日1剂，水煎300毫升，早晚分服

三诊：患者服药后胸前区疼痛伴后背疼痛好转，手足不温稍好转，心慌，胸闷气短好转，大便成形，每日1次，小便可。舌淡，苔薄白，脉细。为巩固治疗，继服10剂，随诊6个月，病情稳定，胸痛症状未见反复发作。

【按语】

《素问·调经论》云："寒气积于胸中而不泻，不泻则温气去，寒独留，则血凝泣，凝则脉不通。"患者于冬日感受寒邪，寒主收引凝滞，阴寒内盛，寒气客于背俞之脉，气血痹阻，心脉不通，不通则痛，故胸前区、后背疼痛。叶天士《临证指南医案》也说："若夫胸痹，则但因胸中阳虚不运，久而成痹。"寒凝胸中，胸阳失展，心气痹阻，营血运行不畅，可见胸闷气短、心慌、手足不温之症。近日因胸痛加重，情绪不畅，扰动心神，则入睡困难。寒凝内盛，气机郁滞于胸不得布散，肺气不降，腑气不通，故大便偏干。舌淡暗，苔薄白，脉沉细，均为阴寒内盛之象。

谢教授认为，治疗胸痹当以温经散寒、宣通心阳为原则，选用枳实薤白桂枝汤合当归四逆汤加减以通阳理气，温经散寒。方中枳实、厚朴开痞散结，下气除满；桂枝上以宣通心胸之阳，下以温化中下二焦之阴气，既通阳又降逆，通阳则阴寒之气不致内结，降逆则阴寒之气不致上逆；薤白辛温通阳散结气，枳实、厚朴二者同用，共助薤白宽胸散结、下气除满、通阳；配以当归、炒白芍养血活血；同时炒白芍与炙甘草又有缓急止痛之功，患者疼痛较重配以川芎、丹参、延胡索活血理气定痛，柴胡、乌药可理气止痛散寒，共奏温经散寒、活血通痹之效；黄芪、白术健脾益气以缓解患者乏力之感；重镇安神配以煅龙骨、煅牡蛎、磁石；生大黄代茶饮既可活血通经，又有泻下作用，推陈致新，以缓解大便偏干。

谢教授认为胸痹之证的发生总属患者平素体虚，又感虚邪贼风。在治疗中以祛外邪为主，同时兼顾扶助正气，标本同治。临床常运用川芎、丹参和延胡索等活血化瘀之品，以通气血瘀滞之脉络，黄芪、白术等健脾益气之药扶正。

胸痹案二

张某，男，57岁。

首诊时间：2018年11月17日。

主诉：心前区刺痛反复发作1年。

现病史：患者1年前因情绪不畅突发心悸，伴有心前区刺痛，自行服用硝酸甘油舌下片，每次 0.6mg，发作时舌下含服。1 年间病情控制尚可，但每因情志不畅而发作，今为求进一步中西医结合系统治疗，遂来黑龙江中医药大学附属第一医院门诊就诊。患者现症见：心前区刺痛反复发作，伴有心悸，胸闷，气短，胃脘部胀满，呃逆，纳差，寐差，大便不成形、量少，日 1 次，小便正常。舌紫暗，苔薄，脉弦。

中医诊断：胸痹—气滞血瘀。

西医诊断：冠状动脉粥样硬化性心脏病。

治法：活血化瘀，行气止痛。

方药：丹　参 15 克　当　归 10 克　川　芎 20 克　鸡血藤 10 克
桔　梗 15 克　枳　壳 15 克　柴　胡 10 克　香　橼 15 克
佛　手 15 克　陈　皮 15 克　草豆蔻 10 克　白豆蔻 10 克（后下）
煅龙骨 20 克（先煎）　煅牡蛎 20 克（先煎）　磁　石 20 克（先煎）　焦神曲 10 克
炒麦芽 10 克　焦山楂 10 克　鸡内金 10 克　黄　芪 15 克

7 剂，日 1 剂，水煎 300 毫升，早晚分服

二诊：患者服药后 1 周心前区刺痛未发作，睡眠有所改善，偶发呃逆。舌紫暗，苔薄，脉弦。前方疗效显著，加入柿蒂 10 克，继服 7 剂。

方药：丹　参 15 克　当　归 10 克　川　芎 20 克　鸡血藤 10 克
桔　梗 15 克　枳　壳 15 克　柴　胡 10 克　香　橼 15 克
佛　手 15 克　陈　皮 15 克　草豆蔻 10 克　白豆蔻 10 克（后下）
煅龙骨 20 克（先煎）　煅牡蛎 20 克（先煎）　磁　石 20 克（先煎）　焦神曲 10 克
炒麦芽 10 克　焦山楂 10 克　鸡内金 10 克　黄　芪 15 克
柿　蒂 10 克

7 剂，日 1 剂，水煎 300 毫升，早晚分服

三诊：患者心慌、呃逆等症皆有所缓解。舌暗，苔薄，脉弦。前方基础上去掉磁石、焦山楂、焦神曲、炒麦芽、鸡内金，继服 7 剂。

方药：丹　参 15 克　当　归 10 克　川　芎 20 克　鸡血藤 10 克
桔　梗 15 克　枳　壳 15 克　柴　胡 10 克　香　橼 15 克
佛　手 15 克　陈　皮 15 克　草豆蔻 10 克　白豆蔻 10 克（后下）
煅龙骨 20 克（先煎）　煅牡蛎 20 克（先煎）　黄　芪 15 克　柿　蒂 10 克

7 剂，日 1 剂，水煎 300 毫升，早晚分服

【按语】

胸痹病机特点为上焦阳气亏虚，痰饮、瘀血等阴寒之邪上犯，导致了胸痹的发生。患者平素情志不调，郁怒伤肝，肝郁气滞，甚则气郁化火，灼津成痰，使血行不畅，导致气滞血瘀，不通则痛。木旺乘土，脾气亏虚，运化失常，湿浊内生，则出现纳差、胃

脘胀满、大便不成形等症状。心脉痹阻，心神失养，则睡眠不安。

谢教授认为本案患者治疗应活血化瘀，行气止痛。谢教授重用丹参为君，本品入心肝血分，性善通行，能活血化瘀，通经止痛，为治疗血瘀要药。臣以“血中气药”川芎，补血活血之当归、鸡血藤以增强本方行气活血之功；桔梗、枳壳一升一降，宽胸行气，且桔梗能载药上行；柴胡疏肝解郁，升达清阳，与桔梗、枳壳同用，尤善理气行滞，使气行则血行。佐以陈皮、二蔻健脾化湿；黄芪祛瘀生新；香橼、佛手常相须为用以疏解肝郁；龙骨、牡蛎则固涩潜阳。二诊时患者偶作呃逆，在原方基础上加入止呃要药柿蒂。三诊时，患者诸症皆有所缓解，在原方基础上去磁石、焦三仙、鸡内金，继服 7 剂，巩固疗效。

胸痹的病位在心。心主血脉，其正常功能的发挥依赖心气的推动，以及充足的血液，两者关系中，气为血帅。《医林改错》曰：“血管无气，必停留而瘀。”气虚运化无权，推动无力，可导致血虚、血瘀。谢教授在治疗胸痹患者时重视调和气血，通畅血脉。《素问·至真要大论》曰：“疏其血气，令其调达，而致和平。”调畅气与血之间的关系，使气畅血行，心有所养，血脉通利，从而维系心的正常生理活动。同时，心为十二官之主宰，心清神明，利于调节其余脏腑的功能活动，重视精神调摄，避免情绪波动，有利于该病的防治。

胸痹案三

闫某，男，57 岁。

首诊时间：2018 年 11 月 11 日。

主诉：胸部闷痛 4 年，加重半个月。

现病史：患者 4 年前因恼怒出现胸部闷痛伴心悸，前往哈尔滨医科大学附属第一医院就诊，诊断为冠状动脉粥样硬化性心脏病，遵医嘱服用抗血小板聚集药阿司匹林，每次 100mg，每日 3 次，胸痛缓解。半个月前患者因劳累出现胸痛加重，伴有心悸，口服药物后症状减轻不明显，遂来黑龙江中医药大学附属第一医院就诊。患者现症见：胸闷气短，心前区有刺痛，夜间加重，伴有心悸，手足不温，胃胀，反酸，口干，寐差易醒，纳差，大便不成形，每日 1 次，小便正常。舌质紫暗，苔白腻，脉弦。

辅助检查：肝胆胰脾彩超示肝血管瘤（哈尔滨医科大学附属第一医院，2018-10-24）。

中医诊断：胸痹—气滞血瘀。

西医诊断：①冠状动脉粥样硬化性心脏病；②肝血管瘤。

治法：理气活血，化瘀止痛。

方药：丹　参 10 克　　砂　仁 15 克　　白豆蔻 10 克　　焦山楂 10 克

佛 手15克	陈 皮10克	柴 胡10克	焦神曲10克
桔 梗15克	黄 芪15克	石 斛10克	炒莱菔子10克
川 芎15克	柿 蒂10克	枳 壳10克	焦麦芽10克
沉 香15克（后下）	煅牡蛎20克（先煎）	煅龙骨20克（先煎）	磁 石20克（先煎）

7剂，日1剂，水煎300毫升，早晚分服

二诊：患者服药后胸闷气短缓解，心前区刺痛减轻，胃胀反酸减轻，纳可，大便成形，每日1次，小便正常，寐差。舌质紫暗，苔白，脉弦。去炒莱菔子、焦神曲、石斛，加厚朴15克，藿香10克，姜半夏10克。

方药：

丹 参10克	厚 朴15克	砂 仁15克	焦麦芽10克
佛 手15克	陈 皮10克	柴 胡10克	姜半夏10克
桔 梗15克	黄 芪15克	柿 蒂10克	白豆蔻10克
川 芎15克	枳 壳10克	藿 香10克	焦山楂10克
沉 香15克（后下）	煅牡蛎20克（先煎）	煅龙骨20克（先煎）	磁 石20克（先煎）

14剂，日1剂，水煎300毫升，早晚分服

三诊：患者服上药后诸症明显好转，为巩固治疗，继服14剂。

随诊6个月，病情稳定，症状未见反复发作。

【按语】

胸痹，痹者，闭也，不通之义，心脉不通，气血运行不畅，发为胸痹心痛。瘀血是胸痹发生的重要因素，《继志堂医案·痹气门》中提道："胸痛彻背，是名胸痹……此病不惟痰浊，且有瘀血。"《仁斋直指方·血荣气卫论》中说："盖气者，血之帅也。气行则血行，气止则血止。"谢教授从血瘀和气滞辨治此例胸痹心痛。谢教授认为肝气不舒，气机不畅，气不能正常推动血液运行，可导致瘀血停滞于心胸；脾胃气虚，无力推动血行，也可导致瘀血停留。故谢教授治疗此患者在调血的同时，也重视气虚者宜补益正气，气滞者宜理气通滞。

《素问·痹论》云："病久入深，荣卫之行涩。"《素问·玉机真脏论》云："脉道不通，气不往来。"谢教授认为本案患者既往有冠心病史，患者病程迁延不愈，加之忧思焦虑，精神紧张，导致肝郁愈甚，气机不畅，以致血液壅滞不行，发为血瘀，可见患者心胸剧痛，如刺如绞；肝郁气滞则伴发心悸胸闷，致使胃失和降，则见胃胀反酸；《医方考》云："脾胃者，土也。土为万物之母，诸脏腑百骸受气于脾胃而后能强。若脾胃一亏，则众体皆无以受气。"患者脾胃虚弱，气血化源不足，则气短；心神失养则寐差易醒；脾虚不能正常运化水谷，则纳差食少；湿浊内生，偏渗肠间，则大便不成形；另外脾胃亏虚也可以导致阴津不足，胃阴亏虚则口干；气虚及阳，失于温煦故患者手足不温；舌紫暗苔腻、脉弦是气滞血瘀之象。所以谢教授在理气化瘀的同时加上健脾和胃的药，有利于

疾病的去除。

谢教授治疗本案以丹参饮加减。丹参饮出自《时方歌括》:“丹参饮，治心痛、胃脘诸痛多效。”方中重用丹参，因其入少阴、厥阴血分，去宿血，生新血；沉香辛温理气，除气结；砂仁味辛气温，通行诸滞，配以川芎活血行气；桔梗加枳壳一升一降，行气宽胸；柴胡、佛手疏肝理气；同时桔梗载药上行；诸药合用具有活血化瘀、疏理气机、调气养血之效。陈皮理气健脾，焦三仙和胃消食，炒莱菔子和胃消胀，石斛滋养胃阴，柿蒂降逆止呃，白豆蔻化湿行气，开胃止呕加以黄芪补气，共同调理患者脾胃，使其气血充足。磁石、煅龙骨、牡蛎镇静安神解其寐差易醒之症。二诊患者胸闷气短缓解，心前区刺痛减轻，胃胀反酸减轻，纳可，故去炒莱菔子、焦神曲、石斛，加厚朴行气宽中，藿香化湿醒脾，加姜半夏加强止呕之力。谢教授在行气活血之时，不忘健运脾胃，以调护正气，因而疗效显著。

胸痹案四

吴某，男，58 岁。

首诊时间：2019 年 11 月 24 日。

主诉：胸部闷痛 20 天，加重 1 天。

现病史：患者 20 天前因情绪不畅后出现胸部闷痛，休息后稍缓解，未予重视及治疗，20 天来胸部闷痛症状反复发作。1 天前，患者因劳累胸部闷痛症状加重，伴有后背部疼痛，遂来就诊。患者现症见：胸痛彻背，心慌，胸闷气短，乏力倦怠，头昏沉，下肢酸沉，纳差，寐差，大便不成形，小便可。舌质暗，边有齿痕，苔白腻，脉沉滑。

既往史：①高血压病史 7 年（口服氨氯地平每日 1 片，血压控制在 130/90 mmHg 左右）；② 2 型糖尿病病史 17 年；③左肺上叶摘除术后 8 年。

辅助检查：①颅脑 CT 示腔隙性脑梗死；②双肺 CT 示双肺多发占位性病变（考虑纤维瘤，0.04 cm），左肺上叶炎性病变，双肺支气管炎性病变；③生化示 TBIL22 μmol/L，DBIL6 μmol/L，血尿素氮（BUN）6.49 mmol/L，UA488 μmol/L，GLU9.89 mmol/L（黑龙江中医药大学附属第一医院，2018-05-08）。

中医诊断：胸痹—痰浊闭阻。

西医诊断：①腔隙性脑梗死；②高血压病；③ 2 型糖尿病；④双肺占位性病变（纤维瘤）。

治法：疏肝健脾，豁痰宣痹。

方药：柴　胡 15 克　　炒白术 15 克　　茯　苓 20 克　　党　参 20 克
　　　牛　膝 15 克　　炒杜仲 20 克　　黄　芪 20 克　　桂　枝 20 克

白豆蔻 10 克	藿　香 10 克	佩　兰 10 克	砂　仁 6 克（后下）
炙甘草 15 克	石菖蒲 15 克	磁　石 20 克（先煎）	

14 剂，日 1 剂，水煎 300 毫升，早晚分服

二诊：患者胸痛彻背、心慌、胸闷气短、头昏沉、下肢酸沉症状减轻，寐差未见明显改善，大便成形，小便可。舌质暗，边齿，苔白，脉沉滑。故加首乌藤 20 克，合欢花 15 克，安神助眠。

方药：

柴　胡 15 克	炒白术 15 克	茯　苓 20 克	党　参 20 克
牛　膝 15 克	炒杜仲 20 克	黄　芪 20 克	桂　枝 20 克
白豆蔻 10 克	藿　香 10 克	佩　兰 10 克	砂　仁 6 克（后下）
炙甘草 15 克	石菖蒲 15 克	磁　石 20 克（先煎）	首乌藤 20 克
合欢花 15 克			

14 剂，日 1 剂，水煎 300 毫升，早晚分服

三诊：患者胸痛彻背、心慌、胸闷气短、乏力倦怠、头昏沉、下肢酸沉症状明显缓解，纳可，寐可，大便成形，日 1 次，小便可。舌质淡红，苔薄白，脉沉缓。原方再服 7 剂巩固。

【按语】

《症因脉治》云："胸痹之因，饮食不节……痰凝血滞。"《医门法律》云："胸痹总因阳虚，故阴得乘之。"《明医杂著·处方药品多少论》云："肝气通则心气和，肝气滞则心气乏，此心病先求于肝，清其源也。"患者因情绪不畅，肝气郁滞而发为胸痹，日久肝木克犯脾土，脾虚运化水液失常，聚湿生痰，上犯心胸，阻遏心阳，心脉闭阻，故胸痹症状加重，胸痛彻背，心慌，胸闷气短；湿邪走窜，上蒙清窍，出现头部昏沉；湿邪下注，流于下肢，故双下肢酸沉；舌质暗，边齿痕，苔白腻，脉沉滑，四诊合参，辨为痰浊闭阻证。该病患为本虚标实之证。就标实而言，痰浊闭阻心脉，经脉不通；就本虚而言，脾胃虚弱，运化水湿无力，共同发为胸痹，应当及时治疗，若迁延不愈反复发作，若病情骤变，发为真心痛，病情凶险。

谢教授治疗以疏肝健脾，豁痰宣痹为原则。患者因情绪不畅而发病，故以柴胡为君药，入肝经疏肝解郁，调畅气机；患者大便不成形，脾虚湿蕴，故取四君子汤之意补脾气，温脾阳，中气盛则宗气旺，心脉自通；白豆蔻、藿香、佩兰、砂仁醒脾化湿；牛膝、杜仲温肾阳，心为君火，肾为相火，胸痹病因"阳微阴弦"，故温肾通阳，相火在下，系阳气之根，逐阴化痰；黄芪行滞通痹，桂枝配炙甘草，辛甘化阳，温通心脉；石菖蒲开窍豁痰以治其标；磁石重镇安神改善睡眠。二诊睡眠改善不明显，故又加首乌藤、合欢花加大安神力度。

谢教授认为，在治疗脾胃失调引起的胸痹时，调理脾胃是其根本法则。脾胃阳气充

足对心脉正常运行意义重大，且心属火，脾属土，五行上心脾为母子关系，脾胃之病变可伤于心，当谨防子病犯母。此患脾虚之后痰湿闭阻心阳发病，痰湿为阴邪，易阻遏气机，损伤阳气，痰浊不去，胸阳难复，故从脾胃入手治疗，健脾气，温脾阳，通阳化痰宣痹。

胸痹案五

孙某，女，30岁。

首诊时间：2018年11月18日。

主诉：阵发性胸闷、胸痛45天，加重2天。

现病史：患者自述近45天来自觉劳累或休息不好后出现阵发性胸闷及胸部刺痛，瞬间即缓解，伴心悸，当时未予以重视。2天前因加班后出现胸闷、胸痛发作频繁，遂于黑龙江中医药大学附属第一医院门诊就诊。患者现症见：阵发性胸闷胸痛，伴心悸、气短，易惊，纳可，寐差、多梦，小便正常，大便不成形，质黏，每日1行。舌质暗淡，苔薄白，脉沉弦。

既往史：卵巢囊肿病史2年。

中医诊断：胸痹—气虚血瘀。

西医诊断：①窦性心动过速；②卵巢囊肿。

治法：益气活血，养心安神。

处方：黄　芪15克　炒白术20克　丹　参15克　川　芎15克
当　归15克　桂　枝10克　煅龙骨20克（先煎）　煅牡蛎20克（先煎）
炙甘草15克　茯　神15克　香　橼15克　柏子仁6克
首乌藤10克　合欢花10克　柴　胡10克　酸枣仁6克
磁　石20克（先煎）

14剂，日1剂，水煎300毫升，早晚分服

二诊：患者自述口服上方后胸闷减轻，睡眠改善，但活动仍有胸痛，现疲乏、气短，余症同前。舌质暗淡，苔薄白，脉沉弦。上方加延胡索、赤芍各15克以增强活血通络之力，加桔梗15克以开肺气。

处方：黄　芪15克　炒白术20克　丹　参15克　川　芎15克
当　归15克　桂　枝10克　煅龙骨20克（先煎）　煅牡蛎20克（先煎）
炙甘草15克　茯　神15克　香　橼15克　柏子仁6克
首乌藤10克　合欢花10克　柴　胡10克　酸枣仁6克
延胡索15克　赤　芍15克　桔　梗15克　磁　石20克（先煎）

14剂，日1剂，水煎300毫升，早晚分服

三诊：患者自述口服上方后胸闷胸痛基本消失，心悸气短减轻。舌质暗淡，苔薄白，脉沉。上方去延胡索，加五味子10克以宁心安神。

处方：黄芪15克　炒白术20克　丹参15克　川芎15克
当归15克　桂枝10克　煅龙骨20克（先煎）　煅牡蛎20克（先煎）
炙甘草15克　茯神15克　香橼15克　柏子仁6克
首乌藤10克　合欢花10克　柴胡10克　酸枣仁6克
五味子10克　赤芍15克　桔梗15克　磁石20克（先煎）

14剂，日1剂，水煎300毫升，早晚分服

四诊：患者服上药后诸症明显好转。为巩固治疗，效方不变，继服10剂。

随诊半年，病情稳定，症状未见反复发作。

【按语】

《金匮要略》论述胸痹病机是阳微阴弦，胸痹的发生在于心气、心阳不足而导致气滞、寒凝、痰邪阻痹心胸。王清任《医林改错》曰："元气既虚，必不能达于血管，血管无气，必停留而瘀。"本案患者因劳累过度，劳伤心脾，心之气血暗耗，心气不足，易致血瘀，心脉瘀阻，不通则通，故见胸前区憋闷、疼痛；心失所养，故伴心悸、气短；脾气亏虚，水谷精微运化失司，致清阳不升、浊阴不降，故可见大便不成形；寐差，舌质暗淡，苔薄白，脉沉弦，是气虚血瘀之舌脉。本案属本虚标实，本为心脾气血亏虚，标为瘀血阻滞。

谢教授认为胸痹的临床表现为本虚标实、虚实夹杂，心脾肾虚损为本，痰浊、瘀血为标，治疗上当以益气活血、养心安神为法，方以归脾汤合桂枝龙骨牡蛎汤加减。方中黄芪、白术、炙甘草补益心脾肺之气，以利气血运行；丹参、川芎行气活血，川芎芳香走窜，活血通脉，引药达病所；当归养血活血，配伍川芎活血而不伤正；桂枝调阴阳、和营卫，煅龙骨、煅牡蛎潜镇安神，三者相合调和营卫，摄纳心神；茯神、酸枣仁、柏子仁养心安神；合欢花解郁安神，首乌藤养血安神；谢教授治疗此病心肝并治，"心受气于肝"，"肝气舍于心"，故加柴胡、香橼疏肝气，柴胡配黄芪又可升提中气。二诊患者胸前区疼痛改善不明显，遂加延胡索、赤芍加强行气活血通脉之功，合当归、川芎养血活血。诸药合用，使气血调和，血脉通利。

谢教授指出西医学心绞痛、心肌梗死、病毒性心肌炎、心包炎等均属于胸痹范畴，在治疗时应注重辨病与辨证结合。在临证时，谢教授从五脏相关而论治，尤重少阳枢机，善用柴胡剂疏肝解郁，活血化瘀常用丹参、赤芍、红花、全虫、蜈蚣等。

二十二、不 寐

不寐案一

李某，男，57岁。

首诊时间：2021年3月21日。

主诉：不寐半年，加重3天。

现病史：患者自诉半年前因情志不畅出现不寐，胃脘部痞满不适，餐后加重，体重下降，未予重视，未予系统治疗。3天前因过饱饮食后出现不寐症状加重，伴胃脘部胀痛，自行口服宽中顺气丸，每次6g，每日3次，未见明显好转，今为求中西医结合系统治疗，遂至黑龙江中医药大学附属第一医院门诊就诊。患者现症见：不寐，胃脘部痞满不适，餐后加重，体重下降，口干口苦，纳差，大便不成形，2日1行，小便黄。舌质暗，苔黄腻，脉弦。

既往史：慢性浅表性胃炎病史6年。

中医诊断：不寐—肝气郁滞。

西医诊断：慢性浅表性胃炎。

治法：疏肝和胃，理气安神。

方药：				
	柴　胡10克	焦白术15克	煅龙骨30克（先煎）	煅牡蛎30克（先煎）
	陈　皮20克	郁　金15克	香　附15克	香　橼15克
	黄　芩15克	焦栀子15克	首乌藤15克	合欢花15克
	焦山楂15克	焦神曲15克	炒麦芽15克	炒黄芪30克
	太子参10克			

7剂，日1剂，水煎300毫升，早晚分服

二诊：患者服上药后胃脘部痞满不适症状明显好转，寐差未见明显好转。舌质暗，苔黄腻，脉弦。遂于上方加百合10克，莲子心10克。

方药：				
	柴　胡10克	焦白术15克	煅龙骨30克（先煎）	煅牡蛎30克（先煎）
	陈　皮20克	郁　金15克	香　附15克	香　橼15克
	黄　芩15克	焦栀子15克	首乌藤15克	合欢花15克

焦山楂15克　　焦神曲15克　　炒麦芽15克　　炒黄芪30克
太子参10克　　百　合10克　　莲子心10克

7剂，日1剂，水煎300毫升，早晚分服

三诊：患者服上药后诸症明显好转，为巩固治疗，效方不变，继服10剂。

随诊1年，病情稳定，症状未见反复发作。

【按语】

《难经》载"人之安卧，神归心，魄归肺，魂归肝，意归脾，志藏肾，五脏各安其位而寝"，明确指出人之寤寐多由神的活动来主宰。

谢教授认为在治疗不寐时应注重分清虚实，强调标本兼治，主张辨病与辨证相结合，基于"胃不和则卧不安"理论，从脾胃论治失眠，遵调理脾胃之法。该患者平素情志不畅，肝气不舒，扰动心神，出现不寐症状；肝气犯胃，胃脘部痞满不适，肝气郁滞化火，肝火上炎，故见口干、口苦。治疗以疏肝和胃、理气安神为原则。方中柴胡、陈皮、香附、香橼疏肝理气，以达气机舒畅；焦白术、炒黄芪、太子参、焦山楂、焦神曲、炒麦芽理气健脾，气机升降得复；郁金、黄芩、焦栀子清气机郁滞之火；煅龙骨、煅牡蛎、首乌藤、合欢花共奏安神之功。二诊患者寐差没有明显改善，加用百合清心润燥，莲子心清心泻火，调节肝火上炎扰动心神所致寐差症状，与煅龙骨、煅牡蛎、首乌藤、合欢花合用共同清心安神，使患者"阴平阳秘，精神乃治"。

通过多年临床经验，谢教授发现龙江地区失眠的发生率较高，这可能与龙江地区人们的生活习惯及环境息息相关。龙江地区饮食习惯偏重咸味，然而"五味不得偏嗜""咸多伤心"，若嗜"咸"过量，则心脏易损，影响心主神之功能，导致心神不宁，夜卧不安。同时，东北地区属温带季风气候，雨量偏少，气候干燥，根据天人相应理论，人们时有烦躁之感，故多见情志不舒，抑郁日久而伤肝。因此，在临床上常见肝血不足、心神失养，肝肾阴虚、肝阳上亢动风，肝气郁结、化火上扰心神之顽固性失眠。在治疗上谢教授通过因时、因地、因人三因治宜，根据"肝病烦心扰神"，提出"肝心同治"治则，或补益肝血、除烦宁心；或平肝息风、化瘀安神；或疏肝解郁、清火安神。运用酸枣仁汤、天麻钩藤饮、柴胡加龙骨牡蛎汤等经方、时方，并且在诊治过程中密切观察病情变化，方药调整有的放矢。

不寐案二

刘某，女，58岁。

首诊时间：2019年12月1日。

主诉：寐差10年，加重1个月。

现病史：患者10年前大怒后出现失眠，伴见头晕心悸，后常因情志不舒出现失眠、头晕甚则彻夜不眠，心烦不安，情绪缓解后失眠头晕得以好转，后症状一直反复，1个月前寐差进行性加重，现为寻求中西医结合系统治疗，遂来就诊。患者现症见：寐差，头晕心悸，阵汗，腋下为重，口干口苦，纳可，体力差，偶见左右侧腹部隐痛，易腹泻，大便成形，1日2行。舌红嫩，苔花剥，薄白，脉沉无力。

既往史：①痔疮病史10年；②腔隙性脑梗塞病史8年。

中医诊断：不寐—气滞心胸。

西医诊断：①自主神经功能紊乱；②腔隙性脑梗塞。

治法：疏肝理气，养心安神。

方药：柴　胡10克　焦白术15克　香　附15克　香　橼15克
煅龙骨20克（先煎）　煅牡蛎20克（先煎）　合欢花10克　首乌藤30克
牡丹皮10克　赤　芍10克　麻黄根10克　浮小麦10克
炒黄芪15克　太子参10克　石　斛10克

7剂，日1剂，水煎300毫升，早晚分服

二诊：患者服药后失眠、头晕已有好转，汗出减少，患者精神状态有明显改善，口干、口苦依然，腹部不再隐痛，大便1日1行。舌质红嫩，仍可见部分花剥苔，脉沉。由于口干、口苦仍在，故与上方中加入焦栀子10克以泻火除烦。

方药：柴　胡10克　焦白术15克　香　附15克　香　橼15克
焦栀子10克　煅龙骨20克（先煎）　煅牡蛎20克（先煎）　合欢花10克
首乌藤30克　牡丹皮10克　赤　芍10克　麻黄根10克
浮小麦10克　炒黄芪15克　太子参10克　石　斛10克

14剂，日1剂，水煎300毫升，早晚分服

三诊：患者服药后已无明显自觉症状，诸症好转。舌质正常，已无花剥苔，苔薄白，脉沉。去上方中焦栀子以防伤正气，加入鸡内金15克以顾护胃气。

方药：柴　胡10克　焦白术15克　香　附15克　香　橼15克
鸡内金15克　煅龙骨20克（先煎）　煅牡蛎20克（先煎）　合欢花10克
首乌藤30克　牡丹皮10克　赤　芍10克　麻黄根10克
浮小麦10克　炒黄芪15克　太子参10克　石　斛10克

7剂，日1剂，水煎300毫升，早晚分服

【按语】

《血证论·卧寐》云："不寐之证有二，一是心病，一是肝病。"《杂病源流犀烛》中有言："不寐，心血虚而有热病也。然主病之经，虽专属心，其实五脏皆兼及也。"皆说明不寐不仅只是心病，还与肝密切相关。

谢教授认为患者于10年前出现失眠头晕，究其原因为情志不畅。情志不遂，暴怒伤

肝，肝气郁结，进而化火，邪火扰动心神，神不安则不寐，故患者心情舒畅后失眠得以缓解。肝为刚脏，体阴而用阳，其性主动主升。肝郁化火，风阳扰动，则为头晕，正如《临证指南医案·眩晕》云："经云：诸风掉眩，皆属于肝。头为六阳之首，耳目口鼻，皆系清空之窍，所患眩晕者，非外来之邪，乃肝胆之风阳上冒耳……"大怒伤肝，怒则气逆，阴虚于下，火逆于上，撼动心神，发为心悸。足厥阴肝经布胸胁，肝气郁结，不通则痛，故可见两侧腹疼痛。气有余便是火，邪热郁蒸津液，迫津外泄，则为汗出。口干、口苦，舌红嫩，花剥苔，脉沉，均为气郁化火伤阴之象。

谢教授以疏肝理气、养心安神为治疗原则。方中柴胡为君，主以疏肝理气，佐以香附、香橼增加理气止痛之功。方中加入焦白术以补气健脾同时兼以止汗，《备急千金要方》记载其可治汗出不止，同时配伍黄芪可补气固表止汗。于疏肝理气之品中配伍芪、术等益气健脾之物，中焦气机得畅，可促疾病向愈体现了谢教授肝脾同调的思想。"培养中气，降肺胃以助金水之收藏，升肝脾以益木火之生长，则精秘而神安矣"，中焦安和，神即安和。煅龙骨、煅牡蛎、合欢花与首乌藤可达养心安神之效。患者不寐已有十年之久，"顽疾多瘀血"，故而在方中加入牡丹皮、赤芍活血化瘀止痛。黄芪、太子参、麻黄根、浮小麦共奏补气健脾、固表止汗之功；麻黄根甘涩性平，入肺经能行肌表、实卫气、固腠理、闭毛窍；浮小麦甘凉入心经，能益心气、敛心液，与麻黄根配伍可增加固表止汗之功。二诊时患者依旧有口干、口苦，加入焦栀子以泻火除烦。三诊时为防止焦栀子苦寒伤及正气，故去掉焦栀子，将其换成顾护胃气之鸡内金。谢教授在治疗因情志不畅而致失眠时，常注重用药调理气机，比如方中柴胡、香附与香橼，气行则血畅，气血调和，神即安和。对于多年未愈的疾病，应适当加入活血祛瘀药物，如方中牡丹皮与赤芍，以防止久病成瘀，避免使疾病胶着难愈。

不寐案三

刘某，女，49岁。

首诊时间：2019年11月24日。

主诉：寐差易醒10年，加重1个月。

现病史：患者10年前因情志不畅后开始出现寐差易醒，未予重视，未进行系统治疗，症状反复发作。1个月前患者心情不佳，寐差愈发严重，今为求进一步中西医结合诊疗，遂就诊于黑龙江中医药大学附属第一医院门诊。患者现症见：寐差易醒，醒后难以入睡，伴有胸闷气短，头胀耳鸣，烦躁焦虑，脱发，纳可，大便稍干，每1～2日1次，小便正常。舌紫暗，苔黄腻，脉弦滑。

既往史：①胆囊结石病史6年；②全子宫－双侧附件切除术后1个月。

中医诊断：不寐—肝郁气滞，瘀热内阻。

西医诊断：①失眠；②焦虑症；③胆囊结石。

治法：理气活血，养心安神。

方药：柴　胡10克　香　橼15克　香　附15克　金钱草30克
首乌藤30克　合欢花10克　丹　参10克　川　芎10克
柏子仁10克　莲子心10克　酸枣仁10克　煅龙骨20克（先煎）
煅牡蛎20克（先煎）　磁　石20克（先煎）

7剂，日1剂，水煎300毫升，早晚分服

二诊：患者服上药后入睡快，睡眠时间较前延长，中途醒的次数也减少，胸闷气短、耳鸣减轻，仍有头胀、脱发、焦虑感。舌紫暗，苔黄腻，脉弦滑。故在原方基础上加上夏枯草15克，藿香10克，佩兰10克。

方药：柴　胡10克　香　橼15克　香　附15克　金钱草30克
首乌藤30克　合欢花10克　丹　参10克　川　芎10克
柏子仁10克　莲子心10克　酸枣仁10克　夏枯草15克
藿　香10克（后下）　佩　兰10克（后下）　煅龙骨20克（先煎）　煅牡蛎20克（先煎）
磁　石20克（先煎）

10剂，日1剂，水煎300毫升，早晚分服

三诊：患者服上药后睡眠良好，少有中途醒，头胀耳鸣缓解，现心情愉悦，精神佳，饮食、二便正常。舌淡紫，苔薄黄腻，脉弦滑和缓。故于上方减柏子仁、酸枣仁，加茯苓15克。

方药：柴　胡10克　香　橼15克　香　附15克　金钱草30克
首乌藤30克　合欢花10克　丹　参10克　川　芎10克
莲子心10克　茯　苓15克　夏枯草15克　藿　香10克（后下）
佩　兰10克（后下）　煅龙骨20克（先煎）　煅牡蛎20克（先煎）　磁　石20克（先煎）

14剂，日1剂，水煎300毫升，早晚分服

【按语】

不寐是以人体经常不能获得正常睡眠为特征的一类病症，主要表现为睡眠时间、深度的不足，亦称为失眠，在《黄帝内经》《外台秘要》等古籍中均有描述。对于其发病，卫气不入于阴为其发病主要原因。谢教授以为，人的正常睡眠系由心神所主，阳气由动转静时即入睡，而阳气由静转动时即清醒，正如《灵枢·口问》所言：“阳气尽，阴气盛，则目瞑；阴气尽而阳气盛，则寤矣。”即机体阴阳的平衡对于改善不寐至关重要。

此人平素心思细腻，爱生闷气，难以释放情绪，日久肝气失于条达，郁结在内化热扰及心神，故睡后易醒、醒后难以入睡、烦躁和焦虑；肝失疏泄，气机升降失调，碍于上焦而见胸闷气短；肝胆经络循行处为郁热所阻，上堵清窍而有头胀、耳鸣；气行则血行，气滞而血停，而“发为血之余”，病久发失濡养则见脱发；郁热煎灼大肠津液，则有

大便稍干；舌紫暗，苔黄腻，脉弦滑，均是气滞痰瘀互阻之证的表现。

谢教授对本案患者采用理气活血、养心安神之法治疗。方中柴胡为君以疏肝解郁，加香橼、香附理气宽中，调畅气机；丹参味苦微寒，入心肝二经，活血祛瘀，清心除烦，合川芎活血理气之功更甚；金钱草入肝胆经而有清热利湿之功；首乌藤养心安神，合欢花解郁安神，酸枣仁养心补肝、宁心安神，莲子心清心安神，柏子仁养心安神、润肠通便，虽同为安神之品，但各有所长，共奏宁神之效；煅磁石入心、肾二经且有质重沉降的特点，故能镇静安神，并有清泻心肝之火的功效，有固摄浮阳、顾护真阴、安定神志之功；煅龙骨主入肝经，以平肝潜阳为主，还能滋补肝阴；煅牡蛎质重而咸寒，亦入肝经，可潜阳补阴，三药同用则能重镇安神、除烦止惊，如此则神明自安。二诊患者心神得安，寐差易醒改善，但是头胀、脱发仍在，且舌苔黄腻，谢教授考虑是患者体内素有痰湿停聚，湿热相合上蒙清窍所致，恐是前方清热利湿之功不甚，故在前方基础上加藿香、佩兰芳香化湿、醒脾开胃；夏枯草味辛苦寒，入肝胆善疏肝泻火，如《本草纲目》记载："夏枯禀纯阳之气，补厥阴血脉，故治此如神，以阳治阴也。"三诊患者诸症好转，故减柏子仁、酸枣仁，加茯苓利水渗湿，给痰湿以通路，还能宁心安神。

谢教授以为不寐之证虚实皆有，对于此案以实证为主的患者，治疗从肝出发，疏肝理气兼清热活血为主的同时再灵活使用各类安神药，例如养心安神的酸枣仁、柏子仁、首乌藤，重镇安神用质重的煅磁石、煅龙骨、煅牡蛎，疏肝安神用合欢花，清心安神用莲子心等，临证均可取得很好的疗效。

不寐案四

李某，女，49岁。

首诊时间：2021年5月30日。

主诉：寐差6个月。

现病史：患者6个月前因情绪不畅出现入睡困难、睡后易醒的症状，今为寻求彻底治愈疾病，遂来就诊。患者现症见：入睡困难，睡后易醒，伴有心烦、焦虑、情绪抑郁，自觉胃脘部烧灼样感、食物堵塞不下，周身乏力，肠鸣，矢气多，饮食尚可，大便成形，量少，日1次，小便可。舌红，苔黄腻，脉弦滑。

既往史：子宫切除术后5年。

辅助检查：胃镜示慢性非萎缩性胃炎伴糜烂，反流性食管炎（哈尔滨医科大学附属第一医院，2021-04-20）。

中医诊断：不寐—肝郁化火。

西医诊断：①自主神经功能紊乱；②慢性非萎缩性胃炎伴糜烂；③反流性食管炎。

治法：疏肝泄热，养心安神。

方药：柴　胡10克　煅龙骨25克（先煎）　煅牡蛎25克（先煎）　生白术20克
首乌藤20克　合欢花10克　柏子仁10克　莲子心10克
神　曲15克　陈　皮10克　莱菔子10克　佛　手10克
香　橼10克　香　附10克　黄　连15克　吴茱萸5克
枳　壳15克　厚　朴10克　乌　药15克　紫苏子10克

7剂，日1剂，水煎300毫升，早晚分服

二诊：患者服上药后寐差好转，食欲不佳，其余诸症明显好转。舌红，苔黄腻，脉弦滑，原方基础上加入焦山楂15克，炒麦芽15克，继服7剂。

方药：柴　胡10克　煅龙骨25克（先煎）　煅牡蛎25克（先煎）　生白术20克
首乌藤20克　合欢花10克　柏子仁10克　莲子心10克
陈　皮10克　莱菔子10克　神　曲15克　焦山楂15克
香　橼10克　香　附10克　黄　连15克　吴茱萸5克
枳　壳15克　厚　朴10克　乌　药15克　紫苏子10克
佛　手10克　炒麦芽15克

7剂，日1剂，水煎300毫升，早晚分服

三诊：患者服用上药后诸症明显缓解，为巩固疗效，继服14剂。

【按语】

本例患者情志不遂，肝气郁结，肝郁化火，邪火扰动心神，神不安而不寐，并伴有心烦、焦虑。火邪易伤津耗气，灼伤阴液，故自觉胃部有烧灼感，口干，乏力。肝主疏泄，肝郁则疏泄失常，气机不利，则矢气多。叶天士亦言："人身气机合乎天地自然，肝从左而升，肺从右而降，升降得宜，则气机舒展，睡眠乃安。"

谢教授认为本案患者治疗当疏肝泄热，养心安神。柴胡为君，为肝经引经药，味辛能行，善于疏肝解郁。煅龙骨主入心经，煅牡蛎主入肝经，二者常相须为用，有重镇安神之功。首乌藤、合欢花、柏子仁、莲子心都为解郁养心安神常用药。谢教授化裁《丹溪心法》名方左金丸以清肝泻火降逆，气郁化火，纯用苦寒之品，既恐郁结不开，又虑折伤中阳，故少佐辛热之吴茱萸，吴茱萸主入肝经，辛开肝郁，使泻火而不凉遏，苦寒而不伤胃。再配合佛手、香附、香橼等调理气机的药物，使气机通畅，恢复营卫正常运行，则夜寐安和。二诊时患者食欲不佳，配伍焦山楂、炒麦芽以消食化滞。三诊时患者诸症皆有所好转，为巩固疗效，继服14剂，随诊。

谢教授治疗不寐时除了应用养心安神的药物外，善于从调理气机着手恢复营卫正常运行，正如《灵枢·邪客》曰"以通其道而去其邪"，寓意气机通畅便可调和营卫。对于情志因素影响气机通畅时，当从肝论治，疏肝理气，调节情志。

不寐案五

李某，女，49岁。

首诊时间：2021年5月30日。

主诉：寐差1个月。

现病史：患者1个月前因情志不畅出现入睡困难，未经治疗，症状逐渐加重，为求中西医结合系统治疗遂来黑龙江中医药大学附属第一医院就诊。患者现症见：入睡困难，易早醒，伴心烦，焦虑，周身乏力，胃脘部不适，咽部有异物感，纳可，大便不成形，每日1次，小便正常。舌质红，苔黄腻，脉弦滑。

既往史：子宫切除术后3年。

辅助检查：①胃镜示反流性食管炎A级，慢性非萎缩性胃炎伴糜烂，胃溃疡；②肠镜示直肠炎（哈尔滨医科大学附属第二医院，2021-04-15）。

中医诊断：不寐—肝火扰心。

西医诊断：①自主神经功能紊乱；②胃溃疡；③慢性非萎缩性胃炎伴糜烂；④反流性食管炎A级；⑤直肠炎。

治法：疏肝泄热，养心安神。

方药：

香　橼10克	香　附10克	黄　连15克	吴茱萸5克
枳　壳15克	厚　朴10克	乌　药15克	生白术20克
柴　胡10克	紫苏子10克	佛　手10克	柏子仁10克
神　曲15克	陈　皮10克	炒莱菔子10克	合欢花10克
首乌藤20克	煅牡蛎20克（先煎）	煅龙骨20克（先煎）	

7剂，日1剂，水煎300毫升，早晚分服

二诊：患者服上药后睡眠质量改善，伴盗汗，胃脘部不适，咽部异物感，二便正常。舌质红，苔黄，脉弦滑。原发基础上去厚朴、生白术，加海螵蛸20克，瓦楞子20克，木蝴蝶10克。

方药：

香　橼10克	香　附10克	黄　连15克	吴茱萸5克
枳　壳10克	乌　药15克	紫苏子10克	佛　手10克
柴　胡10克	柏子仁10克	木蝴蝶10克	神　曲15克
陈　皮10克	炒莱菔子10克	煅龙骨25克（先煎）	海螵蛸20克（先煎）
首乌藤20克	合欢花10克	瓦楞子20克（先煎）	煅牡蛎25克（先煎）

14剂，日1剂，水煎300毫升，早晚分服

三诊：患者服上药后诸症明显好转，为巩固治疗，继服14剂。

随诊6个月，病情稳定，症状未见反复发作。

【按语】

《症因脉治·不得卧论》中提道："肝火不得卧之因，或恼怒伤肝，肝气怫郁……则夜卧不宁矣。"许叔微在《普济本事方补遗·卷第一·中风肝胆筋骨诸风》中提道："肝经因虚，邪气袭之，肝，藏魂者也，游魂为变。平人肝不受邪，故卧则魂归于肝，神静而得寐。今肝有邪，魂不得归，是以卧则魂扬若离体也。"谢教授认为不寐有两方面的原因：一方面肝为血海，寄神舍魂，以清净疏达为宜，若肝脏虚惫，复为邪所干，则魂不附体而常寤而不寐；另一方面情绪失常，肝疏泄失职，肝气郁结或数谋不决，气枢不转，郁滞于内，使全身气机不通内扰神明，随之发生不寐。

谢教授认为肝为刚脏，相火内寄，体阴用阳，肝本体阳热旺盛，因情志太过，郁久便可化火，火邪郁滞蕴结肝经，扰乱神明，心神浮躁不宁，魂未能入脏发为不寐。在本医案中，患者入睡困难，病因为恼怒，病机为肝气郁滞，气郁不舒，郁而化火，火性上炎，扰动心神，而致不寐，继而出现心烦焦虑等症状。肝气犯胃，胃气上逆，出现呕吐、嗳气、反酸，咽部有异物感。脾胃运化失常，气血生化不足则周身乏力。

谢教授对该患者的治疗在于"疏肝泄热，养心安神"，疏肝与养心相结合，达到疏肝气、行气滞、泄郁热、安心神的作用。柴胡疏肝解郁，香橼与佛手理肝胃气滞，厚朴行气疏肝，陈皮理气健脾，郁金行气解郁，诸药共同起到疏肝解郁的功能。黄连、吴茱萸辛开苦降，引热下行，开散郁结，平肝制酸。首乌藤养血安神，合欢花解郁安神，柏子仁养心安神，三者都有安神之功，合用更佳。煅龙骨、煅牡蛎共奏重镇安神之功，同时煅牡蛎还能制酸止痛。患者脾胃虚弱，饮食运化无力，加莱菔子消食除胀，神曲消食和胃，生白术健脾益气。枳壳理气宽中、行滞消胀，紫苏子降气化痰，以解患者如有物梗塞在咽喉之症。诸药合用以起到疏肝气、行气滞、泄郁热、心神的作用。二诊患者寐差好转，仍入睡困难，睡后易醒，汗多，加海螵蛸收敛固涩，瓦楞子敛阴止汗，木蝴蝶化痰利咽，治疗其咽部梗塞之感。三诊患者服上药后诸症明显好转，为巩固治疗，继服14剂。

不寐案六

刘某，男，37岁。

首诊时间：2020年11月18日。

主诉：寐差1个月。

现病史：患者自诉1个月前因工作压力较大出现寐差，未与重视，未经系统对症治疗，今为求中西医结合治疗，遂于黑龙江中医药大学附属第一医院门诊就诊。患者现症见：睡觉多梦易醒，每晚3～4次，心烦易怒，心慌，胸闷，嗳气，口干唇燥，口苦，大便干结，每2日1次，小便黄。舌质偏红，苔黄腻，脉弦滑。

中医诊断：不寐—肝郁化火，痰热扰神。

西医诊断：自主神经功能紊乱。

治法：疏肝泄热，清热化痰，镇心安神。

方药：黄　连 10 克　黄　芩 15 克　泽　泻 15 克　栀　子 10 克
莲子心 10 克　郁　金 15 克　佛　手 15 克　百　合 10 克
石　斛 15 克　炙甘草 15 克　柴　胡 15 克　紫苏子 15 克
首乌藤 30 克　煅龙骨 25 克（先煎）　煅牡蛎 25 克（先煎）　磁　石 20 克（先煎）

7 剂，日 1 剂，水煎 300 毫升，早晚分服

二诊：患者服用上药后自述睡眠时间延长，夜间醒 1～2 次，心烦易怒好转，心慌，胸闷及其余诸症皆缓解，饮食胃口稍差，大便偏干，每日 1 次，小便可。舌质淡暗，苔薄白，脉弦。于上方中减去磁石，以防久用重镇伤胃，加入炒白术 15 克，鸡内金 15 克，健脾益气开胃。

方药：黄　连 10 克　黄　芩 15 克　泽　泻 15 克　栀　子 10 克
莲子心 10 克　郁　金 15 克　佛　手 15 克　百　合 10 克
石　斛 15 克　炙甘草 15 克　柴　胡 15 克　紫苏子 15 克
首乌藤 30 克　炒白术 15 克　鸡内金 15 克　煅龙骨 25 克（先煎）
煅牡蛎 25 克（先煎）

7 剂，日 1 剂，水煎 300 毫升，早晚分服

三诊：患者服用上药后自述睡眠时间延长，夜间醒 1～2 次，心烦易怒好转，纳可，其余诸症明显缓解，大便可，每日 1 次，小便可。舌质淡暗，苔薄白，脉弦。为巩固治疗，继服 10 剂，随诊 6 个月，病情稳定，寐差症状未见反复发作。

【按语】

《景岳全书·不寐》云："劳倦、思虑太过者，必致血液耗亡，神魂无主，所以不眠。"本案患者因工作压力较大，情绪紧张，肝气郁结，肝郁化火，邪火扰动心神，心神不安而寐差，多梦易醒，心烦易怒；肝气郁结化火生痰，痰火扰心，心神失宁而心慌；患者平素情绪不畅，肝失疏泄，气机升降失调而见胸闷、嗳气；肝郁气机不利，亦可使腑气郁滞，通降失常，传导失司，糟粕内停而出现大便干结；胆失疏泄，胆液上泛而导致口苦，火热之邪伤津而导致口干唇燥；舌质偏红，舌苔黄腻，脉弦滑，均为肝郁化火扰心兼湿热证之象。

谢教授在治疗本案患者时采用疏肝泄热、清热化痰、镇心安神的治法。谢教授以龙胆泻肝汤为基础加减化裁。黄连、黄芩、栀子清热燥湿泻火，配以泽泻渗湿泄热，使肝胆实火与湿热从水道而去，以治患者因情绪不畅所致之寐差、心烦易怒；首乌藤、莲子心可养心安神，交通心肾，同时也可加强煅龙骨、煅牡蛎、磁石安神之功；佐以柴胡、

佛手、紫苏子疏肝理气，肝胆气机通畅，则腑气能行，传导功能复常，大便干结、胸闷、嗳气之症能逐渐缓解；郁金、百合和莲子心均有清心火之功，三者相伍可清心安神，以清上扰之邪火；石斛益胃生津，滋阴清热，与百合相配则滋阴清热之功倍，也可制约方中黄连、黄芩之苦燥，炙甘草调和诸药。

不寐病理性质有虚实之分，该患者属于肝郁化火扰及心神之实证，因此在治疗时谢教授以清肝胆之火为主，并在此基础上佐以安神之品养心安神。重视情绪和精神调摄，克服生活、工作中的过度的紧张和焦虑等不良情绪，保持精神舒畅，也对本病的治疗具有重要意义。

不寐案七

吴某，女，59岁。

首诊时间：2018年11月25日。

主诉：寐差5年，加重1个月。

现病史：患者5年前因精神情志紧张出现寐差、入睡困难，伴醒后头晕、头痛，需口服艾司唑仑每次2mg，每日1次后方能入眠，但症状时轻时重。患者1个月前情绪激动后寐差加重，甚则彻夜难眠，今为求进一步中西医结合治疗，遂于黑龙江中医药大学附属第一医院就诊。患者现症见：形体偏瘦，面色少华，寐差，入睡困难，伴头晕、头痛，心烦，潮热盗汗，口干、口苦，双眼干涩，纳差，小便正常，大便偏干，每1～2日1行。舌质红，苔黄腻，脉弦。

中医诊断：不寐—肝火旺盛，瘀热交阻。

西医诊断：自主神经功能紊乱。

治法：平肝抑木，清热化瘀。

处方：柴　胡10克　香　附15克　香　橼15克　陈　皮15克
郁　金15克　赤　芍15克　丹　参20克　川　芎15克
鸡内金20克　炒白术20克　莱菔子10克　煅牡蛎20克（先煎）
栀　子10克　柏子仁15克　煅龙骨20克（先煎）　莲子心6克
浮小麦50克　合欢花20克　首乌藤20克　磁　石20克（先煎）

15剂，日1剂，水煎300毫升，早晚分服

二诊：患者自述口服上方后睡眠较前改善，口干、口苦减轻，大便日行转畅，余症同前。舌质淡红，苔黄腻，脉细。于上方去栀子、柏子仁，加生地黄15克，白芍15克以养肝阴。

处方：柴　胡10克　香　附15克　香　橼15克　陈　皮15克
郁　金15克　赤　芍15克　丹　参20克　川　芎15克

鸡内金20克	炒白术20克	莱菔子10克	煅牡蛎20克（先煎）
生地黄15克	白　芍15克	煅龙骨20克（先煎）	莲子心6克
浮小麦50克	合欢花20克	首乌藤20克	磁　石20克（先煎）

14剂，日1剂，水煎300毫升，早晚分服

三诊：患者服上药后诸症减轻，为巩固治疗，效方不变，继服10剂。

【按语】

患者平素生活不规律，导致机体平衡失调，肝木偏旺，肝阳浮越于外而不寐，阳气上越则头晕、头痛。气机郁滞，血行不畅，瘀热结于体内，扰乱心神，则心烦、潮热盗汗。气滞津液不布加之热灼津伤，津液无法上承则口干、口苦，肝经之热上扰则双眼干涩。大便偏干，舌红，苔黄腻，脉弦，为肝火旺盛兼瘀热交阻之证。肝郁化火日久，可煎灼阴液，阴血不足致心神失养，体内虚实交杂，不寐久而不愈，又可损伤心脾。

谢教授认为本病当治以平肝抑木、清热化瘀，并配合调和脾胃之法，以丹栀逍遥散为基础方。方中柴胡、香附、香橼以疏肝气；郁金清热凉血、解郁安神；赤芍、丹参、川芎清热凉血化瘀；川芎祛风止痛、散肝经之邪；栀子清泄肝火、清热除烦；浮小麦甘淡平，能敛盗汗、除虚热、散皮腠之热；首乌藤、合欢花、柏子仁、莲子心养心安神，柏子仁又可润肠通便；煅龙骨、煅牡蛎、磁石平肝潜阳、镇静安神；白术、鸡内金、莱菔子健脾开胃，以补益心脾。二诊患者热势稍减，但见阴液亏虚，去栀子、柏子仁，加生地黄、白芍以养肝柔肝。本案气血同调，使气血有复，解郁气畅，虚热得清，脉络得通，故诸症得愈。

五志过极、情志不遂日久，则气血阴阳失和、脏腑气机失调而致不寐，正如《张氏医通》所言："平人不得卧，多起于劳心思虑，喜怒惊恐。"谢教授治不寐从肝论治，以疏畅肝气、平肝潜阳、清泻肝火、养血柔肝为法，常用四逆散、丹栀逍遥散、镇肝息风汤、三甲复脉汤化裁，并强调病程日久者须虑其气血损伤，常在其中配伍养气补血之品。

不寐案八

宋某，女，37岁。

首诊时间：2018年11月18日。

主诉：寐差2个月。

现病史：患者2个月前因情志不佳出现夜寐难安、多梦，伴乏力，未予以规范治疗，今为求中西医结合治疗，遂于黑龙江中医药大学附属第一医院门诊就诊。患者现症见：寐差、多梦，伴乏力、脱发，纳可，腹胀，月经量少有血块，小便正常，大便偏干，每2～3日1行。舌质紫暗，边有齿痕，苔白腻，脉弦滑。

既往史：子宫肌瘤病史2年。

中医诊断：不寐—肝脾不和。

西医诊断：自主神经功能紊乱。

治法：调和肝脾，养心安神。

处方：柴　胡10克　枳　实15克　黄　芪15克　佛　手15克
槟　榔10克　厚　朴15克　芡　实10克　草豆蔻15克（后下）
丹　参15克　川　芎15克　紫苏子15克　煅龙骨20克（先煎）
首乌藤15克　合欢花10克　酸枣仁6克　煅牡蛎20克（先煎）
磁　石20克（先煎）

14剂，日1剂，水煎300毫升，早晚分服

二诊：患者自述口服上方后睡眠稍有改善，做梦减少，体力稍有恢复，腹胀减轻，现偶有口苦，小便正常，大便干，每1～2日1行。舌质暗，边有齿痕，苔薄白，脉弦缓。诸症减轻，但内有郁热仍需调理，故去草豆蔻，加生白术15克健脾利水，连翘15克清透郁热。

处方：柴　胡10克　枳　实15克　黄　芪15克　佛　手15克
槟　榔10克　厚　朴15克　芡　实10克　生白术15克
丹　参15克　川　芎15克　紫苏子15克　煅龙骨20克（先煎）
首乌藤15克　合欢花10克　酸枣仁6克　煅牡蛎20克（先煎）
磁　石20克（先煎）　连　翘15克

14剂，日1剂，水煎300毫升，早晚分服

三诊：患者自诉口服上方后睡眠改善明显，口苦减轻，为巩固治疗，效方不变，继服15剂。

【按语】

不寐为临床常见病，患者大多有劳累、思虑过度、久病体虚等诱发因素。肝主情志，恶抑郁喜调达，若情志不畅最易引起气血不畅，心神失养，因而不寐者因情志因素引起者颇多。肝主魂，夜卧归肝，肝之气血不和，则肝魂失藏，症见多梦易醒。肝郁横逆犯胃乘脾，脾胃升降失司，中焦气滞不运，则见腹胀。脾胃不和，气血乏源，“发为血之余”，毛发失于滋养则见脱发，四肢百骸失养可见乏力。大便偏干为肝郁化热，郁热在内，肠道失润。舌紫暗，边有齿痕，苔白腻，脉弦滑为典型肝脾不和之证。

谢教授认为治疗当调和肝脾以安神藏魂，如《成方便读》指出：“夫肝藏魂，有相火内寄……内火扰乱，则魂无所归。故凡有夜卧魂梦不安之证无不皆以治肝为主，欲藏其魂，则必先去其邪。”采用四逆散为基础方进行加减，方中柴胡配枳实一升一降，调畅肝

脾气机；黄芪益气健脾，补中疗虚；佛手芳香辛散，苦温通降，疏肝和胃，理气和中；槟榔、厚朴行胃肠气滞，破气开郁；草豆蔻、芡实温中行气，补脾去湿；丹参、川芎畅行血中气滞，养血活血以化瘀；首乌藤、酸枣仁、合欢花解郁宁心安神；煅龙骨、煅牡蛎、磁石镇静安神，平肝潜阳；上六味（首乌藤、酸枣仁、合欢花、煅龙骨、煅牡蛎、磁石）是谢教授治疗心系疾病常用药物；紫苏子辛温，既能开郁下气，又能润肠通便。二诊重在以白术、黄芪、佛手通调脾胃，以连翘清透郁热以安神。本案肝脾同调，肝属木，脾胃属土，肝郁气滞而克伐脾土，导致肝脾同病，气机升降失常而不寐，故以补脾疏肝达气机调畅、祛邪安神。

不寐，多数医家主张从心论治，而谢教授指出，现代人精神压力大、饮食不规律，肝脾不和、肝胃不和致不寐者亦多见。肝气郁结，疏泄失常，郁而化热，治以疏肝、柔肝、清肝，常用柴胡、白芍、郁金、佛手等。《素问·逆调论》言："阳明者胃脉也，胃者，六腑之海，其气亦下行，阳明逆，不得从其道，故不得卧也。"胃气壅滞于内，气机升降失常致失眠，胃气塞则不通，可致宿食内停，食腐化热，腑热下移肠道成大便不通，治以下气和胃，常用厚朴、枳实、槟榔、木香、柏子仁等。

不寐案九

朱某，男，77岁。

首诊时间：2018年10月28日。

主诉：入睡困难10日。

现病史：患者于10日前因思虑过重出现入睡困难，曾自行服用艾司唑仑片，每次1mg，每日睡前服，症状未见明显缓解。10日间患者入睡困难，多梦易醒，醒后难以再度入睡，每晚睡眠时间不足4小时，今为求中西医结合系统治疗，遂至黑龙江中医药大学附属第一医院门诊就诊。患者现症见：入睡困难，情绪抑郁，精神萎靡，腹胀，偶有呃逆，口干，纳差，排便困难，间断使用开塞露维持排便，小便正常。舌质紫暗，苔黄厚腻，脉弦滑。

既往史：①胆囊炎病史10年；②高血压病史10年。

辅助检查：胃镜示糜烂性胃炎（黑龙江省医院，2017-09-19）。

中医诊断：不寐—肝郁脾虚，湿热内蕴。

西医诊断：①自主神经功能紊乱；②糜烂性胃炎；③胆囊炎；④高血压。

治法：清利湿热，和中安神。

处方：柴　胡10克　生白术20克　枳　实15克　槟榔片10克
厚　朴15克　金钱草25克　郁　金20克　姜　黄15克
决明子15克　香　橼15克　香　附15克　白豆蔻10克（后下）

佛　手15克	紫苏子15克	陈　皮15克	鸡内金10克
焦山楂10克	炒神曲10克	炒麦芽10克	茯　神15克
炙远志10克			

7剂，日1剂，水煎300毫升，早晚分服

二诊：患者服用前方后睡眠略有改善，腹胀减轻，食欲增加，其余症状无明显变化。舌质暗，苔黄腻，脉弦滑。于前方去鸡内金、槟榔片、佛手，加苍术15克，半夏15克，合欢皮20克，首乌藤15克。

处方：

柴　胡10克	生白术20克	枳　实15克	厚　朴15克
金钱草25克	郁　金20克	姜　黄15克	决明子15克
香　橼15克	香　附15克	白豆蔻10克（后下）	紫苏子15克
陈　皮15克	焦山楂10克	炒神曲10克	炒麦芽10克
茯　神15克	炙远志10克	苍　术15克	半　夏15克
合欢皮20克	首乌藤15克		

7剂，日1剂，水煎300毫升，早晚分服

三诊：患者服用前方后精神明显好转，每晚睡眠时间延长，腹胀、呃逆、口干均有改善，仍觉排便困难，无便意。舌质暗，苔白腻，脉弦。于前方去金钱草、枳实、半夏，加火麻仁15克，当归20克，生地黄20克。

处方：

柴　胡10克	生白术20克	厚　朴15克	郁　金20克
姜　黄15克	决明子15克	香　橼15克	香　附15克
白豆蔻10克（后下）	紫苏子15克	陈　皮15克	焦山楂10克
炒神曲10克	炒麦芽10克	茯　神15克	炙远志10克
苍　术15克	合欢皮20克	首乌藤15克	火麻仁15克
当　归20克	生地黄20克		

14剂，日1剂，水煎300毫升，早晚分服

四诊：患者服上药后诸症明显好转，为巩固治疗，效方不变，继服14剂。

随诊3个月，病情稳定，症状未见反复发作。

【按语】

《类证治裁·不寐》中有言："思虑伤脾，脾血亏损，经年不寐。"本案患者情绪抑郁，致肝失条达，肝郁气滞；思虑过重，致脾虚气弱，气血生化乏源。心主神明，神安则寐，神不安则不寐，气血不能上奉于心，心血不足故心神不安，出现入睡困难、多梦易醒等症。肝脏疏泄失司，气郁化火；脾胃运化失调，湿浊阻滞；湿热之邪郁遏气机，壅塞中焦，故腹胀、纳差。湿热上蒸，则见口干。胃失和降，气逆上冲，发为呃逆。察其舌脉，舌质紫暗，苔黄厚腻，脉弦滑，为湿热内蕴之象。古代医家戴元礼提出"年高

人阳衰不寐”之论，认为年迈体虚、脏腑阳气不足，是老年人出现不寐的原因之一。本案患者为虚实夹杂之证，追根溯源，病在肝郁与脾虚，因此也应从调补肝脾角度辨证施治。

谢教授治疗以疏肝健脾、清利湿热、和中安神为原则。方中以生白术为君药，健脾益气，配以柴胡、香附疏肝解郁，肝脾同调；枳实、槟榔片、厚朴行气消积，缓解腹胀；金钱草、郁金清肝胆郁火，泄肝胆湿热；香橼、佛手、紫苏子、陈皮等药同用，理气宽中燥湿，助化中焦湿浊，兼调气机；鸡内金、焦三仙健脾开胃，恢复脾胃运化；茯神、远志入心经，宁心安神。因患者年迈体弱，脾胃素虚，谢教授从健脾、行气、燥湿角度加减化裁，在顾护正气基础上祛湿邪、除积热。二诊时患者睡眠略有改善，苔仍黄腻，可知中焦湿热未能尽除，以苍术、半夏增强健脾燥湿之力，加合欢皮、首乌藤解郁安神。三诊时患者精神状态及睡眠明显好转，诸症缓解，诉排便困难，故以火麻仁、当归、生地黄助润肠通便，老年人血虚津亏肠燥，不宜妄用攻下，上三味药补血养阴，滋养补虚，兼调便秘。

肝藏血，血舍魂，《普济本事方》中亦提到肝经血虚，魂不守舍，心神不安会出现不寐。不寐多与情志因素相关，肝主情志，情志不遂则伤肝。故谢教授认为，对情志因素所导致的不寐，除养心安神之法外，也应注重疏肝理脾，而在治疗老年患者时，更应考虑到气、血、阴、阳的虚损或者脏腑功能不足，使病情由虚转实，演变为虚实夹杂的可能性。

不寐案十

孙某，女，30岁。

首诊时间：2018年11月28日。

主诉：入睡困难半年，加重半个月。

现病史：患者半年前因饮食不节出现入睡困难，多梦易醒，未经治疗，调理情绪、饮食规律后症状减轻，半个月前因情绪失和难以入睡加重，为求中西医结合治疗，遂来黑龙江中医药大学附属第一医院就诊。患者现症见：失眠，多梦易醒，醒后难以入睡，伴腹胀恶心，腰部疼痛，畏寒，乏力，食少，月经期小腹部刺痛，经血色暗有血块，大便不成形，每日2～3次，小便正常。舌质紫暗，苔白滑，脉弦细。

既往史：慢性浅表性胃炎病史10年。

中医诊断：不寐—脾气亏虚兼血瘀。

西医诊断：①自主神经功能紊乱；②慢性浅表性胃炎。

治法：健脾益气，养心安神。

方药：党　参15克　　黄　芪15克　　远　志15克　　龙眼肉15克

木　香 15 克	当　归 10 克	茯　神 15 克	酸枣仁 10 克
柴　胡 10 克	枳　壳 15 克	白　术 15 克	生　姜 15 克
红　花 10 克	桃　仁 15 克	川　芎 15 克	杜　仲 10 克
续　断 15 克	炮附子 10 克（先煎）	煅牡蛎 25 克（先煎）	煅龙骨 25 克（先煎）

7 剂，日 1 剂，水煎 300 毫升，早晚分服

二诊：入睡困难改善，腰部疼痛缓解，仍有恶心，乏力，二便正常。舌质暗，苔白，脉弦。去续断、杜仲，加旋覆花 15 克，薏苡仁 15 克。

方药：

党　参 15 克	黄　芪 15 克	远　志 15 克	龙眼肉 15 克
木　香 15 克	当　归 10 克	茯　神 15 克	酸枣仁 10 克
柴　胡 10 克	枳　壳 15 克	白　术 15 克	生　姜 15 克
红　花 10 克	桃　仁 15 克	川　芎 15 克	旋覆花 15 克（包煎）
薏苡仁 15 克	炮附子 10 克（先煎）	煅牡蛎 25 克（先煎）	煅龙骨 25 克（先煎）

14 剂，日 1 剂，水煎 300 毫升，早晚分服

三诊：患者服上药后诸症明显好转，为巩固治疗，继服 14 剂。

随诊 6 个月，病情稳定，症状未见反复发作。

【按语】

不寐的病机分为虚和实，《景岳全书·不寐》中提道："营主血，血虚则无以养心，心虚则神不守舍。"本医案中患者的不寐以虚为主。脾胃虚弱，气血亏虚，心神失养，以致失眠。《素问·逆调论》曰："胃不和则卧不安。"言不寐亦可由邪气干胃所致。《医方辨难大成》说："多思之人，多思善虑，易发失眠。"所以患者平素的情绪焦虑也是引起其入睡困难的原因。

"调四脏之神志魂魄，皆归向于脾"，脾虚则血不能摄魂，魂不守舍。谢教授分析患者不寐的原因在于嗜食辛辣、寒凉及饮食不节，而致脾胃功能受损。脾胃运化无权，气血亏虚，心失所养，神不守舍发为不寐，伴有多梦易醒、乏力、食少而全身气血不足的症状。气虚可以及阳，阳虚失于温煦，则足凉畏寒、腰部冷痛。气虚不能运血，阳虚阴寒凝滞，可以使瘀血停留，所以经期疼痛，经血暗有血块。脾胃不和，功能失调，故食少，腹胀恶心。舌紫暗，苔白，脉弦细为气虚血瘀之象。

谢教授方药以归脾汤加减，党参代人参可以"补五脏、安精神、定魂魄"，补心益智，助精养神；龙眼肉补脾气养心血，助党参养心健脾；黄芪、白术健脾益气，脾胃气充，可复摄血统血之职；当归补血养心；酸枣仁宁心安神，助龙眼肉滋养营血；劳则气散，气散则神不宁，用茯神、远志宁心养血、安神益智，加煅龙骨、煅牡蛎，增强镇静安神之功又可以制酸止痛；"此方滋养心脾，鼓动少火，妙以木香调畅诸气"，以木香理气醒脾，补而不滞，加柴胡增强理气疏肝之效；枳壳行滞消胀；川芎行气活血；红花、

桃仁活血通经；生姜和炮附子辛热温肾阳；续断、杜仲补肾强骨。诸药合用，共奏益气补血、健脾养心、温经散寒通经之功。二诊入睡困难改善，腰部冷痛缓解，仍有恶心，加旋覆花降气止呃，薏苡仁健脾祛湿。三诊患者服上药后诸症明显好转，为巩固治疗，继服14剂。

不寐案十一

肖某，女，48岁。

首诊时间：2019年12月8日。

主诉：寐差易醒1年。

现病史：患者自诉1年前因情志不畅出现难以入睡、睡后易醒，未予重视，未进行系统治疗，上述症状反复发作，今为求进一步中西医结合诊疗，遂就诊于黑龙江中医药大学附属第一医院门诊。患者现症见：入睡困难，睡后易醒，舌根灼热麻木，睁眼无力，周身乏力，面色少华，纳可，大便稍干，每1～2日1次，小便正常。舌质红有瘀点，少黄腻苔，脉弦。

既往史：①冠状动脉粥样硬化性心脏病病史5年；②低血糖病史2年；③腔隙性脑梗死病史1年。

中医诊断：不寐—心脾两虚，瘀热内阻。

西医诊断：①失眠；②腔隙性脑梗死；③冠状动脉粥样硬化性心脏病；④低血糖。

治法：补益心脾，安神宁心。

方药：柴　胡10克　焦白术20克　黄　芪10克　太子参10克
焦神曲10克　炙甘草15克　石　斛15克　炒酸枣仁10克
首乌藤20克　合欢花10克　丹　参15克　川　芎15克
柏子仁10克　莲子心10克　煅龙骨20克（先煎）　煅牡蛎20克（先煎）
磁　石20克（先煎）

7剂，日1剂，水煎300毫升，早晚分服

二诊：患者服上药后睡眠时间延长，醒的次数减少，周身乏力感缓解，但舌根仍灼热麻木，大便每1～2日1次，自觉排便较前顺畅。舌质红有瘀点，苔薄黄，脉弦。于上方加栀子15克，当归15克。

方药：柴　胡10克　焦白术20克　黄　芪10克　太子参10克
焦神曲10克　炙甘草15克　石　斛15克　炒酸枣仁10克
首乌藤20克　合欢花10克　丹　参15克　川　芎15克
柏子仁10克　莲子心10克　栀　子15克　当　归15克
煅龙骨20克（先煎）　煅牡蛎20克（先煎）　磁　石20克（先煎）

10剂，日1剂，水煎300毫升，早晚分服

三诊：患者服上药后自述入睡后少有中途醒，醒后也可继续入睡，白天精神尚好，可进行短时间的运动，运动会后有周身乏力感，舌根灼热缓解麻木缓解，食欲增加，大小便正常。舌质淡红，瘀点色浅，苔薄黄，脉弦有力。于上方去酸枣仁、磁石，加党参15克，香附10克。

方药：柴　胡10克　焦白术20克　黄　芪10克　太子参10克
焦神曲10克　炙甘草15克　石　斛15克　煅龙骨20克（先煎）
煅牡蛎20克（先煎）　首乌藤20克　合欢花10克　丹　参15克
川　芎15克　柏子仁10克　莲子心10克　栀　子15克
当　归15克　党　参15克　香　附10克

14剂，日1剂，水煎300毫升，早晚分服

【按语】

谢教授认为该妇人年近“七七”，天癸将竭而肝血虚损，阴液不足，又如《素问·阴阳应象大论》所言：“年四十而阴气自半也，起居衰矣。”所以患者五脏阳气皆衰，心失所养神明难安，阴阳失交，故于1年前出现了难以入睡、睡后易醒的症状；日久脾虚气血乏源，机体失养则见周身乏力；目之肉轮归于脾胃，肌肉失于濡养自然睁眼无力；病久心失所养而见面色少华；津液不润肠腑故大便稍干；心开窍于舌，阴阳不交，肾水不济心阳，心火煎灼，则有舌质红、舌根灼热麻木感、少黄腻苔；病久患者身心备受煎熬，故情志不遂；肝气瘀滞，血液瘀阻，故舌上有瘀点且脉弦。

本案采用补益心脾、安神宁心法进行治疗。谢教授用柴胡条达肝气；焦白术健脾理气；神曲健脾助运，气血得生；黄芪补气升阳，合以石斛生津养血、滋阴清热，达到阴阳并补之功；酸枣仁养心补肝，合以首乌藤、合欢花、莲子心养心安神，交通心肾；柏子仁养心安神又可润肠通便；丹参、川芎活血化瘀、清心除烦，正所谓“旧血不去，新血不生”；煅龙牡、磁石镇静安神，平肝潜阳；炙甘草补脾益气，还能调和诸药。全方以补虚为主，佐以重镇之品，使得肝脾同调、心肾相通，故失眠自愈。二诊患者气血渐复，不寐好转，但郁热尚在，阴液亦不足，故舌根灼热麻木感仍在，于首诊方加栀子清郁热又不伤阳，当归补血活血共用，助气血行、新血生。三诊诸症好转，故减去酸涩收敛之品以免阻碍阳气升发，前期气血津液不足，故慎用行气活血之品，以防耗气伤血，现在正气来复，故加香附理气活血，党参再补正气。

对于以虚为主的不寐证，谢教授认为多是心肝血虚、心肾不交、神失所养所致，治疗以心、肝、脾为本，临证常健脾益气，宁心安神，少佐理气活血之品，当气血津液同补，五脏兼顾，不可骤然大补，以免助其瘀阻，变生他证。

二十三、头　痛

头痛案一

蔡某，男，47岁。

首诊时间：2020年12月27日。

主诉：头痛、头晕2年。

现病史：2年前患者因情绪激动后出现头痛、头晕症状，就诊于黑龙江中医药大学附属第一医院，诊断为高血压病，遵医嘱口服替米沙坦片，每次40mg，每日1次，血压控制尚可，头痛、头晕症状时有反复。今患者为求中西医结合系统治疗，遂来黑龙江中医药大学附属第一医院门诊就诊。患者现症见：头胀痛、头晕，胸闷气短，心悸，伴有胃胀，烧心，偶有反酸，畏寒，腰痛，情绪不佳，口干，眼干涩，纳、眠可，大便不成形，质黏，1～2次/日。舌红，苔黄腻，舌中裂纹，脉弦滑数。

既往史：①高血压病2年（口服替米沙坦片，每次40mg，每日1次）；②脂肪肝病史2年。

辅助检查：生化示天门冬氨酸氨基转移酶78 U/L；丙氨酸氨基转移酶150 U/L；谷丙/谷草1.4，总胆固醇6.3 mmol/L，甘油三酯6.41 mmol/L，高密度脂蛋白胆固醇1.89 mmol/L（绥化万康医院，2020-10-07）。

中医诊断：头痛—肝阳上亢，脾胃湿热。

西医诊断：①高血压病3级；②脂肪肝。

治法：平肝潜阳，清热利湿。

方药：

柴　胡10克	炒白术20克	香　附15克	香　橼15克
煅龙骨20克（先煎）	煅牡蛎20克（先煎）	金钱草20克	煅海螵蛸30克（先煎）
枳　实10克	厚　朴15克	五味子15克	甘　草15克
姜　黄15克	白豆蔻10克（后下）	乌　药15克	天　麻15克
钩　藤15克	夏枯草15克	决明子15克	炒白芍15克

14剂，日1剂，水煎300毫升，早晚分服

二诊：患者服上方后头痛、头晕缓解，头目胀痛，以左眼明显，伴充血，口干、胃

胀、烧心缓解，偶有左或右下腹隐痛，于上方改金钱草30克，煅海螵蛸20克，减钩藤、夏枯草，加泽泻15克，茯苓10克。建议检查肝功、血常规、自身免疫性肝病，明确肝功能损害病因。

辅助检查：①肝功、丙肝、戊肝未见异常（绥化市人民医院，2020-12-28）；②消化彩超示脂肪肝，胰腺强回声；③甘油三酯3.5 mmol/L；④乙肝五项未见异常（绥化市人民医院，2021-01-08）。

西医诊断：①高血压病3级；②脂肪肝；③高脂血症。

方药：

柴　胡10克	炒白术20克	香　附15克	香　橼15克
煅龙骨20克（先煎）	煅牡蛎20克（先煎）	金钱草30克	煅海螵蛸20克（先煎）
枳　实10克	厚　朴15克	五味子15克	甘　草15克
姜　黄15克	白豆蔻10克（后下）	乌　药15克	天　麻15克
决明子15克	泽　泻15克	茯　苓10克	炒白芍15克

14剂，日1剂，水煎300毫升，早晚分服

三诊：患者服上方后头痛、头晕明显缓解，诸症均见减轻，上方减煅海螵蛸、五味子、炒白芍，加薏苡仁30克。

方药：

柴　胡10克	炒白术20克	香　附15克	香　橼15克
煅龙骨20克（先煎）	煅牡蛎20克（先煎）	金钱草20克	枳　实10克
厚　朴15克	甘　草15克	姜　黄15克	白豆蔻10克（后下）
乌　药15克	天　麻15克	决明子15克	泽　泻15克
茯　苓10克	薏苡仁30克		

7剂，日1剂，水煎300毫升，早晚分服

四诊：患者服上方后，感觉甚好，无不适，嘱其注意调节情志，清淡饮食。

【按语】

《脉经·肝足厥阴经病证第一》云："足厥阴与少阳气逆，则头目痛。"这指出肝与头痛密切相关。本案患者因情绪激动后出现头痛、头晕症状，因肝气郁滞，致体内阴阳平衡失调，阳气妄动，阳气上冲，扰动清窍，致使头痛、头晕；气机郁滞，水液代谢失常，聚于胸中及心肺，则见胸闷、气短、心悸；木旺克土，影响脾胃气机升降，脾胃升降失衡，则见胃胀、反酸；肝胃气机郁而化热，火热上炎则见口干、眼干涩；邪气阻碍阳气温通，则见"寒"证；素体脾胃虚弱，加之肝气影响，使脾胃更加虚弱，脾虚生湿，湿蕴化热，则见大便不成形；舌红，苔黄腻，舌中裂纹，脉弦滑数；四诊合参，辨病辨证为头痛—肝阳上亢兼脾胃湿热证。

谢教授认为，该患者以标实为主，治以平肝潜阳，清热利湿。方中天麻、钩藤平肝息风；决明子、夏枯草、金钱草清肝热；柴胡、香附、香橼疏理肝气，配伍枳实、厚朴、

姜黄共调全身气血；五味子、炒白芍一方面酸而敛阴，另一方面合甘草，酸甘化阴；煅龙骨、煅牡蛎合用，宁心安神；煅海螵蛸、煅牡蛎合用，制酸止痛；白豆蔻醒脾，配伍乌药温中下焦而补本抗邪。全方重在去标实，使邪去正安。

二诊中，患者头痛、头晕缓解，伴左眼充血，口干，偶有左或右下腹隐痛，于上方加金钱草至30克，增强行气、清肝胆热之力；改煅海螵蛸30克为20克，一方面留其制酸之用，另一方面减其太过收敛，防邪气不祛；去钩藤、夏枯草，减清肝热之力；加泽泻，利水渗湿，给邪气以出路；加茯苓，与白豆蔻共醒脾，与泽泻共利水。

三诊中，患者诸症均缓解，去煅海螵蛸、五味子，一是防其过于敛邪，二是防五味子过于酸涩，影响脾胃运化；去炒白芍，同去五味子之理；加薏苡仁30克，增强祛湿之力，强脾胃根本。

四诊时，患者无不适，嘱其调节情志，清淡饮食。

在本案中，患者以邪实为首要，既有肝阳上亢，亦有脾胃湿热，谢教授在治疗过程中，以平肝潜阳、清热利湿为原则。谢教授认为，气机的调畅在疾病中具有重要作用，而气机的调畅又依赖于肝气的疏通和中焦脾胃气机的畅达，故在其治疗中，尤注重调畅气机。所以在其治疗中，谢教授加枳实、厚朴这一药对调理中焦脾胃的气机，柴胡、香橼、香附疏肝理气，再配合平肝潜阳及祛除湿热之药物，使在祛除邪气中调畅全身气机，气机恢复则诸脏安和，疾病自愈。

头痛案二

张某，女，58岁。

首诊时间：2019年9月29日。

主诉：头痛30年，加重5天。

现病史：患者于30年前无明显诱因出现头痛，于多家医院反复诊治，未有明显缓解。5天前患者因情绪激动后头痛加重，现为求中西医结合系统治疗，经网上查询至黑龙江中医药大学附属第一医院门诊就诊。患者现症见：头痛，恶心，伴心前区疼痛，两胁下胀痛，小腹痛，四肢酸痛，易汗出，心慌、乏力，纳、寐可，排便困难，日1次，小便正常。舌质淡，苔黄腻，脉细。

辅助检查：①肾上腺CT示肾上腺皮质腺瘤（哈尔滨医科大学附属第一医院，2019-04-26）；②妇科彩超示右附件区囊状物，子宫萎缩（哈尔滨医科大学附属第一医院，2019-09-10）。

中医诊断：头痛—肝郁气滞，心脾两虚。

西医诊断：①偏头痛；②肾上腺皮质腺瘤。

治法：疏肝理气，调和心脾。

方药：			
柴　胡10克	太子参10克	黄　芪20克	川　芎15克
丹　参15克	炙甘草10克	煅龙骨20克（先煎）	煅牡蛎20克（先煎）
磁　石20克（先煎）	三　棱10克	莪　术10克	藿　香10克
佩　兰10克	佛　手15克	紫苏子15克	枳　实10克
陈　皮10克	鸡内金10克	厚　朴15克	

7剂，日1剂，水煎300毫升，早晚分服

二诊：患者服上方后，头痛缓解，恶心、心前区疼痛、两胁肋下疼痛均消失，仍有小腹痛，四肢酸痛，易汗出，心慌、乏力，纳、寐可，排便困难，日1次，小便正常。舌质淡，苔黄腻，脉细。上方去藿香、佩兰、佛手、紫苏子、鸡内金，加白豆蔻10克，草豆蔻10克，香橼15克，香附15克，生白术20克，夏枯草10克。

方药：			
柴　胡10克	太子参10克	黄　芪20克	川　芎15克
丹　参15克	炙甘草10克	煅龙骨20克（先煎）	煅牡蛎20克（先煎）
磁　石20克（先煎）	三　棱10克	莪　术10克	枳　实10克
陈　皮10克	厚　朴15克	白豆蔻10克（后下）	草豆蔻10克（后下）
香　橼15克	香　附15克	生白术20克	夏枯草10克

14剂，日1剂，水煎300毫升，早晚分服

三诊：患者服完上方后，来电诉诸症均有所减轻，特来道谢。嘱其保持心情愉快，清淡饮食。

【按语】

患者平素情绪不佳，致肝气郁滞，加之患者正处于“阳衰阴盛”的年龄，正如《素问·上古天真论》中言：“女不过尽七七，而天地之精气皆竭矣。”一方面是肝郁气滞，另一方面是生理上的各脏腑功能不足。肝经循行经腹、胁肋、头部，肝气郁滞，不通则痛，则出现小腹痛、胁痛、头痛；气机不畅，中焦腑气不通则大便不畅；心脾不足，滋养无力，而脾又主四肢，故四肢酸痛、乏力、心慌；心脾虚弱而不敛阴，则易汗出；舌质淡，苔黄腻，脉细；四诊合参，辨病辨证为头痛—肝郁气滞兼心脾两虚证。苔黄腻，表明患者已有气郁化热征象。

该患病性虚实夹杂，病位在肝、心、脾，治以疏肝理气、调和心脾为要。方中用柴胡、佛手、紫苏子、枳实、厚朴，疏肝理气，调畅全身气机；“气为血之帅，血为气之母”，调气当兼顾行血，故加川芎、丹参、三棱、莪术活血行血，气血调和则补之泻之有道；太子参、黄芪益气健脾；藿香、佩兰化湿醒脾；陈皮、鸡内金着重健运脾胃之气；煅龙骨与煅牡蛎同用，一方面合磁石重镇养心安神，另一方面敛而收涩，避免患者因汗出而津液大失，同时，谢教授在临床中总结出用煅龙骨、煅牡蛎治疗情志疾病，疗效颇佳；炙甘草调和诸药，而又健补脾胃。全方共奏疏肝理气、调和心脾之功。

二诊时，患者各症状得到改善，仍有小腹痛、四肢酸痛、易汗出的症状，总以调理脾胃为要。去藿香、佩兰，改用白豆蔻和草豆蔻，既可化湿醒脾，也可温中行气，同时在临床中，谢教授常用白豆蔻和草豆蔻代砂仁一药，二者合用，奏效功同砂仁，煎药较砂仁简便，且价格适宜。此外，去佛手、紫苏子，加香橼、香附，着重疏理肝气；去鸡内金，加生白术，增强健脾之力；另加夏枯草，清解肝气郁滞而所化之热。

三诊时，患者诸症均减轻，嘱其调节情志，清淡饮食，从日常生活中规避引发头痛的原因。

谢教授在治疗本案中，以肝脏为核心，重点在疏肝健脾，佐以调和心脾。谢教授认为，疏肝不一定是使用肝经之药，任何药物可以使肝气条达者均可属“疏肝”范畴，同时，因肝脾两脏密不可分，在其治疗中，往往疏肝与健脾同行，这也正是“见肝之病，当先实脾”学术思想的体现。

二十四、眩　晕

眩晕案

蔡某，女，50岁。

首诊时间：2021年3月28日。

主诉：头晕1周。

现病史：患者自述1周前因情志不畅出现头晕、头痛，未予对症治疗，症状持续存在，现为求中西医结合系统治疗，遂至黑龙江中医药大学附属第一医院门诊就诊。患者现症见：头晕、头痛，眼干眼涩，视力模糊，手臂麻木，舌痒，心悸，恶心，善太息，小便黄，大便不成形，1日1行，便前腹痛，便后缓解。舌淡胖，舌边齿痕，脉弦滑。

既往史：高血压病史2个月。（未规律口服药物，血压控制欠佳）。

辅助检查：①消化超声示肝左叶可见大小约0.93cm×0.75cm囊性回声区，有包膜；②双下肢动脉超声示双侧下周动脉僵硬度高；③乳腺超声示双侧乳腺腺体略增粗，右侧乳腺有囊性回声（0.34cm×0.36cm）；④妇科超声示子宫内颈外大小不等数个囊性回声区（0.4 cm）；⑤血常规示HCT15 %，MPV7.8 fL（哈尔滨医科大学附属第一医院，2021-03-09）。

中医诊断：眩晕—肝阳上亢，兼有痰湿。

西医诊断：①高血压；②肝囊肿；③乳腺囊肿；④子宫囊肿。

治法：平肝潜阳，化痰祛湿。

方药：柴　胡10克　天　麻10克　钩　藤10克（后下）　罗布麻叶10克
磁　石20克（先煎）　珍珠母20克（先煎）　煅龙骨20克（先煎）　煅牡蛎20克（先煎）
焦白术15克　香　橼15克　香　附15克　薏苡仁15克
苍　术10克　茯　苓15克　夏枯草15克　三　棱10克
莪　术10克

7剂，日1剂，水煎300毫升，早晚分服

二诊：患者服上药后头痛、头晕症状明显好转。舌淡胖，舌边齿痕，脉弦滑。遂于原方减三棱、莪术，防其动血。

方药：柴　胡 10 克　　天　麻 10 克　　钩　藤 10 克（后下）　罗布麻叶 10 克
磁　石 20 克（先煎）　珍珠母 20 克（先煎）　煅龙骨 20 克（先煎）　煅牡蛎 20 克（先煎）
焦白术 15 克　　香　橼 15 克　　香　附 15 克　　薏苡仁 15 克
苍　术 10 克　　茯　苓 15 克　　夏枯草 15 克

7 剂，日 1 剂，水煎 300 毫升，早晚分服

三诊：患者服上药后头痛、头晕症状明显好转，心悸症状好转。舌淡胖，舌边齿痕，脉滑。为巩固治疗，效方不变，继服 14 剂。

随诊 6 个月，病情稳定，症状未见反复发作，嘱患者规律口服降压药物。

【按语】

《重订严氏济生方·眩晕门》云："所谓眩晕者……六淫外感，七情内伤，皆能导致。"强调眩晕致病因素的多样性。

谢教授认为本病与肝、脾、肾三脏密切相关。患者平素情志不畅，肝气不舒，肝为风木之脏，其性主升主动，情志过激，可致阳升风动；患者平素脾胃虚弱，脾为气血生化之源，脾胃运化不足，气血不足，清窍失养；脾失健运，痰浊上扰清空，眩晕乃作；肾主骨生髓充脑，肾精亏虚，髓海失充，亦可发为眩晕。患者肝阳上亢，扰动清窍，则见头晕头痛；肝血失养，则见眼干眼涩、视力模糊；患者脾胃虚弱，运化不足，可见大便不成形；舌淡胖，舌边齿痕，脉弦滑，为肝阳上亢兼有痰湿之象。该病患为本虚标实之证。

《医学从众录·眩晕》云"风生必挟木势而克土，土病则聚液而成痰"，木旺克土，影响脾胃运化水液，水集聚为痰，《杂病源流犀烛》认为"痰之为物，流动不测，故其为害，上至巅顶，下至涌泉，随气升降，周身内外皆到，五脏六腑俱有"。治疗当以平肝潜阳、化痰祛湿为法。常用肝经引经药柴胡为君以疏肝解郁，配以天麻、钩藤、罗布麻叶、磁石、夏枯草、珍珠母、煅龙骨、煅牡蛎平肝潜阳；焦白术、苍术、茯苓等健脾燥湿；香橼、香附、三棱、莪术理气活血，气血得畅，脾湿得化，肝阳乃复，眩晕乃治。二诊于原方减三棱、莪术，防其动血。

谢教授在临床上特别重视肝气之疏泄及中焦脾胃的作用。谢教授认为，中焦脾胃为气机升降之枢纽，脾主升清，胃主降浊，各种原因引起的肝气郁结，均可克犯脾土，引起脾胃亏虚，脾失升清，胃失降浊，此乃眩晕致病之本。而头为诸阳之会，上窍得清阳之濡养，脑窍清利，眩晕乃去；胃主降浊，浊阴下行，不致产生头昏脑涨之变。此即《素问·阴阳应象大论》中所言："清阳出上窍，浊阴出下窍。"而各种原因引起的痰饮、水湿、瘀血、食积等病理产物，都会引起中焦气机升降失常。谢教授谓此为因浊致眩，此乃眩晕致病之标，并进一步指出痰浊、瘀浊等浊邪久积不化，致清阳不升，发为眩晕。

二十五、水　肿

水肿案一

李某，女，43岁。

首诊时间：2018年11月11日。

主诉：四肢末端浮肿5个月，加重7天。

现病史：患者于5个月前开始出现四肢轻度浮肿，患者当时未予重视，7天前因劳累四肢浮肿加重，今为寻求中西医结合系统治疗，遂来就诊。患者现症见：四肢浮肿，下肢尤甚，晨起明显，纳可，大便1日1行。舌红，苔白腻，脉沉弦。

中医诊断：水肿—风水相搏。

西医诊断：特发性水肿。

治法：运脾化湿，利水消肿。

方药：柴　胡10克　黄　芪15克　茯　苓15克　泽　泻15克
焦白术10克　桂　枝10克　羌　活10克　独　活10克
鸡血藤15克　泽　兰15克　川　芎15克　佛　手15克
紫苏子15克　枳　壳15克　五加皮15克

7剂，日1剂，水煎300毫升，早晚分服

二诊：患者服用上药后浮肿减轻，尤其是晨起浮肿得到明显改善，舌苔由白腻转为薄苔。于上方中减少羌活、独活、鸡血藤的用量，以生白术代焦白术以增加燥湿之效。

方药：柴　胡10克　黄　芪15克　茯　苓15克　泽　泻15克
生白术15克　桂　枝10克　羌　活6克　独　活6克
鸡血藤10克　泽　兰15克　川　芎15克　佛　手15克
紫苏子15克　枳　壳15克　五加皮15克

7剂，日1剂，水煎300毫升，早晚分服

三诊：患者服药后肿势明显消退，因在短期内获得明显疗效，患者大喜。继续予原方7剂以巩固疗效。

【按语】

患者于5个月前开始出现浮肿，当时正值夏季，夏季多雨水，患者则因感受风湿之邪而出现浮肿。风为百病之长，风邪侵袭肺卫，肺失宣降，风水相搏，泛溢肌肤，正如《景岳全书·肿胀》中所言："凡外感毒风，邪留肌肤，则亦能忽然浮肿。"加之夏季，水湿内侵，困阻脾阳，脾胃失其升清降浊之功，水无所制，泛溢肌肤，诚如《医宗金鉴·水气病脉证》所说："皮水，外无表证，内有水湿也。"风湿相搏，则发为浮肿。夜间阳气不足以抗邪，脾胃不足以运化水湿，故而晨起浮肿明显。舌红，苔白腻，脉沉迟，皆为水湿内停之象。

谢教授以运脾化湿、利水消肿为主要治疗原则。《金匮要略·水气病脉证并治第十五》有言："诸有水者，腰以下肿，当利小便；腰以上肿，当发汗乃愈。"即所谓"其在下者，引而竭之"，方中茯苓、黄芪、泽泻、焦白术、五加皮健脾以祛湿。柴胡苦辛，善达少阳升发之气，谢教授在补脾益气之品中加入少量柴胡，意在借柴胡升发之气以提升脾气。茯苓甘淡、性平，可健脾渗湿，宁心安神，《本草正义》中言其"能利窍祛湿，利窍则开心益智，导浊生津；祛湿则逐水燥湿，补中健脾"。白术可健脾燥湿，益气和中。三药相配，柴胡升清阳、茯苓利浊阴、白术健运中土，三药相伍确有升降，助脾恢复自然生理功能。桂枝配茯苓，通阳利水。羌活与独活达祛风除湿之效。"血不利则为水"，故而在祛风除湿的基础上加入活血之鸡血藤、泽兰与川芎。佛手、紫苏子与枳壳可达理气疏肝而不伤及胃阴之功，更体现了谢教授肝脾同调的思想。二诊时减少祛风湿之羌活与独活，将焦白术换成生白术以达在健脾的同时增加燥湿之力。患者服药后浮肿症状大有改善，效方不变，继续原方7剂，以善其后。

谢教授认为在治疗此患水肿时应谨遵古法，遵循《内经》"平治于权衡，去菀陈莝……开鬼门，洁净府"之法，在治疗时注重肺、脾、肾三脏的治疗与调护。对于本病患者而言，感受风湿之邪为病，病主在脾，故重以健脾为主，佐以祛风湿之品，加以活血之药。谢教授把肝脾同治贯穿整个方中，即在方中加入行气之佛手、紫苏子与枳壳，意在理气疏肝，肝木疏泄正常，脾土自得健运，水湿运化，浮肿自消。

水肿案二

薛某，女，35岁。

首诊时间：2020年11月22日。

主诉：双下肢水肿10年，加重2个月。

现病史：患者自诉10年前无明显诱因出现双下肢浮肿，未予重视，未予系统治疗，10年来症状持续存在。2个月前患者因饮食不洁双下肢水肿症状加重，并伴有双眼睑浮肿，今为求中医系统治疗，遂至黑龙江中医药大学附属第一医院门诊就诊。患者现症见：

双下肢水肿，眼睑浮肿，烦躁易怒，胃脘部胀痛，餐后加重，纳、寐尚可。舌质暗，略胖大，舌边齿痕，脉弦。

辅助检查：①消化超声示肝内回声稍改变，脾稍大，双肾回声改变，左肾盂囊肿；②生化示 TBIL30.3μmol/L，DBIL8.0μmol/L，TDBIL22.30μmol/L。（黑龙江中医药大学附属第一医院，2020-11-22）

中医诊断：水肿—水湿浸渍兼有肝郁。

西医诊断：肾囊肿。

治法：健脾祛湿，行气利水。

方药：			
柴　胡 10 克	生白术 15 克	茯　苓 20 克	苍　术 10 克
陈　皮 15 克	焦山楂 15 克	白豆蔻 10 克（后下）	乌　药 15 克
炒黄芪 15 克	太子参 10 克	厚　朴 15 克	五加皮 10 克
益母草 10 克	石　韦 10 克	冬葵子 10 克	炒麦芽 15 克
焦神曲 15 克			

7 剂，日 1 剂，水煎 300 毫升，早晚分服

二诊：患者服上药后眼睑浮肿减轻。舌质暗，舌体胖大好转，舌边齿痕，脉弦。于上方去陈皮、生白术，加入焦白术 20 克，泽泻 15 克，猪苓 10 克，健脾利水。

方药：			
柴　胡 10 克	茯　苓 20 克	苍　术 10 克	焦白术 20 克
泽　泻 15 克	猪　苓 10 克	焦山楂 15 克	白豆蔻 10 克（后下）
炒黄芪 15 克	太子参 10 克	厚　朴 15 克	五加皮 10 克
益母草 10 克	石　韦 10 克	乌　药 15 克	冬葵子 10 克
炒麦芽 15 克	焦神曲 15 克		

10 剂，日 1 剂，水煎 300 毫升，早晚分服

三诊：患者服上药后诸症明显好转，为巩固治疗，效方不变，继服 10 剂。

随诊 1 年，病情稳定，症状未见反复发作。

【按语】

《素问·六元正纪大论》指出："湿胜则濡泄，甚则水闭胕肿。"湿气入体导致脾弱虚寒，丧失升清降浊功能，水液代谢功能障碍，继发为面部或身上水肿。

谢教授认为外感水湿，脾阳被困，或饮食劳倦等损及脾气，造成脾失转输，水液代谢障碍，水湿内停，乃成水肿。患者平素情志不畅，易怒，肝失条达，肝气乘脾，脾失运化，水液不得运行全身，水液集聚，乃发为水肿，患者肝气犯胃，胃失和降，乃见脘部胀痛，餐后加重。舌质暗，略胖大，舌边齿痕，脉弦，均为水湿浸渍，兼有肝郁之象。本病属于本虚标实之证，病程较长，预后一般。

治疗当健脾祛湿，行气利水。常用肝经引经药柴胡为君以疏肝解郁，生白术、陈皮、

茯苓、苍术、五加皮、石韦、冬葵子以健脾利水，使水湿之邪从小便而出。白豆蔻、乌药、焦三仙、炒黄芪、太子参、厚朴、益母草从气血运行角度，疏肝行气，补脾益气，气行则血行，气血得畅，水液得利。二诊中患者服上药后眼睑浮肿减轻，舌体胖大好转，于上方去陈皮、生白术，加入焦白术20克，泽泻15克，猪苓10克，以健脾利水。

谢教授治疗水肿主要采用疏肝解郁利水与镇肝潜阳利水两种利水大法。疏肝解郁利水适用于肝郁水肿，表现为双下肢轻度水肿，伴胸胁胀痛，咽部不适，闷闷不乐，舌淡苔白，脉弦。药用柴胡、川楝子、白芍、茯苓、白术、车前子。镇肝潜阳利水适用于阴虚阳亢水肿，表现为双下肢轻度水肿，头晕，耳鸣，头痛发热，睡眠差，血压高，舌尖红，少苔，脉弦，药用代赭石、煅龙牡、龟甲、白芍、玄参、益母草、泽泻、车前子等。如水肿消退不理想，可在方剂中适当加用少量疏肝药，如柴胡、佛手等，以利水肿尽快消退。

二十六、郁　证

郁证案一

李某，女，50岁。

首诊时间：2019年12月29日。

主诉：精神抑郁1个月，加重1天。

现病史：患者1个月前因情志不遂出现精神抑郁，情绪不宁，伴口干、口苦，未予重视。7天前患者情绪不宁症状加重，现为求中西医结合系统治疗，至黑龙江中医药大学附属第一医院门诊就诊。患者现症见：急躁易怒，坐卧不安，善太息，两胁胀痛，面色晦暗，腰膝酸软，口干、口苦，伴胃胀、嗳气、时乏力、心慌气短，后背痛，盗汗，纳差，寐差，小便黄，大便尚可，1日1次。舌暗红，苔黄腻，脉弦滑。

既往史：①卵巢肌瘤摘除术后20年；②胆囊炎1年。

辅助检查：胃镜示浅表性胃炎，胃息肉（已切除）（哈尔滨医科大学附属第一医院，2017-12-08）。

中医诊断：郁证—气郁化火。

西医诊断：①自主神经功能紊乱；②更年期综合征；③浅表性胃炎；④胆囊炎。

治法：疏肝解郁，清肝泻火。

方药：柴　胡10克　生白术10克　香　附15克　川　芎15克
枳　实10克　厚　朴15克　芍　药15克　乌　药15克
香　橼15克　金钱草30克　郁　金15克　姜　黄15克
威灵仙15克　焦神曲10克　炒麦芽10克　焦山楂10克
紫苏子15克　黄　芩15克　磁　石20克（先煎）

10剂，日1剂，水煎300毫升，早晚分服

二诊：服上方后，患者精神抑郁、情绪不宁有所缓解，胁肋疼痛好转，胃胀好转，饮食尚可，口干、口苦加重。舌暗红，苔黄腻，脉弦滑。余症均见改善。上方去焦山楂、炒麦芽、焦神曲，加天花粉15克，栀子15克。

方药：柴　胡10克　生白术10克　香　附15克　川　芎15克

枳　实 10 克	厚　朴 15 克	芍　药 15 克	乌　药 15 克
香　橼 15 克	金钱草 30 克	郁　金 15 克	姜　黄 15 克
威灵仙 15 克	紫苏子 15 克	黄　芩 15 克	磁　石 20 克（先煎）
天花粉 15 克	栀　子 15 克		

10 剂，日 1 剂，水煎 300 毫升，早晚分服

三诊：服用上方后，患者急躁易怒、坐卧不宁症状明显好转，两胁疼痛好转，口干、口苦缓解，仍盗汗、寐差。舌红，苔薄腻，脉弦。上方去枳实、厚朴，加浮小麦 15 克，黄芪 20 克，煅龙骨、煅牡蛎各 15 克。

方药：

柴　胡 10 克	生白术 10 克	香　附 15 克	川　芎 15 克
芍　药 15 克	乌　药 15 克	香　橼 15 克	金钱草 30 克
郁　金 15 克	姜　黄 15 克	威灵仙 15 克	紫苏子 15 克
黄　芩 15 克	磁　石 20 克（先煎）	天花粉 15 克	栀　子 15 克
浮小麦 15 克	黄　芪 20 克	煅龙骨 15 克（先煎）	煅牡蛎 15 克（先煎）

10 剂，日 1 剂，水煎 300 毫升，早晚分服

四诊：服上方后，心情好转，盗汗缓解，诸症均有改善，继服 14 服。

【按语】

《诸病源候论·卷之十三·气病诸侯》所言："夫百病皆生于气，故怒则气上，喜则其气缓……思则气结。"郁证起病，多在于气，病变在肝，肝气郁滞，脏腑功能失调，则百病丛生。

该患者为中年女性，"女子以肝为先天"，易于怫郁为病。因情志不遂，肝失条达，气机不畅，以致肝气郁结而精神抑郁，情绪不宁，善太息；"邪在肝，则两胁中痛。"肝疏泄不利，气阻络痹，则两胁胀痛；肝郁日久，五志化火，营阴暗耗，心神上扰，则急躁易怒、坐卧不安、口干口苦。《素问·上古天真论》曰"七七，任脉虚，太冲脉衰少，天癸竭，地道不通，故形坏而无子也。"该患年过五旬，冲任二脉虚衰，天癸渐竭，则阴精亏损，阳失潜藏，肝阳上亢，常有急躁易怒、潮热盗汗、寐差等症状；中年女性肝肾亏虚，肾虚腰府失养则腰膝酸软；肾主黑，肾虚则肾色上泛，故面色晦暗；患者阳明经脉空虚，厥阴风木横逆，肝疏泄不利，木郁克土，损伤脾胃，中焦升降失调而出现胃胀、嗳气、纳差；脾虚无以运化，失于濡养则乏力、胸闷气短；舌暗红，苔黄腻，脉弦滑；四诊合参，该患属郁证之气郁化火证。

谢教授治疗此患者以柴胡疏肝散为底方，遵"木郁达之"之旨，以疏肝解郁、清肝泻火为原则。柴胡苦辛入肝胆，功擅条达肝气而疏郁结，为君药，配香附、香橼长于疏肝行气止痛；川芎味辛性温，入肝胆经，行气活血，开郁止痛，配姜黄味辛能行，入气分行散气滞，入血分活血祛瘀；郁金行气活血，且清心凉血，又佐磁石潜心安神；胃以

降为顺，紫苏子、枳实、厚朴主降，下气除满，缓解嗳气症状；芍药养血柔肝，缓急止痛，与柴胡配伍养肝之体，利肝之用。诸药相伍，辛疏酸敛合法，肝脾同治，气血兼顾。患者年逾五旬，肾阳不足，佐乌药温补肾阳，肝肾同治；肝郁日久化火，佐黄芩、金钱草清热燥湿，使湿热之邪随小便而出；脾虚纳呆则佐焦山楂、炒麦芽、焦神曲健脾消食开胃；佐威灵仙祛风湿、通经络。二诊患者胃胀好转，饮食尚可，说明脾胃之气渐复，上方去焦山楂、炒麦芽、焦神曲，口干、口苦加重，说明肝火未清，伤津耗气，则加天花粉15克清热生津，栀子15克以清泻三焦之火。三诊患者急躁易怒，坐卧不宁明显好转，两胁疼痛好转，说明肝气通畅，于上方去枳实、厚朴，二者破气力强，恐其损伤正在恢复的脾胃之气，故去掉，也有“中病即止”之义，但仍盗汗、寐差，加浮小麦15克，黄芪20克，煅龙骨、煅牡蛎各15克取牡蛎散之意，龙骨、牡蛎相伍，重镇安神，此处龙骨、牡蛎皆选煅烧品，又可增其敛汗之力。

谢教授认为，郁证初起多以气滞为主，应以疏肝理气为主，疏肝之中兼以养肝，理气之中兼以调血和胃。郁证病程较长，后期根据是否兼有血瘀、火郁、痰结、湿邪、食积来采取活血、降火、祛痰、化湿、消食等法。郁证预后一般良好，在注意疏肝解郁的基础上，要注意移情易性，注重精神治疗。

郁证案二

刘某，女，47岁。

首诊时间：2019年12月4日。

主诉：咽部异物感6个月。

现病史：患者6个月前因生闷气出现咽部异物感，自觉咳之不出，咽之不下，未予重视，未经系统治疗，症状反复发作，今为求进一步中西医结合诊疗，遂就诊于黑龙江中医药大学附属第一医院门诊。患者现症见：咽中如有物阻，咳之不出，咽之不下，伴有食后胃脘部胀满，胸闷气短，口干，咽干，易怒，反酸，烧心，纳差，寐差，小便正常，大便不成形，每日1～2次。舌质暗，苔水润，边有齿痕且根部白腻，舌下脉络紫暗，脉弦滑。

辅助检查：①喉镜示会厌囊肿；②胃镜示慢性浅表性胃炎（黑龙江省医院，2019-11-27）。

中医诊断：郁证—梅核气（痰气郁结）。

西医诊断：①会厌囊肿；②慢性浅表性胃炎。

治法：疏肝理气，降逆化痰。

方药：柴　胡10克　　焦白术20克　　制半夏10克　　香　橼15克
　　　厚　朴15克　　夏枯草10克　　木蝴蝶10克　　桔　梗15克

玄　参 15 克　天　冬 10 克　麦　冬 10 克　焦神曲 15 克
乌　药 10 克　丹　参 15 克　枳　实 10 克　炒白芍 30 克
甘　草 10 克　炮　姜 15 克　浙贝母 20 克　白豆蔻 10 克（后下）
煅龙骨 20 克（先煎）　煅牡蛎 20 克（先煎）　煅海螵蛸 20 克（先煎）　煅瓦楞 20 克（先煎）
煅蛤壳 30 克（先煎）

7 剂，日 1 剂，水煎 300 毫升，早晚分服

二诊：服药后患者自觉咽部异物感缓解，进食后胃脘部的胀满感亦减轻，服药后有轻度胃脘部窜痛，现仍有胸闷气短、口干、咽干、反酸、烧心的不适感，大便不成形。舌质暗，苔水润边有齿痕且根部白腻减轻，舌下脉络紫暗，脉弦滑。于上方加延胡索 15 克。

处方：柴　胡 10 克　焦白术 20 克　制半夏 10 克　香　橼 15 克
厚　朴 15 克　夏枯草 10 克　木蝴蝶 10 克　桔　梗 15 克
玄　参 15 克　天　冬 10 克　麦　冬 10 克　焦神曲 15 克
乌　药 10 克　丹　参 15 克　延胡索 15 克　枳　实 10 克
炒白芍 30 克　甘　草 10 克　炮　姜 15 克　白豆蔻 10 克（后下）
煅龙骨 20 克（先煎）　煅牡蛎 20 克（先煎）　煅海螵蛸 20 克（先煎）
煅瓦楞子 20 克（先煎）　煅蛤壳 30 克（先煎）　浙贝母 20 克

7 剂，日 1 剂，水煎 300 毫升，早晚分服

三诊：服药后患者自觉咽部异物感明显缓解，其余诸症均有大幅度好转，偶有轻度泛吐酸水、胸闷、胃脘部的胀满的不适感，纳可，寐好，大便每日 1 次，小便尚可。舌质淡紫，苔薄白腻，脉弦。于上方去煅瓦楞子、煅蛤壳、浙贝母。

处方：柴　胡 10 克　焦白术 20 克　制半夏 10 克　香　橼 15 克
厚　朴 15 克　夏枯草 10 克　木蝴蝶 10 克　桔　梗 15 克
玄　参 15 克　天　冬 10 克　麦　冬 10 克　焦神曲 15 克
乌　药 10 克　丹　参 15 克　延胡索 15 克　枳　实 10 克
炒白芍 30 克　甘　草 10 克　炮　姜 15 克　白豆蔻 10 克（后下）
煅龙骨 20 克（先煎）　煅牡蛎 20 克（先煎）　煅海螵蛸 20 克（先煎）

14 剂，日 1 剂，水煎 300 毫升，早晚分服

【按语】

梅核气是指以咽中如有异物梗阻不适、咽之不下、咯之不出，但无碍于饮食吞咽为主要症状的疾病，归属在中医“郁证”范畴。此病多因情志不遂，痰气郁结，停聚于咽喉所致。《诸病源候论》曰：“咽中如炙肉脔者，此是胸膈痰结，与气相搏，逆上咽喉之间结聚，状如炙肉之脔也。”结合多年的临床经验，谢教授以为本病多以脾虚肝郁为本，

痰凝气滞为标，病因总属情志所起，发病与肝脾二脏最为密切。

肝喜条达而恶抑郁，而患者于6个月前生闷气导致肝气郁结于内，再加平素脾胃虚弱，无力运化转输津液，肺失通调水道之职，致使水液内停聚而成痰，痰气交结搏阻于咽喉，而见咽中如有“炙脔”，吐之不出，咽之不下；肺胃失于宣降，胸中气机不畅则见胸闷气短；胃液随气机上逆而有反酸、烧心；肝气郁结，克伐脾土而见食后胃脘部胀满、纳差；痰气交结日久，郁而化热灼伤津液，故见口干、咽干；气机不畅郁结于内，扰及心神则有寐差；气行不畅则血瘀于内，故有舌质暗、舌下脉络紫暗；日久肺脾肾三脏失养，水液代谢失调，故见舌苔水润，边有齿痕；痰饮为阴邪，久病耗伤肾阳，故见根部白腻、大便不成形，每日1～2次；脉弦滑亦是气滞兼有痰饮之象。

本案谢教授以四逆散为底方，采用疏肝理气、降逆化痰法治疗。方中以入肝胆经之疏肝要药柴胡为君，使肝郁得以条达；白芍酸苦微寒，养血敛阴，柔肝缓急，炒后寒性更缓，二药相合可使柴胡升散而无耗伤阴血之弊，恰适肝体阴用阳之性，为疏肝法之基本配伍，在此基础上再加枳实、香橼、乌药以助理气之功，气行则血亦畅；制半夏辛散入肺胃，化痰散结，降逆和胃；厚朴苦辛性温，下气除满，取半夏厚朴汤之义，降逆气，痰气并治，再合焦白术、白豆蔻健脾燥湿兼有理气之功；夏枯草、木蝴蝶、玄参共清郁热；桔梗以助宣肺化痰；天冬及麦冬均为甘寒濡润之品，天冬通肾气，滋肾清热之力较强，麦冬定肺气，有润肺化痰之功，二者相伍补肺可防伤肾，用之滋肾又可助肺，有安此定彼之用；炮姜降逆和中，辛散达郁，又可防清热太寒；神曲助中焦运化；煅龙骨、煅牡蛎镇静安神；甘草清热的同时调和诸药以得寒热平调。二诊患者出现胃脘部窜痛，郁结气血走散，此为正常的药物反应，故未改变用药思路，只在前方基础上加延胡索加强理气活血止痛之功。三诊患者诸症好转，故于前方减重镇收敛之品，以防留邪。

谢教授认为梅核气多由情志不畅，日久成郁成痰结于咽中而发，久之变生上述诸症，治疗谨守“行气化痰，解郁怡情”八字，多用柴胡、枳壳、香橼等疏肝解郁；半夏、厚朴、桔梗降逆化痰。随着当代的生活、工作压力增大，其发病有所增加，对于发病者尽早给予心理调节和药物治疗，以减轻患者的自觉症状和精神负担。

郁证案三

闫某，男，48岁。

首诊时间：2011年9月16日。

主诉：咽部堵闷感7个月，加重10天。

现病史：患者自诉7个月前因情绪不畅出现咽部堵闷感，于当地市级医院就诊治疗，咽部堵闷感逐渐缓解。10天前因思虑过度多导致病情反复，堵闷感加重，现为求中西医结合系统治疗，于黑龙江中医药大学附属第一医院门诊就诊。患者现症见：咽部堵闷感，咽之不进，吐之不出，心情抑郁时加重，胃胀嗳气，饮水或饭后呕吐，进食不适，偶有反酸，烧心，体重减轻，大便可，小便黄。舌质淡红，舌苔薄黄，脉弦滑。

辅助检查：①上消化道钡餐示胃炎（伊春市第一医院，2011-05-30）；②胃镜示食管平滑肌瘤，慢性浅表性胃炎（哈尔滨医科大学附属第四医院，2011-09-01）。

中医诊断：郁证—梅核气（肝郁脾虚）。

西医诊断：①慢性浅表性胃炎；②食管平滑肌瘤。

治法：疏肝健脾，开郁散结。

方药：柴 胡 10 克　半枝莲 30 克　白花蛇舌草 30 克　连 翘 20 克
夏枯草 20 克　三 棱 20 克　莪 术 20 克　佛 手 20 克
制半夏 20 克　紫苏子 30 克　郁 金 20 克　蛇 莓 20 克
茯 苓 20 克　厚 朴 20 克　代赭石 30 克（先煎）　旋覆花 20 克（包煎）
砂仁 10 克（后下）

7 剂，日 1 剂，水煎 300 毫升，早晚分服

二诊：患者服上药后仍觉胃胀嗳气，进食不适，咽部堵闷感有所减轻，大、小便可。舌质淡红，苔薄黄，脉弦滑。其余症状无明显变化，于前方中加入木蝴蝶 20 克。

方药：柴 胡 10 克　半枝莲 30 克　白花蛇舌草 30 克　连 翘 20 克
夏枯草 20 克　三 棱 20 克　莪 术 20 克　佛 手 20 克
制半夏 20 克　紫苏子 30 克　郁 金 20 克　蛇 莓 20 克
茯 苓 20 克　厚 朴 20 克　木蝴蝶 20 克　代赭石 30 克（先煎）
旋覆花 20 克（包煎）　砂 仁 10 克（后下）

10 剂，日 1 剂，水煎 300 毫升，早晚分服

三诊：患者服上药后呕吐消失，嗳气好转，胃脘部不定时隐痛，口干，口中异味，大便可，小便黄。舌质淡红，苔薄黄，脉弦滑。于前方中减去制半夏，易紫苏子为 20 克，加北沙参 20 克，石斛 20 克，黄连 10 克，黄芩 10 克。随诊 6 个月，患者病情稳定。

方药：柴 胡 10 克　半枝莲 30 克　白花蛇舌草 30 克　连 翘 20 克
夏枯草 20 克　三 棱 20 克　莪 术 20 克　佛 手 20 克
紫苏子 20 克　郁 金 20 克　蛇 莓 20 克　茯 苓 20 克
厚 朴 20 克　木蝴蝶 20 克　北沙参 20 克　黄 连 10 克
黄 芩 10 克　石 斛 20 克　代赭石 30 克（先煎）　旋覆花 20 克（包煎）
砂 仁 10 克（后下）

10 剂，日 1 剂，水煎 300 毫升，早晚分服

【按语】

龚廷贤《万病回春·梅核气》言："梅核为病，大抵因七情之气郁结而成。或因饮食

之时，触犯恼怒，遂成此症。”患者平素情志不遂引起肝失条达，肝气郁结，气机阻滞，肝气循经络上逆停聚于咽部而出现咽部堵闷感。肝气郁结日久，横逆犯脾，以至脾失健运，脾胃运化失司，津液不能正常输布，凝聚成痰，痰气结于咽部则可加重堵闷感。脾胃升降失常，或忧思伤脾，脾气受损，运化不利，胃失和降则出现胃胀、嗳气、饮水或饭后呕吐，偶有反酸、烧心之症。脾胃为后天之本，气血生化之源，脾虚则气血化源不足，四肢肌肉失其濡养则体重减轻。痰、气交结日久化火、化热，伤及胃阴则胃脘部不定时隐痛，口干，口中异味。舌质淡红，舌苔薄黄，脉弦滑，皆为肝郁气滞之象。本病由肝郁气滞之实证发展为脾虚，最终成为虚实夹杂之候。

谢教授认为，治疗当疏肝健脾，开郁化痰散结。本案患者症见咽部堵闷感，咽之不进，吐之不出，心情抑郁时加重，此为七情郁结，痰气交阻于咽部所致，故选用半夏厚朴汤加减。半夏辛温可化痰散结，降逆和胃；厚朴行气除满，助半夏散结降逆；茯苓甘淡渗湿健脾，以助半夏化痰；紫苏子降气化痰，助厚朴行气宽胸、宣通郁结之气；加入柴胡、佛手、砂仁增强疏肝理气、燥湿化痰之功，助气机运行，使郁气得疏，痰涎得化，则痰气郁结可散；旋覆花、代赭石皆能降胃气止逆气，且旋覆花兼能化痰降浊，故能缓解胃胀、嗳气、呕吐等症；谢教授认为治疗食管平滑肌瘤在开郁化痰基础之上，要注重清热解毒，故加半枝莲、白花蛇舌草、蛇莓以清热解毒利咽；气滞日久，血行不畅可致瘀结，加莪术、三棱破血行气，以助血运。二诊患者诉胃胀嗳气，进食不适，在原方基础上加木蝴蝶以疏肝和胃，清热利咽。三诊患者呕吐、嗳气好转，且病情后期伤及胃阴，故减去温燥之制半夏，加入北沙参、石斛滋阴益胃以缓解胃脘部隐痛、口干症状；气郁日久化热，出现口中异味，配以黄连、黄芩以清热燥湿，清中上焦之火。

从中医角度看梅核气的发病主要是由于气滞、痰阻等诸多因素交结所致。谢教授认为气滞痰凝在本病的发展中起重要作用。因此，开郁化痰散结之功贯穿治疗始终，如柴胡、佛手、砂仁等药疏肝行气解郁以治肝郁之本，如半夏、紫苏子、旋覆花、代赭石等药化痰降气以散结。

郁证案四

曹某，女，67岁。

首诊时间：2011年7月29日。

主诉：情志抑郁伴尿频6年。

现病史：患者6年前情志不畅后出现尿频，未予重视，未经系统治疗，尿频反复发作，已影响正常生活，为求进一步中西医结合诊疗，遂就诊于为黑龙江中医药大学附属第一医院门诊。患者现症见：情志抑郁，尿频，手足烦热，多汗，时寒时热，热时自测温度36.9～37.1℃之间，咽部堵塞不适，胸闷气短，口干黏腻，疲劳乏力，四肢关节疼痛，紧张时头晕，纳可，寐差，偶有便秘。舌质红，苔薄黄腻，左脉细数，右脉滑数。

既往史：高血压病史 5 年（倍他乐克每次 50mg，日 1 次口服，血压控制尚可）。

辅助检查：①消化系统彩超示轻度脂肪肝（哈尔滨医科大学附属第二医院，2010-04-14）；②脑电图示轻度异常脑电图地形图，考虑自主神经调节不良、脑供血不足（黑龙江中医药大学附属第一医院，2011-06-27）；③电子喉镜示慢性咽炎，舌根扁桃体肥大，慢性鼻炎（哈尔滨医科大学附属第二医院，2011-07-19）。

中医诊断：郁证—气阴两虚，气滞湿阻。

西医诊断：①自主神经功能紊乱；②脂肪肝；③高血压；④慢性咽炎；⑤慢性鼻炎。

治法：疏肝理气，养阴祛湿。

方药：			
柴　胡 15 克	佛　手 10 克	紫苏子 10 克	砂　仁 10 克（后下）
赤　芍 10 克	北沙参 20 克	太子参 15 克	天花粉 10 克
炒白术 15 克	薏苡仁 15 克	苍　术 10 克	木蝴蝶 10 克
厚　朴 10 克	乌　药 10 克	玄　参 10 克	合欢花 15 克
酸枣仁 15 克	磁　石 15 克（先煎）	煅龙骨 15 克（先煎）	煅牡蛎 15 克（先煎）

7 剂，日 1 剂，水煎 300 毫升，早晚分服

二诊：患者服药后手足心热、咽部堵塞、睡眠、排便费力好转，自汗后全身发凉，仍有尿频、头晕乏力、胸闷气短，胃脘不适。舌稍红，苔薄黄腻，脉数。于上方去酸枣仁、佛手、赤芍，加黄芪 20 克，泽泻 10 克，猪苓 10 克。

处方：			
柴　胡 15 克	紫苏子 10 克	砂　仁 10 克（后下）	北沙参 20 克
太子参 25 克	天花粉 10 克	炒白术 15 克	薏苡仁 15 克
苍　术 10 克	木蝴蝶 10 克	厚　朴 10 克	乌　药 10 克
玄　参 10 克	合欢花 15 克	黄　芪 20 克	泽　泻 10 克
猪　苓 10 克	磁　石 15 克（先煎）	煅龙骨 15 克（先煎）	煅牡蛎 15 克（先煎）

7 剂，日 1 剂，水煎 300 毫升，早晚分服

三诊：患者服药后手足心热、睡眠、排便、尿频好转，但胸闷气短、咽部堵塞不适感再现。舌稍红，苔薄腻，脉弦数。于上方去黄芪、泽泻、猪苓，加炒酸枣仁 15 克，桂枝 15 克，佛手 10 克。

处方：			
桂　枝 15 克	柴　胡 15 克	佛　手 10 克	砂　仁 10 克（后下）
紫苏子 10 克	北沙参 20 克	太子参 25 克	天花粉 10 克
炒白术 15 克	薏苡仁 15 克	苍　术 10 克	木蝴蝶 10 克
厚　朴 10 克	乌　药 10 克	玄　参 10 克	合欢花 15 克
酸枣仁 15 克			

7 剂，日 1 剂，水煎 300 毫升，早晚分服

四诊：患者服药后上述各种不适感均好转，但因病程迁延日久，正气恢复较慢，所

以仍有轻度的手足发热，自汗后全身发冷，尿频。舌淡红，苔薄腻，脉弦数。于上方去桂枝，加通草10克清热利湿。

处方：				
	柴　胡15克	佛　手10克	砂　仁10克	紫苏子10克
	北沙参20克	太子参25克	天花粉10克	炒白术15克
	薏苡仁15克	苍　术10克	木蝴蝶10克	厚　朴10克
	乌　药10克	磁　石15克	煅龙骨15克（先煎）	煅牡蛎15克（先煎）
	玄　参10克	合欢花15克	通　草10克	酸枣仁15克

7剂，日1剂，水煎300毫升，早晚分服

【按语】

《丹溪心法·六郁》曰："人身诸病，多生于郁。"而"木郁是五郁之首，气郁乃六郁之始，肝郁为诸郁之主"。郁证多由情志不舒、气机郁滞等引起，常表现出心情抑郁、情绪不宁、胁肋胀痛、胸闷气短、或易怒善哭，以及咽中如有异物梗阻、失眠等各种复杂症状。此类疾病可以归属到《伤寒杂病论》中的"百合病""脏躁""梅核气""肝著"等范畴。肝失疏泄、肝气不舒，则见心情抑郁、胁肋胀痛、胸闷气短等不适；枢机不利，气机阻滞于少阳，少阳枢机不利，情绪紧张时自觉手足烦热、全身时热时寒，但体温正常；紧张情绪使得气血逆乱，髓海失养而见头晕；胆经不利，气郁化热扰及心神，而见烦躁、失眠；少阳清气不升，加之三焦水道不畅，水液代谢不利，则生痰湿，痰湿日久化热波及脾胃，则出现口中黏腻、疲劳乏力、便秘等；痰气交阻于咽喉，出现咽部堵塞不适；痰湿阻滞膀胱，气化不利，则见尿频、尿急；病久耗伤真阴，气阴两虚而有口干；舌红、苔薄黄腻、左脉细数、右脉滑数也是气阴两虚兼湿阻的体现。

谢教授认为治疗本案当理气疏利少阳，养阴祛湿安神。谢教授以柴胡加龙骨牡蛎汤为底方，用肝经引经药柴胡为君以疏利肝胆，配以佛手、紫苏子、砂仁、厚朴、赤芍等药性平和之品理气化湿，调达枢机；白术、苍术同用以健脾燥湿，使生痰无源；患者本就气阴两虚，恐行气太过耗气血，过于滋阴则湿邪留恋，再加北沙参、太子参、玄参以清热生津，且玄参一味效比"增液"，即留得一分津液便有一分生机；气阴两虚日久，阴损及阳，稍佐以乌药温补肾阳，于阳中求阴；煅龙骨、煅牡蛎加磁石镇惊安神，平肝潜阳；又用合欢花、酸枣仁补心养血，宁心安神；再配以一味木蝴蝶清热利咽缓解不适感。二诊患者枢机渐利，阴津来复，故睡眠、手足发热等有好转，但病久正气已伤，不能温煦肌表，因而汗出后发冷，于上方中去酸枣仁、佛手、赤芍，加黄芪补气温阳，猪苓、泽泻利水渗水，给痰湿以去路。三诊防真阴耗竭减去补气利水之黄芪、猪苓、泽泻等，上方加酸枣仁、佛手安神行气，桂枝温阳化饮。四诊去温热之桂枝，加通草以清湿热。

谢教授以《景岳全书·郁证》提出的"因郁致病""因病致郁""郁总由乎心"观点为依据，认为郁证是在脏器虚弱的基础上情志内伤扰及少阳，致使气机阻滞，脏腑功能失调。实证以肝气郁滞为主，治疗多以疏肝解郁；虚证以气血津液亏虚为主，治疗多以补益心脾、滋养肝肾，再随证加减活血、化湿、安神之品等。尤其对于烦躁、焦虑、易怒等症，谢教授以“急则治其标”为原则，多以重镇安神之品配以养心安神之酸枣仁、合欢花、首乌藤等，再配合行气养阴药。本病病程虽久，但预后大多良好，且谢教授认为本病的治疗要极其重视精神、心理问题。

二十七、痰　饮

支饮案

王某，女，36岁。

首诊时间：2018年10月28日。

主诉：痰多色白不易咳出4年，加重15天。

现病史：患者4年前因感冒后出现咳嗽，咳痰，色白，自行口服氨咖黄敏胶囊，每次0.25 g，每日3次，枇杷止咳颗粒每次3g，每日3次，症状减轻，后感冒后咳嗽加重。15天前患者因感受寒邪出现咳痰加重，不易咳出，为求中西医结合治疗，遂来黑龙江中医药大学附属第一医院就诊。患者现症见：痰多色白难咳，晨起明显，伴胸闷脘胀，反酸呕吐，下肢不温，周身乏力，纳可，寐可，大便不成形，每日1次，小便正常。舌质淡，边有齿痕，苔薄白，脉弦滑。

既往史：慢性支气管炎病史4年，子宫切除术后5年。

中医诊断：支饮—寒饮伏肺兼脾虚。

西医诊断：①慢性支气管炎；②子宫切除术后。

治法：温肺化饮，健脾益气。

方药：茯　苓15克　　细　辛6克　　干　姜15克　　炙甘草15克
紫苏子15克　　柴　胡10克　　党　参6克　　五味子15克
佛　手10克　　丹　参10克　　神　曲10克　　全瓜蒌20克
陈　皮15克　　桔　梗15克　　生白术15克　　枇杷叶15克
生黄芪20克

7剂，日1剂，水煎300毫升，早晚分服

二诊：患者咳痰减轻，乏力缓解，偶有反酸，纳可，寐可，二便正常。舌质淡，边有齿痕，苔薄白，脉弦。加桂枝10克，香橼15克，姜半夏15克。

方药：茯　苓15克　　细　辛6克　　干　姜15克　　炙甘草15克
紫苏子15克　　柴　胡10克　　党　参6克　　五味子15克
佛　手10克　　丹　参10克　　神　曲10克　　全瓜蒌20克

陈 皮15克	桔 梗15克	生白术15克	枇杷叶15克
桂 枝10克	香 橼15克	姜半夏10克	生黄芪20克

7剂，日1剂，水煎300毫升，早晚分服

三诊：患者服上药后诸症明显好转，为巩固治疗，继服14剂。

【按语】

《金匮要略·痰饮咳嗽病脉证并治第十二》中提道："膈上病痰，满喘咳吐……必有伏饮。"谢教授认为本病中医病机总属"肺脾肾不足，痰饮内生"，并归纳为"痰饮之动主于脾，痰饮之成贮于肺，痰饮之根源于肾"。谢教授认为本病病位在肺，关系脾肾，每因气候、情绪、饮食等导致反复发作，是痰饮停滞胸膈气道，阻碍肺气宣降而引起的以咳嗽、咳痰为主症的肺部疾患。

谢教授认为本案患者的咳痰是由脾阳不足，寒从中生，聚湿成饮，寒饮犯肺所致，此即"形寒寒饮则伤肺"之义。寒饮停肺，宣降违和，故咳嗽痰多，色白难咳。饮阻气机，故胸闷脘胀。饮邪犯胃，胃气上逆，反酸呕吐。气血不足，脾阳虚不能通达四肢，则下肢不温，周身乏力。舌淡边有齿痕，苔薄白，脉弦滑，为寒饮内停。谢教授治以温肺化饮，健脾益气。

《金匮要略·痰饮咳嗽病脉证并治第十二》中提到"冲气即低，而反更咳，胸满者，用桂苓五味甘草汤，去桂加干姜、细辛，以治其咳满。"谢教授以苓甘五味姜辛汤为基础方，干姜既温肺散寒以化饮，又温运脾阳以化湿；细辛取其辛散之性，温肺散寒，助干姜温肺散寒化饮之力；茯苓健脾渗湿，化饮利水，以导水饮之邪从小便而去，以杜绝生饮之源，合干姜温化渗利，健脾助运；佐以五味子敛肺止咳，全瓜蒌开胸化痰，紫苏子降气化痰，桔梗宣肺利咽祛痰，枇杷叶止咳止呕；加丹参活血，治其胸闷；白术和陈皮健脾，陈皮还可理气燥湿化痰；党参和黄芪补肺健脾，益气养血；神曲消食开胃；最后使以甘草和中调药，共奏温肺化饮、健脾益气之功。二诊患者咳痰减轻，乏力缓解，反酸呕吐症状仍在，纳可，寐可，二便可。舌淡边有齿痕，苔薄白，脉弦。二诊时加桂枝取苓桂术甘汤之义，有平冲降逆功效，合姜半夏达到止呕降逆的效果，加香橼增其理气之功。三诊患者服上药后诸症明显好转，为巩固治疗，继服14剂。

二十八、消　渴

消渴案一

周某，男，46岁。

首诊时间：2018年11月11日。

主诉：口干、口渴2个月。

现病史：患者2个月前因饮食不节后出现口干、口渴，饮水后症状不缓解，于哈尔滨医科大学附属第一医院就诊。行相关检查示空腹血糖10mmol/L，尿葡萄糖（+++），诊断为2型糖尿病，遵医嘱口服盐酸二甲双胍片，每次0.5g，日3次口服，血糖控制尚可，口干、口渴症状稍有缓解。今患者为求中医治疗来黑龙江中医药大学附属第一医院门诊就诊。患者现症见：口干、口渴，盗汗，心烦，纳、寐可，小便频，大便正常。舌质紫暗，苔黄，脉弦。

中医诊断：消渴—阴虚火旺，津液亏虚。

西医诊断：2型糖尿病。

治法：滋阴清热，生津止渴。

方药：			
沙　参15克	天花粉10克	黄　芪15克	麻黄根10克
浮小麦10克	丹　参15克	川　芎15克	石　斛15克
香　橼15克	香　附15克	焦白术15克	姜　黄15克
决明子15克	陈　皮15克	柴　胡15克	煅龙骨20克（先煎）
煅牡蛎20克（先煎）			

7剂，日1剂，水煎300毫升，早晚分服

二诊：患者服上方后，盗汗稍见减轻，余症俱在。舌质紫暗，苔薄黄，脉弦。于上方改浮小麦20克，加牡丹皮20克。

方药：			
沙　参15克	天花粉10克	黄　芪15克	麻黄根10克
浮小麦20克	丹　参15克	川　芎15克	石　斛15克
香　橼15克	香　附15克	炒白术15克	姜　黄15克

决明子15克　　陈　皮15克　　柴　胡15克　　煅龙骨20克(先煎)
煅牡蛎20克(先煎)　　牡丹皮20克

14剂，日1剂，水煎300毫升，早晚分服

三诊：患者口干、口渴症状减轻，盗汗明显好转，偶有心烦，二便正常。上方加枸杞子20克。

方药：沙　参15克　　天花粉10克　　黄　芪15克　　麻黄根10克
浮小麦20克　　丹　参15克　　川　芎15克　　石　斛15克
香　橼15克　　香　附15克　　炒白术15克　　姜　黄15克
决明子15克　　陈　皮15克　　柴　胡15克　　煅龙骨20克(先煎)
煅牡蛎20克(先煎)　　牡丹皮20克　　枸杞子20克

14剂，日1剂，水煎300毫升，早晚分服

四诊：服上方后，患者诸症均见明显缓解，未有不适感。嘱患者平素注意饮食调节，定期监测血糖，不适来诊。

【按语】

《素问·奇病论》云："肥者令人内热，甘者令人中满，故其气上溢，转为消渴，治之以兰，除陈气也。"肥胖可以产生内热，原因在于肥胖之人平素食油腻之品较多，损伤脾胃运化，湿邪渐生，酿化成痰，日久生热，即为"内热"；同时，湿热可灼阴耗气，导致气阴两虚而成消渴之病。该患者即形体肥胖、喜食油腻者，其口干、口渴是由阴虚火旺，津液损伤而致；盗汗则是由于气虚不固，汗无所敛而外泄所致；火热之邪扰心则见心烦；舌质紫暗表明伤及血分；舌苔黄、脉弦均是阴虚火旺之象。

谢教授治疗消渴，多以养阴清热为要。首诊方中，谢教授用沙参、石斛、天花粉养阴生津除热，共清肺胃之热，同养肺胃之阴；加决明子清肝经之热；加丹参、姜黄活血凉血；煅牡蛎、黄芪、麻黄根、浮小麦为牡蛎散方，益气敛阴；佐陈皮、柴胡、香橼、香附疏肝行气，合川芎共调气血，诸药共用，起到"除陈气"之用；加焦白术健补脾胃，亦防诸清热凉血之品伤及脾胃。二诊中，患者盗汗稍见减轻，余症俱在，表明邪气尚未消除，故于上方增加浮小麦用量，加强养阴益气之功；加牡丹皮清热凉血散瘀，加强血分用药之力。三诊时，患者诸症均见减轻，于上方加枸杞子20克，滋养肝肾，从肝肾阴之根本来调补。四诊时，患者症状已有明显改善，嘱其调节饮食，定期监测血糖。

谢教授在治疗消渴病中，遵循"阴虚为本"，辨证而治。该患者为中年男性，初得消渴病，病情较轻，病位以肺胃为主。谢教授在治疗过程中，没有堆砌养阴清热之品，而佐调补肝脾与气血，肝脾合，气血畅，百病愈，这也正是谢教授"肝脾论"思想的体现。

消渴案二

李某，男，60岁。

首诊时间：2019年11月21日。

主诉：口干欲饮20年，加重7天。

现病史：患者20年前因饮食不节出现口干、口渴，前往哈尔滨医科大学附属第一医院就诊，诊断为2型糖尿病，20年来口服降糖药物，病情控制尚可。7天患者前因情志不畅出现口渴症状加重，遂来就诊，患者现症见：口干口渴，面色少华，口唇紫暗，形体适中，乏力，视物模糊，纳、寐尚可，小便次数增多，大便1日1行。舌暗红，有齿痕，苔黄腻，脉弦数。

既往史：2型糖尿病病史20年。

中医诊断：消渴—气阴亏虚兼血瘀。

西医诊断：2型糖尿病。

治法：益气养阴，活血化瘀。

方药：

炒白术15克	黄　芪15克	太子参10克	香　橼10克
决明子20克	姜　黄15克	路路通10克	丹　参20克
川　芎20克	黄　连15克	栀　子10克	天花粉15克
石　斛15克	沙　参15克	天　冬10克	麦　冬10克
生地黄10克	牡丹皮10克		

7剂，日1剂，水煎300毫升，早晚分服

二诊：患者服上方后口渴症状明显缓解，其余诸症同前。舌暗红，有齿痕，苔黄腻，脉弦数。前方基础上去掉黄连，加山药20克。

方药：

炒白术15克	黄　芪15克	太子参10克	香　橼10克
决明子20克	姜　黄15克	路路通10克	丹　参20克
川　芎20克	栀　子10克	天花粉15克	石　斛15克
沙　参15克	天　冬10克	麦　冬10克	生地黄10克
牡丹皮10克	山　药20克		

7剂，日1剂，水煎300毫升，早晚分服

三诊：患者乏力症状缓解，饮食欠佳。舌暗红，有齿痕，苔黄腻，脉弦。前方基础上去掉路路通，加入砂仁10克，鸡内金10克。

方药：

炒白术15克	黄　芪15克	太子参10克	香　橼10克
决明子20克	姜　黄15克	丹　参20克	川　芎20克
栀　子10克	天花粉15克	石　斛15克	沙　参15克

天　冬10克　　麦　冬10克　　生地黄10克　　牡丹皮10克
山　药20克　　砂　仁10克　　鸡内金10克

7剂，日1剂，水煎300毫升，早晚分服

四诊：患者服用上方后诸症缓解，为巩固效果，继服14剂。

【按语】

《素问·奇病论》云："有病口甘者……何以得之……津液在脾，故令人口甘也。"患者长期过食肥甘之品，致使脾胃损伤，运化失职，积热内蕴，进而发为消渴。又因情志不畅而郁怒伤肝，木火刑金，燥热伤肺，津液输布失常，故口渴、多尿。消渴病病机演变过程中常涉及多个脏腑，影响气血津液的正常输布运行，终致血亏血行涩滞，脉络瘀阻不畅，因而患者有口唇紫暗、视物模糊等表现。

谢教授认为治疗应益气阴，清燥热，化瘀血。白术炒用，增强益气健脾之功，配伍归肺、脾经的黄芪、太子参，既能益气健脾，又能生津止渴。少量香橼以疏肝理气，消解患者情志不畅。黄连味苦、性寒，有清热燥湿、泻火解毒之效，《名医别录》记载："主治五脏冷热……止消渴、大惊，除水，利骨，调胃，厚肠。"配伍清泄三焦火热兼能凉血的栀子，共奏清热之效。同时，佐以天花粉、沙参、天冬、生地黄、牡丹皮以滋阴降火，生津止渴。久病及肾，配伍石斛、麦冬以滋养肾阴。瘀血是导致消渴的重要病理产物和致病因素。丹参味苦，性微寒，具有活血调经、凉血消痈的功效，与黄芪配伍，可调经顺脉，祛滞生新。二诊时患者口渴症状明显缓解，故效方不变，去掉大苦大寒的黄连，过量久服易伤脾胃，再佐以"平补三阴"的山药，既补脾肺肾之气，又补脾肺肾之阴。三诊时患者饮食不佳，配伍砂仁、鸡内金行气消食化滞。

谢教授在治疗消渴病患者时，善从脾论治，《医学入门》中言："治渴初宜养肺降心，久则滋肾养脾……养脾则津液自生。"同时，要重视消渴病的病机演变，消渴日久，累及多种脏腑，同时会出现各种并发症，要及时诊断和治疗。

消渴案三

高某，男，42岁。

首诊日期：2019年12月8日。

主诉：口干、口渴5年，伴尿少1个月。

现病史：患者5年前，因饮食不节出现口干、口渴，诊断为2型糖尿病，5年来，口干、口渴症状持续存在。1个月前，患者因劳累后出现下肢水肿，尿少，遂来就诊。患者现症见：口干、口渴、饮水多，下肢水肿，口苦，烧心，乏力倦怠，胸闷气短，腰酸，手足凉，记忆力差，耳鸣，纳可，寐差，小便黄，量少，大便不成形，日2次。舌紫暗，胖大，边有齿痕，苔白腻，脉弦滑。

既往史：高血压病史3年（未规律服药，血压控制在160/100 mmHg左右）。

辅助检查：①尿常规示尿蛋白（+）；②生化示TB26.34 μmol/L，谷氨酸脱氢酶（GLDH）14.24 U/L，高密低脂蛋白（HDL）1.12 mmol/L，低密度脂蛋白（LDL）3.91 mmol/L，UA478.2 μmol/L；③血常规示PDW13.7 %；④糖耐量示GLU6.19 mmol/L；GLU（0.5小时）12.61 mmol/L；GLU（1小时）15.49 mmol/L，GLU（3小时）3.17 mmol/L；⑤尿蛋白定量（TP-U）1123.6mg/24 h（牡丹江人民医院，2019-11-29）。

中医诊断：消渴—气阴两虚。

西医诊断：①2型糖尿病；②2型糖尿病性肾病；③高血压病。

治法：益气健脾，生津止渴。

方药：柴　胡10克　炒白术15克　党　参15克　麦　冬15克
石　斛15克　天花粉25克　丹　参20克　姜　黄15克
黄　芩15克　栀　子15克　决明子20克　天　麻10克
钩　藤10克　煅龙骨20克（先煎）　煅牡蛎20克（先煎）　珍珠母50克（先煎）

14剂，日1剂，水煎300毫升，早晚分服

二诊：患者口干、口渴减轻，小便黄减轻，故减少黄芩、栀子用量，乏力倦怠，胸闷气短缓解，纳可，寐差减轻，下肢水肿，小便量少未见缓解，大便成形，日1次。舌质暗，苔白，脉弦滑。于上方加益母草20克，白茅根20克，泽泻20克。

方药：柴　胡10克　炒白术15克　党　参15克　麦　冬15克
石　斛15克　天花粉25克　丹　参20克　姜　黄15克
黄　芩15克　栀　子15克　决明子20克　天　麻10克
钩　藤10克　煅龙骨20克（先煎）　煅牡蛎20克（先煎）　珍珠母50克（先煎）
益母草20克　白茅根20克　泽　泻20克

14剂，日1剂，水煎300毫升，早晚分服

三诊：患者上述症状均见改善。舌质暗，苔薄白，脉弦细。原方再服10剂巩固。

【按语】

《圣济总录》云："消渴病久，肾气受伤，肾主水，肾气虚衰，气化失常，开阖不利，能为水肿。"患者因饮食不节，嗜食肥甘，脾胃损伤，胃火炽盛，胃阴不足，故发为口干、口渴；脾虚运化水谷精微失常，不能上荣清窍，故日久记忆力减退、耳鸣；本患者消渴日久，耗气伤阴而致气阴两虚，渐致阴阳、五脏亏虚，以肝脾肾亏虚多见，脾虚酿生湿浊痰毒，瘀阻于肾。本虚标实为本病的基本病机，初期可见倦怠乏力、腰膝酸软，随病情进展可见下肢、颜面甚至全身水肿，出现少尿或无尿等症状，最后甚至出现胸闷喘憋、不能平卧等严重症状，危及生命。

谢教授治疗以益气健脾，生津止渴。柴胡配伍白术、党参疏肝健脾，肝脾同调以治其本；麦冬、石斛、天花粉生津止渴，以缓解其标；消渴病患者多伴有血瘀的表现，且本患者舌质紫暗，故加丹参、姜黄活血化瘀；栀子、黄芩清热润燥；决明子、天麻、钩藤、龙骨、牡蛎平抑肝阳，调节血压；磁石、珍珠母重镇安神，改善睡眠。患者二诊水肿、小便量少未见缓解，故加白茅根、益母草活血利水，泽泻泻肾中之浊。

谢教授认为虽然提及消渴，皆由“上、中、下三消”立论，肺、胃、肾为其主要病变脏腑，但三消发病莫关乎脾。正如张锡纯《医学衷中参西录》中言：“消渴一证，古有上中下之分，谓其证皆起于中焦而极于上下。”脾胃功能的失调是消渴病发病的重要病机，脾胃功能失调，运化功能和水液代谢障碍，上则不能正常散精于肺，中则使腐熟作用加强，下则不能固涩水谷精微，以至于引起消渴病“多饮、多食、多尿”的发生。因此在治疗上以脾胃为中心，调节脾胃功能，从脾胃而治，效用颇佳。

消渴案四

张某，女，72岁。

首诊时间：2019年12月1日。

主诉：口干5年，加重10天。

现病史：患者5年前因情绪激动后出现口干，饮水未见缓解，10天前劳累后症状加重，为求中西医结合治疗，遂来黑龙江中医药大学附属第一医院就诊。患者现症见：口干，眼干，晨起眩晕，口气重，寐差，体倦乏力，胸闷，怕热，情绪激动后胃部有刺痛感，偶烧心，嗳气，纳可，小便频，大便可。舌暗红，少苔，边有齿痕，脉沉细。

既往史：甲状腺囊肿病史4年。

中医诊断：消渴—气阴两虚。

西医诊断：①2型糖尿病；②慢性胃炎；③甲状腺囊肿。

治法：滋阴益气，化瘀通络。

处方：沙　参15克　石　斛15克　天　冬10克　麦　冬10克
佛　手15克　紫苏子15克　厚　朴15克　枳　实15克
神　曲10克　白　术10克　川　芎15克　丹　参15克
三　棱10克　莪　术10克　玄　参15克　夏枯草15克
煅龙骨30克（先煎）　煅牡蛎30克（先煎）

7剂，日1剂，水煎300毫升，早晚分服

二诊：患者服上药后，口干、眼干稍有缓解，但仍体倦乏力。舌暗红，少苔，脉沉细。故于上方加以黄芪15克补气升阳，生地黄10克养阴生津。

处方：黄　芪 15 克　沙　参 15 克　石　斛 15 克　天　冬 10 克
麦　冬 10 克　佛　手 15 克　紫苏子 15 克　厚　朴 15 克
枳　实 15 克　神　曲 10 克　白　术 10 克　川　芎 15 克
丹　参 15 克　三　棱 10 克　莪　术 10 克　玄　参 15 克
夏枯草 15 克　煅龙骨 30 克（先煎）　煅牡蛎 30 克（先煎）　生地黄 10 克

14 剂，日 1 剂，水煎 300 毫升，早晚分服

三诊：患者服上药后，口干、眼干明显好转，寐可，烧心、嗳气、体倦乏力也有所缓解。舌淡红，苔白，脉沉。于上方去煅龙骨、煅牡蛎、莪术、三棱。加茯苓 15 克补气健脾，当归 15 克，活血补血。

处方：黄　芪 15 克　沙　参 15 克　石　斛 15 克　天　冬 10 克
麦　冬 10 克　佛　手 15 克　紫苏子 15 克　厚　朴 15 克
枳　实 15 克　川　芎 15 克　丹　参 15 克　玄　参 15 克
夏枯草 15 克　茯　苓 15 克　当　归 15 克　白　术 10 克
神　曲 10 克

14 剂，日 1 剂，水煎 300 毫升，早晚分服

四诊：患者服上药后，口干、眼干消失，后对患者定期随访半年，未再复发。

【按语】

《外台秘要·消中消渴肾消》引《古今录验》云："渴而饮水多，小便数，有脂，似麸片甜者，皆是消渴病也。"本案患者本就年过七十，年老体弱，气血阴阳俱虚，正如《灵枢·五变》所说："五脏皆柔弱者，善病消瘅。"谢教授从患者舌象观察，舌暗红、少苔为阴液亏虚之象。日久阴虚生内热，则见口干、眼干；若脾胃受燥热所伤，胃火炽盛，脾阴不足，则口渴多饮；脾气虚弱，则见体倦乏力，舌边有齿痕；又因肺为水之上源，敷布津液，若肺受燥热所伤，则津液不能敷布而直趋下行，排出体外，故小便频数量多；肺不布津，也可致口干、眼干；肝气不舒，横逆犯胃，可见嗳气、烧心等；消渴日久，病及多个脏腑，影响气血的正常运行，且阴虚内热，耗伤津液，亦使血行不畅而致血脉瘀滞，不通则痛，可见舌暗、胃部有刺痛感。

消渴以阴虚燥热为主，谢教授认为阴液亏虚在疾病发展过程中有重要作用，因此滋阴润燥为基本治法贯穿治疗始终，重用养阴生津之品。脾气虚者，用以白术、黄芪等补气健脾；肝气郁滞者，佐以疏肝行气之品，如枳实、紫苏子、佛手等；若消渴日久伴有血瘀者，则需加活血化瘀之品，如川芎、丹参辈。

谢教授治疗当滋阴润燥，益气活血。本病以阴虚为本，燥热为标，谢教授善用天冬、麦冬、沙参、石斛以清热润燥、养阴生津，共补肺胃之阴、清肺胃之热；玄参善清虚热，

也可养阴润燥。又因本案患者肝气不舒，相乘脾胃，配伍佛手、紫苏子以疏肝解郁，厚朴、枳实以理气健脾。患者舌暗可知有瘀血之象，方中加以莪术、三棱破血行气，川芎、丹参以活血化瘀。同时患者有甲状腺囊肿，用以夏枯草清肝泻火、散结消肿；寐差者，加以煅龙骨、煅牡蛎镇静安神。

二十九、汗　证

汗证案一

赵某，男，25岁。

首诊时间：2019年11月24日。

主诉：多汗2周。

现病史：患者自述2周前开始出现多汗，行走、进食时加重，自觉为病态，遂来就诊。患者现症见：汗多，行走、进食加重，面发油腻，形体偏胖，晨起面发油腻，形体偏胖，多汗，行走、进食时多汗加重，晨起口干、喉中有痰，刷牙时恶心，口臭，口鼻呼热气，乏力喜卧，食后腹胀，烦躁，睡眠不安、多梦，大便不成形，日2～3次，小便尚可。舌红，边齿，苔黄腻，脉沉滑。

家族史：父亲2型糖尿病病史25年。

中医诊断：汗证—湿热内郁。

西医诊断：自主神经功能紊乱。

治法：健脾泄热，化湿和营。

方药：生白术15克　苍　术10克　藿　香15克　佩　兰15克
煅龙骨20克（先煎）　煅牡蛎20克（先煎）　黄　芪15克　麻黄根10克
浮小麦10克　栀　子15克　黄　芩15克　生石膏25克（先煎）
土茯苓15克　磁　石20克（先煎）　首乌藤20克　合欢花10克
诃　子10克　远　志10克　泽　泻10克

7剂，日1剂，水煎300毫升，早晚分服

二诊：患者上述诸症皆有缓解。舌红，边齿，苔黄腻，脉滑。前方基础上去掉磁石加茯神15克，山药25克。

方药：生白术15克　苍　术10克　藿　香15克　佩　兰15克
煅龙骨20克（先煎）　煅牡蛎20克（先煎）　黄　芪15克　麻黄根10克
浮小麦10克　栀　子15克　黄　芩15克　生石膏25克（先煎）
土茯苓15克　首乌藤20克　合欢花10克　诃　子10克

远　志10克　　泽　泻10克　　茯　神15克　　山　药25克

7剂，日1剂，水煎300毫升，早晚分服

三诊：患者服用上方后症状明显改善，为巩固疗效，继服14剂。

【按语】

《素问·阴阳别论》中云："阳加于阴谓之汗。"汗证的基本病机是阴阳失调，腠理不固而导致汗液外泄失常。患者为青年男性，恣食辛辣厚味，损伤脾胃，酿湿成热，湿热内蕴，迫津外泄，正如《素问·举痛论》云："炅则腠理开，荣卫通，汗大泄。"脾胃虚弱，运化失常，气机不行则乏力喜卧，食后腹胀；痰浊内生，上渍犯肺，则喉中有痰；脾不升清，小肠清浊不分，大肠传导失司，则大便溏薄。热邪扰动心神，心主神明，神不安则不寐。

谢教授治疗以健脾泄热、化湿和营为原则。方中白术性味甘润温和，以甘味健脾，振奋脾气而除内湿，功以补中为主；苍术则因其性味苦烈，能燥湿除水，水湿去则脾气得健，功兼内外以燥湿为主，二术相伍，配以芳香化湿之藿香、佩兰，共奏健脾化湿之功。牡蛎、黄芪等药物则是对牡蛎散的加减化裁，"牡蛎、浮小麦之咸凉，去烦热而止汗；阳为阴之卫，阳气虚则卫不固，黄芪、麻黄根之甘温，走肌表而固卫。"生石膏辛寒入肺经，善于清泄肺经实热；黄芩尤善清中上焦湿热；栀子则清泄三焦，三药配伍，共起清利湿热之效。同时，配伍磁石、首乌藤、合欢花等解郁安神药物以治疗患者睡眠不安、多梦。泽泻具有较强的利水渗湿的作用，能"利小便以实大便"。全方健脾化湿，标本兼顾，效果显著。二诊时患者症状明显好转，故效方不变，去掉不宜久服的磁石，加入山药健脾，茯神安神以巩固疗效。

谢教授在治疗汗证时，常用脏腑辨证，根据伴随症状的不同，可辨为肺卫气虚、心血不足、脾虚湿热、肝经有热等不同证型。清代《王氏医存》曰："五脏皆有汗……心虚则头汗，肝虚则脊汗，肾虚则囊汗，肺虚则胸汗，脾虚则手足汗。"同时，无论何种证型，都可在辨证的基础上加入固涩敛汗之品，以加强疗效。

汗证案二

李某，男，34岁。

首诊：2018年11月28日。

主诉：自汗3年，加重1个月。

现病史：患者3年前因感受风邪出现自汗，白天动则汗出，劳累后加重，未予重视，未经治疗，而后汗出症状减轻。1个月前患者因外感寒邪，咳嗽后自汗加重，为求中西医结合治疗，遂来黑龙江中医药大学附属第一医院就诊。患者现症见：自汗，活动后加重，恶风，伴乏力困倦，气短，腹部胀满，纳差，寐可，大便不成形，黏滞不出，每日1次，小便正常。舌质淡，苔白腻，脉滑。

既往史：高血压病史4年，控制血压口服富马酸比索洛尔片，常规剂量，每日3次；坎地沙坦酯片，每次4mg，每日1次。

辅助检查：胃镜示慢性浅表性胃炎（哈尔滨医科大学附属第一医院，2018-03-19）。

中医诊断：自汗—肺脾气虚。

西医诊断：①慢性浅表性胃炎；②高血压。

治法：补肺健脾，益气固表。

方药：黄　芪20克　白　术20克　防　风20克　麻黄根10克
桂　枝10克　白　芍10克　浮小麦10克　焦神曲20克
党　参10克　柴　胡10克　香　橼15克　香　附15克
薏苡仁10克　泽　泻10克　枳　壳10克　山茱萸10克
鸡内金20克　煅牡蛎30克（先煎）　煅龙骨15克（先煎）

7剂，日1剂，水煎300毫升，早晚分服

二诊：患者服上药后自汗减轻，周身酸楚，纳差，寐差，大便成形，每日1次，小便正常。舌质淡，苔白，脉滑。方药去香附，加大腹皮15克，远志15克。

方药：黄　芪20克　白　术20克　防　风20克　麻黄根10克
桂　枝10克　白　芍20克　浮小麦10克　薏苡仁10克
党　参10克　柴　胡10克　香　橼15克　焦神曲20克
泽　泻10克　枳　壳10克　远　志15克　山茱萸10克
鸡内金20克　大腹皮15克　煅牡蛎30克（先煎）　煅龙骨15克（先煎）

14剂，日1剂，水煎300毫升，早晚分服

三诊：患者服上药后诸症明显好转，为巩固治疗，继服14剂。

随诊6个月，病情稳定，症状未见反复发作。

【按语】

《素问·病能论》云："有病身热解惰，汗出如浴，恶风少气。"汗为津液，性属阴，其排泄情况与卫气关系密切，受卫气的推动而排泄于皮毛之外，受卫气的固摄而收敛于皮毛之内，故阳气的推动、固摄作用失司皆可引起自汗。"阳者，卫外而为固也"，谢教授认为本案患者自汗的原因主要肺脾气虚导致卫阳来源匮乏，不得护外，致汗出溱溱。

谢教授认为患者中气受损，土不生金而影响肺气；近日又因外感寒邪袭肺而咳嗽不止，肺气更伤，此时邪气侵袭，营卫不和，卫气失于固摄，腠理疏松，营阴外泄，可见汗出。由于机体正气不足，加上脾胃运化失司，湿邪内生，湿邪困阻气机，如此反复，故日久不愈。肺气虚，不能充实腠理，则自汗、恶风、气短。脾虚，气血不充四末则乏

力，脾胃不和，不能运化水谷则食欲差，腹部胀满。湿邪下注，大便不成形，黏滞。舌淡苔白腻，脉滑为脾虚湿盛之象。谢教授治以补肺健脾、益气固表，以期培育卫气、固摄阴津。

谢教授用玉屏风散、牡蛎散、桂枝汤，三方加减化裁，共奏益气固表、调和营卫之效。方中黄芪和党参合用，内补脾肺之气，外可固表止汗；白术健脾益气，助黄芪以加强益气固表之功；佐以防风走表而散风邪，加麻黄根、煅牡蛎、浮小麦增强固表止汗之功；桂枝助阳化气，芍药酸甘益阴，桂芍合用，可调和营卫、敛阴止汗；张锡纯谓“萸肉既能敛汗，又善补肝……”，山茱萸温化阳气、补益肝肾、收涩敛汗之效佳，故再加山茱萸，敛汗之余温补肝肾，防邪内传；柴胡、香橼、香附疏理气机，使众多补药补而不滞；薏苡仁、泽泻化湿邪；鸡内金、神曲消食和胃；煅龙骨和煅牡蛎相伍，安神助眠，且有敛阴之汗之功。二诊患者汗多较前明显缓解，周身酸楚，故加重白芍用量以敛阴舒筋，则病可缓，水湿尚存，加大腹皮行气宽中，利水消肿，寐差加远志安神。三诊患者服上药后诸症明显好转，为巩固治疗，继服 14 剂。

三十、虚　劳

虚劳案一

王某，男，42岁。

首诊时间：2021年1月10日。

主诉：乏力1年，加重半个月。

现病史：患者1年前出现乏力症状就诊于北京肿瘤医院，行相关检查后查出胃窦大弯癌变，经内镜黏膜下剥离术后体倦、乏力加重，在当地市级医院就诊服药，但病情反复发作。半个月前患者因劳累过度乏力症状加重，现为求中西医结合系统治疗，至黑龙江中医药大学附属第一医院门诊就诊。患者现症见：体倦乏力，脚凉，纳少，寐可，大便成形，每日1～2次，小便正常。舌紫暗，体胖大，苔腻，脉弦数沉。

既往史：胃溃疡病史30年；慢性乙型病毒肝炎病史30年。

辅助检查：胃镜示反流性食管炎，胃息肉（约0.2cm×0.3 cm）（北京肿瘤医院，2020-10-20）。

中医诊断：虚劳—肝郁脾虚，瘀血阻滞。

西医诊断：①胃窦大弯内镜下切除术后；②反流性食管炎；③胃息肉；④慢性乙型病毒性肝炎。

治法：疏肝解郁，益气化瘀

方药：柴　胡10克　焦白术20克　香　附15克　香　橼15克
黄　芪15克　太子参15克　枳　实10克　川厚朴10克
煅海螵蛸30克（先煎）　半枝莲15克　白花蛇舌草25克　党　参10克
三　棱10克　莪　术10克　焦神曲15克　鸡内金10克
陈　皮15克

14剂，日1剂，水煎300毫升，早晚分服

二诊：患者服上药后乏力好转，口干、口苦时作，饮食、睡眠尚可，大便正常。舌质紫暗，舌体胖大，脉弦数沉。于上方加入连翘15克，板蓝根15克以清热解毒。

方药：柴　胡10克　　焦白术20克　　香　附15克　　香　橼15克
黄　芪15克　　太子参15克　　枳　实10克　　川厚朴10克
煅海螵蛸30克（先煎）　　半枝莲15克　　白花蛇舌草25克　　党　参10克
三　棱10克　　莪　术10克　　焦神曲15克　　鸡内金10克
陈　皮15克　　连　翘15克　　板蓝根15克

14剂，日1剂，水煎300毫升，早晚分服

三诊：患者服上药后诸症明显好转，为巩固治疗，方药不变，继服15剂，病情稳定，症状明显好转。

【按语】

《素问·示从容论》说："肝虚肾虚脾虚，皆令人体重烦冤。"五脏气血阴阳的亏虚为虚劳的基本病机，虚劳病位在肝脾肾，脾胃生化乏源、肝郁气滞、肾元亏虚为虚劳的三大常见病因，虚劳的病性为虚实夹杂。该患久病伤及脾胃，以脾胃亏虚为主，实证责之于肝，以肝郁气滞血瘀为要。

谢教授认为"百病皆由脾胃衰而生也"。该患重病日久，气血亏损，伤及脾气。脾失健运，气血生化不足，故乏力、肢体倦怠；脾主运化水谷，脾气虚弱，运化无力，水谷不化，故纳少；久病脾阳亏虚，温煦失司，则脚凉；舌体大为脾阳虚弱，阴寒内生，水湿停滞所致。患者久病，情志不舒，肝郁气滞，气虚气滞日久则瘀血内结，故舌紫暗、脉弦数沉。本病顺证病情较轻，元气未衰，尤其是脾胃功能尚无严重损害，只要诊治、调护得当，可扭转病势，预后良好。虚劳逆证病情严重，元气衰败，脾肾衰惫，预后不良。

谢教授治疗以疏肝解郁、理气化瘀为则。常用柴胡，配以香附、香橼疏肝解郁；黄芪、太子参、党参益气健脾，脾为后天之本，健运脾气以固本；枳实、厚朴下气，陈皮健脾行气，通过调畅中焦气机，气行则血行，瘀血自除；配煅海螵蛸制酸止痛；配白花蛇舌草、半枝莲清热解毒；配焦神曲、鸡内金健脾消食；配三棱、莪术破血消瘀。全方相配，疏肝健脾，调理气机，活血化瘀。二诊时患者服上药后乏力好转，口干、口苦时作，于上方加入连翘15克，板蓝根15克以清热解毒。

虚劳之发病主要由于气血阴阳亏虚。谢教授认为脾为后天之本，脾胃虚弱在病情发展中起重要作用，致虚劳日益严重。因此，益气健脾应作为基本治法贯穿治疗的始终，如黄芪、党参、太子参。谢教授认为"气血相冲，万病不生"，故疏肝解郁、调畅气机为恒，肝气调达，气机通畅则病去体安，常用柴胡、香附、香橼疏肝解郁。

虚劳案二

王某，男，29岁。

首诊时间：2021年3月7日。

主诉：乏力9年，加重半年。

现病史：该患者9年前因劳累过度出现乏力，无其他明显不适，于当地医院行生化检查示转氨酶高，予保肝降酶等对症治疗后病情好转，半年前转氨酶再次升高，自身免疫性肝炎及抗体检测阴性，现为求中西医结合系统治疗，至黑龙江中医药大学附属第一医院门诊就诊。患者现症见：乏力，寐差易醒，面部及肢体皮肤起疹，瘙痒，疲惫后加重，伴情志不遂，大便稀，色鲜黄，日2行，小便黄。舌体胖大，点刺舌，苔白，伴裂纹，脉沉弦数。

既往史：胆汁淤积病史5年，口服熊去氧胆酸胶囊，每次250mg，每日1次。

辅助检查：① MRI示肝脏弥漫性改变，肝脏多发小圆形，考虑囊肿可能，胆囊炎，胆汁淤积（哈尔滨医科大学附属第二医院，2020-09-30）；②消化超声示肝回声增粗；③腹部CT示肝S4段近胆囊旁稍低密度结节，肝顶小囊肿，动脉期肝内强化影，考虑异常灌注；④肝穿刺示（肝脏）轻度反应性改变；⑤胸部CT示右肺上叶尖段肺大泡；⑥腹部磁共振示右前叶上段小结节，考虑海绵状血管瘤；⑦生化示ALT160 U/L，AST 99 U/L，GGT213 U/L（黑龙江省医院，2021-03-05）。

中医诊断：虚劳—肝郁脾虚，湿热伤阴。

西医诊断：①胆汁淤积性肝炎；②肝囊肿；③胆囊炎；④胆汁淤积。

治法：疏肝健脾，清热利湿。

方药：柴　胡10克　焦白术20克　香　附15克　五味子15克
炙甘草15克　泽　泻15克　猪　苓10克　黄　芪15克
白扁豆15克　煅龙骨20克（先煎）　煅牡蛎20克（先煎）　磁　石20克（先煎）
薏苡仁15克　炒白芍20克　金钱草20克　炒山药30克
土茯苓15克

10剂，日1剂，水煎300毫升，早晚分服

二诊：患者服上药后自觉乏力有所好转，其他症状无明显变化，大便稀色黄，日1行，矢气后加重，小便黄。舌体胖大，点刺舌，苔白，有裂纹。于上方加茯苓15克，鸡内金10克。

方药：柴　胡10克　焦白术20克　香　附15克　五味子15克
炙甘草15克　泽　泻15克　猪　苓10克　黄　芪15克
白扁豆15克　煅龙骨20克（先煎）　煅牡蛎20克（先煎）　磁　石20克（先煎）
薏苡仁15克　炒白芍20克　金钱草20克　炒山药30克

土茯苓 15 克　　　茯　苓 15 克　　　鸡内金 10 克

10 剂，日 1 剂，水煎 300 毫升，早晚分服

三诊：患者服上药后乏力好转，其余症状缓解，为巩固治疗，继服 15 剂。

【按语】

清代医家叶天士提出："肝病既久，脾胃必虚，风木郁于中宫。"该患者肝功能异常九年，肝病日久传脾，脾气亏损，久虚不复而成虚劳。"四季脾旺不受邪"，该患者肝病及脾，脾气虚损，脾失健运，气血生化不足，气虚推动乏力，血虚充养不足，故乏力、肢体倦怠；《医宗金鉴·外科心法要诀》云："风邪多中表虚之人。"脾气虚损，气血失调，皮肤失于滋养，面部及肢体皮肤起疹，瘙痒，疲惫后加重；脾虚失于运化水液则水湿停滞，湿滞日久化热，湿热下注大肠则便溏不爽，下注膀胱则小便短黄，湿热泛溢肌肤则皮肤瘙痒；舌体大为脾阳虚弱，阴寒内生，水湿停滞所致。该患者平素情志不遂，肝郁气滞，日久化火，上扰心神，则寐差，易醒。点刺舌，苔白，伴裂纹，脉沉弦数，皆为肝郁脾虚，湿热伤阴之证。本病顺证病情较轻，元气未衰，尤其是脾胃功能尚无严重损害，只要诊治、调护得当，可扭转病势，预后良好。虚劳逆证病情严重，元气衰败，脾肾衰惫，预后不良。

谢教授治以疏肝健脾，清热利湿。常用肝经引经药柴胡，配以香附疏肝解郁，调畅气机；白芍为君药，取其柔肝敛阴、养血平肝之功，滋肝体而助肝用，使肝气得舒而又无劫阴之过；白术、山药、黄芪、炙甘草益气健脾，固护正气，配白扁豆、薏苡仁健脾祛湿，使湿去则脾运有权，脾健则湿邪自除；猪苓、泽泻淡渗利湿，使湿热从小便分消；纳差，加薏苡仁、白术健脾燥湿，配以煅龙牡重镇安神，五味子益气生津，金钱草清热利湿，土茯苓解毒除湿。诸药相伍，共奏疏肝健脾、清热利湿之功。二诊患者服上药后自觉乏力有所好转，其他症状无明显变化，于上方加茯苓 15 克健脾渗湿，鸡内金 10 克健脾消食。

从中医角度虚劳之发病主要由于五脏虚损、气血阴阳亏虚所致。谢教授认为百病皆由脾胃衰而生，脾胃虚弱在病情发展中起重要作用。因此，益气健脾应作为基本治法贯穿治疗的始终，如白术、黄芪；脾虚易生湿，常用白扁豆、薏苡仁健脾化湿。谢教授用认为"木得土而达"，故肝气调达，气机通畅则病去体安，常用柴胡、香附疏肝解郁。

虚劳案三

王某，男，57 岁。

首诊时间：2021 年 5 月 26 日。

主诉：乏力 8 个月，加重 5 天。

现病史：患者自诉 8 个月前因劳累过度出现乏力，面色少华，腰疼，在当地市级医

院就诊服药，但病情反复发作。5 天前患者乏力加重，现为求中西医结合系统治疗，至黑龙江中医药大学附属第一医院门诊就诊。患者现症见：乏力，面色少华，矢气多，腰疼，后背疼，腿疼，拇指关节疼痛，纳可，寐差，小便黄，大便 1 ～ 2 日 1 次，黏滞不爽。舌胖大，暗红，苔黄腻，脉沉滑。

既往史：①胆囊切除术后 9 个月；②慢性萎缩性胃炎病史 1 年；③腔隙性脑梗死病史 3 年。

辅助检查：腹部彩超示不均匀脂肪肝，胆囊切除，肝内胆管不扩张，脾稍厚（黑龙江省医院，2021–05–17）。

中医诊断：虚劳—脾肾两虚，湿热内生。

西医诊断：①脂肪肝；②慢性萎缩性胃炎；③腔隙性脑梗死；④胆囊切除术后。

治法：补肾健脾，清热利湿。

方药：柴　胡 15 克　炙黄芪 20 克　炒白术 20 克　金钱草 25 克
郁　金 10 克　姜　黄 10 克　威灵仙 15 克　狗　脊 15 克
续　断 10 克　牛　膝 15 克　炒杜仲 15 克　白　芷 10 克
五味子 15 克　泽　泻 15 克　猪　苓 15 克　决明子 10 克
甘　草 10 克

10 剂，日 1 剂，水煎 300 毫升，早晚分服

二诊：患者服上药后乏力好转，口干时作。舌胖大，暗红，苔黄腻，脉沉滑。于上方加入天花粉 15 克以清热生津止渴。

方药：柴　胡 15 克　炙黄芪 20 克　炒白术 20 克　金钱草 25 克
郁　金 10 克　姜　黄 10 克　威灵仙 15 克　狗　脊 15 克
续　断 10 克　牛　膝 15 克　炒杜仲 15 克　白　芷 10 克
五味子 15 克　泽　泻 15 克　猪　苓 15 克　决明子 10 克
甘　草 10 克　天花粉 15 克

10 剂，日 1 剂，水煎 300 毫升，早晚分服

三诊：患者服上药后乏力明显好转，为巩固治疗，继服 15 剂。

【按语】

《医醇賸义·虚劳最重脾肾论》:“虚劳内伤，不出气血两途。治气血虚者，莫重于脾肾。水为天一之元，气之根在肾；土为万物之母，血之统在脾。气血旺盛，二脏健康，他脏纵有不足，气血足供挹注，全体相生，诸病自已。”该患大病久病后，失于调养，气血阴阳亏损，正气难复，逐渐演变为虚劳病。

谢教授认为，虚劳以脏腑亏损，气血阴阳虚衰，久虚不复成劳为主要病机，脾为后天之本，气血生化之源，脾胃虚损为导致虚劳最主要的病因，若脾胃功能正常，则水谷

精微输布、转化有常，气血生化有源，四肢肌肉得养，则轻健有力；该患者久病伤及脾胃，则可致气血失调，阴阳失衡，水谷精微布化异常，气血无以充实四肢则乏力，不能上荣于面则面色少华，不能养心则寐差，入睡困难；“太阴内伤，湿饮停聚，客邪再至，内外相引，故病湿热。”脾易为湿邪所困，湿邪蕴久成热，湿热壅遏筋脉，则出现腰疼、后背疼、腿疼、拇指关节疼痛等症状；湿热壅遏肠道则出现大便黏滞不爽；后天可滋养先天，后天不足则进一步影响精血的化生，肾主骨、生髓，腰为肾之府，肾精亏虚，筋骨失养，则腰痛、后背痛、腿痛；髓海不足，脑失充养，九窍不利，则可见寐差、神疲乏力；舌胖大，暗红，苔黄腻，脉沉滑，可见该患以脾肾亏虚为本，湿热内生为标。

谢教授治以补肾健脾、清热利湿。以脾脏补气之要药黄芪、白术为君，“阴阳形气俱不足者，勿取以针而调以甘药”，甘药入脾土，健脾益气，匡扶中气，配以泽泻、猪苓利水渗湿，湿去则脾运有权，脾健则湿邪自除；金钱草清热利湿，利尿通淋，使湿邪从小便出；郁金、姜黄为“血家要药，又能开郁通滞气”，活血行气止痛，威灵仙辛温行散，长于疏风邪，走络通经，相伍可以治疗湿阻筋脉的肢体疼痛；肝肾精血同源，狗脊、续断、牛膝，杜仲祛风湿、补肝肾、强筋骨，“补肾则精充而骨髓坚强，益肝则筋健而屈伸利”，诸药配伍，肝肾同补，宣通血脉，通利关节；佐白芷祛风除痹；该患寐差、入睡困难则佐以五味子上益心气，下滋肾精，以宁心安神；决明子微寒清热，入大肠经，能通肠腑之壅滞，使湿热有所出路；甘草甘平，健脾胃，固中气，使诸药调和。二诊乏力好转，口干时作，舌胖大，暗红，苔黄腻，脉沉滑，于上方加入天花粉15克以清热生津止渴。

虚劳案四

唐某，女，46岁。

首诊时间：2021年3月21日。

主诉：乏力4年，加重2个月。

现病史：患者于4年前劳倦过度后感乏力，气短，动则尤甚，曾于多家医院就诊，行相关检查，未见明显异常。近2个月患者乏力症状加重，今为求中西医结合系统治疗，遂于黑龙江中医药大学附属第一医院门诊就诊。患者现症见：乏力，皮肤表面出现散在丘疹，发红，伴有瘙痒，咽痛，后背痛，心慌气短，偶有胸闷，口干，手足凉，畏寒，盗汗，情绪烦躁，纳可，寐差，小便黄，大便干，偶有便黏，每日1次。舌质紫红，舌体胖大，苔白，脉细无力。

过敏史：自述对多种物质过敏，包括花生、菌类、灰尘、猪肉等。

月经史：末次月经2021年3月5日，既往月经正常。

辅助检查：①乳腺超声示右侧锁骨下动脉内中膜局限性增厚，右侧乳腺乳头区导管局限增宽；②妇科超声示子宫多发肌瘤；③心脏超声示左房稍增大，二尖瓣少量反流；④肺部 DR 检查示左肺上叶结节；⑤泌尿系超声示双肾结石（呼和浩特市中蒙医院，2021-01-07）；⑥消化系超声示肝轻度弥漫性改变，符合脂肪肝声像改变，胆囊毛糙并胆囊壁胆固醇沉积；⑦颈部超声示甲状腺弥漫性改变，甲状腺右侧叶低回声区 TI-RADS 3 级，双侧颈部淋巴结稍大；⑧肝功示球蛋白 32.6 g/L，GLU6.5 mmol/L，LDL-C 3.67 mmol/L；⑨甲功示 $FT_3$1.97 pmol/L，TSH34.725 μIU/mL，甲状腺球蛋白抗体 5.39 IU/mL；⑩乙肝 DNA2.56E+02 IU/mL（黑龙江中医药大学附属第一医院，2021-03-19）。

中医诊断：虚劳—气血虚损，风热侵袭。

西医诊断：①脂肪肝；②甲状腺结节；③双肾结石；④子宫多发肌瘤。

治法：调气和血，祛风清热。

处方：柴　胡 10 克　生白术 15 克　香　附 15 克　土茯苓 15 克
煅龙骨 20 克（先煎）　煅牡蛎 20 克（先煎）　磁　石 20 克（先煎）　玄　参 15 克
炙黄芪 15 克　枳　壳 15 克　厚　朴 15 克　香　橼 15 克
地肤子 15 克　当　归 15 克　蛇床子 15 克　川　芎 15 克
金钱草 20 克　决明子 15 克　姜　黄 10 克

7 剂，日 1 剂，水煎 300 毫升，早晚分服

二诊：患者服上药后皮肤表面散在丘疹明显减少，红色消退，患处皮肤已不痒，咽痛、后背痛有所减轻，其余症状无明显变化。舌质绛，舌体胖大，苔白，脉弦细。于前方去土茯苓、地肤子、蛇床子，加白芍 15 克，党参 15 克，桂枝 15 克，炙甘草 10 克。

处方：柴　胡 10 克　生白术 15 克　香　附 15 克　煅龙骨 20 克（先煎）
煅牡蛎 20 克（先煎）　磁　石 20 克（先煎）　玄　参 15 克　炙黄芪 15 克
枳　壳 15 克　厚　朴 15 克　香　橼 15 克　当　归 15 克
川　芎 15 克　金钱草 20 克　决明子 15 克　姜　黄 10 克
白　芍 15 克　党　参 15 克　桂　枝 15 克　炙甘草 10 克

10 剂，日 1 剂，水煎 300 毫升，早晚分服

三诊：患者服上药后诸症明显好转，为巩固治疗，效方不变，继服 14 剂。

随诊 1 年，病情稳定，症状未见反复发作。

【按语】

本案患者由于劳倦过度，损伤心脾，心脾不足，影响气血化生，日久气血亏虚而成劳，故出现乏力。气血生化无源，不能上奉于心，而致心神失养，故心慌、胸闷，睡眠不佳。气血同源，阴阳互根，气虚日久则阳气受损，血虚日久则阴精渐亏，患者病程较长，未予及时治疗，导致阴阳俱损，既见阳虚之手足凉、畏寒症状，又见阴虚之盗汗、

烦躁症状。从脏腑辨证而言，气虚以肺、脾为主，血虚以心、肝为主，多脏同病，病情较为复杂。此外，患者皮肤表面出现散在丘疹，发红，伴有瘙痒，为素体正气不足，外受风热邪气侵袭肌肤而发病，咽痛、口干、小便黄等热象俱为感受外邪所致。该病患为虚中夹实之证，兼感外邪，治疗时当补虚泻实，扶正祛邪。

谢教授治疗以疏肝健脾、调气和血、祛风清热为原则。谢教授认为，调补脾胃气机，恢复脾胃升降功能为治疗本病的关键。方中柴胡、香附、香橼疏肝气，炙黄芪、生白术补脾胃，疏肝健脾，肝脾同调，以助肝之疏泄、脾之健运；且气能生血，以炙黄芪、生白术补气滋化源，以当归养血和营，使气旺血生；配以枳壳、厚朴、川芎等药行气活血，补而不滞。气血生化和运行正常，能够濡养五脏六腑，使脏腑功能逐渐恢复，虚劳诸症得以缓解。土茯苓、玄参、地肤子、蛇床子、金钱草等药清热燥湿、祛风止痒，避免风热之邪进一步损伤正气；姜黄用于血瘀气滞诸痛证，缓解患者后背疼痛；决明子润肠通便；煅龙牡、磁石重镇安神。二诊时患者外邪已去大半，而虚证依旧存在，方中加党参、白芍、桂枝、炙甘草增强补虚之力，党参补气，白芍养血，桂枝通阳，加少量炙甘草，取辛甘化阳、酸甘化阴之义，养血敛阴，补气生津，兼以温补心阳。

李东垣曰："血不自生，须得生阳气之药，血自旺矣。"谢教授依据此理，在遇到气血亏虚的患者时，将补血药配伍补气药，如本方中当归配以黄芪、党参、生白术等药，益气以生血，疗效颇佳。另外，谢教授论治虚劳病注重补益脾胃，认为脾胃内伤、气血生化乏源往往是形成虚劳的重要病机，而脾胃虚损日久，调补时也不应骤补、猛补，虚劳不是一日而成，治疗也不可一蹴而就，滋补过度只会加重脾胃的负担，当以药性平和之品缓缓扶持，"必使刚柔相济，佐使合宜，可以取效。"

虚劳案五

于某，男，75岁。

首诊时间：2021年1月13日。

主诉：体倦乏力1个月。

现病史：患者1个月前出现体倦乏力，少气懒言，口干、口渴，偶感胸闷气喘，心悸，记忆力减退，食少纳呆，睡眠不安，小便带泡沫，大便成形，2日1次。舌红，有点刺，苔黄厚腻，脉弦数。

既往史：①高血压病史30年；②甲状腺切除术后26年；③2型糖尿病病史25年；④心脏支架术后16年。

辅助检查：①血常规示白细胞计数 11.05×10^{9}/L，红细胞计数 3.76×10^{12}/L，血小板计数 351×10^{9}/L；②生化示ALB32.80 g/L，A/G0.94，ALT168.5 U/L，AST53.20 U/L，CK26.90 U/L，HDL0.88 mmol/L（哈尔滨医科大学附属第一医院，2021-01-11）。

中医诊断：虚劳—脾气亏虚，湿热内盛。

西医诊断：①阿尔茨海默病；②高血压病；③ 2 型糖尿病。

治疗原则：健脾益气，清热祛湿。

方药：生白术 20 克　柴　胡 10 克　香　附 15 克　香　橼 15 克
黄　芪 15 克　太子参 10 克　枳　壳 15 克　厚　朴 10 克
甘　草 15 克　焦山楂 15 克　焦神曲 15 克　炒麦芽 15 克
陈　皮 15 克　鸡内金 10 克　煅龙骨 20 克（先煎）　煅牡蛎 20 克（先煎）
五味子 15 克　磁　石 20 克（先煎）　天花粉 15 克　玄　参 15 克
黄　芩 12 克　栀　子 10 克

7 剂，日 1 剂，水煎 300 毫升，早晚分服

二诊：体倦乏力、口干、口渴有所缓解，其余诸症同前。舌暗，有点刺，苔黄腻，脉弦数。原方基础上去掉黄芩、栀子，加泽泻 15 克，薏苡仁 15 克；建议定期检查肿瘤标志物。

方药：生白术 20 克　柴　胡 10 克　香　附 15 克　香　橼 15 克
黄　芪 15 克　太子参 10 克　枳　壳 15 克　厚　朴 10 克
甘　草 15 克　焦山楂 15 克　焦神曲 15 克　炒麦芽 15 克
陈　皮 15 克　鸡内金 10 克　煅龙骨 20 克（先煎）　煅牡蛎 20 克（先煎）
五味子 15 克　磁　石 20 克（先煎）　天花粉 15 克　玄　参 15 克
泽　泻 15 克　薏苡仁 15 克

7 剂，日 1 剂，水煎 300 毫升，早晚分服

三诊：患者乏力减轻，食欲恢复，大便干结，2 日 1 次。舌暗，有点刺，苔黄腻，脉弦数。前方基础上去掉焦山楂、焦神曲、炒麦芽、鸡内金、五味子、磁石，加入肉苁蓉 15 克，火麻仁 10 克。

方药：生白术 20 克　柴　胡 10 克　香　附 15 克　香　橼 15 克
黄　芪 15 克　太子参 10 克　枳　壳 15 克　厚　朴 10 克
陈　皮 15 克　甘　草 15 克　煅龙骨 20 克（先煎）　煅牡蛎 20 克（先煎）
天花粉 15 克　玄　参 15 克　泽　泻 15 克　薏苡仁 15 克
肉苁蓉 15 克　火麻仁 10 克

7 剂，日 1 剂，水煎 300 毫升，早晚分服

四诊：患者夜尿增多，身痒，纳可，寐可，大便干结有所缓解。舌暗，有点刺，苔黄腻，脉弦滑。前方基础上去掉煅龙骨、煅牡蛎、天花粉、玄参、泽泻、薏苡仁，加续断 10 克，狗脊 10 克，防风 10 克，丹参 15 克，当归 10 克。

方药：生白术 20 克　柴　胡 10 克　香　附 15 克　香　橼 15 克

黄 芪15克	太子参10克	枳 壳15克	厚 朴10克
陈 皮15克	甘 草15克	肉苁蓉15克	火麻仁10克
续 断10克	狗 脊10克	防 风10克	丹 参15克
当 归10克			

7剂，日1剂，水煎300毫升，早晚分服

五诊：患者服用上方后诸症明显缓解，为巩固疗效，继服14剂。

【按语】

《医宗金鉴·杂病心法要诀》描述虚劳的本质为“虚者，阴阳、气血、营卫、精神、骨髓、津液不足是也……而成五劳、七伤、六极也”。患者年事已高，患病日久，耗伤正气，加之先天脾胃虚弱，正气难复，遂成虚劳。体倦乏力、少气懒言、食少纳呆皆为脾气亏虚表现。五脏相关，气血同源，脏腑之间可相互影响，一脏受病累及他脏。肾气亏虚则失于摄纳，患者出现胸闷气喘。心气亏虚加之气血生化无源，则心悸、睡眠不安。脾气虚不能运化水湿，湿邪日久化热，热邪灼伤津液，故口干、口渴。舌红，有点刺，苔黄厚腻，脉弦数，皆为湿热内盛的征象。

治疗原则为健脾益气，清热祛湿。谢教授以白术为君，甘温入脾胃而健脾益气，臣以补益脾气之要药黄芪、太子参，二药既能补气又能生津。配以香附、香橼等行气药物使全方补而不滞，再佐以具有升发特性的柴胡以顺应脾性，恢复脾的运化功能，脾健则水湿可化。质重沉降的磁石配伍味酸收敛的五味子，可益肾纳气平喘。焦山楂、焦神曲、炒麦芽、鸡内金行气消食，煅龙牡可镇静安神，以治疗患者饮食不佳、睡眠不安。热邪伤津，配伍黄芩、栀子、玄参、天花粉既可清热祛湿，又能生津止渴。纵观全方，补行兼备，标本兼顾。二诊时患者口干、口渴缓解，热象减轻，于原方中去栀子、黄芩以防苦寒伤中，加泽泻15克，薏苡仁15克以加强利水渗湿的作用。三诊时患者食欲恢复，大便干结，故去掉焦三仙等消食药物，加肉苁蓉15克，火麻仁10克以润肠通便，同时，磁石不易消化，不宜久服，故去之。四诊时夜尿增多，加狗脊、续断各10克以温肾固涩。患者年事已高，正气不足易受邪气侵袭，身痒责之于血虚风燥，故加防风10克，丹参15克，当归10克以养血活血，息风止痒，此为“治风先治血，血行风自灭”之理。五诊时，患者乏力、身痒等诸症皆有缓解，继服14剂，随诊。

虚劳以本虚为主，谢教授认为治疗虚劳的患者时以“虚者补之”为基本原则。临床患者常常表现为两脏或多脏气血阴阳亏损合并出现，临证时要正确辨证，分清主次，兼顾治疗。同时，虚劳一般病程较长，患者正气不足，容易感受外邪而并发其他疾病，故要密切关注患者病情变化，防止疾病恶化。

虚劳案六

孙某，女，76岁。

首诊时间：2021年6月23日。

主诉：乏力气短1个月。

现病史：患者自诉1个月前因胆管支架引流术后出现乏力、气短，未自行口服药物，未经系统对症治疗，现为求中西医结合系统治疗，于黑龙江中医药大学附属第一医院门诊就诊。患者现乏力气短，纳差，不欲食，伴右胁肋疼痛，腹胀，口干，走路后气喘，咳嗽，咳痰色黄，巩膜黄染，寐可，大便秘结，每2日1次，小便可。舌红绛，无苔，脉细数。

既往史：①高血压病病史8年；②2型糖尿病病史7年；③胆管支架引流术术后1个月。

辅助检查：①肝胆胰脾磁共振示低位胆道梗阻，胆总管占位，考虑恶性病变（哈尔滨医科大学附属第三医院，2021-05-06）；②正电子发射计算机断层显像（PET-CT）示胆总管扩张，肝内胆管扩张，胆囊增大，胆道梗阻，胃小弯淋巴结影，脂肪肝，腔隙性脑梗死，L5～S1腰椎间盘突出伴钙化（哈尔滨市第一医院，2021-05-10）；③肿瘤系列示CEA28.7 ng/mL，CA199 ＞ 1200 kU/L；④生化示GGT2903 U/L，总胆固醇（CHOL）6.77 mmol/L，GLU8.85 mmol/L，HDL-C0.69 mmol/L，TBIL238.4 umol/L，DBIL 170.9 umol/L，IBIL67.5 umol/L，TG2.96 mmol/L，TBA151.6 umol/L，ALT390 U/L，AST208 U/L，LDL-C5.18 mmol/L（黑龙江省医院，2021-04-29）。

中医诊断：虚劳—脾胃阴虚。

西医诊断：①胆总管恶性肿瘤；②低位胆道梗阻；③脂肪肝；④腔隙性脑梗死；⑤腰椎间盘突出；⑥高血压病；⑦2型糖尿病；⑧高血脂症。

治疗：健脾益气，养阴生津。

方药：北沙参15克　太子参15克　麦　冬10克　天花粉10克
石　斛15克　生白术15克　黄　芪15克　陈　皮15克
焦山楂15克　焦神曲15克　炒麦芽15克　五味子15克
甘　草15克　金钱草15克　郁　金10克　白　芷10克
威灵仙10克　半枝莲15克　白花蛇舌草20克　垂盆草10克
茵　陈20克

7剂，日1剂，水煎300毫升，早晚分服

二诊：患者服上药后乏力缓解，巩膜黄染减退，纳差症状缓解，胁痛症状缓解，大便每日1次，小便可。舌红，舌苔薄，脉细数。其余症状无明显变化，于前方中减去白芷、威灵仙、垂盆草、茵陈，加山药15克。

方药：北沙参15克　太子参15克　麦　冬10克　天花粉10克
石　斛15克　生白术15克　黄　芪15克　陈　皮15克
焦山楂15克　焦神曲15克　炒麦芽15克　五味子15克
甘　草15克　金钱草15克　郁　金10克　半枝莲15克
白花蛇舌草20克　山　药15克

10剂，日1剂，水煎300毫升，早晚分服

三诊：患者服上药后乏力好转，大便每日1次，小便可，舌淡红，苔薄白，脉细缓。其余诸症明显好转，为巩固治疗，减去金钱草，半枝莲继服10剂。

随诊6个月，病情稳定，建议定期复查。

方药：北沙参15克　太子参15克　麦　冬10克　天花粉10克
石　斛15克　生白术15克　黄　芪15克　陈　皮15克
焦山楂15克　焦神曲15克　炒麦芽15克　五味子15克
甘　草15克　郁　金10克　白花蛇舌草20克　山　药15克

10剂，日1剂，水煎300毫升，早晚分服

【按语】

《景岳全书》云："凡损伤元气者，本皆虚证，而古方以虚损劳瘵各分门类，则病若有异，亦所宜辨。"本患者为老年女性，年老体弱，且行胆管支架引流术，术后耗伤脏气，气血阴阳亏损，故乏力气短。病位在肝胆，术后气血亏虚，无力推动血行而形成瘀血，出现右胁肋疼痛。病后失于调养，损伤脾胃，脾胃虚弱，运化失常，故不思饮食、腹胀。胃阴不足，虚热内生，胃失濡润，不能承受水谷，胃气上逆则发生呕吐，夹有不消化食物。阴液亏耗，津亏不能上承于口则口干，胃肠失于濡润则大便秘结。脾胃先虚，气血生化之源不足，日久也可导致肺虚，故见走路气喘、咳嗽。舌红绛、无苔、脉细数均为阴液亏虚之象。

谢教授治以健脾益气，养阴生津。方中以北沙参为君药，本品甘寒能养胃阴，苦微寒能补肺阴，兼能清肺热，配以麦冬、石斛、天花粉共奏益胃生津、养阴清肺之功，以治胃阴不足之口干、不欲食、大便干结，肺虚阴亏之气喘、咳嗽。太子参、生白术、黄芪均可益气健脾，焦山楂、焦神曲、炒麦芽可健胃消食，有助于脾胃运化恢复。五味子长于敛肺止咳，且能益气生津止渴，以加强北沙参养阴润肺之功。陈皮理气健脾，滋阴药中配伍行气药，使补而不滞。右胁肋因虚致瘀而疼痛，加郁金、白芷、威灵仙以通经活络止痛。由于患者为胆总管癌，其体内有邪毒，故加金钱草、半枝莲、白花蛇舌草、垂盆草以清热解毒利胆，金钱草与茵陈相伍利胆退黄，可治患者巩膜黄染。二诊中患者巩膜黄染减退，故可减去白芷、威灵仙、垂盆草、茵陈。纳差症状有所缓解，加入山药

以健脾养胃，润肺止咳。三诊中减去金钱草、半枝莲以防过于寒凉损伤患者脾阳。

《温病条辨·中焦篇》谓:“胃阴复则气降得食，则十二经之阴皆可复也。”胃阴是消化腐熟水谷的物质基础，胃阴亏虚与否关系到整体的生理功能，若胃阴不足，纳食减少，脾阴就没有化原，若脾阴不足，不能为胃行其津液，也可以导致胃液的枯乏。胃津亏虚与否也直接影响到疾病的预后，故谢教授在治疗脾胃阴虚时处处注意维护胃阴，常用北沙参、麦冬、石斛等药养胃生津，胃阴充足，人体津液化生有源，脏腑经脉可得其滋养。

三十一、奔豚气

奔豚气案

任某，女，56岁。

首诊时间：2019年11月20日。

主诉：左侧脐旁胀满疼痛5年，加重5天。

现病史：患者5年前因情绪激动后左侧脐旁胀满疼痛，曾在大庆市三甲医院进行治疗，5天前胀满疼痛加重，为求中西医结合治疗，遂来黑龙江中医药大学附属第一医院就诊。患者现症见：左侧脐旁胀满疼痛，自觉有气上冲咽喉，急躁易怒，鼻干，反酸、烧心，晨起眼睑肿大，夜间口渴，纳可，寐差，大便不成形，1日1行。舌暗红，苔白腻，舌中有裂纹，脉弦滑稍数。

既往史：①高血压病史5年，口服硝苯地平片，每次10mg，每日3次；②2017、2018、2019年分别于大庆油田总医院行胃肠息肉切除。

辅助检查：①肝部CT示肝脏多发小囊肿，脾略大，左侧肾上腺略增粗，右肾囊肿，胃窦壁略增厚（大庆油田总医院，2017-08-15）；②胃镜示浅表性胃炎，十二指肠球部隆起（大庆油田总医院，2019-07-10）；③肠镜示结肠息肉（内镜下钳除），病理示乙状结肠管状腺瘤（大庆油田总医院，2019-08-02）。

中医诊断：奔豚气—肝肾气逆，阴虚内热。

西医诊断：①浅表性胃炎；②十二指肠球部隆起；③肠息肉；④右肾囊肿；⑤乙状结肠管状腺瘤。

治法：疏肝降逆，养阴补虚。

方药：焦白术20克　紫苏子15克　香　附15克　乌　药20克
石　斛15克　厚　朴10克　海螵蛸30克（先煎）　煅龙骨20克（先煎）
煅牡蛎20克（先煎）　珍珠母30克（先煎）　磁　石20克（先煎）　丁　香15克
炒白芍30克　枳　实10克　草豆蔻15克　代赭石25克（先煎）
旋覆花10克（包煎）　白豆蔻10克（后下）　柴　胡10克　炙半夏10克
神　曲15克

7剂，日1剂，水煎300毫升，早晚分服

二诊：患者服上药后自觉有气上冲咽喉频数减少，眼睑肿大症状减轻，夜间口渴缓解，寐可，但左脐旁胀满疼痛未明显缓解。舌暗红，苔白腻，脉弦滑。于上方去珍珠母，减煅龙骨、煅牡蛎用量为15克，加延胡索15克行气止痛。

方药：焦白术20克　紫苏子15克　香　附15克　乌　药20克
石　斛15克　厚　朴10克　海螵蛸30克（先煎）　煅龙骨15克（先煎）
煅牡蛎15克（先煎）　磁　石20克（先煎）　丁　香15克　炒白芍30克
延胡索15克　枳　实10克　草豆蔻15克　代赭石25克（先煎）
旋覆花10克（包煎）　炙半夏10克　白豆蔻10克（后下）　柴　胡10克
神　曲15克

14剂，日1剂，水煎300毫升，早晚分服

三诊：患者服上药后左侧脐旁疼痛缓解，仍自觉有气上冲咽喉，眼睑无肿大，寐可。舌暗，苔白，脉弦滑。故于上方去乌药、煅龙骨、煅牡蛎，加以柿蒂10克降逆止呃。

方药：焦白术20克　紫苏子15克　香　附15克　石　斛15克
厚　朴10克　海螵蛸30克（先煎）　磁　石20克（先煎）　丁　香15克
炒白芍30克　延胡索15克　枳　实10克　草豆蔻15克
代赭石25克（先煎）　旋覆花10克（包煎）　麦　冬10克　白豆蔻10克（后下）
柿　蒂10克　炙半夏10克　柴　胡10克　神　曲15克

14剂，日1剂，水煎300毫升，早晚分服

四诊：患者服上药后，左侧脐旁疼痛消失，无有气上冲咽喉之感。后对患者定期随访半年，未再复发。

【按语】

《诸病源候论·奔豚气候》曰："夫奔豚气者，肾之积气。起于惊恐、忧思所生。若惊恐，则伤神，心藏神也。忧思则伤志，肾藏志也。神志伤动，气积于肾，而气上下游走，如豚之奔，故曰奔豚。"奔豚又称奔豚气，隶属肾之积，主要病因为肝火上逆、肾寒气逆上冲。本案患者平素急躁易怒，肝气郁久化火，则致气火上逆而发奔豚，自觉有气上冲咽喉。日久热胜伤阴，煎灼津液，致肝阴虚，同时津液不能上乘，出现反酸、烧心等症。夜间口渴，舌暗红，舌中有裂纹，脉弦滑数，均为阴伤之象。若肝病乘脾，脾失健运，则大便不成形。

谢教授认为本案患者为肝火旺盛，气机上逆所引起，同时伴有肾虚之证，治疗中将疏肝降逆、补肾养阴为基本治法贯穿始终。首先脏腑以通为顺，治疗时重在调理气机，恢复气机沉降出入。若同时伴有热胜伤阴之象者，加以补气养阴之石斛、麦冬等；肝气横犯脾胃者，则在治疗中佐以健脾和胃之品，增强脾胃功能；又因肾脏阴寒之气上逆，谢教授多用温肾散寒之品。

谢教授治疗当以疏肝降逆，养阴补虚。方中谢教授用旋覆花、代赭石、紫苏子、炙半夏等以降气逆，恢复人体气机升降；香附、柴胡调达肝气、疏肝解郁，且柴胡为肝经引经药，善引诸药入肝以增强疗效，再佐以炒白芍养血敛阴，与柴胡配伍，使郁热透解而不伤阴；肝体阴而用阳，若肝阴不足，则配补气养阴之石斛、天冬、麦冬等；同时肾虚寒凉，以乌药温肾散寒，行气止痛；丁香补肾壮阳，又可温中降逆；肝气乘脾导致脾失健运，湿阻中焦，配厚朴、枳实、草豆蔻、白豆蔻以燥湿行气，焦白术补气健脾；患者寐差，重用煅龙牡、珍珠母、磁石等重镇潜降之品，镇心安神，平肝潜阳。

三十二、痹　病

痹病案

杜某，女，54岁。

首诊时间：2019年11月2日。

主诉：关节冷痛10年，加重3天。

现病史：患者10年前因外感风寒后关节冷痛，曾在三甲医院进行治疗，仍不见好转，3天前于劳累后症状加重，为求中西医结合治疗，遂来黑龙江中医药大学附属第一医院就诊。患者现症见：患者关节冷痛，腰部不适，畏风，后背发凉，咽部不适，寐差，食欲略差，体倦乏力，偶口苦，口干，右胁偶见隐痛，自汗、盗汗，体胖，大便不成形，1日1行。舌质暗红，苔白微黄腻，舌边有齿痕，脉沉滑弱。

既往史：慢性乙型病毒性肝炎病史8年。

中医诊断：痹病—阴阳两虚。

西医诊断：①骨关节炎；②慢性乙型病毒性肝炎。

治法：健脾温肾，活络利湿。

方药：柴　胡10克　炙黄芪15克　焦白术15克　葛　根30克
桂　枝15克　太子参10克　石　斛10克　党　参10克
仙　茅10克　狗　脊15克　淫羊藿10克　煅龙骨20克（先煎）
煅牡蛎20克（先煎）　香　橼15克　厚　朴10克　威灵仙15克
防　风15克　金钱草15克　麻　黄10克　浮小麦10克

7剂，日1剂，水煎300毫升，早晚分服

二诊：患者服上药后，关节冷痛感减轻，体倦乏力、盗汗有所好转，但仍畏风、纳差，头部颠顶痛。舌暗，苔白微黄，脉沉滑。去麻黄、浮小麦，于上方加川芎15克以活血止痛，当归15克活血补血，茯苓10克健脾利湿。

方药：柴　胡10克　炙黄芪15克　焦白术15克　葛　根30克
桂　枝15克　川　芎15克　当　归15克　太子参10克
石　斛10克　党　参10克　仙　茅10克　狗　脊15克

淫羊藿 10 克	煅龙骨 20 克（先煎）	煅牡蛎 20 克（先煎）	香　橼 15 克
厚　朴 10 克	威灵仙 15 克	防　风 15 克	金钱草 15 克
茯　苓 10 克			

14 剂，日 1 剂，水煎 300 毫升，早晚分服

三诊：患者服上药后，关节冷痛明显好转。舌淡，苔白，脉沉。故效方不变，继续服用上方 14 剂。

后对患者定期随访半年，未再复发。

【按语】

《诸病源候论·风湿痹候》曰："风湿痹病之状，或皮肤顽厚，或肌肉酸痛……由血气虚，则受风湿，而成此病。久不瘥，入于经络，搏于阳经，亦变令身体手足不随。""痹"有闭阻不通之义，本案患者初起正气不足，风寒之邪等外邪侵袭人体，闭阻经络，气血不能畅行，引起肌肉、关节酸痛麻木，屈伸不利；若痹病迁延日久，伤骨伤筋，耗伤人体正气，致肝肾虚损；肝气不舒则为右胁隐痛，若横逆犯脾，可见纳差、体倦乏力、舌边有齿痕、大便不成形等脾虚之症；若湿邪日久化热，可见口干、口苦，苔白微黄。

谢教授治疗以补益肝脾、活络利湿为原则。炙黄芪性温味甘，重在补气升阳，于党参合用以增强补气之用，配伍太子参、石斛、沙参等共补气阴。《神农本草经疏》云："葛根……发散而升，风药之性也，故主诸痹。"葛根乃阳明经药，兼入脾经，脾主肌肉，佐以桂枝解肌祛风、调和营卫，防风祛风胜湿、止痛解痉。威灵仙味微辛，故可祛风、通经活络。痹病日久可致肝、脾、肾三脏虚衰，谢教授重用补肝肾、强筋骨、祛风湿之品，如狗脊、续断、仙茅、淫羊藿等。佐以香橼、厚朴等理气之品，既可疏理气机，又防滋腻碍胃。痹病多由正气不足，感受风、寒、湿、热之邪所致。因此，谢教授将补气升阳作为基本治法贯穿始终，同时肾主骨、肝主筋，痹病日久累及肝肾，善用补益肝肾之品，强筋壮骨，配伍祛湿通络之品，使邪去正安；若有气阴两伤者，加以石斛、沙参、太子参等补气养阴。

三十三、月经后期

月经后期案一

陈某，女，45岁。

首诊时间：2018年4月15日。

主诉：月经后期3个月。

现病史：患者自述3个月前因情志不舒，月经至今未至，患者开始时未予重视，后觉3个月未至已为病态，遂来就诊。患者既往月经规律，经期4～5天。患者现症见：月经3个月未至，心悸，乏力，尿频，眼干，大便成形但不规律，口干，食凉后胃部不适。舌质暗，有齿痕，苔黄腻，脉沉。

既往史：①咽炎病史5年；②甲状腺结节术后4年。

中医诊断：月经后期—气滞血瘀。

西医诊断：①月经不调；②咽炎；③甲状腺结节。

治法：理气活血，疏通冲任。

方药：柴　胡15克　黄　芪15克　焦白术15克　川　芎10克
当　归10克　丹　参15克　刘寄奴10克　王不留行15克
土鳖虫5只　路路通15克　牛　膝15克　薏苡仁15克
藿　香10克　佩　兰10克

7剂，日1剂，水煎300毫升，早晚分服

嘱患者若月经来潮即停止服药。

二诊：患者服药后月经未潮，心悸明显好转，乏力有所好转，小便次数减少。舌质暗，苔黄略腻，脉沉。因患者月经未潮，故于上方中加三棱、莪术与茯苓各10克以健脾渗湿，破血行气。

方药：柴　胡15克　黄　芪15克　焦白术15克　川　芎10克
当　归10克　丹　参15克　刘寄奴10克　王不留行15克
土鳖虫5只　路路通15克　牛　膝15克　藿　香10克

佩　兰10克　　三　棱10克　　莪　术10克　　茯　苓10克

14剂，日1剂，水煎300毫升，早晚分服

嘱患者若月经来潮即停止服药。

患者服药后未来就诊，电话随访知月经已来潮。在治疗期间嘱患者注意饮食起居，保持心情愉悦，避免精神刺激，适当运动。随访3个月，月经转为正常。

【按语】

《素问·上古天真论》中有言："女子七岁，肾气盛，齿更发长；二七而天癸至，任脉通，太冲脉盛，月事以时下。"即在天癸的作用下，任脉所司精、血、津、液充沛，冲脉广聚脏腑之血而血盛，冲任二脉相资，血海按时满盈，则月事以时下。

谢教认为本案患者月经3个月未至，原因在于情志不舒。情志不遂，气不宣达，血为气滞，冲任不畅，气血运行迟滞，血海不能按时满溢，故月经3个月未至。心气郁结，暗耗心血，不能养心则为心悸。脾胃气滞，运化功能失常，气血生化不足，则见乏力。气郁化火，灼伤津液，则见眼干、口干、苔黄。舌质暗，有齿痕，苔腻，脉沉为气滞血瘀兼有脾虚湿蕴之征。

谢教授治疗本案患者时以理气活血，疏通冲任为主要治则，佐以健脾祛湿。故以柴胡、黄芪、焦白术以疏肝健脾，体现了谢教授肝脾同调的思想。谢教授临证时常将当归与川芎配伍，当归能补血活血化瘀，川芎为血中气药，上行头目，下入血海，二者配伍，气血兼顾，养血调经。气滞日久而血瘀不行，故而加入丹参、刘寄奴、王不留行、土鳖虫、路路通以活血通经。患者尿频，责于肾虚，故加入牛膝补肝肾。薏苡仁、藿香、佩兰健脾祛湿。藿香味辛，性微温，是芳香化湿之要药，既能散表寒，又能化里湿。《本草正义》曰："藿香，芳香而不嫌其猛烈，温煦而不偏于燥烈，能祛除阴霾湿邪，而助脾胃之正气。"是化湿之要药；佩兰味辛，性平，能化湿和中，与藿香同用，共奏醒脾和胃、芳香化湿之效。二诊时患者依旧月经未潮，观其舌脉，血瘀之象依旧，故而加入破血之力较强的三棱、莪术，以引经下行，活血行气消瘀。同时加入茯苓健脾渗湿，使气血生化有源，助月事以时下。

谢教授认为对于由情志不畅引起的月经后期，应注重肝气的条达，兼以脾胃的健运，使气血生化有源，如此冲脉才能广聚脏腑之气血，使血海充盈，月事则可以按时而至。气行则血行，气滞则血瘀，故在方中加入活血祛瘀之药物，常用药物如王不留行、三棱等。诸药同用，共奏理气活血、疏通冲任之效。

月经后期案二

逢某，女，37岁

首诊时间：2018年11月20日。

主诉：月经后期5个月。

现病史：患者自述5个月前因情志不遂出现月经周期延长，甚则5月1次，未予系统治疗，今为求中西医结合治疗，于黑龙江中医药大学附属第一医院门诊就诊。患者既往月经规律，现周期延后5个月，经期3～4天，经量少，色紫暗，有血块，有腹痛，经前乳房胀痛，经期烦躁，腰膝酸软，纳差，寐差，小便正常，大便稀溏，日3次。舌紫暗，苔白腻，脉沉弦。

既往史：胆囊切除术5个月。

辅助检查：甲状腺彩超示甲状腺结节0.55cm×0.32 cm。（哈尔滨医科大学附属第一医院，2018-09-20）

中医诊断：月经后期—肝郁脾虚兼血瘀。

西医诊断：①月经后期；②脂肪肝；③甲状腺结节；④胆囊切除术后。

治法：疏肝健脾，活血调经。

方药：

柴　胡10克	川　芎15克	芍　药15克	当　归15克
刘寄奴15克	王不留行10克	香　橼15克	香　附15克
三　棱15克	莪　术15克	山　药20克	焦白术20克
诃　子15克	夏枯草15克	补骨脂15克	肉豆蔻10克（后下）
丹　参15克	煅龙骨20克（先煎）	煅牡蛎20克（先煎）	磁　石20克（先煎）

10剂，日1剂，水煎300毫升，早晚分服

二诊：服用前方后寐差有所缓解，饮食尚可，月经未至，腰膝酸软，乏力，但较之前有所缓解。舌紫暗，苔白腻，脉沉弦，于上方加怀牛膝15克，狗脊20克。

方药：

柴　胡10克	川　芎15克	芍　药15克	当　归15克
刘寄奴15克	王不留行10克	香　橼15克	香　附15克
三　棱15克	莪　术15克	山　药20克	焦白术20克
诃　子15克	夏枯草15克	补骨脂15克	肉豆蔻10克（后下）
丹　参15克	煅龙骨20克（先煎）	煅牡蛎20克（先煎）	磁　石20克（先煎）
怀牛膝15克	狗　脊20克		

10剂，日1剂，水煎300毫升，早晚分服

三诊：服用前药后腰膝酸软缓解，大便成形，日1次，乳房及腹痛未见好转，月经

未至。舌暗，苔薄白，脉沉弦。于上方加延胡索10克。

方药：				
方药：	柴　胡10克	川　芎15克	芍　药15克	当　归15克
	刘寄奴15克	王不留行10克	香　橼15克	香　附15克
	三　棱15克	莪　术15克	山　药20克	焦白术20克
	诃　子15克	夏枯草15克	补骨脂15克	肉豆蔻10克（后下）
	丹　参15克	煅龙骨20克（先煎）	煅牡蛎20克（先煎）	磁　石20克（先煎）
	怀牛膝15克	狗　脊20克	延胡索10克	

10剂，日1剂，水煎300毫升，早晚分服

四诊：月经于2018年12月10日至，经行3天，量中等偏少，其余症状均有好转，嘱下次月经来潮前5天来诊。

患者经连续调治2个月，经期恢复正常。

【按语】

叶天士曰："女子以肝为先天。"肝主疏泄，肝疏泄有序，足厥阴之气调畅，冲任二脉得其所助，才能任脉通利，太冲脉盛，月事以时下。《傅青主女科》谓"经水出诸肾""经水本于肾"，肾为先天之本，肾精充盈，血海充盈，月经将至。月经后期多由于肝郁气滞，精血不足，而经血不充，血海不能如期满溢，病位在肝、脾、肾。清代汪昂《医方集解》云："热郁经迟，丹溪治经水过期，紫黑成块。紫，血热也；黑，热甚也；过期而成块，气滞也，或风冷乘之也。"言明若经迟兼见紫黑成块者，多为气滞血瘀所致。该案为女性患者，素多忧郁，气机不宣，血为气滞，运行不畅，冲任阻滞，血海不能如期满溢，因而月经延迟；肝郁乘脾，脾胃为后天之本，气血生化之源，脾胃虚弱则气血无以充养则经少，脾失健运，水谷不化，则纳差、大便溏稀；肝郁气滞日久，血行不畅则有血块，经脉壅阻则腹痛、经前乳房胀痛；肝郁化火上扰则经前烦躁、寐差；肝肾同源，木乏水亏，肾阳虚弱，则无以温养腰府，故腰膝酸软；舌紫暗，脉沉弦，皆为肝郁脾虚兼血瘀之象。

谢教授认为治疗应以疏肝理气、养血健脾、活血调经为原则。谢教授以有"调肝养血健脾"名方之称的逍遥散为基础方加减应用。柴胡为君药疏肝解郁，使肝气得以条达。当归养血和血，其味辛散，乃血中气药；白芍养血敛阴，柔肝缓急；当归、白芍与柴胡同用，补肝体而助肝用，使血和则肝和，血充则肝柔，共为臣药。木郁则土衰，肝病易传脾，故以白术、山药健脾益气，使营血生化有源。该患肝郁重，则重疏肝，再加香橼、香附疏肝行气解郁。肝郁日久瘀血重，加三棱、莪术、刘寄奴行气散结，破瘀通经行血，使机体气血运行得畅，王不留行活血调经，又与夏枯草同用，共治肝气郁滞的乳房胀痛。该患脾肾阳虚而大便稀溏，腰膝酸软，加诃子、肉豆蔻温中涩肠止泻，加补骨脂温肾助

阳，温脾止泻。该患肝郁化火，烦躁寐差，加煅龙骨、煅牡蛎、磁石平肝潜阳又重镇安神。丹参专入心经，清心除烦又凉血活血调经，“一味丹参，功同四物”。全方共用，肝郁得疏，血虚得养，脾弱得复，瘀血得破，火旺得清，气血兼顾，肝脾同调，立法周全，组方严谨。二诊月经未至，腰膝酸软，加怀牛膝15克，狗脊20克滋补肝肾。三诊患者乳房及腹痛未见好转，月经未至，于上方加延胡索10克行气止痛。诸药合用，养血理气，滋补肝肾，祛瘀通经，月经复常。

谢教授在治疗肝郁脾虚的月经后期时，疏肝、扶脾为主，兼以补肾、宁心。疏肝以开郁行气为主，佐以养肝柔肝，使肝气得复，肝血得养，血海蓄溢有常；扶脾在于益气血之源或统血，以健脾益气除湿为主，脾气健运，生化有源，统摄有权，血海充盈；补肾以填补精血为主；宁心在于安神，心神清明，则诸脏腑和谐。

三十四、崩　漏

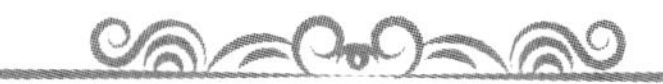

崩漏案一

丁某，女，37岁。

首诊时间：2019年12月8日。

主诉：非经期阴道流血5年，加重3日。

现病史：患者自诉5年前无明显诱因出现非经期阴道流血，血色暗，量大，伴有畏寒、周身乏力，于当地医院进行对症治疗后，出血量减少，后上述症状反复发作。3日前因着凉后上述出血加重，今为求进一步中西医结合诊疗，遂就诊于黑龙江中医药大学附属第一医院门诊。患者现症见：阴道流血，色暗，量大，小腹轻度胀痛，畏寒，周身乏力，纳可，小便尚可，大便不成形，每1～2日1次。舌质暗，边有齿痕，苔白腻，脉沉滑。

月经史：14岁初潮，末次月经2019年11月20日，既往月经周期及经期正常，经色暗，经量大，有血块。

既往史：低血压病史6年，90/50 mmHg。

中医诊断：崩漏—脾阳虚兼有痰瘀。

西医诊断：①功能性子宫出血；②低血压。

治法：健脾温阳，止血调经。

方药：柴　胡10克　桂　枝15克　焦白术15克　党　参15克
黄　芪10克　当　归15克　厚　朴15克　枳　实10克
太子参10克　仙鹤草20克　地榆炭15克　焦神曲15克
乌　药15克　小茴香15克　丁　香10克　白豆蔻10克（后下）
草豆蔻15克（后下）

7剂，日1剂，水煎300毫升，早晚分服

二诊：患者服上药阴道流血量减少，畏寒、周身乏力、小腹胀痛轻度缓解。舌质暗，边有齿痕，苔白腻，脉沉滑。故于上方去仙鹤草，地榆炭改为25克，党参改为10克。

方药：柴　胡10克　桂　枝15克　焦白术15克　党　参10克

黄　芪10克	当　归15克	厚　朴15克	枳　实10克
太子参10克	地榆炭25克	焦神曲15克	乌　药15克
小茴香15克	丁　香10克	白豆蔻10克（后下）	草豆蔻15克（后下）

7剂，日1剂，水煎300毫升，早晚分服

三诊：患者服上药阴道流血量明显减少，周身有温热感，偶有乏力、小腹不舒。舌质暗，边有齿痕，苔白腻，脉沉滑较前有力。故于上方加杜仲15克。

方药：

柴　胡10克	桂　枝15克	焦白术15克	党　参10克
黄　芪10克	当　归15克	厚　朴15克	枳　实10克
太子参10克	地榆炭25克	焦神曲15克	乌　药15克
小茴香15克	丁　香10克	白豆蔻10克（后下）	草豆蔻15克（后下）
杜　仲15克			

14剂，日1剂，水煎300毫升，早晚分服

【按语】

《诸病源候论·妇人杂病诸侯》云："忽然崩下，谓之崩中。""非时而下，淋沥不断，谓之漏下也。"前者称为崩中，后者名为漏下，但临证时二者常相互转化、并见或交替出现，故概称为崩漏。历代医家对崩漏病因病机的认识各有侧重，孙思邈曾提出"瘀结占据血室，而致血不归经"为崩漏的主要病机；而李东垣认为妇人崩漏，多因脾胃虚损，不能摄血归经所致。谢教授认为该病本在肾，位在冲任，变化在气血，其治疗通常是根据病情的缓急及出血时间的长短，本着"急则治其标，缓则治其本"的原则，活用"塞流、澄源、复旧"三大治法。

谢教授认为本案患者本就脾胃虚损，又长期饮食不节，在高强度的工作和生活压力下导致脾伤气亏，中气下陷，冲任不固，统摄无权，最终经血非时而下。近日受凉后阳虚更甚，故崩漏更甚；脾为气血生化之源，脾阳虚水谷可入但难以运化，气血不生日久机体乏养自然精气减，故有周身乏力感；病久气血不足，正气虚弱，卫阳难以温养体表，而见畏寒；阳虚日久虚寒内生，寒主凝滞，阻于少腹则有血色暗、血块量多、舌暗及少腹胀痛；脾阳虚，水液转输失常，下注大肠而有大便不成形，但患者阳气素虚，因崩漏不适运动亦少，大便排出减慢，故每1～2日1次；苔白腻，边有齿痕，脉沉滑，均是脾阳虚的表现。

本案谢教授以健脾温阳、止血调经法治疗。方中柴胡疏肝解郁，又能升提下陷之中气，为"脾胃引经最要药也"；党参、太子参、焦白术、黄芪相伍补中益气，健脾固摄离经之血；枳实、厚朴、乌药、小茴香、丁香合用理气散寒止痛；仙鹤草、地榆炭收敛止血；当归补血活血，化瘀生新，止血而不留瘀；桂枝发汗解肌，温经通脉，助阳化气；白豆蔻、草豆蔻共用燥湿行气而又不喧宾夺主；诸药合用共奏温阳止血之功。二诊患者

中阳渐复，气盛摄血力强，流血自减，但为防止收敛太过留瘀在内，故去仙鹤草，增加地榆炭用量，减少了用量，健脾止血的同时又能避免大队温阳理气药物有助热破血妄行之弊。三诊患者脾阳尚复，诸症好转，但“久崩者，其患深，其治亦难”，为调经复旧还需补脾助肾，故于三诊方中加入盐杜仲继续服用。

本案患者虽然出血日久，但谢教授并未滥用各类止血药以“塞流”，而是在谨慎辨证的基础上随证适度固涩升提、养血行气，尤其是辛温之品的用量及配伍，更是有效避免了因其过量助热破血妄行而诱发大出血等危急病症的出现。

崩漏案二

文某，女，44岁。

首诊时间：2018年11月11日。

主诉：阴道不规则出血3个月。

现病史：患者3个月前因劳累后出现阴道出血，淋漓不尽，色暗红，有血块，于哈尔滨医科大学附属第二医院就诊，遵医嘱口服左屈孕酮片，每次10mg，日2次口服，共服药7天，症状未见明显改善。今为求中医治疗遂来就诊。患者现症见：阴道出血，淋漓不尽，色暗红，夹有血块，伴口干、眼干、鼻干，乏力体倦，纳差，寐差，二便正常。舌质红，苔薄白，脉沉。

辅助检查：妇科彩超示子宫实性团块（黏膜下面，考虑黏膜下肌瘤），宫颈多发纳囊，右卵巢囊肿（哈尔滨医科大学附属第二医院，2018-11-06）。

中医诊断：崩漏—脾胃气虚，瘀血阻滞。

西医诊断：①子宫肌瘤；②卵巢囊肿。

治法：益气健脾，化瘀止血

方药：柴　胡10克　　黄　芪20克　　炒白术20克　　薏苡仁15克
地榆炭20克　　香　橼15克　　香　附15克　　煅龙骨20克（先煎）
煅牡蛎20克（先煎）　　磁　石20克（先煎）　　夏枯草15克　　陈　皮15克
鸡内金10克　　炒神曲15克　　炒麦芽15克　　焦山楂15克
枸杞子10克　　红　花10克　　石　斛10克

7剂，日1剂，水煎300毫升，早晚分服

二诊：服上方后，患者阴道出血情况稍见减轻，色暗红，仍有血块，睡眠有所好转，食欲有所增加，仍有口干、眼干、鼻干，乏力体倦。舌质红，苔薄白，脉沉。于上方去炒麦芽、焦山楂，加北沙参20克，麦冬15克。

方药：柴　胡10克　　黄　芪20克　　炒白术20克　　薏苡仁15克
地榆炭20克　　香　橼15克　　香　附15克　　煅龙骨20克（先煎）

煅牡蛎 20 克（先煎）	磁　石 20 克（先煎）	夏枯草 15 克	陈　皮 15 克
鸡内金 10 克	炒神曲 15 克	北沙参 20 克	麦　冬 15 克
枸杞子 10 克	红　花 10 克	石　斛 10 克	

7 剂，日 1 剂，水煎 300 毫升，早晚分服

三诊：患者阴道出血情况减轻，口干、眼干、鼻干症状好转，仍有乏力体倦。舌质红，苔薄白，脉沉。上方改黄芪 30 克，加当归 15 克。

方药：

柴　胡 10 克	黄　芪 30 克	炒白术 20 克	薏苡仁 15 克
地榆炭 20 克	香　橼 15 克	香　附 15 克	煅龙骨 20 克（先煎）
煅牡蛎 20 克（先煎）	磁　石 20 克（先煎）	夏枯草 15 克	陈　皮 15 克
鸡内金 10 克	炒神曲 15 克	北沙参 20 克	麦　冬 15 克
枸杞子 10 克	红　花 10 克	石　斛 10 克	当　归 15 克

7 剂，日 1 剂，水煎 300 毫升，早晚分服

四诊：患者服上方后，阴道出血的症状消失，食欲、睡眠、体力均明显好转。舌质暗红，苔白，脉沉。上方去地榆炭、煅龙骨、煅牡蛎、磁石，加党参 15 克。

方药：

柴　胡 10 克	黄　芪 30 克	炒白术 20 克	薏苡仁 15 克
党　参 15 克	香　橼 15 克	香　附 15 克	陈　皮 15 克
夏枯草 15 克	红　花 10 克	石　斛 10 克	当　归 15 克
鸡内金 10 克	炒神曲 15 克	北沙参 20 克	麦　冬 15 克
枸杞子 10 克			

7 剂，日 1 剂，水煎 300 毫升，早晚分服

【按语】

《万氏妇人科·卷之一》言："妇人崩中之病，皆因中气虚，不能收敛其血……"指出崩漏的根本原因在于中气不足，不能统摄血液，致血不能循常道而行。该患者因劳累后诱发阴道出血，淋漓不尽，伴有乏力体倦，属于气虚；血色暗红，且夹有瘀块，表明体内已有瘀血的存在，盖因气虚血脱，气血运行失常，血聚而成瘀；气血虚且瘀，津液不能荣养头面五官，则口干、咽干、鼻干；中气不足，中焦运化失常，心无以安养，则纳差、寐差；舌质红，苔薄白，脉沉，四诊合参，辨病辨证为崩漏病，气虚血瘀证。

谢教授治疗时，以益气健脾、化瘀止血为原则。首诊方中，谢教授以柴胡为首，疏肝理气，升举清阳，合香附、香橼共理肝脏气机；加黄芪健补中气；加焦白术、薏苡仁健补脾胃；加鸡内金、炒神曲、焦山楂、炒麦芽、陈皮运化中焦，使得补而不滞；加地榆炭收敛止血，配合煅龙骨、煅牡蛎增强收敛止血之力；同时，煅龙骨、煅牡蛎合磁石，又可镇静安神，使心安而眠；加少量红花活血化瘀，合柴胡、香橼、香附，使全身气血通畅；佐加少量夏枯草，以除因气虚血瘀日久而生之热；最后添加枸杞子与石斛，养阴

生津，补气虚血瘀日久而致阴津亏虚。

二诊时，阴道出血情况已有所改善，睡眠及饮食都有所好转，仍有口干、眼干、鼻干，表明患者仍有阴津的不足，故谢教授去炒麦芽、焦山楂，留神曲一味醒脾，加北沙参、麦冬，增强养阴之力。

三诊时，患者各症状均得到改善，留有气虚之根，故仍觉乏力体倦。谢教授增大黄芪用量。气为血之帅，血为气之母，故谢教授加当归，活血补血，二者相伍，取当归补血汤之义，气血并调。

四诊患者阴道出血症状已然消失，各方面不适感均得到改善，去地榆炭、煅龙骨、煅牡蛎收敛固涩之品，以防敛邪；因患者睡眠已恢复正常，去磁石，加党参，益气健脾，从气虚之本进行调补，使患者正气充盈而可敛血统血。

谢教授在治疗崩漏过程中，未曾用大量收敛止血之品，而从肝脾两脏出发，一方面梳理肝之气机调畅，另一方面调补脾胃之气，脾升胃降，统血有道，肝疏泄正常，藏血有径，补中兼疏导，引血归经则愈。

三十五、乳　癖

乳癖案

鞠某，女，46 岁。

首诊时间：2019 年 12 月 29 日。

主诉：双侧乳房疼痛 1 年，加重 3 天。

现病史：患者 1 年前因情绪激动后双乳胀痛，未予以重视，3 天前疼痛加重，为求中西医治疗，遂来黑龙江中医药大学附属第一医院就诊。患者现症见：双乳痛痒，烦躁易怒，胃脘不适，纳可，大便稍干，1 日 1 行，寐可。舌质淡苔腻，根部黄腻，舌边有齿痕，脉弦滑。

既往史：2018 年于黑龙江中医药大学附属第一医院行皮脂瘤切除术。

辅助检查：乳房超声示双侧乳腺结构不良；双侧乳腺多发表性结节，左侧 3 个，右侧 4 个，大者约 1.0cm×0.5 cm；左侧乳腺实性结节；双侧腋窝部淋巴结肿大（黑龙江中医药大学附属第一医院，2019-12-23）。

中医诊断：乳癖—肝郁痰凝。

西医诊断：双侧乳房结节。

治法：疏肝健脾，化痰散结。

方药：柴　胡 10 克　生白术 20 克　玄　参 15 克　决明子 20 克
三　棱 15 克　莪　术 15 克　延胡索 15 克　香　橼 15 克
香　附 15 克　神　曲 15 克　厚　朴 15 克　枳　实 10 克
夏枯草 15 克　路路通 10 克

7 剂，日 1 剂，水煎 300 毫升，早晚分服

二诊：患者服上药后，双乳痛感稍减轻，大便稍干有所改善。舌淡，苔白腻，脉弦滑。故在上方基础上减少决明子用量，加入茯苓以健脾。

方药：柴　胡 10 克　生白术 20 克　玄　参 15 克　决明子 15 克
三　棱 15 克　莪　术 15 克　延胡索 15 克　香　橼 15 克
香　附 15 克　茯　苓 10 克　神　曲 15 克　厚　朴 15 克

枳 实10克	夏枯草15克	路路通10克	

14剂，日1剂，水煎300毫升，早晚分服

三诊：患者服用上药后，双乳疼痛明显好转，故效方不变，续服上方14剂。

方药：

柴 胡10克	生白术20克	玄 参15克	决明子15克
三 棱15克	莪 术15克	延胡索15克	香 橼15克
香 附15克	茯 苓10克	神 曲15克	厚 朴15克
枳 实10克	夏枯草15克	路路通10克	

14剂，日1剂，水煎300毫升，早晚分服

四诊：患者服用上药后，乳房无胀痛感、结节消失，后对患者定期随访半年，未再复发。

【按语】

乳癖，癖者，痞也，即痞块，故乳癖指乳房内有形态不一的肿块，多由肝脾为郁怒思虑所伤，以致气滞痰凝。陈实功《疡医大全》曰："乳癖乃乳中结核，形如丸卵，或坠重作痛，或不痛，皮色不变，其核随喜怒消长，多由思虑伤脾，怒恼伤肝，郁结而成也。"本案患者易受到精神刺激，急躁易怒，导致肝气郁结，气机阻滞，不通则痛，则见双乳胀痛；思虑太过又可伤脾，脾土运化功能失常，则致胃脘不舒，舌有齿痕，苔腻，脉沉滑；郁而化热，可见苔黄腻。痰浊内生，则致肝郁痰凝，气血瘀滞，阻于乳络而成乳癖。

谢教授治疗以疏肝解郁、化痰散结为原则。方以柴胡为肝经引经药，配以香橼、香附疏肝理气；气滞不通则痛，故以延胡索行气止痛；又因脾失健运，痰湿内生，气滞痰凝瘀血结聚而成肿块，故用生白术、厚朴、枳实理气健脾，使得脾气健运；同时用以三棱、莪术配伍破血行气、活血化瘀；夏枯草、路路通活络通经，软坚散结；肝郁日久化热，耗伤津液，则有大便干、苔黄腻等表现，重用玄参、决明子清肝养阴，润肠通便。

乳癖的病因有两方面，一为肝郁痰凝，二为冲任失调。本案则为肝郁痰凝型。谢教授认为肝气郁滞在疾病发展过程中占主导作用，如《医经溯回集·五郁论》曰："凡病之起也，多由乎郁，郁者，滞而不通之意。"用以香附、香橼等疏肝解郁，在疏肝同时，也需将顾护脾土贯穿始终。若有肝郁化火者，加以清肝泻火、滋阴润燥之品，如玄参、决明子等。气滞血瘀重者，可加以破血行气之莪术、三棱；又因患者双侧乳腺多发表性结节，故加以软坚散结之夏枯草，通经活络之路路通。

三十六、瘾　疹

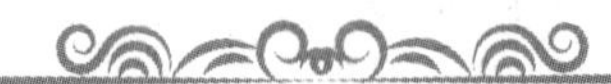

瘾疹案

孙某，女，55岁。

首诊时间：2018年11月3日。

主诉：右上臂皮疹半个月。

现病史：患者半月前感冒后右上臂出现皮疹，色红成片，瘙痒明显，于当地医院就诊，诊断为荨麻疹，予氯雷他定片等抗过敏药物后，皮疹消退，后症状反复发作，遂于黑龙江中医药大学附属第一医院门诊就诊。患者现症见：右上臂皮疹，发无定时，受凉后加重，瘙痒明显，平素疲乏感重，纳、寐可，小便可，大便成形，日1～2次。舌红，苔白腻，脉沉弦。

中医诊断：瘾疹—肺脾气虚。

西医诊断：荨麻疹。

治法：祛风养血，补脾益肺。

方药：柴　胡10克　黄　芪20克　白　术15克　防　风10克
荆　芥10克　地肤子15克　蛇床子15克　蒺　藜15克
莱菔子15克　土茯苓25克　薏苡仁15克　苍　术10克
陈　皮10克　川　芎15克　当　归15克

7剂，日1剂，水煎300毫升，早晚分服

二诊：患者服上药后瘙痒程度减轻，咽干咽痒。舌尖红，苔薄白，脉沉数。于上方加牡丹皮15克。

方药：柴　胡10克　黄　芪20克　白　术15克　防　风10克
荆　芥10克　地肤子15克　蛇床子15克　蒺　藜15克
莱菔子15克　土茯苓25克　薏苡仁15克　苍　术10克
陈　皮10克　川　芎15克　当　归15克　牡丹皮15克

7剂，日1剂，水煎300毫升，早晚分服

三诊：患者瘙痒症状消失，仍感咽干咽痒。舌淡红，苔薄白，脉沉数。于上方去荆芥、苍术，加知母、牛蒡子各15克。

方药：柴　胡10克　黄　芪20克　白　术15克　防　风10克
地肤子15克　蛇床子15克　蒺　藜15克　莱菔子15克
土茯苓25克　薏苡仁15克　陈　皮10克　川　芎15克
当　归15克　牡丹皮15克　知　母15克　牛蒡子15克

7剂，日1剂，水煎300毫升，早晚分服

四诊：患者服上药后诸症明显好转，为巩固治疗，继服14剂。

随诊半年，病情稳定，症状未见反复发作。

【按语】

《医旨绪余·宗气营气卫气说》言："卫气者，为言护卫周身，温分肉，肥腠理，不使外邪侵犯也。"卫气由肺所主，肺气虚弱，则卫气弱，腠理失固，抵御外邪之力下降，风邪每乘虚而入，发为瘾疹。

谢教授治疗以祛风养血、补脾益肺为则。方中黄芪为君，其擅补肺脾之气，肺气盛则卫气强，腠理紧密，脾气旺盛则奏培土生金之功；古人云："痒自风来，止痒必先疏风。"故加荆芥、防风之药对，与黄芪相伍，正邪兼顾，祛风不伤正，固表不留邪。配伍白术助黄芪加强益气固表之功，诸药相伍，成玉屏风散，补脾实卫，益气固表；"脾气之盛衰，关乎卫气之强弱"，故加苍术、薏苡仁、陈皮等益气健脾，祛风止痒；"治风先治血，血行风自灭"，以土茯苓、川芎、当归活血行气，祛风止痛；对症配伍地肤子、蛇床子等止痒。二诊时，风邪日久入里化热，且舌脉均见热象，故加牡丹皮以清热凉血。三诊时患者瘙痒消失，提示风邪已除，故去荆芥、苍术之辛燥之品，燥胜则干，故仍感咽干咽痒，原方加牛蒡子以清利咽喉，加知母滋阴润燥。

谢教授认为在瘾疹治疗中，要坚持急则治其标，缓则治其本。对于瘾疹初起，第一要务是缓解患者瘙痒的症状，在后续治疗中，当根据内外因相合之病机，抓住"风"这一关键，祛外邪，调脏腑，最终达到风气尽、疹痒消的目的。

三十七、湿　疮

湿疮案

高某，女，10岁。

首诊时间：2018年11月4日。

主诉：全身泛发疱疹伴瘙痒5年，加重3天。

现病史：患者于5年前因饮食不节全身泛发疱疹，皮损色红，伴有剧烈瘙痒，5年间症状反复发作，曾于多家医院诊治，口服及外用多种药物。3天前患者因过食辛辣，上述症状加重，今为求中西医结合系统治疗，遂至黑龙江中医药大学附属第一医院门诊就诊。患者现症见：全身泛发疱疹，伴有剧烈瘙痒，搔抓渗液，皮损色红、边界不清，口干，纳、寐差，小便微黄，大便偏干，每3～4日1行。舌质红，苔黄腻，脉滑。

中医诊断：湿疮—湿热浸淫。

西医诊断：急性湿疹。

治法：清热利湿，祛风止痒。

处方：柴　胡10克　炒白术15克　地肤子15克　蛇床子15克
土茯苓20克　焦山楂10克　炒神曲10克　炒麦芽10克
陈　皮10克　鸡内金10克　枳　实15克　槟榔片10克
泽　泻15克　白鲜皮10克　乌　梅6克　刺蒺藜10克
酒大黄6克

7剂，日1剂，水煎300毫升，早晚分服

二诊：患者服前方后，未有新发疱疹，原有皮损处红色渐退，渗出渐止，瘙痒感减轻，食欲增加，大便偏干，每2～3日1行。舌质红，苔黄略腻，脉滑。于上方去鸡内金、槟榔片、将枳实易为枳壳，加连翘15克，生地黄10克，滑石粉20克，甘草6克。

处方：柴　胡10克　炒白术15克　地肤子15克　蛇床子15克
土茯苓20克　焦山楂10克　炒神曲10克　炒麦芽10克
陈　皮10克　枳　壳15克　泽　泻15克　白鲜皮10克
乌　梅6克　刺蒺藜10克　酒大黄6克　连　翘15克

生地黄 10 克　　滑石粉 20 克（包煎）　甘　草 6 克

7 剂，日 1 剂，水煎 300 毫升，早晚分服

三诊：患者服前方后，大部分皮损处红色消退，渗出停止，瘙痒感明显缓解，口干减轻，饮食、睡眠均有改善，大便尚可，每 2 日 1 行。舌质淡红，苔薄白，脉沉细。于前方去乌梅、蛇床子、酒大黄、土茯苓、刺蒺藜，加炒薏仁 20 克，黄芪 10 克，茯苓 15 克，当归 10 克。

处方：柴　胡 10 克　　炒白术 15 克　　地肤子 15 克　　茯　苓 15 克
焦山楂 10 克　　炒神曲 10 克　　炒麦芽 10 克　　陈　皮 10 克
枳　壳 15 克　　泽　泻 15 克　　白鲜皮 10 克　　连　翘 15 克
生地黄 10 克　　滑石粉 20 克（包煎）　甘　草 6 克　　炒薏仁 20 克
黄　芪 10 克　　当　归 10 克

14 剂，日 1 剂，水煎 300 毫升，早晚分服

四诊：患者服上药后诸症明显好转，为巩固治疗，效方不变，继服 14 剂。

随诊半年，病情稳定，症状未见反复发作。

【按语】

《证治准绳·疡医》曰："膏粱之变亦是，言浓滋味过度，而使荣气逆行，凝于经络为疮疡也。"在中医古籍中有许多关于湿疮的记载，言及饮食内伤导致湿热内生，损伤脾胃，再加之外受湿热之邪，可发为湿疮。本案患者五年间病情反复，本次病情加重也是由于过食辛辣，使中焦气机失常，津液运行受阻，聚为水湿，酿生湿热，浸淫肌肤。患处皮损色红，伴有剧烈瘙痒，舌质红，苔黄腻，脉滑，均为湿热蕴肤之象。《灵枢·刺节真邪》云："虚邪之中人也……虚则寒。抟于皮肤之间，其气外发，腠理开，毫毛摇，气往来行，则为痒。"提示素体虚弱，卫外不固，风邪乘虚而入，结于皮肤腠理，是湿疮反复发作、瘙痒难忍的另一病因，而风邪又常合湿邪、热邪侵犯人体，内外合邪，发为本病。

谢教授治疗以清热利湿止痒为原则。方中柴胡、炒白术、焦三仙共奏疏肝健脾和胃之效，陈皮、鸡内金、枳实、槟榔片行气消积，助中焦气机运化。谢教授认为，湿热之邪困遏于体内，根本原因在于气机不调，须尽快恢复脾升胃降功能。气行则津行，健脾有利于化湿，且饮食物必先入胃，而后输布周身，唯有脾胃各司其职，营卫气血生化有源，方能令正气充足，祛邪外出。地肤子、蛇床子、土茯苓、泽泻、白鲜皮、蒺藜等药合用，清热利湿，祛风止痒，既清内生之湿热，又祛外侵之风邪。患者皮损处渗液明显，加乌梅以收湿敛疮，又以酒大黄缓其泻下之力，助清热泻火解毒。二诊时患者症状有所缓解，加连翘清热，生地黄凉血，滑石粉、甘草同用，取六一散清热不留湿、利水不伤阴之效。三诊时患者症状已有明显改善，减去部分清热利湿药，加炒薏仁、黄芪、茯苓、

当归补益肺脾，养血和血。

“诸湿肿满，皆属于脾”，脾虚则湿浊内生，湿邪致病，病情本就缠绵难愈，又因素体虚弱而容易复发，每逢湿疮发作，所用清热利湿药若过于苦寒，终会损及脾阳。此外，肺主皮毛，湿疮损及皮肤，与肺关系密切。肺脾不足，则正气难以抗邪，故谢教授认为，祛邪与扶正皆不可忽视，湿热之邪渐去，皮损不再加剧，并不代表治疗结束，在此之后用药调补肺脾、调和营卫气血，是治本之策，亦可巩固疗效，使正气逐渐充盛，疾病不再复发。

三十八、湿　疹

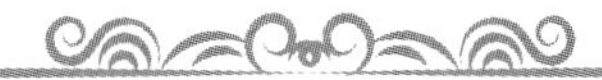

湿疹案

吕某，女，48 岁。

首诊时间：2019 年 11 月 24 日。

主诉：双手褐色丘疹伴瘙痒 1 年，加重 7 天。

现病史：患者 1 年前于右手虎口处出现褐色丘疹，瘙痒时作，患者未予重视，7 天前发现继发于左手，且右手瘙痒加剧，现为寻求彻底治愈疾病，遂来就诊。患者现症见：双手丘疹，伴瘙痒流黄水，潮热阵汗，善太息，胃胀，呃逆，纳可，大便可，1 日 1 ～ 2 行，形体肥胖，唇紫暗。舌体胖大，苔白腻，脉沉滑。

既往史：胆囊炎病史 2 年；贫血病史 1 年。

中医诊断：湿疹—脾虚湿蕴。

西医诊断：①湿疹；②胆囊炎；③贫血。

治法：健脾利湿，祛风止痒。

方药：生白术 15 克　薏苡仁 20 克　苦　参 20 克　黄　柏 10 克
黄　连 15 克　黄　芩 10 克　地肤子 15 克　蛇床子 15 克
蒺　藜 15 克　土茯苓 15 克　防　风 6 克　白鲜皮 10 克
白豆蔻 10 克　泽　泻 10 克　夏枯草 15 克　金钱草 20 克
地　龙 6 克　络石藤 25 克　海风藤 15 克　连　翘 10 克

7 剂，日 1 剂，水煎 300 毫升，早晚分服

二诊：患者服药湿疹减少且已不流黄水，瘙痒明显减轻，潮热阵汗近一周已有改善，胃胀呃逆依旧。舌体胖大，苔白腻，脉沉滑。故在上方中加入香橼、香附各 15 克以疏肝理气。

方药：生白术 15 克　薏苡仁 20 克　苦　参 20 克　黄　柏 10 克
黄　连 15 克　黄　芩 10 克　地肤子 15 克　蛇床子 15 克
蒺　藜 15 克　土茯苓 15 克　防　风 6 克　白鲜皮 10 克
泽　泻 10 克　夏枯草 15 克　地　龙 6 克　络石藤 25 克

海风藤 15 克　　连　翘 10 克　　香　橼 15 克　　香　附 15 克

14 剂，日 1 剂，水煎 300 毫升，早晚分服

三诊：患者湿疹近日未发，诸症已无，嘱患者少食辛辣刺激、肥甘厚味之品，自行调养，随诊半年后未见复发。

【按语】

患者于 1 年前出现右手丘疹，询问患者得知其平素喜食辛辣之品，致脾胃受损，失于健运，外加感受风邪，内外两邪相搏，风湿热邪浸淫肌肤导致皮肤丘疹。正如《医宗金鉴·外科心法要诀》所说："浸淫疮……此证初生如疥，搔痒无时，蔓延不止，抓津黄水，浸淫成片，由心火、脾湿受风而成。"脾胃为气血之源，脾胃受损，气血生化乏力，血虚生风，发为瘙痒。正气不足则无以抗邪，湿热之邪积聚肌肤，使肉腐成脓，流注于肌肤，则流黄水。湿邪本黏滞难除，加之正气不足，正邪交争，发为潮热阵汗。土壅木郁，肝失条达，气机不畅，则为善太息、胃胀、呃逆。形体肥胖、唇紫暗、舌体胖大、苔白腻、脉沉滑，皆为脾虚生湿之象。

谢教授认为健脾利湿、祛风止痒为本案患者的主要治疗原则。他认为本案的根本在于患者的脾胃功能受损。诚如《灵枢·百病始生》中所言："风雨寒热不得虚，邪不能独伤人。"及《脾胃论》云："脾胃之气既伤，而元气亦不能充，而诸病之所由生也。"故而在治疗时以生白术、薏苡仁为君，同时佐以泽泻，共奏健脾利湿之效，治其病本。"热者寒之"，故选用苦参、黄连、黄芩、黄柏以清气分热。肝郁气滞，则易化火，则佐以夏枯草，其入肝经，可清泻肝火，同时配伍金钱草清肝胆湿热。地肤子、蛇床子、蒺藜、防风、白鲜皮、土茯苓同用可达清热利湿、祛风止痒之功效，为治疗湿热引起的皮肤瘙痒时常用药物。配伍苦参和黄连、黄芩、黄柏，更可兼顾清热除湿、祛风止痒之效。地龙、络石藤、海风藤可祛风通络。全方共奏健脾利湿、清热解毒、祛风止痒之功。二诊时患者诸症状有所好转，胃胀、呃逆依然存在，故加入香橼、香附，以增行气之功。

谢教授治病时注重脾胃的正常生理功能，正如本案患者一般，本在脾胃，标在肌肤，故于诸多清热利湿、祛风止痒药之中加入生白术、薏苡仁，一则为健脾以祛湿，杜绝生湿之机，二则防止清热药苦寒以更伤脾胃之气，可达标本同治之功。

三十九、狐惑病

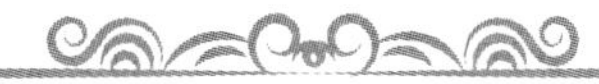

狐惑病案

孙某，女，42 岁。

首诊时间：2019 年 7 月 29 日。

主诉：口腔溃疡反复 3 年，加重 2 周。

现病史：患者 3 年前无明显诱因出现口腔溃疡，多次于耳鼻咽喉科就诊，予复方硼砂溶液每次 10 mL 含漱；口腔溃疡散，每日 2 次涂擦患处，后溃疡愈合，受凉或饮食不慎后即复发，后于多家医院就诊，症状未见明显缓解。2 周前溃疡加重，甚累及前阴，今患者为求中西医结合系统治疗，就诊于黑龙江中医药大学附属第一医院门诊。患者现症见：口腔及前阴溃疡，灼热疼痛，伴胃中嘈杂感，反酸，空腹尤甚，四肢关节胀痛，时叹息，因口腔溃疡难以进食，寐差，小便黄，大便时干时稀，4 ～ 5 日 1 行。舌暗红，苔白腻，脉数。

辅助检查：妇科彩超示宫颈内稍高回声团（考虑子宫内膜息肉可能），宫颈多发纳囊，盆腔少量积液（黑龙江中医药大学附属第一医院，2019-06-07）。

中医诊断：狐惑病。

西医诊断：①贝赫切特综合征；②宫颈多发纳氏囊肿；③盆腔积液。

治法：清热化湿，健脾调中。

处方：

柴　胡 10 克	甘　草 10 克	海螵蛸 20 克（先煎）	石　斛 15 克
黄　柏 10 克	黄　连 10 克	黄　芩 15 克	炒白术 15 克
厚　朴 15 克	枳　实 10 克	土茯苓 15 克	薏苡仁 15 克
泽　泻 10 克	苦　参 15 克	火麻仁 10 克	郁李仁 10 克
神　曲 15 克	百　合 15 克	三　棱 10 克	莪　术 10 克

14 剂，日 1 剂，水煎 300 毫升，早晚分服

二诊：患者服药后溃疡面缩小，自觉小腹胀痛，月经推迟 1 周。舌红苔薄白，脉数。于原方加当归 15 克，牡丹皮 10 克。

处方：柴　胡 10 克　　甘　草 10 克　　海螵蛸 20 克（先煎）　石　斛 15 克

黄　柏 10 克	黄　连 10 克	黄　芩 15 克	炒白术 15 克
厚　朴 15 克	枳　实 10 克	土茯苓 15 克	薏苡仁 15 克
泽　泻 10 克	苦　参 15 克	火麻仁 10 克	郁李仁 10 克
神　曲 15 克	百　合 15 克	三　棱 10 克	莪　术 10 克
当　归 15 克	牡丹皮 10 克		

7 剂，日 1 剂，水煎 300 毫升，早晚分服

三诊：患者口腔溃疡已愈合，前阴部溃疡明显好转，关节胀痛消失，月经已来潮，自觉口干舌燥，咽喉肿痛。舌红苔薄白，脉数。于上方去土茯苓，加西洋参、知母各 10 克。

处方：

柴　胡 10 克	甘　草 10 克	海螵蛸 20 克	石　斛 15 克
黄　柏 10 克	黄　连 10 克	黄　芩 15 克	焦白术 15 克
厚　朴 15 克	枳　实 10 克	薏苡仁 15 克	泽　泻 10 克
苦　参 15 克	火麻仁 10 克	郁李仁 10 克	神　曲 15 克
百　合 15 克	三　棱 10 克	莪　术 10 克	当　归 15 克
牡丹皮 10 克	西洋参 10 克	知　母 10 克	

7 剂，日 1 剂，水煎 300 毫升，早晚分服

四诊：患者服上药后诸症明显好转，为巩固治疗，继服 14 剂。

随诊半年，病情稳定，症状未见反复发作。

【按语】

《金匮要略心典》曰："蚀于喉为惑，谓热淫于上，如惑乱之气感而生蜮；蚀于阴为狐，谓热淫于下，柔害而幽隐，如狐性之阴也。"

谢教授认为，狐惑病发病多由湿热毒气所致，继而损伤中阳，脾虚而聚湿酿热，湿热内生；或灼伤阴津，虚火内炽。正如《金匮玉函经二注》"虫生于湿热、败气、瘀血之中，其来渐矣，遇极乃发，非若伤寒一日而暴病者也"所言。该患平素脾胃虚弱，不耐寒凉，恰逢工作繁忙，情志不畅，时值盛夏，导致脾胃之气受损，湿热留恋，久而化生瘀浊，虚火上炎于喉，湿热虫毒蕴于下焦，流于四肢，故见口腔及前阴溃疡，关节肿痛。

《金匮要略》以甘草泻心汤作为狐惑病首选方治疗。患者来诊时狐惑病证典型，又以脾胃症状为主，示患者胃气受损，用药当固护胃气。谢教授以柴胡调达肝气；焦白术、厚朴、枳实健脾理气；黄连、黄芩、黄柏清热燥湿，甘草固护胃气，防止黄芩、黄连、黄柏过于苦寒，伤及脾胃，佐以神曲健脾和胃；三棱、莪术活血行血；石斛生津止渴，利咽消肿；海螵蛸制酸；土茯苓通利关节；泽泻、薏苡仁健脾祛湿；火麻仁、郁李仁润肠通便，改善患者排便困难；患者自发病以来，情志不畅，焦虑失眠，故配以百合滋阴

养血，清心安神。二诊时加当归、牡丹皮奏逍遥散之疏肝解郁、养血健脾之功。三诊时患者月经已来潮，辨证为气阴不足，加入西洋参、知母益气养阴。并嘱患者调畅情志，规律饮食作息。

在狐惑病诊疗中，谢教授认为本病为中焦蕴生湿热、循经走窜而致，故临床症状各异，但总体仍以安中化湿、健脾调中为治疗原则。